신경계
질환별물리치료

도서출판 대학서림

편저자(가나다 순)

강정일	대불대학교	**고태성**	대원대학교	**김경윤**	동신대학교
김경환	보니파시오병원 재활센터	**김동대**	(전) 강동대학교	**김명철**	을지대학교
권미지	광주보건대학교	**김원호**	울산과학대학교	**김재현**	신성대학교
김태호	대구대학교	**김현호**	대구대학교 대학원	**남형천**	경북전문대학교
박재영	경운대학교	**박찬호**	(전) 부천순천향병원	**박형기**	마산대학교
손호희	부산가톨릭대학교	**심제명**	(전) 강원대학교	**유영대**	청암대학교
윤나미	목포과학대학교	**이건철**	경남정보대학교	**이병희**	삼육대학교
이수연	옥천군 보건소	**이연섭**	대원대학교	**이우형**	안동과학대학교
이은주	부산성모병원	**이주상**	한림성심대학교	**이태식**	동의과학대학교
장준혁	해운대 자생한방병원	**정경심**	카이저재활병원	**정성관**	(전) 가톨릭대학교 대전성모병원
정태경	대구대학교 대학원	**정한신**	군장대학교	**조남정**	경북전문대학교
진유신	(전) 선린대학교				

머 리 말

고대사회로부터 현대에 이르기까지 많은 질병, 사고 및 의료기술의 발달로 다양한 장애가 발생하였으며, 이를 위한 분야로 물리치료사의 업무가 점차직으로 늘어나고 중요시 되고 있는 현실입니다.

이와 때를 같이하여 물리치료사들의 학문에 대한 욕구와 발전을 위해 현재 물리치료 전공 분야별 저서, 역서 및 번역서가 활발하게 진행되고 있습니다.

신경계물리치료 분야에서도 물리치료에 처음 입문하는 학생부터 임상에서 물리치료사로 근무하시는 선생님을 위한 다양한 전공서적이 출판되고 있습니다.

본 교재는 고 박래준 교수님의 책인 신경계질환별 물리치료를 근간으로 하였으며 최신의 신경계질환에 맞추어 재구성되었습니다. 또한, 물리치료사 국가고시 시험의 출제경향에 맞추어 편집하여 국가시험 공부에 도움이 되도록 배려하였습니다.

이 책이 발간되기까지 저자로 참여하여 주신 여러분과 편집 및 원고정리에 참여해주신 여러분께 감사를 드리고 대학서림 윤진영 회장님을 비롯한 편집부 선생님들께도 감사를 드립니다.

앞으로 독자들의 지적과 조언을 받아 더욱 알찬 교재가 되도록 발전시켜 나갈 것을 약속드리며 인사에 대하고자 합니다.

2012년 1월

저자 일동

차 례

Ⅰ. 뇌질환

제1장 신경계의 서론 ······ 20

1. 개 요 ······ 20
   1) 신경계의 발생 — 20
   2) 기본적 신경단위 — 22
   3) 뇌척수막 — 23
   4) 뇌구조 — 24
   5) 뇌의 혈류 — 25
   6) 뇌신경 — 25
   7) 척수 — 27
   8) 2개의 기능적 시스템 — 28
2. 신경계통 평가 ······ 28
   1) 뇌기능 평가 — 28
   2) 운동검사 — 29
   3) 감각검사 — 31
   4) 뇌신경 기능 평가 — 32
3. 신경계통의 진단을 위한 검사 ······ 33

제2장 뇌졸중 ······ 36

1. 뇌의 해부학적 구조 및 혈액순환 ······ 36
   1) 뇌의 해부학적 구조와 기능 — 36
   2) 뇌의 혈액순환 — 39
2. 뇌혈관 장애의 정의 — 42
   1) 뇌혈관 장애의 증상 — 43
   2) 뇌혈관 장애의 분류 — 45
3. 뇌졸중 환자의 평가 ······ 61
   1) 감각평가 — 61
   2) 관절가동범위의 평가 — 63
   3) 근력평가 및 근 긴장도 평가 — 64
   4) 반사평가 — 67
   5) 운동기능장애 평가 — 68
   6) 일상생활동작평가 — 71
   7) 인지장애의 평가 — 73
   8) 정신, 의식 평가 — 74
   9) 시각손상의 평가 — 74
   10) 자세조절과 균형평가 — 75

4. 뇌졸중 환자의 치료 75

1) 뇌졸중의 급성기 물리치료 — 75
2) 뇌졸중 환자의 치료와 관리 — 77

5. 뇌졸중의 각종 신경발달학적 치료 83

1) 고유수용성 신경근 촉진법 — 84
2) 루드의 치료법 — 84
3) 보이타치료법 — 84
4) 브룬스트롬의 치료법 — 85
5) 신경발달학적 치료법 — 85

6. 뇌졸중의 예후 86

1) 생명예후 — 86
2) 재발 — 86
3) 편마비 기능회복 예후 — 86
4) 불량예후 인자 — 87

제3장 뇌성마비 88

1. 개 요 88

1) 뇌성마비의 정의 — 88
2) 뇌성마비의 원인 — 89
3) 뇌성마비의 발생빈도 — 90
4) 뇌성마비의 분류 — 91

2. 뇌성마비의 진단 108

1) 병력 — 109
2) 이학적 검사 — 109
3) 뇌성마비 관련 장애 — 119

3. 뇌성마비의 물리치료 123

1) 신경발달학적 치료 — 123
2) Vojta의 방법 — 125
3) W. M. Phelps의 방법 — 127
4) Rood의 방법 — 130
5) Herman Kabat의 방법 — 131
6) Temple Fay의 방법 — 132
7) George deaver의 방법 — 134
8) Pohl의 방법 — 134

4. 정형외과적 치료 134

1) 하지의 변형에 대한 정형외과적 치료 — 135
2) 상지의 변형에 대한 정형외과적 치료 — 136
3) 약물치료 — 136
4) 보조기 — 137
5) 치료 기구 — 138

제4장 외상성 뇌손상 ···· 141

1. 개 요 ···· 141
2. 원 인 ···· 141
3. 분 류 ···· 142
   1) 일반적인 분류기준 — 142
   2) 손상 정도에 따른 분류 — 142
   3) 손상부위에 따른 분류 — 142
4. 손상기전 ···· 143
   1) 일차적 뇌손상 — 143
   2) 이차적 뇌손상 — 144
5. 임상 증상 ···· 144
   1) 일반적인 손상 — 144
   2) 합병증 — 144
6. 임상평가 ···· 146
   1) 신경학적 특수검사 — 146
   2) 임상평가지수검사 — 146
   3) 임상적 평가 — 153
7. 치료 및 관리 ···· 153
   1) 무의식 환자의 특성 및 관리 — 153
   2) 머리 외상으로 오는 혼수 — 153
   3) 무의식 환자의 진단 및 관리 — 154
   4) 외상성 뇌손상 환자의 급성기 치료 — 154
   5) 외상성 뇌손상 환자의 급성기 이후의 치료 — 155

제5장 파킨슨병 ···· 158

1. 개 요 ···· 158
2. 병인론 ···· 159
3. 임상적 증상 ···· 161
   1) 운동기능과 관련된 손상 — 161
   2) 운동기능과 관련되지 않은 증상 — 164
4. 평 가 ···· 165
5. 치 료 ···· 167
   1) 약물치료 — 168
   2) 수술적 치료 — 168
   3) 물리치료 — 168
   4) 임상에서 사용할 수 있는 치료 — 169

제6장 치 매 ········ 181

1. 정 의 ········ 181

2. 역 학 ········ 182

3. 분 류 ········ 183

1) 가역적, 비가역적 분류 — 183
2) 질환별 치매 유형 분류 — 183
3) 기질적 발생위치에 따른 분류 — 190
4) 문제행동 유형에 따른 분류 — 191

4. 임상적 증상 ········ 192

1) 인지기능의 장애 — 192
2) 이차적 증상 — 193

5. 일반적 경과 ········ 194

1) 초기 치매 — 194
2) 중기 치매 — 194
3) 말기 치매 — 194

6. 진단과 평가 ········ 195

1) 진단 — 195
2) 평가 — 196

7. 치매의 관리 ········ 196

1) 약물치료 — 196
2) 비약물적 치료 — 198

제7장 척수 손상 ········ 207

1. 개 요 ········ 207

2. 원 인 ········ 208

1) 척수손상의 기전 — 209
2) 척추 골절 — 210
3) 척수손상의 분류 — 215

3. 임상 증상 ········ 219

1) 척수손상 환자의 일반적 임상 증상 — 219
2) 척수손상 수준별 기능 및 증상 — 226

4. 합병증 및 관리 ········ 232

1) 욕창 — 232
2) 구축 — 233
3) 무용성 뼈엉성증 — 235
4) 자율성 반사부전 — 235
5) 기립성 저혈압 — 237
6) 깊은정맥혈전증 — 238
7) 딴곳 뼈되기 — 238

5. 평 가 239
1) 호흡평가 — 239
2) 감각평가 — 240
3) 피부평가 — 240
4) 도수근력과 관절가동범위 검사 — 241
5) 깊은힘줄반사 검사 — 242
6) 위운동신경세포 반사 검사 — 242
7) 척수손상자의 평가도구 — 244
6. 치 료 251
1) 물리치료 — 251
2) 의학적 치료 — 253

Ⅱ. 척수 질환

제8장 진행성 근위축증 266
1. 개 요 266
2. 원 인 267
3. 임상 증상 267
1) 유아성 근위축증 — 268
2) 소아 및 성인형 근위축증 — 269
4. 평 가 269
5. 물리치료 270

제9장 근위축성 가쪽 경화증 271
1. 개 요 271
2. 병 인 271
3. 병 리 272
4. 임상 증상 272
5. 진 단 273
6. 치 료 274

제10장 후-소아마비증후군 ······ 275

후-소아마비증후군

1. 개 요 ······ 275

2. 원 인 ······ 276

3. 임상 증상 ······ 276

1) 초기증상 — 276 2) 부수적인 증상 — 277

4. 진 단 ······ 278

5. 치 료 ······ 278

1) 물리치료 — 279 2) 기타치료 — 279

회색질척수염

1. 개 요 ······ 281

2. 원 인 ······ 282

3. 임상 증상 ······ 282

1) 침범부위와 정도에 따른 분류 — 283 2) 질병의 경과와 증상에 따른 분류 — 284

4. 치 료 ······ 285

1) 물리치료 — 285 2) 의학적 관리 및 예후 — 286

5. 소아마비의 예방접종 ······ 289

제11장 척수매독 ······ 290

1. 개 요 ······ 290

2. 원인 및 발생빈도 ······ 290

3. 임상 증상 ······ 291

1) 단계별 증상 — 291

4. 평 가 ······ 295

5. 치 료 ······ 295

1) 일반적 치료 — 295 2) 회복과 재활 — 296

제12장 척수구멍증 ······ 302

1. 개 요 ······ 302

2. 병 인 ······ 303

3. 원 인 ······ 303

1) 선천적 원인 — 304
2) 후천적 원인 — 304

4. 임상 증상 ······ 304

1) 근약화 및 근위축 — 305
2) 감각장애 — 305
3) 기형 — 306
4) 영양성 변화 — 308

5. 진 단 ······ 308

1) 자기공명영상 — 308
2) 전산화단층촬영 — 309
3) 척수조영술 — 309
4) 근전도검사법 — 309
5) 허리천자 — 310

6. 치 료 ······ 310

1) 물리치료 — 310
2) 외과적 수술 — 310

제13장 다발성 경화증 ······ 312

1. 개 요 ······ 312

2. 병 인 ······ 312

3. 유 형 ······ 314

1) 재발-완화 다발성 경화증 — 314
2) 1차적-진행성 다발성 경화증 — 314
3) 2차적-진행성 다발성 경화증 — 314
4) 진행성-재발성 다발성 경화증 — 314

4. 임상 증상 ······ 315

1) 눈 증상 — 315
2) 언어장애 — 315
3) 운동장애 — 315
4) 조화운동불능과 보행장애 — 316
5) 감각장애 — 316
6) 인지와 행동장애 — 317
7) 방광과 곧창자장애 — 317
8) 피로 — 317
9) 영양성 변화 — 317
10) 기타 — 317

5. 예 후 ······ 318

6. 진 단 ······ 318

7. 치 료 319
1) 물리치료 — 319 2) 약물치료 — 322

Ⅲ. 말초신경질환

제14장 말초신경질환의 서론 328

1. 개 요 328
1) 구조 — 328 2) 기능 — 328
2. 말초신경손상의 분류 331
1) 세돈의 분류 — 331 2) 선덜랜드의 분류 — 334
3. 말초신경변성의 종류 337
1) 왈러 변성 — 337 2) 역행변성 — 338
3) 연접횡단 변성 — 338
4. 손상신경의 재생 338
5. 신경손상의 검사법 340
1) 신경전도속도 검사 — 340 2) 근전도 검사 — 340
3) 신경자극 검사 — 341 4) 피부저항 검사 — 341
5) 티넬 징후 — 341 6) 발한 검사 — 341
7) 주름 검사 — 342 8) 기타 — 342
6. 말초신경손상의 임상 증상 342
1) 운동기능장애 — 342 2) 감각기능장애 — 343
3) 힘줄기능장애 — 343 4) 감각성 조화운동불능 — 343
5) 변형 — 344
7. 말초신경손상의 치료 344
1) 보존적 치료 — 344 2) 수술적 방법 — 345

제15장 팔 말초신경질환 ······ 346

1. Erb 마비 ······ 346
   1) 개요 — 346
   2) 임상 증상 — 346
   3) 치료 — 349
2. Klumpke 마비 ······ 351
   1) 개요 — 351
   2) 임상적 증상 — 351
   3) 치료 — 352
3. 긴가슴신경 마비 ······ 353
   1) 원인 — 353
   2) 증상 — 354
   3) 치료 — 354
4. 겨드랑신경 마비 ······ 355
   1) 원인 — 355
   2) 임상적 증상 — 355
   3) 치료 — 356
5. 노신경 마비 ······ 357
   1) 원인 — 357
   2) 임상 증상 — 357
   3) 치료 — 361
6. 정중신경 병변 ······ 363
   1) 개요 — 363
   2) 임상 증상 — 365
   3) 치료 — 369
7. 자신경 마비 ······ 372
   1) 원인 — 372
   2) 임상 증상 — 372
   3) 치료 — 377

제16장 다리 말초신경질환 ······ 380

1. 허리엉치신경뿌리병증 ······ 380
   1) 개요 — 380
   2) 구조 — 380
   3) 임상 증상 — 382
   4) 치료 — 384
2. 넙다리신경병증 ······ 385
   1) 개요 — 385
   2) 임상 증상 — 386
   3) 치료 — 387

3. 폐쇄신경병증 ········ 388

1) 개요 — 388
2) 임상 증상 — 389
3) 치료 — 390

4. 궁둥신경병증 ········ 391

1) 개요 — 391
2) 임상 증상 — 392
3) 치료 — 393

5. 종아리신경병증 ········ 393

1) 개요 — 393
2) 임상 증상 — 394
3) 치료 — 396

6. 정강신경병증 ········ 396

1) 개요 — 396
2) 임상 증상 — 398
3) 치료 — 399

제17장 얼굴신경마비 ········ 400

1. 해부학 ········ 400

1) 얼굴신경관 내에서의 가지 — 402
2) 붓꼭지구멍을 나온 후의 가지 — 403

2. 얼굴신경의 손상부위와 손상원인 ········ 404

1) 위운동신경세포 병터 — 405
2) 아래운동신경세포 병터 — 405

3. 얼굴마비의 평가 ········ 406

1) 1984 국제 사정 척도 — 406
2) Wisconsin 대학 얼굴마비 임상평가척도 — 408
3) 수의적 동작, 자발적 동작, 안정시 긴장의 평가 — 409
4) 수의적, 자발적 동작 그리고 안정시 긴장도에 대한 근전도 측정 — 411
5) 연합운동 — 411
6) 기능점수의 요약 %: F, F´, S — 412

4. 얼굴마비의 치료 ········ 414

1) 전기치료 — 414
2) 얼굴 재훈련 — 415
3) 느린 긴장성 근조절을 강조하는 재훈련 — 418
4) 건측의 정상화 — 420
5) 얼굴마비를 위한 손쉬운 재훈련법 — 421
6) 기본운동과 자가훈련의 시행방법 — 422
7) 마사지 — 423

제18장 Guillain-Barre 증후군 ········ 426

1. 원 인 ········ 426
2. 병리적 소견 ········ 426
3. 임상적 증상 ········ 427
4. 예 후 ········ 427
5. 치 료 ········ 428

Ⅳ. 유전 및 기타 질환

제19장 소뇌조화운동불능 ········ 430

1. 개 요 ········ 430
2. 원 인 ········ 430
3. 임상 증상 ········ 431
   1) 근육긴장저하 — 431
   2) 자세변화와 보행변화 — 431
   3) 운동거리조절이상 — 432
   4) 협동운동불능 — 432
   5) 상반운동반복수행장애 — 432
   6) 의도 떨림 — 432
   7) 조음장애 — 432
   8) 눈떨림 — 432
4. 평 가 ········ 433
5. 물리치료 ········ 433

제20장 프리드리히 조화운동불능증 ········ 434

1. 개 요 ········ 434
2. 원 인 ········ 434
3. 임상 증상 ········ 435

4. 치 료 ······ 436
1) 물리치료 — 436
2) 의학치료 — 436

제21장 샤르코 마리에 투스병 ······ 437

1. 개 요 ······ 437
2. 원 인 ······ 437
3. 임상 증상 ······ 438
4. 치 료 ······ 439

제22장 척추갈림증, 이분척추 ······ 440

1. 원 인 ······ 440
2. 분 류 ······ 441
1) 낭상 척추갈림증 — 441
2) 잠재 척추갈림증 — 441

제23장 물뇌증 ······ 442

1. 개 요 ······ 442
1) 정의 — 442
2) 뇌척수액의 순환기전 — 442
2. 원 인 ······ 444
1) 원인 — 444
2) 분류 — 445
3. 임상 증상 ······ 445
4. 평 가 ······ 446
1) 초음파 영상 — 446
2) 머리뼈 X-선 — 446
3) 전산화단층촬영 & 자기공명영상 — 446
4) 방사선동위원소 뇌수조조영술 — 447
5) 머릿속 압력 측정 — 447
6) 신경심리검사 — 447

5. 치 료 447
1) 물리치료 — 447 2) 의학적 치료 — 448

제24장 다운증후군 449

1. 개 요 449
2. 원 인 449
3. 분 류 450
1) 비분리형 다운증후군 — 450 2) 전좌형 다운증후군 — 450
3) 모자이크형 다운증후군 — 450
4. 임상 증상 451
5. 진 단 452
6. 치 료 452

제25장 무도증 454

1. 개 요 454
2. 원 인 455
3. 분 류 456
1) 헌팅톤 무도병 — 456 2) 시덴함무도병 — 456
3) 헌팅톤 무도병과 시덴함 무도병의 차이점 — 456
4. 특징 무도병 457
5. 증 상 457
6. 치 료 458

제26장 심혈관계 질환 ······ 459

1. 심혈관의 구조와 기능 ······ 459
1) 심혈관계의 구조와 기능 — 459
2) 운동시 심혈관계의 반응 — 463
3) 운동 트레이닝에 대한 심혈관기능의 적응 — 463

2. 말초혈관질환 ······ 463
1) 정의 — 463
2) 동맥성 질환 — 464
3) 말초정맥질환 — 466

3. 림프 질환 ······ 468
1) 림프선병증 — 468
2) 림프관염 — 469
3) 림프종 — 469
4) 림프부종 — 470

4. 심장질환 ······ 473
1) 심장질환의 정의 — 473
2) 심장질환의 종류 — 474
3) 예방 수칙 — 476

제27장 호흡계 질환 ······ 477

1. 호흡의 구조와 기능 ······ 477
1) 호흡의 정의 — 477

2. 호흡기의 구조 ······ 479
1) 호흡기의 기능에 따른 분류 — 480
2) 기관지 — 481

3. 폐의 구조와 기능 ······ 482
1) 폐 — 482
2) 구조 — 482
3) 호흡운동 — 482
4) 폐용적과 폐용량 — 483

4. 폐기능 검사 ······ 483
1) 폐활량 측정 — 484

5. 만성폐쇄성폐질환 ······ 486
1) 정의 — 486
2) 만성폐쇄성폐질환의 종류 — 487
3) 약물 치료 — 488
4) 물리치료 — 490

6. 만성 제한성 폐질환 ······ 491
1) 정의 — 491
2) 제한성 폐질환의 원인 — 491
3) 만성제한성폐질환 — 492

7. 급성 폐질환 ·· 494
1) 정의 — 494
2) 급성 폐질환의 분류 — 495
8. 폐쇄성 폐질환과 제한성 폐질환 비교 ·· 498
9. 체위 배담법 ·· 499
1) 정의 — 499
2) 목적 — 499
3) 체위 배담의 금기증 — 499
4) 체위 배담 기법 — 500

I 뇌질환

chapter. 1 신경계의 서론

chapter. 2 뇌졸중

chapter. 3 뇌성마비

chapter. 4 외상성 뇌손상

chapter. 5 파킨슨병

chapter. 6 치 매

chapter. 7 척수 손상

chapter 1

신경계의 서론

1 개 요

신경계는 신체의 내외부 자극과 변화를 받아 적절한 반응을 할 수 있도록 각 세포들을 조절하고 통제하는 역할을 한다. 신경계의 손상 시에는 일반적인 외상과는 달리 특징적인 증상이 나타난다. 따라서 임상에서 만나는 신경계 손상 환자에게 적절한 재활 중재를 제공하기 위해서는 신경계의 해부생리학적 특성에 대한 지식이 필요하다.

신경계는 크게 중추신경계(Central Nervous System, CNS), 말초신경계(Peripheral Nervous System, PNS), 자율신경계(Autonomic Nervous System, ANS)로 구성된다(그림 1-1).

중추신경계는 뇌와 척수로 구성되어 있으며, 말초신경계는 뇌에서 나온 12쌍의 뇌신경과 31쌍의 척수신경으로 이루어져 있다. 자율신경계는 내장기관의 자율적 생리활동에 관여하며 교감신경과 부교감신경으로 이루어져 있다.

1) 신경계의 발생

신경계는 외배엽(ectoderm)에서 발생되며, 외배엽 세포의 증식에 따라 생긴 신경판(neural plate)이 형성됨으로써 발달이 시작된다. 이어서 신경판의 양 측면이 솟아올라 신

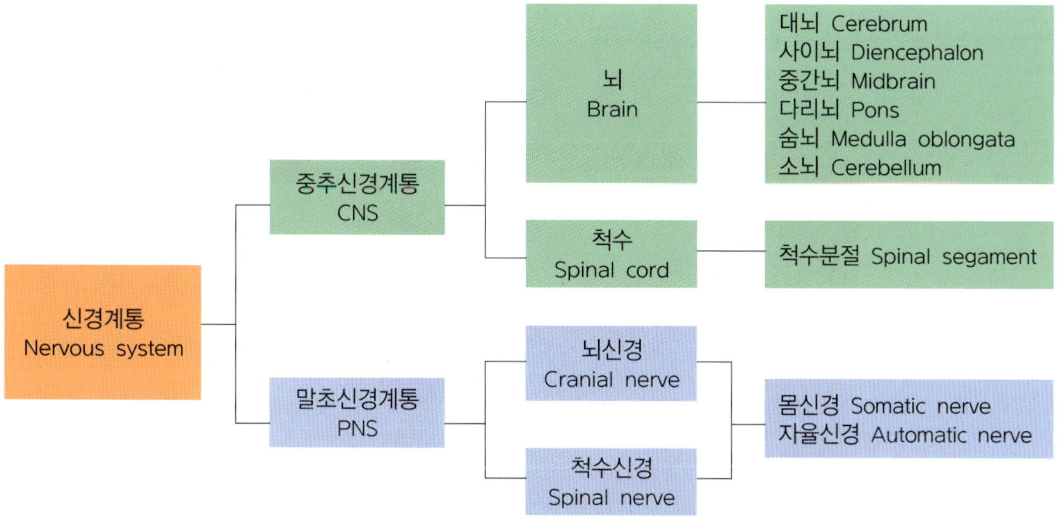

〈그림 1-1〉 신경계의 구분

경주름(neural fold)이 만들어지고, 가운데에 얕은 도랑 형태의 신경고랑(neural groove)이 생긴다. 발생이 진행됨에 따라 신경주름이 붙어서 신경관(neural tube)이 형성되는데 이 신경관의 머리쪽에서 뇌(brain)가 발생되고, 꼬리쪽에서 척수(spinal cord)가 발생된다. 또한 신경관이 외배엽에서 분리 시에 등가쪽에서 세포군이 증식하여 신경능선(neural crest)이 만들어진다.

뇌는 발생 4주경 신경관 앞부분에 나타나는 일차뇌소포(primary brain vesicle)인 앞뇌(prosencephalon), 중간뇌(mesencephalon), 마름뇌(rhombencephalon)가 만들어지며, 발생 5주경에 앞뇌는 끝뇌(telencephalon)와 사이뇌(diencephalon), 마름뇌는 뒤뇌(metencephalon)와 숨뇌(medulla)로 나뉘지고, 중간뇌는 큰 변화 없이 진행되어 총 5부분의 이차소포(secondary brain vesicle)가 만들어진다.

척수는 신경관의 꼬리부분이 발달하여 형성되는데, 신경관의 가쪽 벽이 두꺼워지면서 바닥판(basal plate)과 날개판(alar plate)을 나누는 경계고랑(sulcus limitans)이 생긴다. 발생이 진행되면서 바닥판은 앞뿔(anterior horn)과 가쪽뿔(lateral horn)로, 날개판은 뒤뿔(posterior horn)로, 신경관의 속공간은 척수의 중심관(central canal)이 되고, 신경관 가쪽의 신경능선은 척수신경절(spinal ganglion)을 형성한다(그림 1-2).

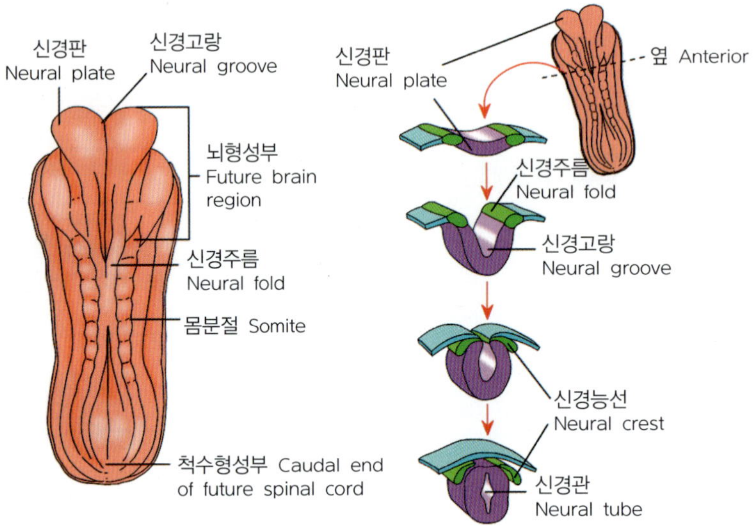

〈그림 1-2〉 신경계의 발생

2) 기본적 신경단위

다양한 자극을 신체의 각 부분에 전달하는 기능을 가진 신경계는 기본 구성단위인 신경세포(neuron)와 이를 지지하고 보호해주는 신경아교세포(neuroglia)로 이루어져 있다. 신경세포는 신경세포체(cell body, soma), 가지돌기(dendrite), 축삭(axon)으로 구성되어 있다.

신경아교세포는 신경세포의 보호, 말이집형성, 신경세포와 외부의 물질교환에 관여를 한다. 종류로는 중추신경계에는 뇌실막세포(ependymal cell), 별아교세포(astrocyte cell), 희소돌기아교세포(oligodendrocyte), 미세아교세포(microglia)가 존재하고 있으며, 말초신경계에는 신경집세포(schwann cell)와 위성세포(satellite cell)가 있다(그림 1-3).

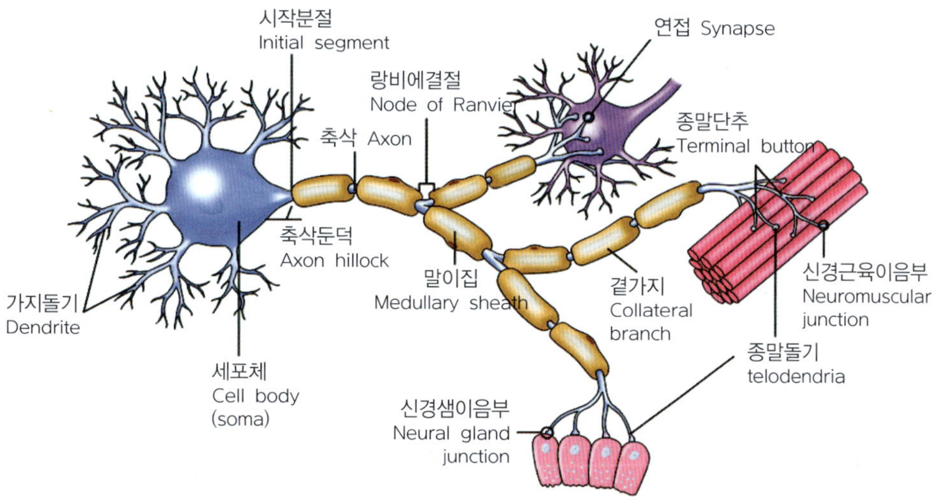

〈그림 1-3〉 신경세포

3) 뇌척수막

뇌와 척수를 싸고 있는 3층의 피막을 뇌척수막(meninges)이라고 하며, 외부의 충격으로부터 두개골 및 척추뼈와 함께 뇌와 척수를 보호하는 역할을 한다. 바깥층의 경질막(dura mater)은 치밀 결합조직으로 이루어져 있으며, 중간층은 거미집처럼 보이는 그물섬유

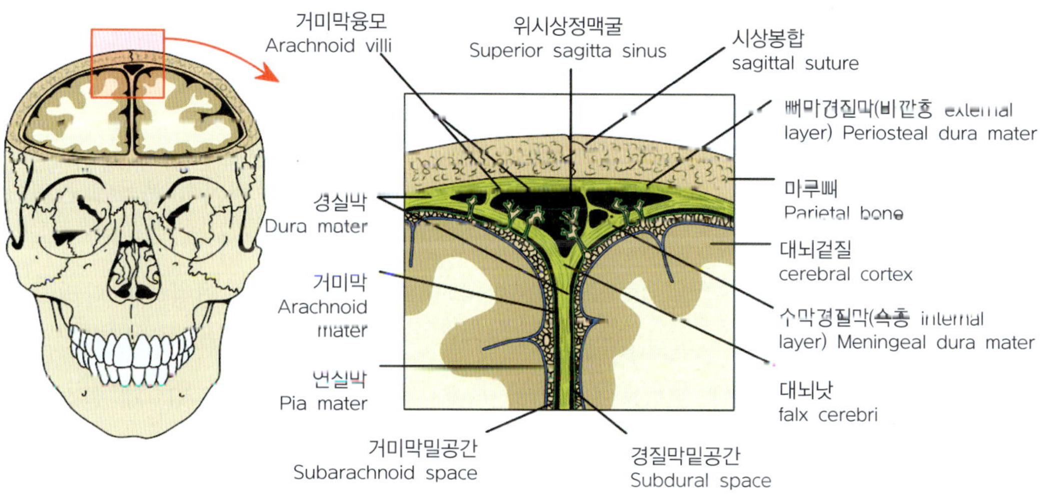

〈그림 1-4〉 뇌척수막

(reticular fiber)가 있는 거미막(arachnoid mater), 안쪽은 얇고 투명한 연질막(pia mater)으로 구성되어 있다. 거미막과 연질막 사이에 거미막밑공간(subarachnoid space)이 넓게 형성되어 뇌척수액을 수용하고 있다(그림 1-4).

4) 뇌구조

대뇌(cerebrum)는 감각, 운동 및 인지적인 활동을 총괄하는 부위이다. 1쌍의 대뇌반구(cerebral hemisphere)로 이루어져 있으며, 대뇌반구 가운데 깊게 파인 대뇌 세로틈새(longitudinal cerebral fissure) 사이를 뇌들보(corpus callosum)가 연결하고 있다. 각각의 대뇌반구는 바깥쪽을 이루는 회색질(gray matter), 안쪽을 이루는 백색질(white matter), 백색질 속 회색질의 신경핵 집단인 바닥핵(basal nucleus) 등으로 구성되어 있다. 대뇌바깥쪽 표면에는 많은 주름이 있는데, 튀어나온 부분을 이랑(gyrus), 들어간 부분을 고랑(sulcus)이라 하며, 좀 더 깊게 파인 부분을 틈새(fissure)라고 한다. 대뇌반구는 깊은 고랑이나 틈새로 이마엽(frontal lobe), 마루엽(parietal lobe), 뒤통수엽(occipital lobe), 관자엽(temporal lobe) 등과 매몰되어 보이지 않는 뇌섬엽(insula)을 포함하여 대뇌엽(lobe of th cerebrum)을 구분한다. 대뇌 뒤통수엽의 아래쪽에 위치한 소뇌(cerebellum)는 섬세한 운동 조절, 근긴장도 유지, 몸의 자세와 균형유지의 역할을 한다.

뇌 아래쪽에 위치한 사이뇌(diencephalon)는 시상(thalamus), 시상하부(hypothalamus), 시상상부(epithalamus), 시상밑부(subthalamus)로 구분되며, 시상은 후각을 제외한 감각을 대뇌겉질로 중계하는 역할을 하고, 시상하부는 뇌하수체와 연결되어 자율신경계통과 여러 내분비샘의 기능을 통합 조절하는 역할을 한다.

사이뇌와 다리뇌를 연결하는 잘록한 부분을 중간뇌(midbrain)라 하는데, 중간뇌는 각종 신경 중추의 중계소 역할을 하며 자세유지와 관련된 반사기능과 무의식적 운동에 관여한다. 또한 시각과 청각의 반사중추이며, 뇌신경 Ⅲ과 Ⅳ 신경이 기시하고 안구운동 및 동공 수축의 조절 중추가 위치하고 있다. 중간뇌와 숨뇌 사이에 뒤쪽의 소뇌를 연결하는 다리처럼 보이기 때문에 이름 붙여진 다리뇌(pons)는 뇌신경 Ⅴ, Ⅵ, Ⅶ, Ⅷ 신경이 기시하며, 호흡조절중추이다. 숨뇌는 뇌 아래 끝부분에 위치하고 있으며, 뇌신경 Ⅸ, Ⅹ, Ⅺ, Ⅻ 신경이 기시하고, 그물체(reticular formation)가 발달되어 있으며, 생명유지에 필수적인 심장, 호흡, 소화 등에 관련된 반사중추가 존재한다(그림 1-5).

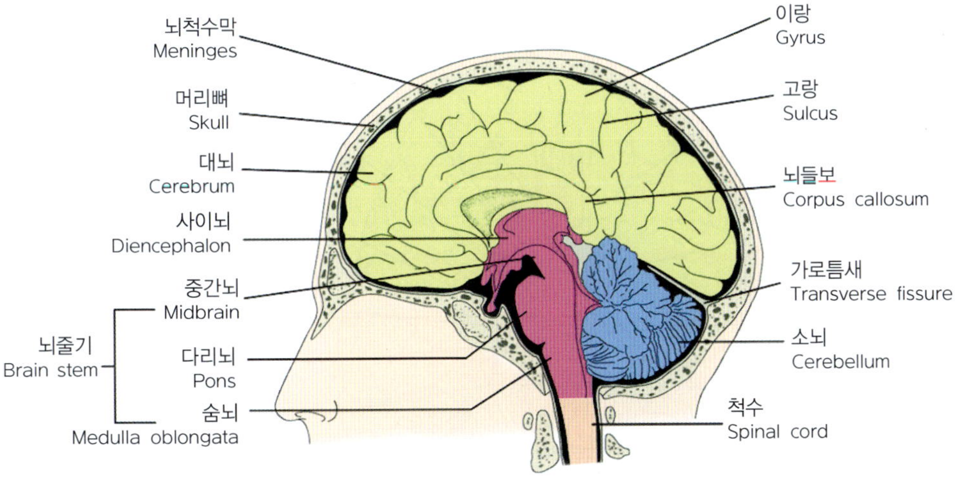

〈그림 1-5〉 뇌구조

5) 뇌의 혈류

뇌에 혈류의 80 %를 속목동맥(internal carotid artery)이 공급하며 나머지는 척추동맥(vertebral artery)의 진행지인 뇌바닥동맥(basilar artery)이 공급한다. 속목동맥과 척추동맥의 가지가 대뇌동맥고리(cerebral arterial circle, willis circle)를 형성하여 뇌의 혈액순환과 혈압은 균등하게 유지하도록 한다. 뇌에 분포하는 정맥은 대뇌정맥(cerebral vein), 소뇌정맥(cerebellar vein), 뇌줄기정맥(vein of the brain stem) 등이 있으며, 정맥은 동맥에 비해 판막이 없고 혈관벽 또한 얇다.

6) 뇌신경

뇌신경(cranial nerve)은 뇌의 기관에서 기시하는 12쌍의 신경으로 앞에서부터 로마숫자로 번호가 부여되어 있으며, 각각의 고유명칭이 있다. 제 Ⅰ, Ⅱ, Ⅷ 뇌신경은 감각성신경(sensory nerve), 제 Ⅲ, Ⅳ, Ⅵ, Ⅺ, Ⅻ 뇌신경은 운동성신경(motor sensory), 제 Ⅴ, Ⅶ, Ⅸ, Ⅹ 뇌신경은 혼합성신경(mixed nerve)이다. 또한 Ⅲ, Ⅶ, Ⅸ, Ⅹ 뇌신경은 부교감신경섬유를 포함하고 있다(그림 1-7).

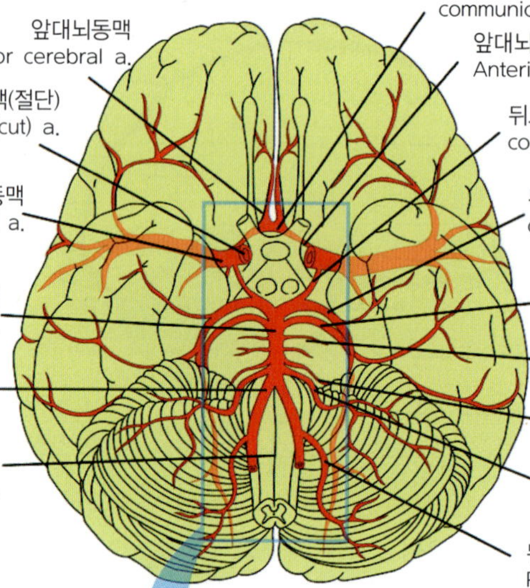
앞교통동맥 Anterior communicating a.
앞대뇌동맥 Anterior Anterior cerebral a.
앞대뇌동맥 Anterior cerebral a.
속목동맥(절단) Internal carotid(cut) a.
뒤교통동맥 Posterior communicating a.
대뇌동맥고리의 구성혈관 Arteries of the circle of Willis
중간대뇌동맥 Middle cerebral a.
뒤대뇌동맥 Posterior cerebral a.
뇌바닥동맥 Basilar a.
위소뇌동맥 Superior cerebral a.
다리뇌동맥 pontine a.
척추동맥 Vertebral a.
미로동맥 Labyrinthine a.
앞척수동맥 Anterior spinal a.
앞아래소뇌동맥 Anterior inferior cerebellar a.
뒤아래소뇌동맥 Posterior inferior cerebellar a.

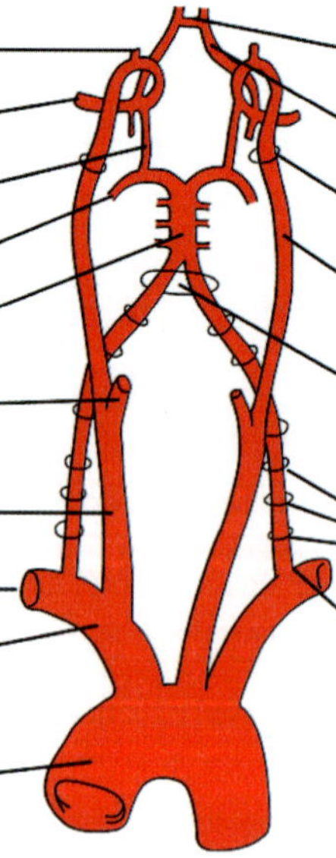
눈동맥 Ophthalmic a.
앞교통동맥 Anterior communicating a.
중간대뇌동맥 Middle cerebral a.
앞대뇌동맥 Anterior cerebral a.
뒤교통동맥 Posterior communicating a.
목동맥관 Carotid canal
뒤대뇌동맥 Posterior cerebral a.
뇌바닥동맥 Basilar a.
속목동맥 Internal carotid a.
바깥목동맥 External carotid a.
큰구멍(뒤통수뼈) Foramen magnum
온목동맥 Common carotid a.
목뼈의 가로돌기구멍 Transverse foraminal of cervical vertebrae
오른빗장밑동맥 Right subclavian a.
팔머리동맥 Brachiocephalic trunk
척추동맥 Vertebral a.
대동맥활 Aortic arch

〈그림 1-6〉 뇌의 동맥

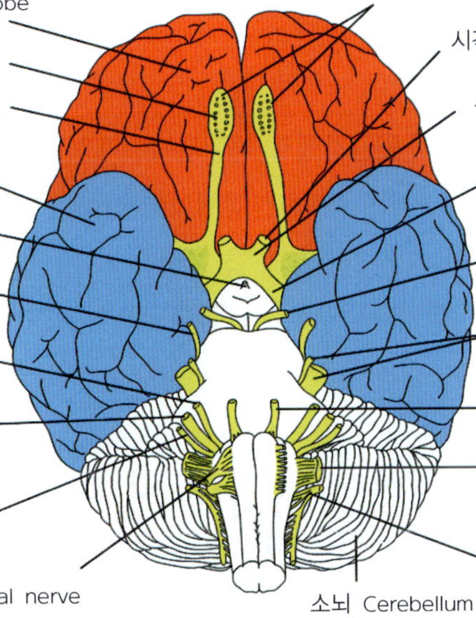

〈그림 1-7〉 뇌신경

7) 척수

척수는 뇌와 하위신경을 연결하고, 신체의 반사기능 중추로서의 역할을 한다. 길이는 40 ~ 45 cm 정도이며, 무게는 30 g, 직경은 1 cm인 백색장기로 척추뼈 안의 척주관(vertebral canal) 속에 들어 있다. 척수보다 척수관이 성장속도가 빠르기 때문에 성인이 되어서도 척수관 전체의 2/3만 채우고 있으며, 분절적배열(segmental arrangement) 형태에서 목신경(cervical nerve) 8쌍, 가슴신경(thoracic nerve) 12쌍, 허리신경(lumbar nerve) 5쌍, 엉치신경(sacral nerve) 5쌍, 꼬리신경(coccygeal nerve) 1쌍 등 총 31쌍의 척수신경이 나온다. 척수의 외부를 보면 앞뒤로 깊은 고랑이 있는데 앞부분의 깊은 고랑을 앞정중틈새(anterior median fissure)라고 하며, 앞부분의 양가쪽에 운동섬유가 부착된 앞가쪽고랑(anterolateral sulcus)이 있다. 뒷면 중앙에도 깊은 고랑인 뒤정중고랑(posterior median sulcus)이 있고, 뒷부분의 양가쪽에 감각섬유가 부착된 뒤가쪽고랑(posterolateral sulcus)이 있다.

척수를 가로로 절단해 보면, 신경세포의 축삭들이 형성한 구조인 백색질(white matter)이 있으며 그 안쪽에 신경세포체가 모여 이룬 H 형태의 회색질(gray matter)과 중심에 뇌척수액이 흐르는 중심관(central canal)으로 구성되어 있다.

8) 2개의 기능적 시스템

말초신경계는 체성신경계와 자율신경계로 나누는데, 체성신경계(somatic nerve system)는 수의적으로 근골격계를 조절하며, 자율신경계(autonomic nervous system)는 불수의적인 내장과 분비샘에 분포하는 신경세포와 신경섬유를 조절한다.

자율신경계는 내장, 혈관, 샘 등에 분포하여 이들의 기능을 교감, 부교감 신경의 상반된 작용에 의하여 조절되고 있다. 교감신경(sympathetic nerve)은 흥분이나 응급상황에서 활성화되어 혈당농도를 증가시키며, 심장박동과 혈압을 상승시킨다. 반면에 부교감신경(parasympathetic nerve)은 심장박동수가 감소되고, 내장 소화기관이 활성화되는 등의 흥분을 몸속의 재원을 보존하는 생리적 활동들이 증가하게 만든다. 즉 자율신경은 생명유지에 필요한 기능을 무의식적 반사적으로 조절하여 신체의 내부 환경의 항상성을 유지하도록 한다.

2 신경계통 평가

신경계의 질환이 의심되는 환자를 대함에 있어서 대뇌기능, 운동검사, 감각검사, 뇌신경기능평가 등의 신경계통 평가를 통하여 정확한 신경병리학적 손상에 대한 진단을 내릴 수 있게 된다. 신경계통의 평가는 많은 검사를 통하여 익숙해야만 정상반응과 비정상반응의 구별을 분명히 할 수 있으며, 환자의 과거력과 증상에도 주의를 기울이는 것이 중요하다.

1) 뇌기능 평가

대뇌기능의 평가항목에는 기억력(memory), 추리력(reasoning), 의식(consciousness), 언어(language), 지남력(orientation), 수리력(calculation), 지식(knowledge) 등이 있으며, 문진을 실시하는 동안 환자의 정신상태가 의심되거나 환자가 착란상태에 있을 경우 실시한다.

① 기억력 검사에는 3개에서 4개의 단어를 제시하여 환자에게 말하게 한 후, 5분 후에 단어들을 기억하도록 하는 단기기억과 과거의 경험에 대하여 정확하게 대답하는지를 검사하는 장기기억이 있다.

② 추리력 검사는 환자에게 속담이나 격언을 제시하여 속담이나 격언 속의 숨은 뜻이나 의미를 말할 수 있는지를 알아보는 검사이다.

③ 의식 검사는 급성기 환자의 의식상태를 알아보는 검사로 글래스고우 혼수척도(glasgow coma scale)를 사용하며, 환자는 검사자가 반복질문을 하거나 물리적 자극을 가하지 않아도 즉시 대답이 가능해야 정상적인 의식반응으로 평가한다.

④ 언어 검사는 언어의 표현과 이해를 척도로 검사하며, 표현은 여러 가지 문장을 읽게 한다든가 다양한 사물의 이름을 말하는 등의 다양한 표현을 유도하여 검사하며 이해는 환자에게 간단한 지시수행을 하게 하여 정확히 이행하는지를 통하여 검사한다.

⑤ 지남력 검사는 환자가 현재 시간, 장소, 사람에 대한 상황을 알고 있는지를 검사하며, 환자는 그가 누구인지, 어디에 있는지, 지금 시간이 어떻게 되는지 설명할 수 있어야 한다.

⑥ 수리력 검사는 암산으로 계산할 수 있을 정도로 간단한 계산문제를 제시한 후에 늦더라도 정확하게 제시된 문제에 대해 대답할 수 있는지를 검사한다.

⑦ 지식 검사는 환자가 질환 이전에 학습한 내용을 기초로 질문을 하여 환자가 대답할 수 있는지를 검사하며, 내용에는 병전 지식수준, 교육수준에 맞춰서 질문해야 한다.

2) 운동검사

신경계의 손상은 움직임의 측면에서 기능적 운동 기능에 영향을 주게 된다. 이러한 운동 기능의 손상 정도를 평가하기 위해서는 시각적 관찰, 관절가동범위, 근력검사, 근긴장도검사, 반사검사, 균형과 협응검사, 보행검사 등을 고려해야 한다.

시각적 관찰(visual observation)은 환자를 대면했을 때 시각적으로 환자의 전반적인 상태를 관찰하는 것을 말하며, 주요 관찰 요소는 환자가 서 있거나 앉아 있을 때 대칭적인 자세를 유지하고 있는지, 보상적 움직임이 일어나지 않는지, 비정상적인 피부주름이나 근육의 변형이 있지 않은지 등을 중점으로 관찰한다.

관절가동범위(range of motion) 검사는 신경계의 손상으로 유발된 근육이나 관절의 경직(spasticity), 이완(flaccidity), 약화(weakness), 통증(pain), 부종(edema) 등으로 인한 제한된 관절가동범위를 검사하여 기능적 움직임(functional motion)의 증진을 위한 치료

계획을 설정하는데 중요한 역할을 하며 각도계(goniometer)를 사용하여 측정한다.

근력(muscle strength) 검사는 도수근력검사(manual muscle test)를 주로 사용하며 평가하며, 상위신경원 장애를 가진 환자들은 비정상적인 근긴장도, 원시반사등의 영향으로 사용하기 어려운 점이 있다.

근긴장도(muscle tone) 검사는 수동적인 움직임 시 검사자에게 느껴지는 저항으로 측정할 수 있으며, 경직(spasticity), 이완(flaccidity), 강직(rigidity) 등으로 분류한다.

반사(reflex) 검사는 0(움직임이 없을 때), +1(약한 반응을 나타냈을 때), +2(정상일 때), +3(강한 반응을 나타낼 때), +4(간대성 경련이 있을 때)로 평가한다. 반사는 크게 얕은반사(superficial reflex), 심부건반사(deep tendon reflex), 병적반사로 나눌 수 있으며, 얕은반사는 분절 병변의 위치를 밝히는데 도움이 되며, 각막반사(5, 7번 뇌신경), 연하반사(9, 10번 뇌신경), 항문반사(S3-S8), 구해면체반사(S3-S4), 발바닥반사(L5-S2) 등을 실시한다. 심부건반사는 환자를 이환시킨 상태에서 반대쪽 사지와 비교하면서 실시해야 하며, 두갈래힘줄반사(biceps reflex, C5-C6), 위팔노힘줄반사(brachioradialis reflex, C5-C6), 세갈래힘줄반사(triceps reflex, C6-C8), 무릎힘줄반사(quadriceps reflex, L2-L4), 아킬레스힘줄반사(achilles reflex, L5-S2) 등이 있다. 병적반사는 정상상태에서 나타나지 않는 반사로 바빈스키반사 혹은 비정상적인 발바닥반사, 호프만반사 등이 있다.

균형과 협응(balance and coordination) 검사는 주로 소뇌의 병변 시 움직임, 보행, 근긴장도, 균형, 협응에 장애를 가지게 된다. 사지의 협응을 검사하기 위해 손가락-코(finger-nose)검사, 정강이-발뒤꿈치(heel-shin)검사, 길항운동반복(diadochokinesia)검사, 반동성(rebound)검사 등을 실시하며, 균형과 보행을 검사하기 위해 롬버그(romberg)검사, 탠덤 롬버그(tandem romberg)검사, 일자보행(tandem walk)검사 등을 실시한다.

보행검사는 특징적인 걸음걸이를 통하여 신경과적 질환을 확인할 수 있으므로 반드시 확인해야 한다. 예를 들어 파킨슨병의 경우 발을 끌고 걸으며(shuffling gait), 팔 움직임(arm swing)이 줄어드는 것을 볼 수 있다(그림 1-8).

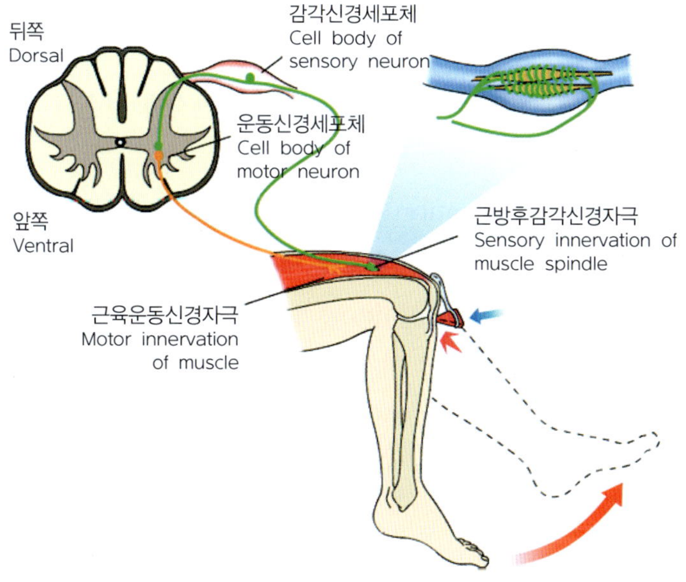

〈그림 1-8〉 무릎건반사

3) 감각검사

감각정보는 감각의 지각, 인지처리, 운동조절, 각성유지를 위하여 사용된다. 감각능력의 결손 환자는 일상생활에서 다양한 어려움에 직면하게 된다. 따라서 신경계 손상환자에게 감각 장애에 대한 검사는 필수적이라 하겠다. 감각검사는 손상된 감각 영역을 진단 할 수 있도록 하며, 치료목표설정, 중재계획 등에 기초선을 설정하도록 한다. 감각의 손상은 중추신경계 손상 시에는 광범위하게, 말초신경계 손상 시에는 특정 부위에 국한되어 나타난다.

감각검사의 평가는 정상(intact), 손상(Impaired), 상실(absent)로 기록하며, 환자에게 편안한 자세에서 시야를 차단한 상태로 검사를 진행하고, 감각이상 부위부터 정상부위로 신체 양측을 동시에 실시한다.

① 촉각(touch sensation) 검사는 눈을 감게 한 후 면봉이나 칫솔로 몸의 각 부위를 불규칙적으로 자극하여 반응하도록 한다.

② 입체인지(stereognosis) 검사는 시각을 차단한 상태에서 일상생활에서 친숙한 물건을 만지도록 함으로써 알아맞히도록 한다.

③ 두점분별각(two-point discrimination) 검사는 피부에 동시에 두 점 자극을 줄 때, 두 점으로 식별할 수 있는지의 여부와 최소 거리를 측정한다.

④ 표재성 통각(superficial pain) 검사는 시각을 차단한 상태에서 안전핀을 사용하여 상처가 안날 정도로 가볍게 자극하여 검사한다.

⑤ 심부 통각(deep pain) 검사는 골격, 근육, 힘줄, 신경에 깊은 압력을 가하여 통증을 느끼는지의 여부를 검사한다.

⑥ 온도 감각(temperature sensation) 검사는 환자에게 눈을 감긴 상태에서 온수(43 ℃ ~45 ℃)와 냉수(7 ℃)가 담긴 시험관을 신체에 대고 감지하는지를 검사한다.

⑦ 자세와 운동감각(position and motion sensation) 검사는 환자의 눈을 가린 상태에서 신체의 각 부분을 움직여서 신체의 위치 및 움직임 여부를 인지하는지를 검사한다.

⑧ 진동 감각(vibration sensation) 검사는 저주파수(128 ~ 256 Hz)를 가진 소리굽쇠를 사용하여 뼈 돌출부에 진동이 느껴지는지 검사한다.

4) 뇌신경 기능 평가

뇌신경은 중추신경계와 직간접적으로 연결되어 있기 때문에 뇌신경의 기능장애를 통하여 중추신경의 기능장애를 진단할 수 있게 된다. 일반적으로 제Ⅰ뇌신경에서 제XII뇌신경의 순서대로 검사하게 된다.

제Ⅰ뇌신경(olfactory nerve) 검사는 환자의 눈을 감게 한 상태에서 암모니아, 알코올 등의 자극적인 냄새를 제외한 향수, 커피, 레몬 등의 익숙한 방향성 물질을 병에 넣어 한쪽 코를 막고 한쪽씩 양쪽에 검사를 실시한다.

제Ⅱ뇌신경(optic nerve) 검사는 시력검사(visual acuity)와 시야검사(visual field)를 실시하며, 제Ⅲ뇌신경과 함께 대광반사(light reflex)와 조절반응(accommodation reaction)을 검사한다.

제Ⅲ, Ⅳ, Ⅵ뇌신경(oculomotor, trochlear, abducens nerve) 검사는 동공의 모양과 눈꺼풀의 처짐이 있는지를 검사하며, 연필이나 공을 눈동자가 따라갈 수 있는지를 검사한다.

제Ⅴ뇌신경(trigeminal nerve) 검사는 눈신경(ophthalmic nerve), 위턱신경(maxillary nerve), 아래턱신경(mandibular nerve)이 지배하는 앞이마, 뺨, 아래턱 부위를 안전핀이나 솜을 사용하여 감각을 검사하며, 아래턱에 손가락을 대고 반사해머를 사용하여 아래턱반사(jaw jerk reflex)여부를 확인한다. 또한 아래턱의 움직임과 씹기 기능을 검사하며, 제Ⅶ뇌신경과 함께 화장지 끝을 통하여 각막반사(corneal reflex)를 검사한다.

제Ⅶ뇌신경(facial nerve) 검사는 여러 가지 얼굴 표정을 짓게 하며, 혀의 2/3 지점의 미각의 반응 여부를 통하여 검사한다.

제Ⅷ뇌신경(vestibulocochlear nerve) 검사는 손가락의 마찰이나 시계소리, 웨버(veber) 검사와 린네(Rinne) 검사를 통하여 청력을 검사하며, 안구진탕(nystagmus) 여부와 코 위에 손가락을 대는 지시시험검사(past pointing)를 통하여 안뜰신경(vestibular)의 손상여부를 검사한다.

제Ⅸ, Ⅹ뇌신경(glossopharyngeal, vagus nerve) 검사는 설압자로 구토반사(gag reflex)를 유발하여 인두(pharynx)의 감각이 있는지의 여부와 목젖(uvula)을 자극하면 그 쪽의 연구개(soft palate)가 올라가는 입천장반사(palatal reflex)를 유발하여 목젖과 물렁입천장의 움직임을 관찰한다.

제Ⅺ뇌신경(spinal accessory nerve) 검사는 저항을 주면서 양어깨를 올리거나 고개를 돌려서 검사한다.

제Ⅻ뇌신경(hypoglossal nerve) 검사는 혀를 내밀었을 때 한쪽으로 휘어지지 않는지를 검사한다.

3 신경계통의 진단을 위한 검사

신경계통의 문제를 진단하기 위해 다음과 같은 검사를 한다.

뇌영상진단검사의 종류는 컴퓨터단층촬영(computed tomography, CT)과 자기공명영상(magnetic resonance imaging, MRI)이 있다. 컴퓨터단층촬영은 X선을 몸 주위로 360도 돌아가면서 투과하고 이를 단층영상으로 표현한 것으로 즉시 영상을 얻을 수 있고, 신체 내에 금속이나 생명유지를 위한 전기장치 등이 있어도 촬영을 할 수 있으며, 출혈, 골절유무, 응급치료를 필요로 하는 머리뼈 손상의 진단에 가장 많이 쓰인다. 자기공명영상은 해상도가 높아서 컴퓨터단층촬영으로 얻기 힘든 병변을 분석할 때 쓰이나, 시간이 오래 걸리고, 신체 내에 금속이나 전기장치가 있는 경우 촬영할 수 없는 단점이 있다.

자기공명영상은 물체를 강한 자장에 놓고 전자파를 가하면 원자핵이 공명(resonance)되고, 전자파를 중단하면 이완(relaxation)되면서 원자의 종류에 따라 일정한 에너지를 방출하게 되는데 이를 측정하고 컴퓨터를 이용하여 단층영상으로 표현한 것이다.

자기공명영상을 응용한 검사법에는 자기공명혈관조영술(magnetic resonance angiography, MRA), 자기공명분광경검사(magnetic resonance spectroscopy, MRS), 기능적자기공명영상(functional MRI, fMRI) 등이 있다. 자기공명혈관조영술은 자기공명을 이용하여 혈관을 영상화하는 것으로, 혈관병변을 검사하는데 쓰이며 자기공명분관경검사는 자기공명을 이용하여 관심부위의 MR분광을 측정하고 분석하여 생화학적 특성을 파악하는 방법으로 종양이나 염증의 감별 등 조직학적 진단에 도움이 된다. 기능적자기공명영상은 혈중 산소를 이용한 방법으로 빠른 스캔시간과 뇌의 활동을 영상으로 볼 수 있어 인지과학에 널리 쓰인다.

초음파를 이용한 검사법에는 Doppler원리를 이용하여 뇌혈관의 혈류속도와 방향을 측정하는 두개경유도플러(transcranial doppler, TCD)가 있다.

뇌척수액검사는 세균 및 바이러스감염, 결핵감염, 거미막밑출혈, 다발성경화증 등의 질환을 확인할 때 쓰이며 보통 L3 ~ 4공간에 옆으로 누운 상태에서 국소마취를 실시한 후 허리천자(lumbar puctrure, LP)를 실시한다.

전기진단검사의 종류는 근전도(electromyography, EMG), 반복신경자극검사(repetitive nerve stimulation, RNS), 유발전위검사(evoked potentials, EP) 등이 있다. 근전도검사는 근육의 전기활동을 기록하는 검사이고, 반복신경자극검사는 신경근육전도의 기능을 평가하는 검사로 두 번 이상의 강한 신경자극을 준 후 30초 지나서 한번 더 자극하여 기록되는 전기반응의 크기를 측정한다. 유발전위검사는 특정 감각계를 자극하면 두피에서 표면 전극으로 기록할 수 있는 뇌전위가 발생하며 이러한 반응을 측정하는 검사로 신경계 질환의 경과에 대한 추적뿐만 아니라 병리학적으로 침범된 부위를 아는데 도움이 된다.

의식상태를 진단하는 검사도구로 뇌파검사(electroencephalography, EEG)와 수면다원검사(polysomnography, PSG)가 있다. 뇌파검사는 환자의 뇌파를 검사함으로써 간질의 유무와 환자의 예후를 측정하는데 쓰인다. 수면다원검사는 수면 중 뇌파, 안구운동, 아래턱근전도(chin EMG), 다리근전도, 심전도, 코골이, 호흡운동, 동맥혈산소포화도를 측정하여 수면 중 생리변화를 종합적으로 분석하여, 수면무호흡증, 낮졸림, 원인불면의 불면증, 주기 사지운동장애, 사건수면 등을 보이는 환자들의 정확한 치료방향과 치료후 예후를 측정한다.

그밖에 핵의학의 이용한 검사법에는 방사선동위원소를 이용하여 뇌척수액과 뇌실을 검사하는 방사성동위원소뇌수조조영술(radioiotope cisternography), 방사성추적자를 사용한 뇌기능영상인 SPECT, 방사성동위원소를 이용하여 뇌대사율을 측정하는 양성자방사단층촬영술(positron emission tomography, PET) 등이 있다.

chapter 2 뇌졸중

1 뇌의 해부학적 구조 및 혈액순환

1) 뇌의 해부학적 구조와 기능

뇌는 머리뼈 안에 위치하는데 대뇌(cerebral), 사이뇌(간뇌, diencephalon), 중간뇌(중뇌, midbrain), 다리뇌(교뇌, pons), 숨뇌(연수, medulla), 소뇌(cerebellum)로 분류하고

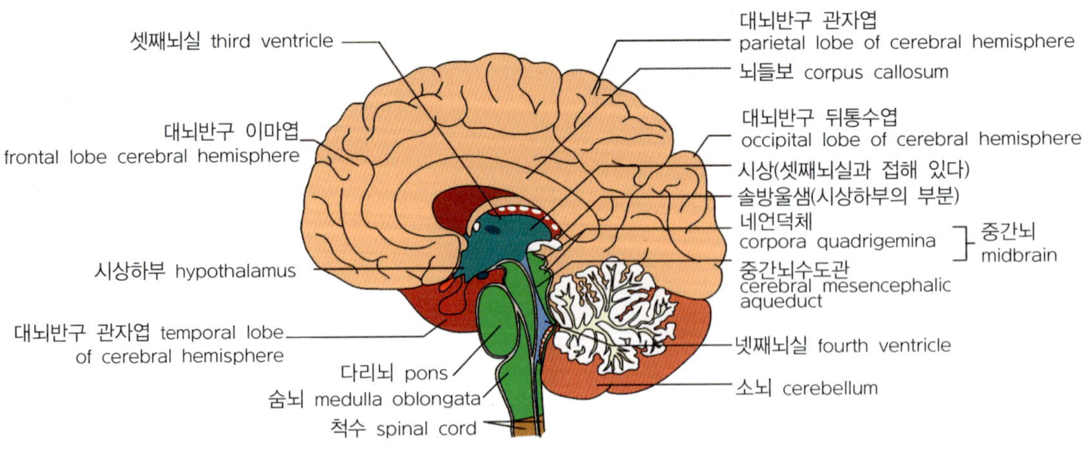

〈그림 2-1〉 대뇌반구의 안쪽면

중간뇌(중뇌, midbrain), 다리뇌(교뇌, pons), 숨뇌(연수, medulla)를 뇌줄기(뇌간, brain stem)라 한다. 뇌는 모든 신경계의 지시와 통합의 중추이다(그림 2-1).

(1) 대뇌

대뇌의 대뇌반구 가쪽면(cerebral hemispheres lateral surface)은 틈새(깊은고랑, fissure or deep sulcus)와 고랑(sulcus)에 의해 이마엽(전두엽, frontal lobe), 마루엽(두정엽, parietal lobe), 관자엽(측두엽, temporal lobe), 뒤통수엽(후두엽, occipital lobe)으로 분류된다. 각 영역의 기능은 다음과 같다(그림 2-2).

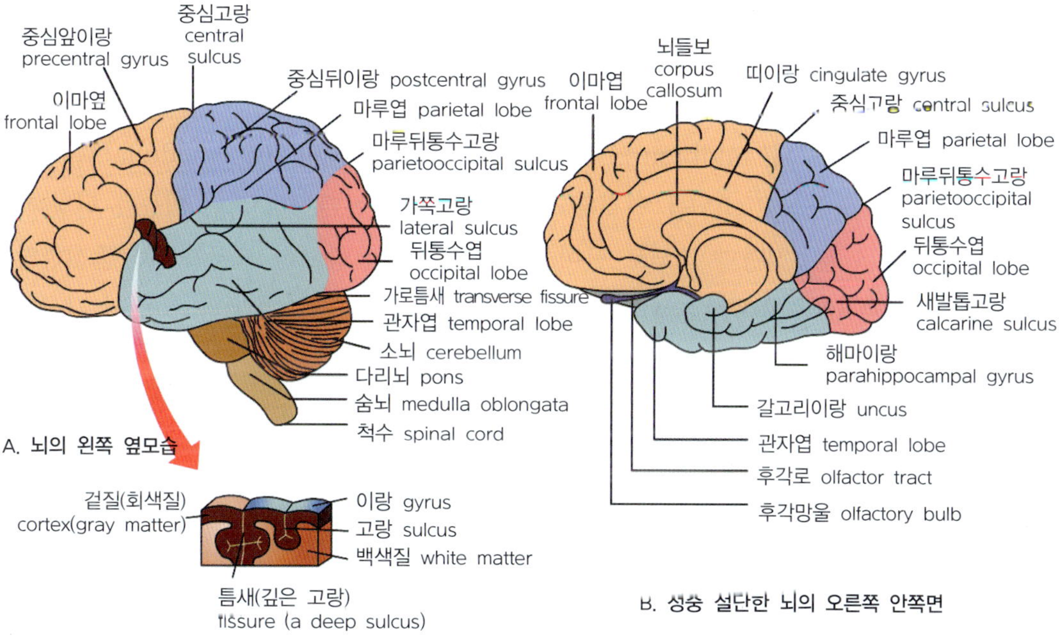

〈그림 2-2〉 대뇌반구의 엽 lobe과 틈새(열) fissure

① 이마엽(전두엽, Frontal lobe)

이마엽은 골격근육의 수의운동 통제(운동영역), 개성, 계획, 집중, 문제해결 등 지적활동을 담당하며 구두교신, 인격발달, 기억저장, 감정표현 등의 기능을 담당한다.

※ 이마엽은 인지기능의 지적, 문제해결, 단기기억, 운동계획, 수학적 계산, 작업기억(working memory)을 담당하고 앞이마엽(prefrontal lobe)은 성격, 지성, 계획, 연속, 동기, 자기통찰(self insight), 정서통제(regulation of emotions) 등을 담당한다.

② 마루엽(두정엽, Parietal lobe)

몸 감각(특히 피부와 근육, 미각, 온도감각, 통각, 압각, 말하기, 읽기), 정서, 생각을 표현하는 능력(타인의 말을 이해하고 생각과 느낌표현, 단어사용), 구조와 모양에 대한 해석 등을 담당한다.

③ 관자엽(측두엽, Temporal lobe)

청각영역(듣기), 음악 및 시각 경험의 기억을 해석, 냄새(후각영역), 기억저장(부분적인 말하기 영역), 수의성 골격근육의 운동을 통제하는 역할을 담당한다.

④ 뒤통수엽(후두엽, Occipital lobe)

시각, 시각의 인지, 시각관련 반사와 기능(읽기, 거리판단, 삼차원 시각) 등을 담당한다.

(2) 뇌줄기(뇌간, Brain stem)

뇌줄기는 중간뇌(중뇌, midbrain), 다리뇌(교뇌, pons), 숨뇌(연수, medulla)로 구성되는데 대뇌와 척수 그리고 소뇌를 연결하고 생명을 유지하는데 필수적인 기능을 담당하며, 대뇌에서 나가는 운동신경과 대뇌로 들어오는 감각신경의 중요한 교차통로가 존재하면서 신경로의 교차로 인해 반대편에 반사반응이 생긴다. 또한 뇌신경 12쌍 중 10쌍의 뇌신경핵이 위치하고 있어 신체의 머리 부분을 주로 지배하고 있다.

(3) 소뇌(Cerebellum)

소뇌는 대뇌의 아래, 숨뇌와 다리뇌의 뒤에 있는 타원형의 뇌이며, 2개의 반구로 구성되어 있다. 신체의 균형을 유지하는 역할과 근육의 미세조정을 통해서 정확한 운동을 원활히 하게 하는 역할을 한다.

(4) 사이뇌(간뇌, Diencephalon)

대뇌와 소뇌 사이에서 내장과 혈관의 활동을 조절하는 기관으로 뇌줄기의 가장 앞에 있다. 사이뇌는 시상(thalamus)과 시상하부(hypothalamus)로 구분할 수 있으며 시상은 감각과 운동 정보를 대뇌와 소뇌로 보내고 수면-깨임(sleep-wake)주기와 의식(consciousness) 등을 담당하고 시상하부는 자율신경계 조절, 호르몬 분비, 체온조절, 생식기능 조절, 섭식, 수분대사 조절, 수면-깨임(sleep-wake)주기, 24시간 리듬(circadian rhythms)을 조절한다.

2) 뇌의 혈액순환

뇌의 무게는 인체의 2 %에 지나지 않지만 심장박출량의 약 17 %를 받아들이고 온 몸에서 사용되는 산소의 약 20 %를 소모한다. 뇌는 특별한 대사요구로 인해 혈액공급이 매우 중요하다. 뇌는 인체에서 가장 활발한 대사가 일어나는 곳으로 산소공급이 있을 때만 포도당의 대사가 일어난다. 뇌는 다른 조직에 비해 다량의 산소와 포도당을 필요로 하나 뇌는 이러한 물질을 저장할 수 없기 때문에 산소와 포도당의 공급은 거의 혈액순환으로 이루어진다. 뇌에 혈액순환이 5초만 차단되어도 의식을 상실할 수 있으며 4분 이상 계속되면 대뇌겉질에는 비가역적 손상을 입게 된다.

(1) 동맥순환(Arterial circulation)

대뇌는 이중으로 혈액공급(dual blood supply)을 하는데 속목동맥(Internal carotid artery)과 척추동맥(Vertebral artery)으로 이루어져 있으며 대뇌 반구의 영역으로 혈액을 공급한다(그림 2-3). 전체 뇌혈액의 약 80 %는 속목동맥에서 공급 받으며 나머지 20 %는 척추동맥에서 공급 받는다.

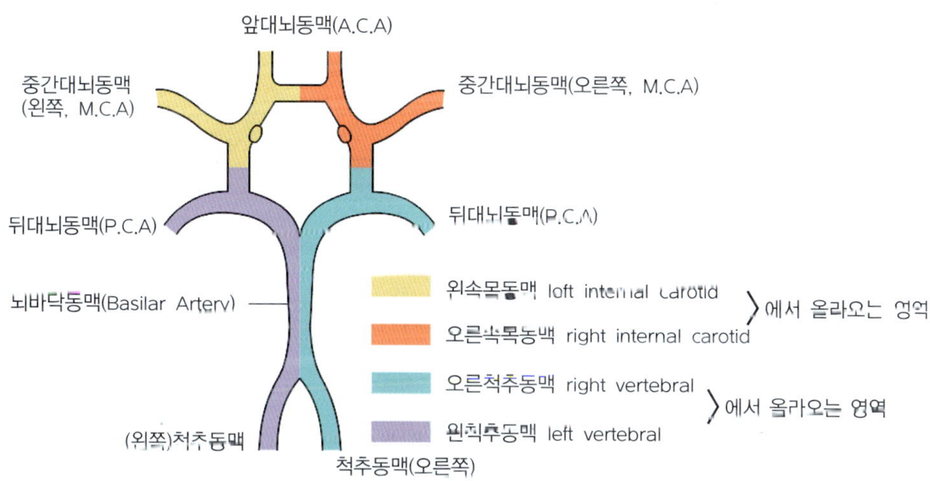

〈그림 2-3〉 대뇌동맥고리 Will's circle를 이루는 주요한 4개의 동맥

A. 안쪽목동맥(내경동맥, Internal carotid artery)

온목동맥계(총경동맥, Common carotid artery)에서 분지되어서 거의 수직으로 상행하여 뇌에 최대 혈액을 공급하고 앞대뇌동맥(전대뇌동맥, Anterior cerebral artery), 앞교통동맥(전교통동맥, Anterior communicating artery), 중간대뇌동맥(중대뇌동맥, Middle cerebral artery), 뒤교통동맥(후교통동맥, Posterior communicating artery)로 분지된다(그림 2-4).

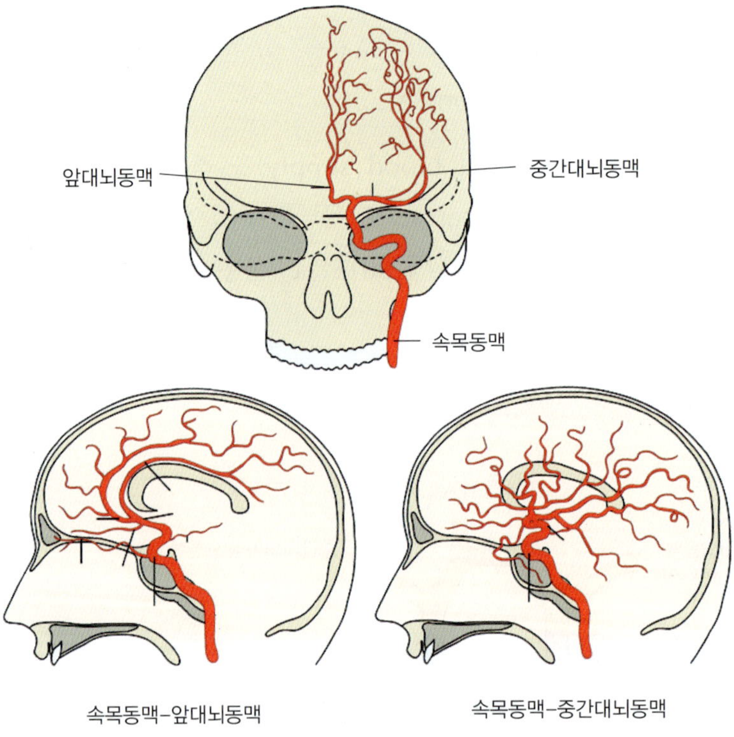

〈그림 2-4〉 대뇌의 혈액순환

① 앞대뇌동맥(전대뇌동맥, Anterior cerebral artery)

앞대뇌동맥은 양측의 동맥이 앞교통동맥에 의하여 서로 연결된다(그림 2-3). 이마엽(전두엽, frontal lobe)과 마루엽(두정엽, parietal lobe)의 안쪽면, 꼬리핵(미상핵, caudate nucleus), 조가비핵(피각, putamen), 뇌늘보(뇌량, corpus callosum)에 혈액을 공급한다.

② 앞교통동맥(전교통동맥, Anterior communicating artery)

이 동맥은 시신경 교차부위 수준에서 양측의 앞대뇌동맥 사이를 수평을 달려 연락하는 문합가지다. 앞교통동맥이 없는 경우도 있으며, 지름은 1 ~ 3 mm 정도여서 제 기능을 못하는 경우도 있다.

③ 중간대뇌동맥(중대뇌동맥, Middle cerebral artery)

이 동맥은 관자엽과 뇌간 사이의 고랑으로 들어가 측 뇌실의 맥락총으로 깊이 행하기 때문에 외피에서는 보이지 않는다. 이마엽, 마루엽, 관자엽, 뒤통수엽의 외측면, 꼬리핵 머리(미상핵두, head of caudate), 조가비핵(피각, putamen), 뇌들보(뇌량, corpus callosum) 등에 혈액공급을 한다. 이 동맥은 뇌혈관이 가장 많이 발생하는 곳으로 뇌졸중동맥이라고도 한다.

④ 뒤교통동맥(후교통동맥, Posterior communicating artery)

뒤교통동맥은 1 ~ 2 mm이고 이 동맥은 결손이나 형성 부전의 예가 많고 뇌하수체(pituitary, hypophysis) 및 시상 그리고 중뇌 등에 혈액을 공급한다.

B. 바깥목동맥(External carotid artery)

안면, 경막, 목 부분, 두개부에 혈액을 공급한다.

C. 척추동맥(추골동맥, Vertebral artery)

뇌의 혈액공급의 또 다른 한 방법은 큰 뒤통수 구멍을 통해 뒤쪽으로 들어오는 척추동맥인데 왼쪽과 오른쪽의 척추동맥이 합쳐져서 뇌바닥동맥(basilar artery)이 된다. 척추동맥은 뇌줄기, 소뇌, 뒤통수부의 뇌바닥에 혈액을 공급한다.

① 뇌바닥동맥(Basilar artery)

왼쪽의 척추동맥은 오른쪽의 척추동맥보다 더 잘 발달되어 있다. 뒤대뇌동맥으로 분지한 후 뒤교통동맥과 문합에 의해 대뇌동맥고리를 이룬다. 숨뇌(연수, medulla), 다리뇌(교, pons), 중간뇌(중뇌, midbrain), 소뇌(cerebellum)의 뇌줄기(뇌간, brain stem)에 혈액을 공급한다.

② 뒤대뇌동맥(후대뇌동맥, Posterior cerebral artery)

뒤대뇌동맥은 뇌바닥동맥에서 분지되어 대뇌각을 돌아 가쪽 무릎체에 도달하고 여기에서 2개의 큰 종말가지, 즉 안쪽가지와 가쪽가지로 분지한다. 뒤대뇌동맥은 관자엽의 저부, 뒤통수엽, 솔방울(송과체, pineal body), 시상 등에 혈액을 공급한다.

▶대뇌동맥고리(대뇌동맥륜, Arterial circle of Willis)

뇌의 바닥에 있는 동맥들이 서로 연결되어 고리모양을 이루고 있다. 속목동맥은 앞대뇌동맥과 중간대뇌동맥으로 나누어지고 앞대뇌동맥 사이에는 앞교통동맥으로 이어져 있다. 또 뒤쪽으로는 척추동맥이 합쳐진 뇌바닥동맥이 다리뇌의 아래쪽부분에서 뒤대뇌동맥이 되고 뒤교통동맥이 중간대뇌동맥과 뒤대뇌동맥 사이를 잇는다. 대뇌의 동맥은 모두 이 동맥고리에서 나온다. 대뇌동맥륜은 동맥의 혈류가 감소하거나 폐쇄되면 혈액의 방향을 변화시켜 항상 일정량의 혈액을 뇌에 공급하는 중요한 역할을 한다. 예를 들어 머리를 뒤로 하면 척추동맥의 흐름이 일시적으로 차단되지만 대뇌동맥륜의 역할로 인하여 이 상태를 극복하게 되고 안쪽 목동맥이 폐쇄된 경우에도 대뇌동맥륜을 이용해서 측부순환(collateral circulation)이 신속히 이루어지기 때문에 대뇌동맥륜은 기능적으로 매우 중요하다.

(2) 정맥순환(Venous circulation)

대뇌의 정맥들은 거미막 아래 공간을 통해 경질막의 두 막 사이에 위치한 정맥동으로 들어간다. 대뇌를 순환하는 정맥계는 표층으로부터의 혈액을 공급받는 얕은대뇌정맥과 깊은 곳으로부터 혈액을 받는 깊은대뇌정맥으로 구성되며 이 두 정맥계는 서로 합쳐지면서 안쪽 목정맥으로 혈액이 모이게 되어있다.

2 뇌혈관 장애의 정의

뇌혈관 장애(Cerebrovascular disease, C.V.D)는 뇌혈관 그 자체에 병적과정이 일어나는 모든 병태의 총칭이다. 병적과정이란 혈관이 막힌다거나 손상된다거나, 찢어지거나 하는 상태를 통틀어 말하는 것이다. 뇌혈관 장애의 증상으로 급격하게 국소적인 신경증상이 나타나는 것을 뇌혈관 발작(Cerebrovascular stroke)이라고 한다. 흔히 사용되는 뇌졸중(Cerebral apoplexy)이란 말은 어원적으로 뇌의 순환장애에 의해 갑자기 쓰러져 의식장애가 나타나며, 편마비도 동반하는 증후군을 가리키지만 뇌혈관 장애와 같은 의미로 사용되는 경우가 많으므로 뇌혈관 질환을 통틀어 뇌졸중이라 한다고 생각하면 된다.

1) 뇌혈관 장애의 증상

(1) 발병양상

급격하게 증상이 나타나기 때문에 대부분 문진으로 발병 시기를 알 수 있다. 증상이 나타나는 형태, 양상만 보아도 어느 정도 병의 종류를 분류할 수 있다(그림 2-5).

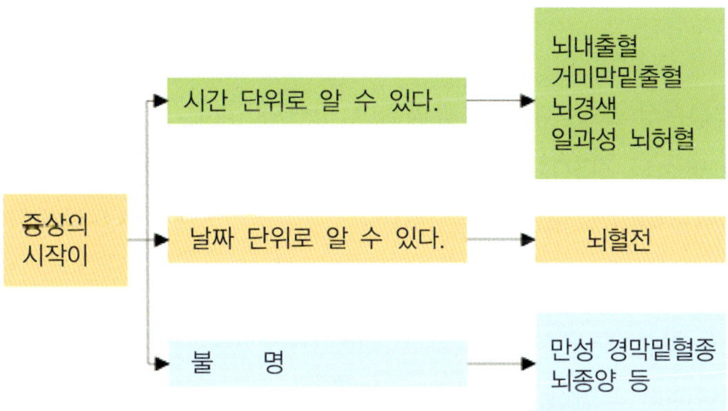

〈그림 2-5〉 발병의 양상과 원인 질환

(2) 뇌혈관 장애의 병태생리 : 뇌혈관 장애의 병태생리를 도표로 정리하였다.

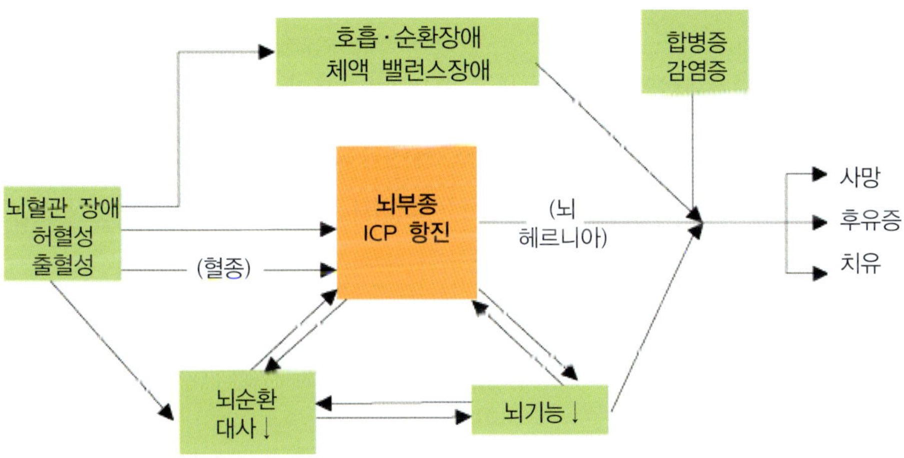

〈그림 2-6〉 뇌혈관 장애의 병태생리

(3) 뇌의 국소신경증상(focal sign)

뇌혈관이 파손된 경우나 막힌 경우, 결국은 뇌로 혈액이 갈 수 없게 된다. 뇌로 혈액이 가지 않게 되면 뇌는 장애를 받는다. 장애를 받은 부위에 따라 증상도 각기 다른데 그러한 뇌의 증상을 국소신경증상(focal sign)이라고 한다. 뇌내출혈, 뇌경색 모두가 국소신경증상을 나타내는데, 특히 뇌내출혈의 경우는 혈종에 의한 두개내 압력(Intracranial pressure, ICP) 항진에서 기인되는 증상이 가세하기 때문에 두통과 의식장애 등이 초래된다. 또 거미막밑출혈(Subarachnoid hemorrhage, S.A.H)은 뇌가 광범위하게 장애를 받기 때문에 격렬한 두통, 의식장애, 수막자극 증상이 나타나지만, 거꾸로 국소신경증상은 보통 나타나지 않는다.

A. 의식장애

뇌간과 시상의 손상 또는 대뇌의 광범위한 장애에 의해 의식장애에 빠진다. 전자는 돌발적으로, 후자는 병소의 진전과 함께 서서히 의식장애가 심해지는 것이 특징이다. 각각의 예로서 다리뇌출혈(pontine hemorrhage)과 광범위한 거미막밑출혈(S.A.H)을 들 수 있다.

B. 증상의 시간상 경과

뇌혈관 장애에 의한 국소증상은 1분 이내에 완성되는 것, 수 분 ~ 수 시간에 걸쳐 진행되는 것, 2 ~ 3일에서 수일에 걸쳐 진행하는 것 등 여러 가지이다. 또 증상이 완성된 후에도 치명적이지 않으면 차차 회복된다. 1주일 이상 ~ 수 주일 간에 걸쳐서 서서히 진행되는 것은 뇌혈관 장애가 아닌 경우가 많다. 이러한 경우에는 뇌종양 등을 의심해 보아야 한다.

C. 기타 증상

① 두통

두통은 뇌출혈, 뇌경색의 20 ~ 30 %에서 발생한다. 특히 소뇌출혈에서는 높은 비율로 발생한다. 또 거미막밑출혈(S.A.H)에서는 격렬한 두통을 호소한다.

② 현기증

전정신경계와 소뇌의 장애에 의해 발생한다.

③ 구토

두개내압(Intracranial pressure, ICP) 항진, 수막자극, 뇌간장애 등이 원인으로 발생한다.

④ 경련발작

대뇌피질을 광범위하게 침입하는 뇌경색, 뇌내출혈, 거미막밑출혈 등이 원인으로 발작후 3일 이내 발생한다.

⑤ 기저질환

뇌혈관 장애에서는 기저질환이 있는 경우가 많다. 예를 들면 고혈압, 동맥경화증, 당뇨병 등을 이러한 기저질환으로서 들 수 있다.

2) 뇌혈관 장애의 분류

뇌졸중을 크게 구분하면 허혈성과 출혈성의 두 가지로 구분한다. 허혈성은 혈관이 막혀 혈액이 가지 않는 경우이고, 출혈성은 혈관이 파손되어 출혈하기 때문에 뇌로 혈액이 가지 않음으로써 뇌가 장애를 받아 증상이 나타나는 것이다(표 2-1, 그림 2-7).

〈표 2-1〉 뇌경색과 뇌내 출혈의 차이

	뇌경색	뇌내 출혈
TIA의 선행	많다	없다
발병하는 시간	안정시(뇌색전증에서는 활동시)	활동시
발병에서 peak까지	1시간 ~ 1일	발병 직후 ~ 6시간 이내
고혈압의 기왕력	있거나 혹은 없다	많이 있다
두통, 구토	거의 없다	많이 있다
경부경직	없다	가끔 보인다
마비와 의식장애	마비 〉 의식장애	의식장애 〉 마비

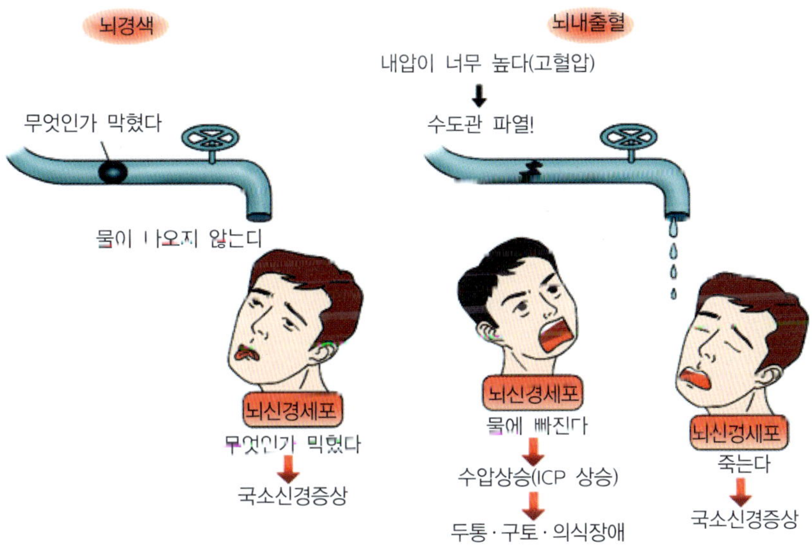

〈그림 2-7〉 뇌경색과 뇌출혈의 증상

(1) 뇌혈관 장애의 질환별 분류

뇌졸중의 질환별 분류에서는 크게 뇌출혈(hemorrhagic)과 뇌경색(infarction)으로 나누는데 뇌출혈은 약 16 ~ 20 %이고 뇌경색은 80 ~ 84 %로 뇌출혈보다 뇌경색이 많다. 뇌경색에서는 혈전증(thrombosis)이 41 ~ 50 %, 색전증(embolism)이 34 ~ 39 %로 뇌혈전이 색전보다 많다.

뇌경색(Cerebral Infarction)

뇌 혈류가 감소하여 그 이유로 뇌에 불가역적 변화가 일어나는 것을 임상적으로 뇌경색(Cerebral Infarction)이라고 한다. 뇌경색은 발생 원인에 따라 혈전에 의해 뇌동맥의 폐쇄로 오는 뇌경색과 심장 내에서 생긴 혈전으로부터 전자(obturator)가 흘러와서 뇌동맥을 폐쇄하는 뇌색전에 의한 경색으로 나눌 수 있다.

A. 혈전성 뇌졸중(Thrombosis stroke)

뇌와 관련된 혈관의 동맥에 동맥경화증(죽상경화증, atherosclerosis)이 심하게 나타나서 혈관이 좁아진 상태로 혈액순환에 장애가 나타나는 것이다. 원인은 혈관의 내피 손상으로 인한 혈소판이 응집되어 아테롬(atheroma)이라고 하는 혈관 내벽에 죽처럼 끈적한 병변이 생긴다. 이것으로 인해 저혈류가 생기고 정체가 생기면서 그대로 비대해져 혈관의 내강이 좁아져 폐쇄되는 경우도 있다. 그러나 대부분의 경우에는 혈소판이 점착하여 벽재혈전(mural thrombus)이 혈관을 폐쇄시킨다. 뇌졸중에서 가장 많이 발생하고, 사망률은 약 10 %로 뇌출혈보다는 낮으나 재발률이 높아 재발방지가 가장 중요한 문제이다. 발병 시기는 불확실하나 주로 취침 중, 외과적 수술 시, 평상시, 완만한 진행으로 발생한다. 전구증상이 있어 혈전에 의한 뇌경색의 약 15 ~ 50 %에서 일과성 뇌허혈발작(T.I.A)이 보인다.

B. 색전성 뇌졸중(Embolism stroke)

색전에 의한 뇌동맥 폐쇄를 말하며 색전의 원인은 심장내 혈전이 떨어져 막히는 것이 원인이다. 특징은 갑자기 발병하는 것이 특징이며 증상의 완성도 수초 ~ 2, 3분 이내로 빠르다. 보통 일과성 뇌허혈발작(T.I.A) 등의 전구증상이 나타나지 않는다는 점에서 혈전성 뇌경색과는 크게 다르다. 또 뇌혈전은 자고 있을 때 발병하는 경우가 많지만 뇌색전증은 활동시에 많이 발생한다. 나이와 상관없이 젊은 연령층에서도 많이 발생한다.

C. 열공성 뇌졸중(Lacunar Infarction)

뇌의 심부로 들어가는 관통혈관(0.5 ~ 15 mm 또는 수백미크론)이 폐쇄되어 경색성 병소를 만들고 공동을 형성하고 있는 것을 라쿠나(Lacunar)라고 한다. 이 라쿠나는 노년층에 많이 나타나며 고혈압에 의한 뇌의 세동맥 수준의 경화가 발생기전에 관여한다고 생각한다. 보통은 무증상이거나 운동장애와 감각 소실이 아주 약하게 나타나지만 경색장소가 나쁘다거나 다수의 라쿠나가 생기면 여러 종류의 증상을 보이게 된다. 예후가 좋은 것이 특징이다.

D. 일과성 뇌허혈발작증(Transient ischemic attack, TIA)

① 정의

뇌의 허혈에 의해 일과성 신경증상을 보이는 발작을 일과성 뇌허혈발작증(Transient ischemic attack, TIA)라고 한다. 즉 뇌의 허혈을 일으킨 원인이 바로 해제되어 뇌경색에 이르지 않고 끝나는 것을 일과성 뇌허혈발작증이라 한다. 일과성이 기준은 일반적으로 24시간 이내로 제한하나 대개는 1시간 이내에 회복한다. 만약 그 증상이 지속되는 경우는 일과성 뇌허혈발작증으로 진단하지 않는다. 일과성 뇌허혈발작증이 임상적으로 중요한 이유는 다음 2가지이다.

뇌경색으로 이행하기가 쉽다. 또 뇌경색을 발병하는 전구증상으로서 중요한 경고이다.

일과성 뇌허혈발작증(Transient ischemic attack, TIA) 단계에서 치료하면 어느 정도 장래의 뇌경색을 예방하는 것이 가능하다.

② 발생기전

일과성 뇌허혈발작증의 중요한 2가지 기전은 미소전자에 의한 색전(microembolism)과 뇌혈관의 부전(cerebrovascular insufficiency)이 차지한다. 일과성 뇌허혈발작증은 미소전자에 의한 색전이 대부분이고 이 색전은 내경동맥의 기시부에 아테롬성 경화 부분에 부착된 벽재혈전이 유리되거나 아테롬 그 자체가 떨어져 나감으로써 뇌내의 소동맥에 색전이 일어나는 경우이다. 뇌동맥의 협착 또는 폐쇄가 있어 정상 상태에서는 협착 부분 또는 측부혈행을 통해 겨우 혈류가 유지되는 경우 어떠한 원인(기립성 저혈압 – 일반적으로 뇌빈혈이나 쇼크 등)으로 혈관 내의 압력이 급격하게 하강하거나 고도의 부정맥, 저산소혈증 등이 일어나면, 국소빈혈을 초래하여 중추신경증상이 나타날 수 있다. 혈행역학성 일과성 뇌허혈발작증라고 할 수 있다. 이 경우 혈압 등의 회복에 의해 증상이 소실된다. 미소전자에 의한 경우보다 드물고 전체에 얼마되지 않는다.

③ 증상

일과성 뇌허혈발작증의 증상에 대해서는 속목동맥계의 TIA와 척추바닥동맥계 TIA가 병의 증상이 달라 표와 같이 분류된다(표 2-2).

〈표 2-2〉 속목동맥계 TIA와 척추동맥계 TIA

	속목동맥계 TIA	척추동맥계 TIA
운동장애	증상은 몸의 반측에 나타난다.	증상은 몸의 반측, 양측 등에서 다양하게 보인다.
감각장애	몸의 반측에 나타난다.	증상은 몸의 반측, 양측 등에서 다양하게 보인다.
시력장애	일과성 흑내장 드물게 동명반맹	중심회피형 시야결손 일측 또는 양측의 동명반맹
소뇌증상	나타나지 않는다.	운동실조
뇌신경증상	거의 나타나지 않는다.	복시, 구음·연하장애
발작회수	발작회수가 적고, 발작시 증후는 같다.	발작회수는 많고, 발작시의 증후는 변동한다.
경색으로의 이행	경색을 일으키기 쉽다.	경색을 일으키는 경우는 작다.
기타	실어(전실어도 있고 경우에 따라 실독(alexia), 실서, 실산을 동반한다.)	실조·평형감각장애(소뇌장애에 의함)
TIA의 증상이라고 간주되지 않는 것	- 의식장애(실신을 포함) - 강직성 또는 간대성 경련 - 감각장애가 진행되는 것 - 회전성(진성) 현기증 뿐 - 구어장애 뿐 - 연하장애 뿐 - 변, 요실금	- 비회전성 현기증 뿐 - 의식장애에 동반되는 시력장애 - 편두통에 동반되는 국소증상 - 섬휘암점(teichopsia) - 착락 뿐 - 건망 뿐 - drop attack

E. 가역성 허혈성 신경증상(Reversible ischemic neurologic deficit, RIND)

허혈성 뇌혈관 장애 중에서 신경증상이 24시간 이상 지속이 되고 비교적 단기간에 완전히 회복되는 경증 뇌졸중을 가역성 허혈성 신경증상(Reversible ischemic neurologic deficit, RIND)이라 한다. 이는 미국 뇌졸중 공동위원회에 의해 증상의 지속이 24시간을 넘지만 3주일 이내에 완전히 회복되는 경우를 정의하는 것으로 시간적으로 분류된 개념이다. 대부분은 라쿠나 경색(lacunar infarction)이라고 여겨진다.

출혈성 뇌혈관 장애(Hemorrhagic stroke)

출혈성 뇌혈관 질환은 출혈하는 부위에 따라 뇌내출혈(intracerebral hemorrhage), 뇌거미막밑출혈(subarachnoid hemorrhage), 경막하 출혈(subdural hemorrhage) 등으로 나눌 수 있다. 출혈의 원인은 고혈압이 최대 원인이며 증상은 출혈된 혈종의 크기, 위치, 출혈의 파급효과 양상에 따라 다르게 나타나는데, 출혈에 의한 뇌압 상승으로 머리통증, 구토, 편마비, 감각마비, 언어장애, 시야장애, 현기증 등 여러 가지가 발생할 수 있다. 평균 발병 나이는 혈전성 뇌졸중보다는 낮으며 특별히 활발 연령은 없으나 보통 50대와 60대에서 많이 발생하고 남성이 여성보다 발생빈도가 약간 높다. 뇌 조직 내로 출혈된 혈액은 수주 및 수개월에 걸쳐 제거되는데 뇌부종의 절정기는 뇌출혈 후 1 ~ 2주째이고 뇌경색은 4 ~ 5일이며 그 이후 서서히 사라진다.

A. 뇌내출혈(intracerebral hemorrhage)

뇌내출혈에서는 고혈압이 기저질환으로서 주요하다. 높은 압력이 혈관벽에 계속 걸리면 뇌내의 세동맥이 혈관괴사에 빠지고 그 부분이 미세동맥류(microaneurysm)가 되는데 그것이 파열되어 뇌내출혈이 되는 것이다. 호발부위는 미세동맥류가 생기기 쉬운 곳이라 할 수 있는 관통동맥에서 생길 수 있으며 뇌내출혈의 병태는 우선 일시적으로 출혈한 혈액이 굳어져 생긴 혈종(hematoma)이 직접 뇌실질을 파괴한다. 거기에 뇌부종(cerebral edema)이나 순환장애에 의한 2차적인 뇌손상이 가해진다. 미세동맥류는 한 곳만 파괴되어도 매우 넓은 범위에 걸쳐 장애를 받기 때문에 뇌경색 보다 더 다양한 증상을 나타낸다. 뇌내출혈은 조가비핵 출혈(피각출혈, putamen hemorrhage, 50 % 정도), 시상출혈(thalamus hemorrhage, 30 % 정도), 다리뇌출혈(pontine hemorrhage, 10 % 정도), 소뇌출혈(cerebellar hemorrhage, 10 % 정도), 극소수의 뇌겉질밑 출혈(피질하출혈, subcortical hemorrhage)로 구분할 수 있다. 출혈부위를 감별하는 데 중요한 증상은 안(眼)증상과 운동장애이다(표 2-3).

B. 조가비핵 출혈(피각출혈, putamen hemorrhage)

조가비핵 출혈은 뇌출혈 중 발생빈도가 가장 높은 출혈이며, 속피막(속섬유막, internal capsule) 주위에 많이 발병한다. 뇌실로 출혈이 진행되면 뇌간장애를 동반하여 혼수와 생명에 대한 위험성이 높다. 조가비핵각출혈로 조가비핵만 장애를 입는 것이 아니라 조가비핵 주변에 있는 조직도 손상을 입는다. 조가비핵과 속 섬유막은 인접해 있어서 조가비핵출혈

시 혈종이 있는 병변으로 양쪽 눈은 편위가 생긴다. 마비증상은 출혈이 있는 반대편으로 생기며 지각장애, 안면마비, 구음장애 등이 나타날 수가 있다(표 2-3).

〈표 2-3〉 뇌내출혈에 있어서의 안(眼)증상과 출혈부위

출혈부위	안증상	운동장애
조가비핵 출혈	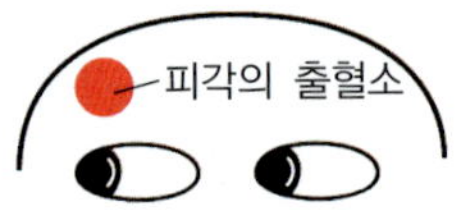 병소측으로의 공동편시 대광반사(+)	편마비 (+)
시상출혈	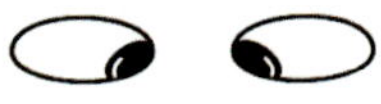 하방 공동편시(코끝 응시) 병소측으로의 공동편시 축동(2 mm), 동공부동 대광반사(±)	편마비 (+)
다리뇌출혈	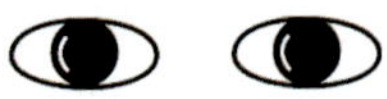 정중위, 뚜렷한 축동 (pin-point pupils) 대광반사(+) oculocephalic 반사(-) ocular bobbing	사지마비 (+)
소뇌출혈	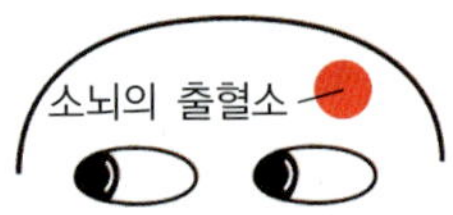 병소와 반대측으로의 공동편시 갓돌림신경마비 대광반사(+) 조화운동불능(+)	사지마비 (-)

C. 시상출혈(Thalamic hemorrhage)

시상은 속섬유막(internal capsule)을 사이에 두고 조가비핵과 완전히 대칭적인 위치에 있다. 즉 속섬유막의 외측에 조가비핵이 있는 것에 반해 시상은 내측에 위치하고 있다. 이러한 위치관계 때문에 조가비핵출혈을 외측출혈이라 하고, 시상출혈을 내측출혈이라 하는

경우도 있다. 기본적으로 속섬유막에 인접되어 있으므로 증상 출현시에는 속섬유막에 의한 증상이 나타나고 시상장애의 특유의 증상이 나타난다. 편측에 운동장애보다는 감각장애가 심하고 코끝을 노려보는 공동편시가 생긴다. 또한 시상증후군으로 시상통이라 불리는 통증의 증가, 시상수 등이 나타난다. 내측에 출혈이 생길 경우에는 수술적 치료의 적응이 되지를 않는다.

D. 다리뇌출혈(Pontine hemorrhage)

다리뇌는 얼굴신경, 갓돌림신경, 삼차신경 등의 뇌신경이 출입하는 장소이다. 또한 다리뇌를 포함하는 뇌줄기가 의식을 주관하는 중추로서 기능을 하고 있기 때문에 의식레벨을 유지하는 장소로서도 중요하다. 다리뇌출혈은 발병 직후부터 의식장애를 일으키며 호흡정지로 인해 사망하는 경우도 있다. 다리뇌출혈은 혼수가 수분 이내에 일어나며 팔 및 다리마비, 제뇌강직, 정중위 고정 안구와 뚜렷한 축동이 생기며 반대편에 편마비와 동측의 뇌신경마비를 일으키며 가장 심각하고 예후가 좋지 않은 결과를 보이며 수술적 치료의 적응이 되지를 않는다.

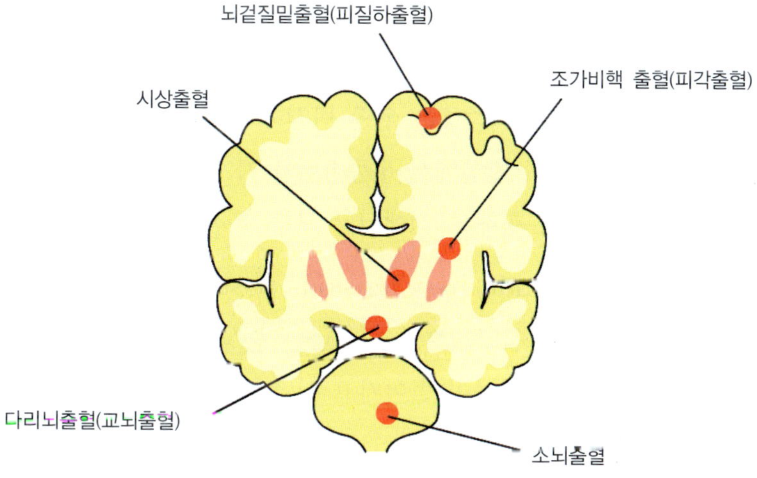

깊은 곳은 손이 닿지 않는다.
얕은 곳 밖에 건드릴 수 없다.

〈그림 2-8〉

E. 소뇌출혈(Cerebellar hemorrhage)

소뇌출혈은 운동불능증은 없으나 운동실조가 나타난다. 발병직후에 의식소실은 드물고 격렬한 두통과 구토를 호소하며 몸통 조화운동불능증과 보행 조화운동불능증이 많다(그림 2-8).

▶뇌거미막밑 출혈(거미막밑 출혈, subarachnoid hemorrhage, S.A.H)

뇌거미막밑 출혈의 가장 많은 것은 뇌동맥류 파열(aneurysmal rupture)에 의한 것으로 전체의 70 ~ 75 %를 차지한다. 다음으로 많은 것이 동정맥 기형(arteriovenous malformation)에 의한 것으로 전체의 5 % 정도를 차지한다. 증상의 특징은 지금까지 경험한 적이 없었던 격렬한 두통이 갑자기 나타난다. 뇌거미막밑 출혈이 발생하면 두개내압이 급속히 상승하고 그 이유로 막이 팽팽하게 당겨져서 통각신경이 자극되는 것이다. 뇌거미막밑 출혈은 특별한 원인 없이 돌발적으로 일어나는 것이 특징적이다. 두통 이외에도 수막자극 증상으로 경부경직, 케르니그 징후(Kerning sign), 그리고 두개내압 항진에 의한 의식장애 등이 나타난다. 그러나 뇌거미막밑 출혈이 뇌내에서 혈종을 만들지 않는 한 편마비나 실어, 실인 등의 국소징후는 나타나지 않는다.

(2) 뇌졸중의 임상적 징후 및 증상

① 편마비(hemiplegia)

오른쪽 대뇌반구에서 발생한 뇌졸중은 왼쪽 반신에서 운동마비를 일으키며 왼쪽 대뇌반구에서 일어난 뇌졸중은 오른쪽 반신에서 운동마비를 가져온다. 손상의 형태는 처음에는 이완성 마비에서 경직성 마비의 형태로 진행되고 보통 부전마비 형태로 잔존된다.

② 기립성 저혈압(Orthostatic hypotension, postural hypotension)

인체의 혈액순환 및 분배의 불균형으로 나타나는 증상이다. 장기간 침상생활을 해야 하는 환자에게 발생한다. 대부분 혈압이 떨어지고 심박수의 증가, 심박출량의 저하, 말초동맥의 수축 불충분, 정맥환류 저하, 저혈압의 원인으로 어지러움, 오한, 이명, 호흡곤란, 두통, 실신 등이 나타나는 증세를 보인다.

③ 운동장애(motor disorder)

위운동 신경세포의 장애로 인한 운동불능증(motor paralysis)이 생기거나 소뇌의 장애로 인한 운동실조(ataxia), 바닥핵을 포함한 피라미드바깥길의 운동조절장애가 나타난다.

이러한 운동장애의 판단은 근긴장도(muscle tone, tonus)를 검사하여 근긴장이 항진되어 있는 경우에는 위운동신경 세포와 바닥핵에 장애가 있다. 깊은힘줄반사(deep tendon reflex, D.T.R)를 검사하여 항진되어 있으면 위운동신경세포가 손상 받은 것을 의미한다. 얕은반사(superficial reflex)가 감소하면 위운동신경세포의 손상을 의미한다.

④ 감각장애(sensory disorder)

손상된 뇌의 반대측의 얼굴, 팔 및 다리에 감각장애가 생기며 이것은 대개 편마비와 같이 온다. 장애의 형태 및 범위는 문제가 발생한 혈관의 위치와 크기에 따라 달라진다. 감각장애는 고유체위 감각, 위치각, 촉각, 진동각, 통각, 온각의 순으로 장애에 중요한 영향을 미친다.

⑤ 감정변화(emotional change)

뇌졸중으로 인한 감정변화는 왼쪽 편마비 환자가 더 심하고 사회적 지위가 높을수록, 할동범위가 넓을수록, 경제적 역할이 많을수록 심하다. 환자는 갑작스러운 생활변화로 인해 사회나 가정 등에서 자신의 위치를 상실한 것처럼 생각하게 되어 무력감, 불안, 분노, 부정, 우울감, 당혹감, 수치심, 좌절감, 비협조적인 행동, 난폭한 행동, 자신과 주위 사람들에 대한 감정 등이 복합적으로 작용하여 나타난다. 때로는 웃고, 우는 것을 억제하지 못하는 경우가 많다.

⑥ 발작(seizures)

뇌졸중에서 발작은 뇌줄기, 소뇌의 병변에서 많이 발생하는데 다른 신경학적 증상과 징후를 동반하여 발병한다. 뇌졸중 발병 후 약 10 ~ 15 % 정도 발병하고 급성기에 반 정도 나타나며, 대부분 색전증 원인에 의한 뇌졸중에 많다.

⑦ 연하장애(dysphagia)

뇌졸중 환자가 연하장애를 일으키는 원인에는 급성기에 의식장애, 후두(larynx), 혀(tongue), 인두(pharynx), 뇌줄기(brain stem lesions) 손상으로 인한 혀밑신경(hypo-glossal nerve), 혀인두신경(설인신경, glossopharyngeal nerve), 미주신경(vagus nerve)병변으로 나타난다.

⑧ 무시(neglect)

환측에 대한 고정관념, 감각 및 지각저하, 시야결손 등으로 마비 측을 무시하는 경우가 있다. 보편적으로 오른쪽 무시보다는 왼쪽 무시가 많으며 환자는 이로 인하여 자세불량, 체중부하, 일상생활 등에 문제점이 발생한다.

⑨ **방광 및 배변장애**(bladder and bowel dysfunction)

요실금은 뇌졸중 직후에 일시적으로 요실금이 나타날 수 있다. 그리고 앞대뇌동맥 손상, 대뇌·뇌줄기의 중추신경계의 손상에 의하여 이완성 신경인성 방광, 방광의 과도한 팽창, 요도괄약근의 기능 장애로 요실금이 발생할 수 있다. 양측 뇌손상이 있으며 환자의 지각력이 저하되어 요실금 또는 요정체가 지속 될 수 있다. 변비와 변실금은 뇌졸중 초기에 잘 동반되어 나타난다.

⑩ **통증**(pain)

a. **머리통증**(headache)

머리통증은 뇌경색보다는 뇌출혈 시 많이 나타나며, 특히 뇌거미막밑 출혈(subarachnoid hemorrhage, S.A.H)시 극심한 머리통증이 갑자기 발생하며 의식을 상실하기도 한다. 뇌졸중은 심한 머리통증을 일으키거나 목 부위와 얼굴에 통증을 일으키기도 한다.

b. **어깨통증**(shoulder pain)

뇌졸중 환자의 가장 많은 불평 중의 하나가 환측의 어깨관절의 구조적인 문제 또는 부분탈구, 위팔신경총 손상(brachial plexus injury), 관절구축, 어깨주위 근육 손상 등의 원인으로 나타난다. 때로는 어깨관절의 부분탈구 환자에게서 통증이 없기도 하다.

c. **복합부위 통증 증후군**(complex regional pain syndrome, C.R.P.S)

심한 통증(hyperalgesia), 교감신경 장애, 부종, 발한 및 피부온도 변화(피부온도 상승 2 ~ 6 ℉), 국소영양장애, 피부위축 및 뼈 위축, 감각이상(감각과민 또는 감각저하), 특히 손의 부종, 압통, 손가락 사이 관절과 손가락 지절 관절의 굽힘을 할 때 심한 통증을 호소한다.

d. **관절통**(joint pain), **근육통**(muscle pain)

비정상적인 자세, 관절구조의 부조화, 기능부전, 올바르지 못한 운동, 강직 등으로 인하여 관절이나 근육에 통증이 나타날 수 있다.

⑪ **어깨관절 부분 탈구**(**견관절 아탈구**, shoulder subluxation)

뇌졸중 환자는 어깨관절 부분 탈구(견관절 아탈구, shoulder subluxation)가 많이 발생하는데 어깨 주위 근육의 마비로 인하여 위팔(humerus)이 중력에 의하여 위팔뼈머리(humeral head)와 관절오목(glenoid cavity)에 고정되지 못하여 발생한다. 환자가 누워

있을 때보다 앉거나 선자세에서 탈구가 더 심해질 수 있다. 증상은 어깨탈구로 인하여 통증이 생기고 관절운동이 제한되며 위팔신경총 손상, 어깨손증후군(견수증후군, shoulder hand syndrome)이 발생할 수 있다. 어깨손증후군은 뇌졸중 환자의 약 12 ~ 25 %로 나타나며 발생 시기는 뇌졸중 후 약 2 ~ 4개월에 많이 나타난다.

⑫ 언어상실증(aphasia)

언어상실증은 뇌 손상으로 인해 언어의 이해, 형성, 사용에 장애가 발생되어 이미 습득한 언어 사용이 변질되었을 때 사용하는 용어이다. 언어상실증은 뇌졸중 환자의 40 % 이상에서 나타나는 것으로 조사되었다. 언어상실증의 간단한 검사로는 치료사의 말을 이해하는지, 스스로 말한 언어가 유창하고 알아듣기 쉽고 의미가 통하는지, 글을 읽고 이해하는지, 글씨 쓰기가 가능한지, 계산이 가능한지 등을 평가한다. 이 평가를 통해 운동성 언어상실증(Broca aphasia), 감각성 언어상실증(Wernicke aphasia), 총체적 언어상실증(전실어, global aphasia)을 판단할 수 있다.

a. 운동성 언어상실증(Broca aphasia)

운동언어영역(Broca 중추)의 장애로 발생한다. Broca 중추는 이마엽에 있다. 언어, 문자 이해는 비교적 양호하지만 자발 언어의 장애가 뚜렷하고 복창, 음독, 필기 장애가 있다. 즉 모든 표현에 장애가 있다. 순수 운동언어상실증은 언어, 문자이해, 필기는 양호하지만 자발 언어, 복창, 음독의 장애가 있다.

b. 감각성 언어상실증(Wernicke's aphasia)

감각언어영역(Wernicke 중추)의 장애로 일어난다. Wernicke 중추는 관자엽에 있다. 언어, 문자의 이해는 불가능하지만 말은 유창하게 하는 것이 특징이다. 그러나 착어(틀리게 말함, 문법의 오류)가 많으며 무엇을 말하고 있는지 모르는 것이 특징이다. 복창, 음독도 불가능하다. 순수 감각언어상실증은 언어의 이해만 장애를 받아 복장이 불가능하고 자발언어, 읽기, 쓰기는 정상이다.

c. 전실어(운동성 언어상실증 + 감각성 언어상실증)

언어 기능 전체의 장애로 중간대뇌동맥의 폐쇄로 오는 경우가 많으며 운동영역의 장애에 의한 편마비나 시삭영역의 장애에 의한 편측지각장애를 동반한다.

d. 눌어증(Dysarthria)

뇌졸중 환자에서 숨뇌증상(연수, bulbar symptom)이 있을 때 뇌에서는 무슨 말을 할지

준비가 되어도 혀, 구개근육, 인두근육 등이 정교하게 작용하지 못한 경우가 있다. 또한 수의적 또는 자동적 반응(저작능력, 연하능력, 턱의 운동, 혀의 운동, 호흡, 발성, 울림 또는 운율)에 문제가 발생하게 된다.

⑬ 인지불능증(Agnosia)

인지불능증이라는 것은 일차적인 감각장애나 정신장애가 없는데도 불구하고 감각로를 통해 물체, 대상의 인지가 불가능한 것(인지장애)을 말한다. 인지가 불가능하므로 감각을 지각에 통합하는 것도 불가능하다.

a. 시각인지불능증

일상적으로 사용하는 물건을 보여주며 그것이 무엇인가를 묻는다. 보고 알지 못해도 만지거나 소리를 듣거나 하면 알게 되는 경우가 있다. 양측 뒤통수엽 하면의 장애로 양측 뒤대뇌동맥의 폐쇄가 원인으로 일어나는 경우가 많다.

ⓐ 순수실독(alexia)

문자, 언어의 형태를 파악하지 못하고 읽지를 못한다. 문자 위에 손가락을 대고 그대로 덧 써보면 읽을 수 있다.

ⓑ 시, 공간인지불능증

공간에 놓인 물체의 위치나 사물과 사물 사이의 공간적 관계의 인식이 불가능해진다.

b. 청각인지불능증

어떤 소리를 들어도 무슨 소리인지 모르는 인지불능증이다. 따라서 말의 인지도 곤란하다.

c. 촉각인지불능증

일상적으로 사용하는 것을 만져도 무엇인지 알 수 없는 실인이다.

d. 신체인지불능증

신체부위를 가리킬 수 없거나 신체의 편측을 완전히 무시하고 사용하지 않는 인지불능증이다. 예를 들면 신체의 반이 없다고 인식하고 있기 때문에 현관에 들어가게 되면 몸의 반쪽을 기둥에 부딪치거나 한다.

⑭ 행위상실증(Apraxia)

행위상실증은 운동장애, 실조, 추체 외로 운동장애와 같이 운동장애가 없고, 또한 해야 할 동작이나 행위에 대해서도 충분히 알고 있음에도 불구하고 할 수 없는 상태이다.

a. **운동불능행위상실증**(akinetic apraxia)

운동의 기획은 정상이고 순서도 바르지만 전체적으로 느리고 졸렬하며 어색한 상태이다. 연속적으로 운동을 수행하기 어렵다.

b. **관념운동행위상실증**(ideomotor apraxia)

명령을 받은 운동은 잘하지 못하지만, 자발운동은 가능하다.

c. **관념행위상실증**(ideational apraxia)

운동의 기획 그 자체가 안되고 성냥을 긋는 등, 일상적으로 사용하는 물건을 정상적으로 사용할 수 없는 상태이다.

d. **구성행위상실증**(construction apraxia)

기하학적 모양이나 도형, 특히 삼차원 도형의 구성이 곤란해진다. 연필로 도형을 그리게 하거나 검사자가 성냥을 조립한 모양대로 흉내 내어 만들게 하거나 하여 조사한다.

e. **착의행위상실증**(dressing apraxia)

옷을 입거나 벗는 동작에 한해 곤란한 것이다.

⑮ 시야결손(Visual field defect)

뇌 시각로가 손상되면 시야결손이 동반되는데 이는 중간대뇌동맥, 뒤대뇌동맥, 척추뇌바닥동맥에 손상으로 시각장애가 많이 나타난다. 손상혈관에서는 중간대뇌동맥에 의한 경우가 가장 많고 뒤대뇌동맥에 의한 것은 적은 편이다. 그러나 뒤대뇌동맥에 의한 경우에는 시각로 차단이 주된 원인으로 다양한 시야결손이 많이 나타난다.

(3) 뇌의 해부학적 영역별 장애

① 대뇌피질의 장애(cerebral cortex disorder)

대뇌피질은 4개의 엽(lobe)으로 이루어져 있다. 그것은 이마엽, 마루엽, 관자엽, 뒤통수엽이다. 이들에게는 각각 국소적인 기능이 있으므로 장애를 받으면 그 기능에 대응되는 증상이 나타난다. 이마엽은 인간으로서의 최고의 정신기능을 주관하고 있다고 알려져 있다. 또 운동기능, 운동언어기능도 이마엽의 일이다. 마루엽은 지각을 주관하는 것으로 알려져 있으며 마루엽과 뒤통수엽에 걸친 연합야라 불리는 영역에서는 주로 좌반구(오른손잡이인 사람은 좌반구가 우위반구)에서 시각인식, 우반구(열위반구)에서 공간인식이 이루어지고 있다. 뒤통수엽은 주로 시각을 주관한다. 관자엽은 청각, 후각, 감각언어를 주관한다.

a. 이마엽 장애(전두엽 장애, Frontal Lobe)

정신기능, 운동기능이 장애를 받는다. 지능저하, 파악반사, 운동실어 등이 나타난다.

b. 마루엽 장애(두정엽 장애, Parietal Lobe)

지각을 주관하기 때문에 지각장애가 중심이 된다. 2점(two point) 식별능력저하, 입체각 장애, 2점 동시자극식별(소거 extinction, 두 점을 동시에 자극하여 두 점을 따로 느끼면 정상, 한쪽씩 해야 구분할 수 있으면 이상으로 판단한다)

c. 뒤통수엽 장애(후두엽 장애, Occipital Lobe)

시각야가 있기 때문에 시각에 대한 장애가 중심이 된다.

d. 관자엽 장애(측두엽 장애, Temporal Lobe)

감각실어, 기억장애, 청각장애, 후각저하 등의 장애를 일으킨다.

② 속섬유막 장애(internal capsule disorder)

속섬유막은 대뇌피질과 뇌간, 척수를 연결하는 대부분의 섬유가 통과하는 부위이다. 속섬유막은 전각, 슬, 후각으로 나뉜다. 피라미드로, 즉 위운동신경세포(피질핵로와 피질척수로)는 후각을 통과하는데 그 후에는 시상과 대뇌피질 지각야(마루엽) 연결하는 위시상각이 후각을 통과한다. 다시 그 후에는 시방선이 통과하고 있다. 이들이 손상을 입으면 편마비, 깊은힘줄반사의 항진, 병적반사, 얕은반사, 편측의 지각마비, 동맹반맹, 실어, 만베르니크 자세(Mannwernick posture, Wernicke-Mann position) 등이 나타난다(그림 2-9).

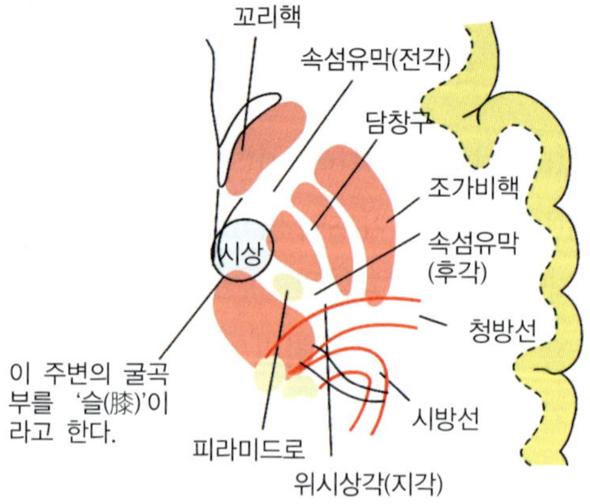

〈그림 2-9〉 바닥핵의 이마면

③ 간뇌장애

시상은 후각 이외의 모든 감각이 모이는 중추지점이다. 시상하부는 자율신경계와 내분비계의 중추로서 체온조절, 섭식조절, 체액조절, 성행동이나 정동의 제어를 하고 있다. 속섬유막에 가깝기 때문에 영향이 속섬유막까지 미치면 편마비가 발생한다.

a. 시상장애

〈급성기〉

편측 감각저하, 감각성 운동실조가 나타난다.

〈만성기〉

시상실어, 시상통, 통각과민, 시상수, 병태실인 등이 나타난다.

b. 시상하부 장애

요붕증, 전해질 이상, 체온조절이상, 수면장애, 비만 혹은 야윔, 정신증상 등이 나타난다.

④ 중뇌장애(그림 2-10)

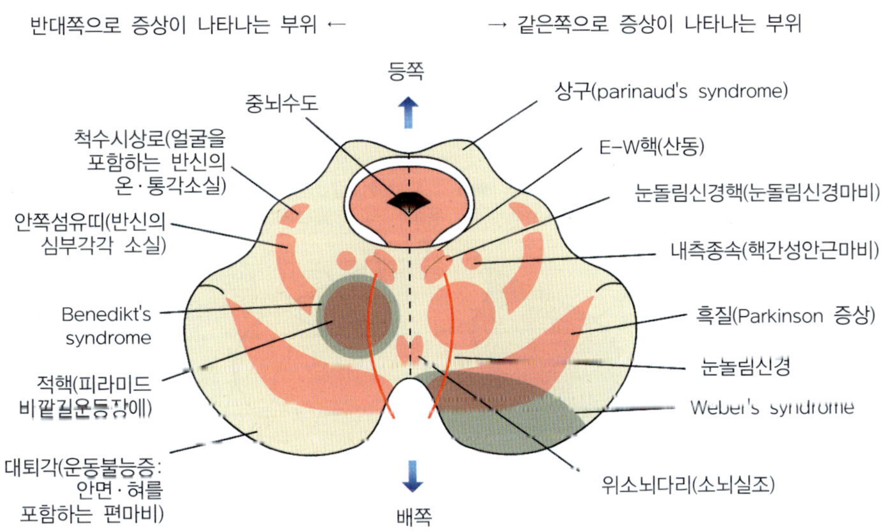

( )는 그 신경핵이나 섬유가 장애받을 때에 일어나는 증상을 나타낸다.

〈그림 2-10〉 중뇌장애

⑤ 다리뇌장애(그림 2-11)

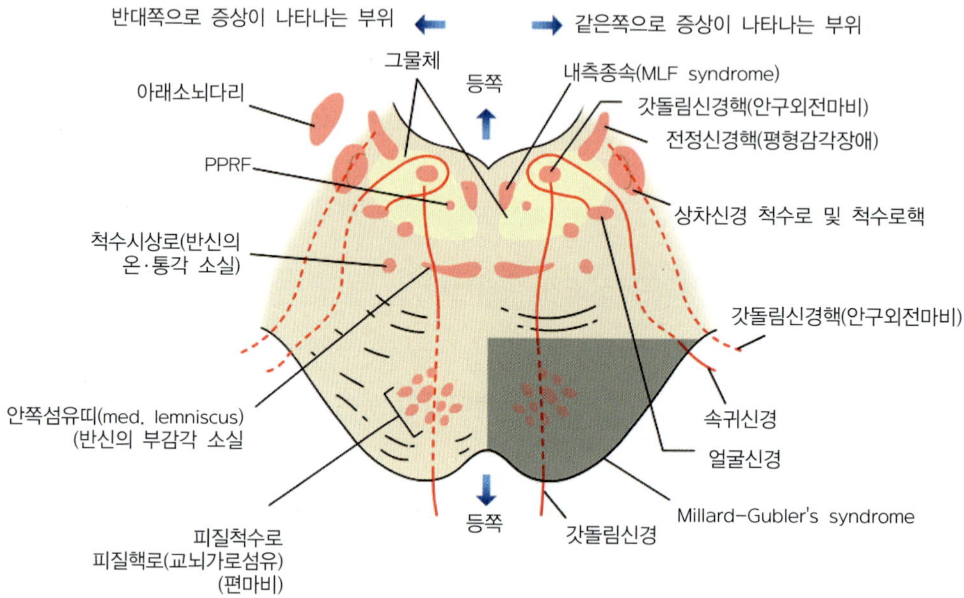

〈그림 2-11〉 다리뇌장애

⑥ 숨뇌장애(그림 2-12)

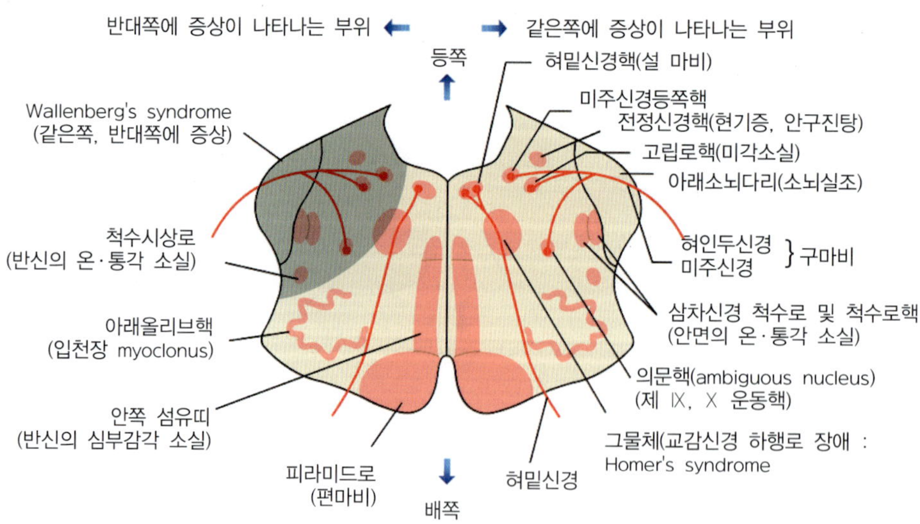

〈그림 2-12〉 숨뇌장애

3 뇌졸중 환자의 평가

뇌졸중의 환자는 의학적인 검사와 이학적인 평가가 일정한 기준에 의한 객관적으로 다양하게 측정 및 평가가 이루어져야 한다.

1) 감각평가

(1) 표재감각(superficial sensation)

모든 표재감각검사는 오른쪽과 왼쪽을 나누어 검사를 하고 비교하여야 한다.

① 촉각(Tactile, sense of touch)

머리, 턱, 팔, 몸통과 다리에 탈지면이나 붓 등으로 가볍게 접촉하거나 문질러서 검사를 한다. 팔, 다리에서는 장축과 평행하게, 그리고 몸통에서는 갈비뼈의 횡축에 평행하게 검사한다. 기록은 둔한촉각(hypoaesthesia), 촉각소실(anesthesia), 촉각과민(hyperaesthesia)으로 표현한다.

② 통각(sense of pain)

핀이나 바늘 등으로 머리에서 팔 및 다리로 검사를 하며 왼쪽 및 오른쪽을 비교한다. 통각저하(hypoalgesia), 통각소실(analgesia), 통각과민(hyperalgesia)으로 표현한다.

③ 온도각(sense of temperature)

튜브나 시험관 등에 온수는 약 45 ~ 50 ℃, 냉수는 10 ℃ 정도 넣어서 피부에 접촉하여 온각 및 냉각을 각각 검사한다. 둔한온도감각(thermohypoaesthesia), 온도감각소실(thermoanesthesia), 온도감각과민(thermohyperesthesia)으로 표현한다.

④ 국소감각

컴퍼스 등을 이용하여 피부에 두 점과 거리를 검사하는 것인데 거리(정상은 2.5 cm)와 검사부위를 파악하여야 한다. 국소감각불인지(topagnosia), 국소감각소실(topoanesthesia)로 표현한다.

(2) 깊은감각(deep sensation)

① **관절각**(sense of joint)

관절각에는 위치각(sense of position)과 운동각(sense of passive movement)이 있는데 위치각은 팔, 다리를 움직일 때 공간에 대한 인식이고, 운동각은 폄이나 굽힘을 인식하는 검사이다. 검사는 환자가 눈으로 보지 않게 먼쪽부터 시작하여 몸통부 관절에 시행하는 것이 좋다.

② **진동각**(sense of vibration, pallesthesia)

진동수가 적은 소리굽쇠(음차기, tunning fork)를 이용하여 흉골, 손가락, 발가락뼈의 돌출부에 댄다. 말초부는 진동각이 소실되어 있어도 흉골부는 유지되어 있기 때문에 흉골부를 먼저하고 위팔이나 다리를 검사한다. 둔한진동각(pallhypoaesthesia), 진동각소실(pallanesthesia)로 표현한다.

③ **깊은통각**(deep of pain)

아킬레스힘줄, 장딴지 등을 강하게 압박하면 통증을 느낀다.

(3) 복합감각(sensation of combination)

① **2점 식별**(two-point discrimination)

컴퍼스 등을 이용하여 2점을 동시에 자극했을 때 한 점인지 또는 두 점인지를 구별하는 검사이다. 정상인식은 입술 2 ~ 3 mm, 손가락 3 ~ 6 mm, 손바닥과 발바닥 15 ~ 20 mm, 손등, 발등 30 mm, 경골면 40 mm, 등쪽은 40 ~ 50 mm의 정도가 최단거리이다. 팔 및 다리는 장축으로 몸통은 늑골방향으로 검사를 시행한다.

② **피부서자**(writing of skin test, graphanesthesia)

환자를 보지 않게 하여 숫자나 여러 가지 모양을 피부에 쓰고 인식하는 검사로서, 보통 손바닥, 아래팔, 다리 앞쪽면, 발등에서 검사한다.

③ **입체인지**(stereognosis)

환자는 눈을 감고 여러 가지 물건을 환측으로 잡게 했을 때 물건을 식별하는 검사이다. 물건을 식별하지 못하면 입체인지불능(astereognosis), 물건을 인식하는데 약간의 시간이 소요되면 입체감각장애(dysstereognosis)으로 표현한다.

④ 2점동시자극식별(double simultaneous, stimulation D.S.S)

환측과 건측의 같은 부위에 대칭적으로 2점을 동시에 자극하면 건측에서는 인식할 수가 있는데 환측에서는 인식할 수가 없다.

▶안면마비(facial palsy)

안면마비의 유무에 따라 특이하게 증상이 나타난다.

안면마비가 병변 측과 동일하게 나타나면 표재감각장애, 인지장애, 2점 식별장애 등이 나타난다. 이런 경우는 대뇌겉질 감각영역과 시상 사이의 병변 또는 마루엽의 광범위한 병변을 의심하는데, 시상부 병변에는 작열감이 심하게 동반된다.

안면마비가 병변측과 반대측면일 때는 전체 감각장애와 해리감각장애 등이 나타난다. 이런 경우는 반대측 뇌줄기의 다리뇌와 숨뇌의 병변을 의심한다. 안면마비가 없는 경우에는 척수의 병변을 생각할 수 있지만 실제로는 대뇌, 뇌줄기 병변의 가벼운 증상의 예로 부진형 등의 경우가 많다(그림 2-13).

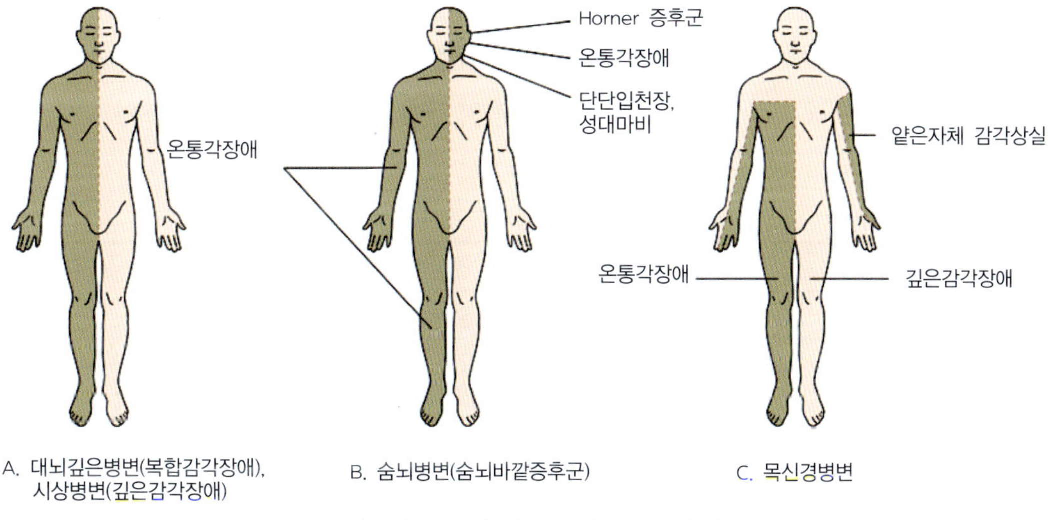

〈그림 2-13〉 손상부위별 감각장애

2) 관절가동범위의 평가

뇌졸중 발작 초기단계인 이완성 마비가 있는 경우에는 관절가동범위의 문제점이 발생되지 않으나, 장시간의 침상상태 또는 회복기 과정에서 공동운동 형태와 강직 등이 동반되어

관절에 구축이 나타날 수 있다. 즉 관절운동감소, 구축은 수의적 운동상실이나 고정의 결과로 발생한다. 그러므로 주기적으로 관절가동범위를 평가하여 정상적인 관절가동범위를 확보하여 회복에 제한이 없도록 하여야 한다. 보통 팔에서는 어깨관절, 팔꿈치 관절, 아래팔, 손목관절, 손가락관절에 많이 발생하고 다리에서는 발목관절의 발등굽힘에 구축이 많이 생긴다.

3) 근력평가 및 근 긴장도 평가

(1) 근력평가

중추신경계의 뇌가 손상되면 초기에는 이완성 마비로 되었다가 회복과정에서는 공동운동 형태와 경직 등이 동반되는 형태로 변화된다. 일반적인 근력평가는 부정적인 경향이 있다. 다니엘(Daniels)은 맨손근력검사법으로 근력을 0 ~ 5단계로 나누어 검사하였고 보바스(Bobath)는 중추신경계 손상으로 인한 근력은 순수한 근력이 아니라 비정상적인 경직 등이 나타나기 때문에 근력을 경직의 강도(정상, 과긴장, 저긴장), 이상 패턴을 극복하고 자발적인 수의운동 평가, 균형, 자동적 폄보호 반사를 검사하였고 브룬스트롬(Brunnstrom)은 이완기에서 회복기까지 1 ~ 6단계로 분류하여 검사하였다〈표 2-4〉. 근력의 평가는 주기적으로 검사하여 환자의 상태를 파악하고 또한 건측의 근력검사도 당연히 실시하여야 한다.

〈표 2-4〉 브룬스트롬 회복단계

단 계	현 상
1단계	발병 직후 이완성 단계로 전체 팔·다리가 수의적 운동이 없다.
2단계	경직이 나타나면서 연합반응과 공동운동이 발달하며, 팔에서 굽힘근 공동운동이 나타나고 약간의 수의운동이 나타난다.
3단계	경직이 가장 심한 단계로 환자는 하지의 굽힘 공동운동을 수의적으로 할 수 있다.
4단계	경직이 감소가 시작되며 공동운동으로부터 몇 가지의 분리된 동작이 가능하다.
5단계	기본적 팔·다리에 공동운동이 소실되면서 수의적인 독립된 동작을 수행할 수 있다.
6단계	경직이 없어지고 정상에 가까운 협조운동(coordination)이 가능하고 각 관절의 개별적인 관절운동이 회복된다.

(2) 근긴장도의 평가

근육긴장도의 변화는 일정한 기간을 거치면서 서서히 변화를 일으키는데 뇌졸중 초기 단계에서는 환측 팔, 다리는 수의적 운동을 할 수 없고 깊은힘줄반사(deep tendon reflex, D.T.R) 감소, 이완성마비(flaccid paralysis)가 나타나며 수동적 운동을 하여도 근육에 저항이 없다. 회복기가 시작되면서 경직(spasticity) 또는 강직(rigidity), 반사항진(hyperreflexia), 집단운동패턴(pattern of mass movement) 병적반사(pathologic reflex) 등이 서서히 증가하기 시작하여 수의적 운동을 하면 능동적 분절운동은 나타나지 않고 공동운동패턴(synergy movement pattern)이 나타난다. 경직의 평가는 Bohannon의 수정척도(Modified Ashworth scale, M.A.S)가 주로 이용되고 있다(표 2-5).

〈표 2-5〉 변형 Ashworth척도(Modified Ashworth scale, Bohannon)

점 수	Modified ashworth scale(Bohannon & Smith, 1987)
0	근긴장 증가가 없다.
1	손상 측에 굽힘과 폄을 할 때 운동범위 끝 부분에 작은 저항이 증가하거나, 약간의 근긴장도가 나타났다가 사라진다.
1+	가벼운 근긴장의 증가가 반드시 나타나며 운동범위 절반 이상에서 적은 저항이 존재한다.
2	전 운동범위에서 근긴장은 확실하게 증가되지만, 손상 부분을 쉽게 움직일 수 있다.
3	근긴장이 매우 증가되어 수동운동이 어렵다.
4	손상 부분에서 굽힘과 폄 운동시 강직이 있다.

① 경직(spasticity)

뇌졸중 후에 경직은 환자의 90 %에서 발생하게 된다. 경직은 천천히 움직이면 저항이 없으며 빨리 움직이면 저항이 나타난다. 특히 최초의 저항이 크나 움직이기 시작하면 저항이 사라진다. 이러한 현상을 접는칼반응(clasp-knife)이라 한다. 이러한 경직은 위운동신경세포의 장애로 나타난다.

② 강직(rigidity)

강직은 천천히 움직이거나 빨리 움직이거나 어떤 식으로 움직여도 움직이고 있는 동안에는 저항이 있다. 이러한 현상을 연관형 강직(lead pipe rigidity, 굽힘, 폄에서 거의 똑같은 저항이 있어서 납파이프를 구부리는 듯한 현상) 또는 톱니바퀴 강직(cog wheel rigidity,

굽힘 및 폄에서 저항이 연축적(jerky movement)으로 나타나서 이완과 저항이 교대로 나타나는 현상)의 두 가지 특성이 있다. 이러한 현상은 바닥핵 손상으로 나타난다. 강직이 있으면 일상생활동작이 어렵고 관절운동을 할 때 저항이 일정하게 일어난다.

③ 간대성 경련(clonus)

a. 무릎간대성경련(knee clonus)

다리를 편 상태로 검사자는 환자의 무릎뼈를 엄지와 집게손가락으로 하방으로 밀어 내렸을 때 무릎뼈가 조절되지 않은 연속적으로 움직이는 현상이다.

b. 발목간대성경련(ankle clonus)

바로 누운 자세에서 무릎관절을 굽힘시킨 다음 발목을 잡고 발등쪽으로 굽힘시키면 발목관절에 조절되지 않은 상하로 떨림이 나타나는 현상이다.

④ **공동운동패턴**(synergy movement pattern) **평가**

인간은 어떤 동작과 활동에 있어서 많은 근육들이 서로 조화되어 여러 가지 동작이 연출된다. 편마비 환자는 조화로운 운동이 아닌 비정상적인 근육긴장으로 공동운동패턴이 일어난다. 공동운동이란 원시적이고 자율적 성질의 것으로 위신경 손상일 때 몇 개의 근육군이 동시에 작용하여 팔 및 다리에 출현하는 징후로서 비정상적인 자세패턴이 유발한다. 공동운동의 패턴은 불수의적인 요소가 포함되어 있고 굽힘공동운동패턴과 폄공동운동패턴 두 가지의 형태로 나타난다(표 2-6).

〈표 2-6〉 사지의 굽힘공동운동패턴(flexion synergy pattern)과 폄공동운동패턴(extension synergy pattern)의 비교

		굽힘공동운동	폄공동운동
팔	팔이음부위	올리기, 뒤당김 또는 과폄	내리기, 앞당김
	어깨관절	굽힘, 벌림, 바깥돌림	폄, 모음, 안쪽돌림
	팔꿉관절	굽힘	폄
	아래팔	뒤침	엎침
	소목관절/손가락	굽힘	굽힘
다리	엉덩관절	굽힘, 모음, 바깥돌림	폄, 모음, 안쪽돌림
	무릎관절	굽힘	폄
	발목관절	발등굽힘, 안쪽번짐	발바닥굽힘, 안쪽번짐
	발가락	발등굽힘	발바닥굽힘

*몸통폄금 단축(trunk extensor shoring)
*침범된 쪽의 목근 단축(shorting of affected side neck muscle)

⑤ 연합운동(associated reaction)

뇌졸중 환자의 건측에 능동 저항운동을 가하면 환측에 불수의적인 운동이 유발되는 현상이 나타난다. 경직의 정도가 강하면 연합운동도 강하게 나타난다. 건측다리의 엉덩관절 모음의 저항운동이 환측다리의 모음운동을 유발하고 역시 건측다리의 엉덩관절벌림에 저항을 가하면 환측의 다리에 벌림이 유발되는 현상이다.

4) 반사평가

반사는 환자의 의식장애, 주의력저하, 지능장애 등으로 환자의 협력을 얻을 수 없을 때가 가장 중요한 신경학적 검사이다.

(1) 깊은힘줄반사(deep tendon reflex, D.T.R)

깊은힘줄반사가 항진되면 반사중추 윗부분인 피라미드로에 장애가 있고 깊은힘줄반사의 감소나 소실되는 경우에는 반사궁(하위운동신경세포, 근, 척수의 뒤뿌리) 등에 장애가 있음을 의미한다.

(2) 병적반사(pathologic reflex)

정상에서 나타나지 않는 반사로 병적 의의를 갖는 경우가 많기 때문에 임상적으로 중요하다(표 2-7).

〈표 2-7〉 병적반사(Pathologic reflexe)

검사종류	검사방법	평가
흡인반사 (sucking reflex)	윗입술을 접촉하면 젖을 먹는 것과 같은 동작이 일어나면 양성반응	유아에서는 정상, 성인에서 양성이 나타나면 이마엽 장애
입돌출반사 (snout reflex)	윗입술 중앙에 자극을 가하면 입을 뾰족이는 현상은 양성반응	양성인 경우 양측 피라미드길 장애
호프만반사(징후) (Hoffmann's reflex(sign))	환자는 손목관절을 가볍게 펴하고, 검사자는 환자의 가운데 손가락의 손톱을 압박한다. 엄지가 모음과 굽힘되면 양성반응	양성인 경우 피라미드길 병변
웬텐버그반사 (Wartenberg's finger flexor reflex)	환자의 4개 손가락 말달 위에 해머로 자극한다. 환자의 엄지가 모음과 굽힘되면 양성반응	양성일 때에는 위운동신경체 병변
파악반사, 강제파악반사 (grasp reflex, Forced	물건을 잡게 하고 떼어 놓으려고 하면 좀처럼 손을 떼지 않는 즉 강제 파악이	양성 반응은 이마엽 장애

grasping reflex)	일어나면 양성반응	
메이어 징후 (Mayer sign)	가운데손가락, 집게손가락, 새끼손가락을 굽힘시키면, 엄지가 모음·폄되는 현상이 양성반응	양성인 경우 피라미드길 병변
발바닥근반사 (plantar muscle reflex)	발바닥에 해머로 자극을 가하면 발가락이 굽힘되면 양성반응	양성인 경우 피라미드길 병변
바빈스키반사 (Babinski reflex)	발뒤꿈치 바깥쪽에서 엄지발가락 아랫부분까지 자극을 가하면 엄지발가락은 폄되고 나머지는 굽힘되는 현상은 양성반응	양성인 경우 피라미드길 병변. 소아는 생후 1년~2년까지 양성반응이 나타난다.
마리-포아반사 (Mari-Foix reflex)	발가락 전체를 잡고 굽힘시키면 다리 전체가 굽힘되는 현상은 양성반응	양성인 경우는 피라미드길 병변

5) 운동기능장애 평가

(1) 운동평가척도

운동평가척도는 손상과 장애를 평가하기 위해 사용된다. 이것은 바로 누운 자세에서 옆으로 눕기, 누웠다가 앉기, 앉고 일어나기, 앉은 상태에서의 균형, 걷기, 팔 기능, 손동작 및 손 기능, 근긴장도의 평가를 포함하여 총 9가지의 운동평가 항목으로 구성되어 있다(표 2-8).

〈표 2-8〉 운동평가척도(motor assessment scale)

	항목	입원	1주	2주	4주
1	바로 누운 자세에서 건측 옆으로 눕기				
2	바로 누운 자세에서 침상 모서리 앉기				
3	앉기 자세 균형				
4	앉기 자세에서 서기				
5	보행				
6	위팔 기능				
7	손 운동				
8	고도의 손 기능				
9	전체적인 근 긴장				
total					

(2) 기능적인 운동활동의 검진

운동활동 및 균형의 척도 그리고 보행을 검사하는데 이용한다(표 2-9).

〈표 2-9〉 기능적인 운동활동의 검진(examination of functional movement activities)

구분	활 동
운동활동	1. 바로 누운 자세에서 왼쪽으로 돌기 2. 바로 누운 자세에서 오른쪽으로 돌기 3. 교각 4. 앉는 자세 균형(60초) 5. 앉는 자세에서 엉덩이 들어올리기 6. 앉고 서기
균 형	7. 선자세 균형(30초) 8. 왼쪽 다리 서기(5초) 9. 오른쪽 다리 서기(5초) 10. 서기 : 바닥에서 일어나기 11. 무릎서기 균형(10초) 12. 왼쪽 무릎 서기(5초) 13. 오른쪽 무릎 서기(5초) 14. 바닥에서 일어서기
보행	15. 의자차에서 침대로 이동 16. 침대에서 의자차로 이동 17. 걷기(15 m) 18. 계단 오르고 내리기 10걸음
	총 점수

*등급 점수 : 0점(가능), 1점(도움을 필요함), 2점(보조기를 이용한 의존), 3점(의존)

(3) 기능장애의 평가방법

Brunnstrom은 위팔, 손가락, 몸통과 다리의 운동기능회복을 6단계로 분류하여 평가한 방법이다. 이 방법은 비교적 단순하며 쉽게 측정이 가능하여 임상적으로 많이 사용되고 있으나 신경학적 회복추기에 초점을 두고 있으며 기능적 회복에는 일치하지 않는다. Fugl-Meyer는 편마비의 환자에게 팔, 다리에 조건을 부여하고 반사, 운동, 협응운동, 속도, 균형, 감각, 관절가동범위 등을 3단계로 평가하였다.

(4) 기능장애와 능력장애의 평가

PULSES profile은 기본질환(P), 팔(U), 다리(L), 감각기(S), 배설기능(E), 사회적 상태(S)를 객관화하여 의학적 평가 및 기능적 평가를 할 수 있어 임상에서 보편적으로 많이 사용하는데 기능적인 평가가 단순하다는 단점이 있다. 최고 6점에서 최저 24점으로 평가한다(표 2-10).

〈표 2-10〉 PULSES Profile

구 분	평가기준	점 수
P(physical condition) : 내장기 질환을 포함한 신체적 상태	의학적 문제는 충분히 안정되어 있다. 의학적 문제는 3개월 이내의 정기적인 검진이 필요하다. 의학적 문제가 불안정하다. 매주 검진이 필요하다. 의학적 문제로 인하여 규칙적으로 집중적인 주의를 요한다.	1 2 3 4
U(upper extremity function) : 자조활동(selfcare), 주로 팔기능	팔에 손상 없이 자조능력이 독립적이다. 팔에 약간의 장애가 있지만 자조능력은 독립적이다. 장애 여부에 관계없이 운동성에 도움이 필요하다. 팔의 현저한 손상으로 운동성에 전적인 도움이 필요하다.	1 2 3 4
L(lower extremity function) : 운동성(mobility), 주로 다리 기능	다리의 장애 없이 운동성이 독립적이다. 다리의 약간의 장애는 있지만 운동성이 독립적이다. 장애 여부에 관계없이 운동성에 도움이 필요하다. 다리의 현저한 장애로 운동성에 전적인 도움이 필요하다.	1 2 3 4
S(sensory components) : 언어(communication)와 시각(vision)에 관계된 감각요소	언어와 시각이 독립적이다. 언어와 시각에 약간의 장애가 있지만 독립적이다(가벼운 눌어증 및 언어상실증, 안경 및 보청기 필요) 언어와 시각에 도움이 필요하다. 언어와 시각에 전적인 도움이 필요하다.	1 2 3 4
E(excretory) : 배설기능, 방광·대장	방광과 항문의 괄약근 기능을 완전히 수의적으로 조절할 수 있다. 긴급 상황에서 괄약근의 기능을 조절할 수 있다. 괄약근 조절에 도움이 필요하다. 방광이나 항문 조절이 안되어 옷에 묻히거나 젖게 한다.	1 2 3 4
S(social function) : 지능과 정서적 적응, 가족과 재정 지원	통상적인 역할과 작업을 완수할 수 있다. 통상적인 역할과 작업을 수정해서 임무를 완수할 수 있다. 개인적인 재정지원자로부터 도움이 필요하다. 공공 단체의 장기적인 도움이 필요하다.	1 2 3 4
총 계	( )	

*총 24점으로 평가를 하는데 12점 이상인 경우는 중증장애로 보고 있다.

6) 일상생활동작평가

일상생활동작(activities of daily living, A.D.L) 평가는 개개의 관절 및 근육에 대한 검사가 아니고 포괄적인 활동에 대한 수행여부를 직접 검사하여 평가하는 것이다. 인간이 활동하는데 기본적인 동작으로서 침상동작(bed activities), 식사동작(feeding activities), 착의동작(dressing activities), 손동작(hand activities), 위생동작(hygiene activities), 이동동작(transfer activities), 보행동작(ambulation activities) 등의 일상생활동작을 평가한다. 간단한 평가도구로는 수정된 바델지수(Modified Barthel index, M.B.I), 기능적 독립측정(functional independence measurement, F.I.M)이 있다. 수정된 바델지수는 환자의 기능적 회복을 평가하기 위해 가장 많이 쓰이는 방법으로 일상생활동작을 17가지의 동작에 대한 평가를 하게 되며 따라서 기능적 평가의 대표적인 방법이다. 수정된 바델지수에서 60점의 점수는 도움이 필요 없는 독립적인 생활을 할 수 있는 정도이며 59 ~ 40점까지는 어느 정도의 도움이 필요한 상태이며 40점 이하는 의존도가 높은 상태로 분류한다(표 2-11). 기능적 독립측정(F.I.M)도 널리 이용되는 평가도구들이며 신뢰도 및 타당도에서 매우 우수하다(표 2-12). 바델지수의 문제점에 의사소통과 사회인지에 관한 항목을 포함하여 평가하였다.

〈표 2-11〉 수정된 바델지수 내용(Modified Barthel index)

구 분	내 용	점 수
1. 식사	10 = 독립 수행. 필요한 보조장구 사용. 적당한 시간 내 식사 5 = 음식 자르기 등의 활동에서 도움 필요(예: 반찬을 작게 잘라 달라고 함) 0 = 완전 보조	
2. 용모 꾸미기	5 = 세수, 머리빗기, 칫솔질 또는 면도의 독립수행 (전지면도기는 전원 연결) 0 = 완전 보조	
3. 목욕	5 = 독립 수행 0 = 부분 또는 완전 보조	
4. 옷입기	10 = 독립 수행, 신발끈 묶기, 보조기 사용 5 = 보조 필요. 적당한 시간 내 활동의 절반 정도는 수행 0 = 완전 보조	
5. 대변	10 = 문제 없음. 필요시 관장제나 좌약 사용 가능 5 = 경우에 따라 문제 있거나, 관장제나 좌약의 사용 0 = 완전 보조	

6. 배뇨	10 = 문제 없음. 필요 시 소변을 모으는 기구 사용 5 = 경우에 따라 문제 있거나, 보조 장구의 사용 0 = 완전 보조	
7. 화장실	10 = 독립 수행. 옷을 내리고, 닦고, 변기를 물로 씻어내기 5 = 균형을 잡고, 옷이나 휴지를 다루는 데 보조 필요 0 = 완전 보조	
8. 휠체어 이동	15 = 휠체어를 잠그고, 발판을 올리는 데 독립 수행 10 = 최소의 보조나 감독 5 = 앉을 수 있으나, 이동을 위해서는 최대의 보조 0 = 완전 보조	
9. 보행	15 = 50야드를 보행하는 데 독립 수행, 롤링 워커를 제외한 보조장구 사용 가능 10 = 도움으로 50야드 보행 5 = 휠체어로 50야드 보행 0 = 완전 보조	
10. 계단 오르내리기	10 = 독립 수행. 보조장구 사용 가능 5 = 도움이나 감독 필요 0 = 완전 보조	
	총 계	(　　)

*제시된 기준을 수행하지 못할 때는 영점(0)으로 표시한다.

〈표 2-12〉 기능적 독립측정 내용(FIM)

<table>
<tr><th></th><th></th><th>평가항목</th><th>평가 내용</th><th>점</th><th>채점기준</th></tr>
<tr><td rowspan="12">운동항목</td><td rowspan="5">자조활동</td><td>식사</td><td>씹기, 삼키기를 포함한 식사동작</td><td></td><td rowspan="12">7점: 보조자나 도움 없이 가능함(완전 자립)
6점: 보조자나 도움이 필요 없으나 시간이 걸리면서 보조기가 필요함(완전한 자립이 아님)
5점: 보조자는 필요하나 도움이 필요하고 감시나 지시 독촉이 필요함(감시, 준비)
4점: 보조자와 도움이 필요하고 75 % 이상 운동이 가능함(최소 보조)
3점: 보조자와 도움이 필요하고 50 %에서 75 % 이상 운동이 가능함(중간 정도 보조)
2점: 보조자와 도움이 필요하고 25 %에서 50 % 이상 운동이 가능함(최대 보조)
1점: 보조자와 도움이 필요하고 25 % 미만 스스로 운동이 가능함(완전 보조)</td></tr>
<tr><td>용모 다듬기</td><td>구강 관리, 머리 다듬기, 세수 등</td><td></td></tr>
<tr><td>닦기</td><td>목욕, 샤워 등(목부터 아래로)</td><td></td></tr>
<tr><td>탈의·상반신</td><td>상체의 탈의 및 의지보장구 장착</td><td></td></tr>
<tr><td>탈의·하반신</td><td>하체의 탈의 및 의지보장구 장착</td><td></td></tr>
<tr><td rowspan="3">배설관리</td><td>화장실 동작</td><td>의복 입고 벗기, 배설 후의 청결, 생리도구 사용</td><td></td></tr>
<tr><td>배뇨 관리</td><td>배뇨 관리, 기구와 약제 사용 포함</td><td></td></tr>
<tr><td>배변 관리</td><td>배변 관리, 기구와 약제 사용 포함</td><td></td></tr>
<tr><td rowspan="4">옮겨타기(이승동작 이동)</td><td>침대, 의자, 의자차</td><td>각각의 사이 이동, 기립 동작도 포함</td><td></td></tr>
<tr><td>화장실</td><td>변기로(에서) 이동</td><td></td></tr>
<tr><td>욕조, 샤워</td><td>욕조, 샤워실로(에서) 이동</td><td></td></tr>
<tr><td>보행</td><td>실내에서의 보행</td><td></td></tr>
</table>

		의자차	실내에서의 의자차 이동		
	주요 이동 수단	보행			
		의자차			
	계단		12, 14계단의 오르내리기		
인지 항목	이해		총각 또는 시각에 의한 의사소통 이해		5점: 보조자는 필요하나 도움은 필요 없음 4점: 보조자와 도움이 모두 필요함
	표현		언어적 또는 비언어적 표현		
	사회적 교류		다른 환자 직원들과의 교류, 사회적 상황에 대한 순응		
	문제 해결		일상생활에서의 문제, 적절한 판단 능력		
	기억		일상생활에 필요한 정보의 기억		
		합 계			

7) 인지장애(cognitive disorder)의 평가

인지기능에 대한 초기 평가는 다른 지능평가들의 타당성에 영향을 미치기 때문에 중요하다. 인지기능 평가에 있어서 유효하고 신뢰성 있는 평가도구로는 간이정신상태검사(mini-mental status examination, M.M.S.E)가 이용되고 있다(표 2-13). 간이정신상태검사는 장기 및 단기기억력, 사람, 장소, 시간, 상황에 대한 지남력(orientation)검사, 몇 가지의 지시에 따르는 능력, 따라 말하기, 이해하기, 이름 말하기, 계산하기, 3단계 지시하기(3 step command) 등의 항목을 통한 반응 혹은 환자의 대답, 행동을 관찰함으로써 평가하는 것이다. 그러나 환자가 의사소통에 장애가 있는 경우에는 인지기능에 대한 정확한 평가에 어려움이 있다.

〈표 2-13〉 간이정신상태검사 내용(Mini-mental status examination)

구 분	질문 내용	최대점수	총점수
지남력	지금은 몇 년도( ), 계절은( ), 몇 월( ), 요 일( ), 일( )입니까? 여기는 어디입니까, 국면( ), 시·도( ), 군·구( ), 병원 이름( ), 병실호실 또는 층( )	5 5	
기억력(단기)	책, 컵, 볼펜을 보여주고 적기 환자는 책( ), 컵( ), 볼펜( ) 1초에 한 가지씩 말한다.	3	

집중력 및 계산력	'100-7'의 연속 5회 빼기를 한다. 정답에 1점씩 100(0점), 93(　점), 86(　점), 79(　점), 72(　점), 65(　점)	5	
회상력	기억력에서 이야기한 3가지를 말하게 한다. 사과(○○점), 그릇(○○점), 나무(○○점),	3	
언어구사	시계를 보여주고(　), 연필을 보여주고(　) 이름을 말하게 한다. 다음 말을 따라 하시오. 열심히 물리치료를 받겠습니다(　) 3단계 지시 "오른손으로 손수건을 잡아(　) 반으로 접은 후 (　) 책상에 놓으시오(　)" 다음 글을 읽고 따라 하시오 "눈을 감아주세요"(　) 글을 한 줄 쓰세요. 뜻을 이루는 문장이면 1점, 단 문법이나 띄어쓰기의 잘못은 무시한다.(　) 겹쳐진 두 개의 5각형 그림을 보여주고 그리게 한다.(　) 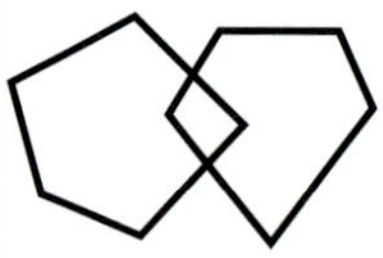 (두 개의 5각형이 겹쳐져야 하며 겹친 부위는 4각형을 이루어야 한다. 잔 선이 흔들리거나 도형의 돌림은 무시한다.	2 1 3 1 1 1	

8) 정신(mental), 의식(consciousness) 평가

뇌졸중과 두부손상 등의 중추신경계 손상환자는 정신상태가 침해받았는지에 대한 검사를 하여야 한다. 뇌의 기질적 장애에 의하여 정신증상 및 징후로는 의식장애, 지능저하, 감정이상, 언어장애, 행동장애, 기억력 장애, 계산능력장애, 인지장애 등이 나타날 수 있다. 의식수준 상태는 글래스고우 혼수척도(Glasgow coma scale test)를 사용한다.

9) 시각손상의 평가

시각계통에 대한 평가는 시력의 명료도, 동공반사반응, 안구의 운동성 그리고 시야결손(visual field defect) 등의 검사를 포함하여 주의 깊게 이루어져야 한다. 시야결손은 시야무시(visual neglect, 환측에 나타나는 시각적 자극을 무시하거나 집중하지 않음)와 구별되어야 한다. 완전한 시야결손 환자는 일반적으로 손상을 의식하고 있으며 눈을 움직이거나 머리를 손상된 쪽으로 돌려서 계속 시야결손을 보상하려고 하지만 시야무시 환자는 손상

자체를 의식하지 못한다. 반맹증(hemianopsia)은 전체 시야에서 반 정도만 인식하는 것인데 평가는 환자에게 정면을 바라보도록 하고 검사자가 손가락을 눈앞에서 30 cm 떨어진 지점에서 건측과 환측으로 움직여본다. 이때 손가락의 움직임을 정확하게 인식 못한다면 시각무시와 반맹증을 의심할 수 있다.

10) 자세조절과 균형평가

자세조절과 균형평가는 뇌졸중환자의 평가에 있어서 필수적인 요소이다. 자세조절은 앉은자세와 선자세에서 평가되는데 지지면에서 정적자세 및 정렬과 균형을 유지하는 능력이 평가된다. 동적자세에서 안정성 조절은 균형을 잃지 않고 체중을 옮기는 등의 다른 움직임을 통해 평가할 수 있다. 또한 한 자세에서 다른 자세로의 움직임(누었다가 앉기, 앉았다가 일어나기) 등의 기능적 동작도 동적 자세조절 평가에 사용된다. 균형을 측정하기 위한 평가도구에는 버그균형척도(Berg balance scale)가 있다.

4 뇌졸중 환자의 치료

1) 뇌졸중의 급성기 물리치료

뇌졸중 환자의 사망원인은 발병 후 1 ~ 2주일은 뇌실질 손상이나 뇌부종에 의하여 사망하는 경우가 많다. 물리치료의 시기는 조기치료를 원칙으로 하며 부편적으로 뇌경색의 경우 발자(stroke) 발생 48 · 72시간 이내에 의학적으로 인정되면 침상에서 시작한다. 뇌출혈이나 중증의 경색일 경우는 환자가 의학적으로 안정이 되면 물리치료를 실시한다. 이 시기는 활력징후(혈압, 맥박, 호흡, 체온 vital sign), 의식수준, 배뇨 및 배변, 마비정도, 근긴장 정도, 침상동작, 감각장애의 정도, 건측기능, 사지의 부종, 관절가동범위, 통증, 기타 병력에 따른 장애 상황 등을 평가한다.

(1) 급성기의 치료목표

급성기의 뇌졸중 환자는 긴장저하(hypotonia)로 인한 이완성(flaccidity)을 보여준다. 이 시기에는 생체기능의 회복과 촉진, 관절운동을 유지하고 구축을 예방, 감각자극과 촉진, 반사를 이용하여 근긴장을 유지하고, 몸통조절, 균형조절, 침상에서의 자세변경과 이동운동 그리고 호흡과 구강운동 기능 등의 생체징후 관리와 치료를 한다.

① 침상자세

a. 욕창방지

욕창은 장기간 침상생활이나 부동자세로 인하여 혈액순환이 방해되어 나타나는 세포괴사이다. 예방이 제일 중요하며 환자의 체위를 2시간마다 바꾸어 주며 욕창방지용 에어매트리스를 사용한다.

b. 환자의 침상자세

발병 후의 환자는 마비로 인해 본인의 신체정열을 의식하지 못하고 불편한 자세로 있을 수 있다. 침대는 평편한 침대를 사용하여 바로 누운 자세나 환측 또는 건측으로 해서 옆으로 누워 있는 자세를 할 수 있도록 해준다. 환측이 밝은 곳으로 향하게 하고 의학적 처치, 간호, 물리치료 시에도 환측에서 접근할 수 있도록 하여 환측의 인식과 자극을 통하여 감각피드백 치료에 도움이 된다.

c. 탈구 및 구축 예방을 위한 환자자세

바로 누운 자세일 경우에 어깨는 약간의 벌림을 하고 팔꿈치는 펴게 한다. 손바닥에는 볼과 같은 둥근 물건을 쥐게 하여 강하게 주먹을 쥐는 강직을 예방한다. 엉덩관절은 벌림하고 무릎 밑에 낮은 베개를 받혀놓아 하지가 뻗히는 것을 방지하며 발바닥굽힘을 예방하기 위하여 발판을 적용한다.

환측으로 눕힐 경우 어깨관절 전방수축과 아래팔 뒤침 그리고 엉덩관절은 펴고 무릎관절은 굽힘 상태로 유지하는데, 특히 어깨관절 탈구에 주의해야 한다.

건측으로 눕힐 경우 역시 어깨관절 탈구 방지와 자세유지를 위해 환측 아래에 베개 등을 받쳐준다.

d. 신경발달학적 환자 위치

머리를 돌리면 얼굴쪽 팔은 폄근, 뒤통수 쪽에는 굽힘근의 긴장이 나타나는 비대칭성 긴장성 목반사와 또한 머리를 앞으로 굽힘하면 팔에서는 굽힘근, 다리에서는 폄근의 긴장이 높게 나타나거나 머리를 뒤로 폄하면 팔은 폄근, 다리는 굽힘근 긴장이 나타나는 긴장성 목반사, 미로반사, 연합운동 등의 반사가 나타날 수 있으므로 환자의 상태에 따라 목의 위치와 자세를 적절하게 조절하여 준다.

e. 기립성 저혈압 방지

환자가 일어서면 어지럼증 등의 증상이 나타나는데 이는 장기간 침상생활로 뇌에 혈액순환이 원활하지 못한 것이 원인이므로 침상에서도 종종 침대 등받이를 적당한 각도로 서서히 증가시켜 어느 정도 예방할 수 있다.

f. 감각자극과 촉진

감각피드백은 관절, 근육작용, 피부자극, 시각 또는 청각자극 등을 통하여 사용할 수 있고 환측의 수동적 관절운동 등으로 촉진시킬 수 있다. 맨손접촉과 압력이 가장 효과적이며 피부마찰, 얼음, 진동, 솔질 등으로 피부를 두드리거나 고유수용기를 자극한다. 또한 근전도피드백이나 바이오피드백, 단속평류전기자극, 기능적전기자극치료기 등을 이용하여 자극할 수 있다.

2) 뇌졸중 환자의 치료와 관리

의학적으로 안정상태가 되어야 물리치료를 본격적으로 시작하는 시기이다. 신경학적 회복은 3 ~ 6개월 사이에 대부분의 회복이 약 90 % 정도 나타나기 때문에 이 시기에 물리치료를 집중적으로 하여야 한다.

(1) 회복기의 증상

이 시기의 근육은 과긴장(hypotonia)이 나타나기 시작하는데 팔에서는 굽힘근긴장(flexor tone)이, 다리와 몸통에서는 폄근긴장(extensor tone)이 우세하게 나타난다. 반사는 회복의 초기 단계와 비교하면 긴장성 반사(tonic reflex)가 우세하다가 감소되고 그리고 정위(righting) 및 균형(balance) 반응은 더 현저하게 나타나는데, 즉 하위 수준의 반사가 정상적으로 통합되면서 높은 수준의 반응이 현저하게 증가한다. 운동능력은 공동운동의 패턴이 나타나고 말기에서는 서서히 공동운동패턴에서 몇몇의 수의적인 조절운동이 시작된다. 운동조절은 초기보다는 운동, 안정성, 어려운 자세 등의 조절능력이 향상되는데 경직(spasticity) 때문에 운동조절이 어렵다. 회복기에 물리치료에 대한 치료를 잘할수록 환자의 기능성 독립이 최대화 할 수 있으면 경직에 의한 공동운동의 억제와 수의적 조절운동을 익힐 수 있는 기초가 된다.

(2) 회복기 치료의 목적

이차적인 합병증과 문제점을 최소화하고 선택적인 운동조절과 정상적인 자세패턴 촉진, 경직 억제와 공동운동을 조절, 감각과 지각기능 인식, 기능적인 운동과 일상생활동작을 독립적으로 발달, 계통발달학적 치료, 심호흡과 지구력 향상 등을 위해 치료하며 사회참여와 동기유발을 시킨다.

① 선택적 조절운동

a. 다리운동조절

옆으로 누운 자세(side lying)에서는 보행의 흔듦기와 디딤기에 작용하는 위치감각과 각각에 필요한 분절운동에 대한 준비운동을 위하여 중력을 받지 않는 상태에서 수동적인 동작을 연습하게 한다. 환자가 능동적으로 운동이 가능하면 능동적인 운동으로 전환하여 시킨다. 또한 누운 자세(supine)에서 발목과 발가락을 폄시켜 엉덩관절굽힘, 폄운동을 할 수도 있다. 무릎 굽혀 누운 자세(hooklying)에서 오른쪽, 왼쪽을 교대로 엉덩관절 및 무릎관절에 굽힘, 폄의 운동을 하여 협력수축 운동을 유도할 수 있다.

b. 몸통 운동조절

무릎 굽혀 누운 자세(hooklying)에서 아래몸통을 돌림하고 엉덩이와 무릎에 조절이 이루어지면 교각자세(bridging posture) 조절과 다리조절, 보행에 필요한 조절을 강화하기 위해 사용할 수 있다. 무릎 굽혀 누운 자세에서 양쪽 다리를 부치지 말고 따로 떨어트려 놓고 똑같이 유지할 수 있도록 한다.

c. 팔 조절운동

누운 자세에서 돌아눕기를 시작할 때부터 팔은 가동성이 촉진되는데 옆으로 누운 자세에서 어깨의 굽힘 및 모음, 팔꿈치를 폄하여 어깨뼈 내밈(protraction)동작을 시행하는데 이 동작은 바로 누운 자세(supine)에서도 시행할 수 있다. 앉은자세에서 팔을 벌림과 바깥돌림, 팔꿈치관절폄, 아래팔뒤침, 손목폄, 손가락벌림하여 체중부하저항(weight bearing resistance)을 한다. 네발기기자세(quadrupedal position)에서 체중 부하를 통해 가동성과 안정성을 확보할 수 있다.

② 자세조절

자세의 조절은 양호한 운동조절(motor control)과 균형반응(balance)을 위해 실시하는데, 앉은자세에서 네발기기자세, 무릎으로 선자세, 그리고 바로 선자세 순으로 진행하며, 이때부터 체중부하와 체중이동에 인식을 시킨다. 앉은자세에서는 한쪽 엉덩이를 드는 연습으로 체중부하를 연습하고 네발기기자세에서는 한손을 들고 지탱하기, 한발을 들고 지탱하기와 체중을 앞뒤로 좌우로 옮기면서 체중이동에 대한 연습을 할 수 있다. 선자세에서 운동은 골반을 이용하여 양쪽다리에 체중을 똑같이 분배한 상태에서 앞쪽, 뒤쪽 그리고 왼쪽, 오른쪽 그리고 돌림운동으로 체중이동 연습을 한다. 그리고 다음에는 건측을 이용하여 앞쪽, 뒤쪽, 왼쪽, 오른쪽으로 체중부하를 연습한다. 환측에도 최소한의 도움으로 환자가 다치거나 넘어지는 일이 발생하지 않도록 하면서 같은 방법으로 연습을 한다. 또한 선자세에서 몸의 중심을 위, 아래로 이동하는 훈련과 기저면의 크기를 조절하여 평형훈련을 실시하고 다음에 균형훈련으로 진행한다. 환측을 이용하여 보행에 필요한 동작을 유도한다. 특히 선자세에서 환측의 다리가 뒤쪽에 위치하면 환측에 체중부하가 되면서 보행의 디딤기 말기와 흔들기 초기에 도움이 된다.

③ 경직억제와 공동운동조절

공동운동은 조절에 의한 치료를 해야 하는데 공동운동은 기능적인 일상생활을 성공적으로 수행할 수 없게 방해한다. 과도한 운동과 너무 빠른 운동, 전체 혹은 대단위운동패턴(gross or mass movement)은 오히려 공동운동을 증가시킬 수 있다. 그러므로 물리치료는 쉬운 조절운동에서 어려운 조절운동으로 진행한다. 경직은 선택적 운동조절과 신경발달학적 치료(N.D.T) 그리고 다양한 물리치료 방법으로 억제할 수 있다. 팔을 폄, 벌림, 바깥돌림, 손목과 손가락 폄과 함께 체중부하를 이용할 수 있다. 손목과 손가락 굽힘근에 천천히 흔드는 운동(slow rocking movement)을 부가시키면 더욱 효과적이다. 그리고 환측에 냉치료(ice stroke) 등을 적용하여 근방추 활동을 감소시킬 수 있다. 경직이나 공동운동의 억제효과가 나타나는 자세를 오랫동안 지속시켜 주는 것도 중요하다.

④ 감각과 지각기능 조절

뇌졸중 환자는 운동을 시작할 때 피드백의 부족으로 감각이 둔한데 이는 자발적인 운동능력에 지장을 준다. 감각인식에는 신장(stretch), 쓰다듬기(stroking), 얕은 및 깊은감각(superficial & deep pressure), 체중부하 및 체중이동, 전기자극(electrical stimulation)

등이 감각입력을 위해 사용될 수 있다. 감각입력의 강도는 적절해야 하며 과도한 자극의 입력으로 반대적인 효과가 나타나서는 안 된다. 그리고 환측무시(neglect)와 동일편측반맹(homogonous hemianopia) 그리고 감각장애가 동반된 환자는 안전에 대한 예방교육도 훈련을 통하여 시행하여야 한다.

⑤ 기능적 동작훈련과 일상생활동작

침상동작(bed activity)과 이동동작(transfer activity) 예를 들면 바닥에서 누워있는 상태에서 일어나 앉는동작과 앉은상태에서 의자차로, 의자차로 욕실이나 자동차, 식당 등 다른 장소에 이동하여 옮겨 앉는 자세 그리고 이 동작에 대하여 거꾸로 다시 할 수 있는 동작 등의 자세를 평가하고 훈련하여야 한다. 식사동작(feeding activity)에서 환자는 근력이나 협응 능력 등의 기능부전으로 환측으로 식사동작을 수행하지 못하는 경우가 있다. 이때는 여러 가지 보조장치를 이용하여 식사를 할 수 있게 또는 건측을 이용하여 식사를 할 수 있게 지도를 한다. 착탈의 동작(dressing activity)은 상하의 착탈이 가능한지를 평가하여야 하고 착의는 환측을 먼저 입고 탈의 할 때는 건측을 먼저 벗는다. 손동작(hand activity)에는 기능적으로 원통모양잡기(cylinder grip), 구형잡기(spherical grip), 훅 모양잡기(hook grip), 잡는 동작의 힘(power grip)과 집기동작(precision handling), 손가락 패드 집기(pad to pad prehension), 손끝집기(tip to tip prehension), 패드와 손가락 옆 집기(pad to side prehension) 등이 있는데 협응과 조화로운 동작이 가능한지를 평가하고 훈련을 한다. 신체 각 부위의 세면, 피부손질, 구강위생, 샤워 및 목욕, 화장하기 등의 위생동작(hygiene activity)을 평가하고 지도하여야 한다.

⑥ 근력강화 운동(Muscle strengthening exercise)

근육의 저긴장에 운동저항은 몸에 작용하는 중력과 가벼운 도수저항, 촉진 등으로 적용시키며 처음에는 저항을 최소로 적용하고 차츰 강한 저항운동으로 진행하는데 강한 저항운동은 적정한도 내에서 적용해야 한다. 또한 외수용기, 고유수용기, 반사 등의 방법을 이용하여 증가시킬 수 있다.

⑦ 조화운동불능의 치료

뇌혈관 손상으로 인하여 조화운동불능이 나타나면 이동능력이나 일상생활동작(A.D.L)에 큰 영향을 준다. 대표적인 운동치료는 프렌켈운동(Fraenkel exercise)이며 고유수용성 신경근 촉진법(proprioceptive neuromuscular facilitation, P.N.F) 등의 신경학적 치료법을 이용한 프로그램과 코르셋(corset, 감마운동계의 활동 증가에 따른 낮은 근긴장의 개선), 팩보드(peg board) 등을 이용한 다양한 치료를 적용할 수 있다. 주의할 사항은 추 무게(weight)를 원위부, 즉 발목이나 손목에 착용하여 조화운동불능의 치료로 이용하면 추 무게를 제거한 순간 조화운동불능이 더 증가한다. 운동치료의 방법은 처음에는 기저면은 크게 하고 나중에는 좁게, 운동가동범위는 중간가동범위에서 완전한 가동범위로, 쉬운 운동에서 복잡한 운동으로, 느린 속도의 운동에서 빠른 속도의 운동으로 그 다음에는 리듬이 포함된 운동으로, 운동 자유도1에서 자유도3으로 진행하여야 한다. 팔에서는 손이 감각 재교육에 그리고 다리에서는 발바닥의 감각정보가 치료에 도움을 준다.

⑧ **매트훈련(matt activity) 및 보행훈련**

뇌에 손상이 오면 미성숙한 행동양상이 나타난다. 즉 하위반사인 원시수준반사가 우세하고 고위수준 반사인 성위반사나 평형반응이 부족할 수 있다. 그래서 운동발달학적 방법으로 치료를 진행할 수가 있다. 단계별로 적용하기 보다는 환자의 상태에 따라 맞는 단계에서 치료를 적용하는 것이 좋다고 할 수 있다.

A. 매트운동

ⓐ 구르기 방법 : 건측손으로 환측손을 잡고 환측에서부터 건측으로 손을 잡아당기면 구른다. 이때 시선은 손을 향하여 머리부터 몸통, 엉덩이, 다리 순으로 신체의 분절 돌림이 일어나도록 하며 처음에는 2 ~ 3회의 반동을 이용하여 구르다 나중에는 한 번에 구를 수 있도록 한다. 나중에는 고유신경근촉진법(P.N.F)에 따라 운동하는 방향을 달리하면 치료효과를 극대화할 수 있다.

ⓑ 교각운동 : 바로 누운 자세에서 엉덩이관절과 무릎관절을 굽힘하여 엉덩이를 들어 올린다. 들어 올렸을 때 정강뼈의 각도가 바닥에서 수직을 이루는 것이 좋으며 하지에서 폄반사가 생기면 안 된다. 또한 이 자세는 무릎으로 기는 자세와 깊은 관련이 있으므로 정확한 자세에서 치료적 운동이 이루어져야 한다.

ⓒ 옆으로 돌아앉기 : 건측으로 몸통을 돌림하여 건측 손으로 바닥을 짚고 일어나 앉는다. 환자의 능력이 확실하고 좋을 때는 환측을 이용하여 일어나 앉는 연습을 수행한다.

ⓓ 네발기기 : 옆으로 돌아앉기 다음에는 네발기기자세로 체중부하와 균형유지 동작을 훈련할 수가 있다. 균형유지가 원활하다면 체중을 환측다리, 환측팔, 건측다리, 건측손으로 체중이동 연습을 할 수 있으며 네발기기 연습을 할 수가 있다.

ⓔ 꿇어앉기자세에서 무릎으로 서기와 균형잡기

건측을 이용해서 옆으로 돌아앉은 다음, 꿇어앉는자세를 취한 후 엉덩이를 완전히 들어 올려서 균형을 유지한다. 그리고 균형이 유지되면 앉기를 반복한다. 무릎으로 선자세에서 무릎은 고정시키고 체중을 앞으로, 뒤로, 오른쪽, 왼쪽으로 옮기는 훈련을 실시할 수 있으며 뼈관절염이 있는 환자에게는 주의를 요하면서 실시한다.

ⓕ 무릎으로 걷기

꿇어앉기자세에서 균형이 완전히 이루어지면 건측다리를 앞쪽, 뒤쪽, 왼쪽 그리고 오른쪽으로 이동시켜도 중심을 유지할 수 있으면 다음에 환측다리를 앞쪽, 뒤쪽, 왼쪽 그리고 오른쪽으로 이동 동작을 한다. 건측다리와 환측다리를 교대로 이동하여 앞으로, 뒤로, 왼쪽, 오른쪽으로 무릎걷기를 실시한다.

ⓖ 선자세 균형유지

무릎으로 서기와 무릎으로 걷기가 원활하게 수행할 수 있으면 선자세에서 균형훈련을 실시한다. 물리치료사가 환측에 위치하여 환측에서 환자에게 자극을 줄 수 있으며 건측다리를 앞쪽, 뒤쪽, 오른쪽 그리고 왼쪽으로 움직이며 환측에 체중부하와 균형, 체중이동에 대한 자극을 주며 훈련시킨다. 그리고 머리돌림 등을 충분하게 훈련시켜야 한다. 이 동작에서 환측무릎이 갑자기 꺾어지거나 균형을 유지할 수 없어서 넘어질 수 있으므로 주의하여야 한다.

B. 보행훈련

ⓐ 평행봉 훈련

환자가 건측으로 평행봉을 잡았을 때 팔꿉관절이 약간 구부러진 정도의 높이로 평행봉의 높이를 조절한다. 평행봉 안으로 들어가 선 다음에 체중을 앞쪽, 뒤쪽, 오른쪽, 왼쪽으로 이동하는 연습을 하면서 균형을 유지할 수 있도록 한다. 이때 앞에 거울이 있으면 자세를 교정할 수 있어서 좋다. 선자세에서 충분한 균형을 유지할 수 있고 체중이동의 연습이 잘 되면 실질적인 보행훈련을 실시한다. 보행동작을 하는 순서는 환측손, 건측발, 건측손, 환측발 순서로 보행을 실시한다.

ⓑ 지팡이 훈련

지팡이는 건측 손으로 잡고 높이는 팔꿉관절이 약 20° 정도 구부러진 위치가 좋다. 보행하기 전에 충분한 균형을 유지할 수 있는 능력이 있어야 한다. 서 있을 때 지팡이 착지지점은 건측신발 앞 20 cm와 옆으로 20 cm의 대각선 위치에 고정을 한다. 보행방법은 환측손, 건측발, 건측손, 환측발 순서로 보행을 실시한다.

ⓒ **계단보행 훈련**

계단보행은 올라갈 때는 건측발이 먼저 올라가고 내려올 때는 환측발이 먼저 내려 와야 하는 점이 중요하다. 특히 내려 올 때 환자가 긴장으로 인하여 강직이 증가되는 경우가 많으므로 계단 보행훈련에는 안전이 매우 중요하다.

ⓓ **독립적인 보행**

뇌졸중 환자의 가장 큰 소망은 스스로 걷는 것이다. 선자세에서 충분한 균형이 이루어지면 물리치료사의 지도 및 보호 아래 독립적인 보행을 실시한다. 환측에서 환자가 넘어져서 다치지 않게 보호를 해주며 가능한 도움을 주지 말아야 한다. 건측다리에서 환측다리 순으로 앞으로 이동하게 한다. 앞쪽 및 뒤쪽으로 보행을 하고 오른쪽, 왼쪽으로의 측방으로도 보행훈련을 실시한다. 보행 지구력도 훈련하여야 한다.

5 뇌졸중의 각종 신경발달학적 치료

신경발달학적 치료에는 브룬스트롬치료법, 신경발달학적 치료법(neurodevelopmental treatment, NDT, Bobath), 루드의 치료법(Rood treatment methods), 고유신경성 신경근촉진치료법(proprioceptive neuromuscular facilitation, PNF), 보이타치료법(Vojta) 등이 있다. 이러한 치료법들은 서로 매우 다른 것 같이 보이지만 치료기술의 자세와 방법에 있어서 많은 공통점이 있는 것을 발견할 수 있다. 이러한 치료법 들은 현재에도 많은 발전을 하고 있고 계속하여 변화하고 있다. 중추신경계 손상 환자의 증상과 손상부위에 따라 치료법의 선택이 달라질 것이며 또한 치료과정 중에 있어서도 어느 한 치료법을 가지고 환자를 치료를 하다보면 환자의 기능회복에 맞는 치료를 하기 위하여는 처음 시작했던 치료법과는 다른 치료법이 사용되기도 한다. 왜냐하면 똑같은 부위의 손상일지라도 환자마다 나타나는 증상과 징후 그리고 문제점이 다르게 나타나고 환자의 신체적인 면과 치료에 참여하는 환자의 동기나 보호자의 협조 등이 모두 같지 않기 때문이다. 그래서 환자를 다방면으로 평가를 하고 그에 맞는 적절한 치료를 해야 할 것이다. 임상에서 보편적으로 많이 적용되는 치료개요를 간략하게 요약하여 소개한다. 또한 현재 각종 치료법에 대한 학회가 구성이 되어 있어 보다 정확하고 심도 있는 치료기술은 학회를 통하여 습득하는 것이 환자치료시 더욱 유용하다고 말할 수 있다.

1) 고유수용성 신경근 촉진법(proprioceptive neuromuscular facilitation, PNF)

고유수용성 신경근 촉진법은 1940년대 중반에 미국의 의사 Kabat이 생리학적 사실을 근거로 이론화하고 물리치료사인 Magaret Knott(1967년), Voss 등에 의해 구체적인 기술이 포함되어 오늘날에 운동요법에 있어서 중요한 치료법 중 하나이다. 주로 고유수용기를 자극하여 신경근 반응을 유도해 내는 방법으로써 신장(stretch), 최대저항(maximal resistance), 관절의 견인(traction, seperation), 관절의 압축(approximation compression), 촉진위치(facilitating position) 등의 방법으로 환자를 치료한다. 고유수용성 신경근 촉진법은 말초신경계 질환뿐만 아니라 중추신경계 질환 그리고 근골격계 질환의 치료에도 사용할 수 있는 것이 특징이다.

2) 루드의 치료법(Rood treatment menthods)

마가렛 루드(Magaret Rood)는 물리치료사이면서 작업치료사인데, 처음에는 뇌성마비아의 치료를 위해 고안된 것이지만, 이후에는 다른 환자들에게도 치료법을 적용시켰다. 루드의 이론은 근육의 긴장 개선과 수의적인 운동 활동을 적절한 감각자극으로 특정동작을 유발시키거나 치료에 적용하는데 이용하였고 더불어 어떤 운동패턴(motor pattern)이 출생시에 존재하는 원시적인 반사패턴으로부터 발달되어 고위중추의 조절로 진행한다는 것에 착안을 두어 개체발생학적 운동발달 단계별에 감각자극을 병행하여 치료를 하였다.

3) 보이타치료법(Vojta treatment)

바클라브 보이타(Vaclav Vojta) 박사는 1917년 체코 출생으로 프라하 대학의 소아신경과장으로 근무하다가 1968년 독일로 망명하였다. 처음에는 뇌성마비 치료경험이 부족하여 많은 어려움을 겪었는데 점차 뇌성마비를 치료하면서 Vojta 치료를 개발하였다. 그는 우연한 기회에 선자세로 있는 뇌성마비 환자를 여기저기 눌러 보다가 다리의 긴장이 저하되는 현상을 발견하게 되었다. 또한 수축기관의 운동에 저항을 주어 등척성 수축을 유지함으로써 팔, 다리의 긴장성 저하가 나타나는 것을 확인하였다. 이러한 경험으로 유발대(zone)을 발견하고 뇌성마비 환자에게 적용한 결과 기기동작(crawling)을 할 수 있게 하였다. 임상에서는 뇌성마비뿐만 아니라 중추신경손상 성인치료까지 영역이 확장되었다.

4) 브룬스트롬의 치료법(Brunnstrom treatment)

Signe Brunnstrom 여사는 스웨덴에서 출생하여 미국에서 활동한 물리치료사로, 뇌졸중 발작 후에 대부분의 환자가 회복단계에서 환측에 기본적 팔, 다리공동운동패턴(basic limb synergies pattern), 원시반사자세(primitive postural reflex), 연합반응(associated reaction) 등이 출현하는 것을 발견하고 이것을 응용한 치료방법과 회복단계 평가법을 개발하였다. 치료는 보통 이완단계에서는 원시반사와 공동운동 그리고 연합반응을 이용하여 근수축과 동작을 유발하였고 공동운동이 나타나는 시기는 고유수용기를 자극하여 주요 공동운동을 조절하고 겉질밑수준(subcortical level)에서 겉질수준(cortical level)으로 발달시키는 것이다. 그리고 공동운동으로부터 혼합요소에 의한 굽힘근 및 폄근공동운동을 분리하여 수의적인 조절이 나타나도록 치료를 하였다.

5) 신경발달학적 치료법(Neurodevelopment treatment, NDT, Bobath)

Berta Bobath(물리치료사)가 반사억제자세(reflex inhibitory posture, RIP)의 물리치료에 의해 경직이 감소되는 것을 직접 보고 Karel Bobath(신경생리학자)는 이것을 이론적으로 정립하여 보바스 치료법이라고 소개하였다. 현재 많은 신경생리학자들이 이론과 다른 치료사들이 개발한 치료법들 중 좋은 방법들이 자연스럽게 유입되어 신경발달학적 치료(neurodevelopment treatment, NDT)로 발전되었다. 치료는 촉진(facili- tation), 억제(inhibition), 자세조절(postural control), 핸들링(handling), 피드백(feed- back) 등을 통하여 운동을 향상시키고 기능을 최대화 시키는데 목표를 두고 있다.

6 뇌졸중의 예후

1) 생명예후

뇌졸중 환자의 발작 후 약 18 %는 수일 내에 사망하고 9 %는 후유증이 거의 없이 회복되며 그 나머지 73 %의 환자가 재활 프로그램을 필요로 하는 것으로 알려져 있다. 뇌출혈로 인한 발작에서 의식이 청명한 경우에는 사망은 매우 드물고 의식장애가 중증인 경우 3개월 이내에 100 %, 중등도인 것은 61 %가, 경도는 22 %가 사망했다고 한다. 의식장애를 동반한 출혈인 경우, 발작 초기부터 의식장애가 중증으로 지속하는 것은 물론 수일의 경과로 혼수에 빠지는 것도 예후는 나쁘다.

2) 재발

재발은 뇌출혈보다 뇌경색이 많은데 뇌경색으로는 1개월 이내가 약 20 %, 1년 이내가 약 50 % 정도로 재발될 확률이 높으며 만약 재발한 경우라면 처음 발병보다는 심각한 여러 증상 및 징후가 발생되어 더 많은 문제를 유발한다. 뇌출혈의 재발은 첫 번째 손상 반대측 뇌반구에 많다. 일과성 뇌허혈발작증 후 약 5 ~ 10 %는 뇌졸중이 재발한다. 뇌거미막출혈의 재발은 꽈리(70 %), 동정맥기형(30 %)이며, 4주 이내에 재발 가능성이 높다.

3) 편마비 기능회복 예후

기능회복은 손상의 정도, 환자의 환경과 스스로 움직이는 독자적 생활을 위한 훈련, 의욕(motivation), 협조의 정도 등에 따라 확실히 다르게 나타난다. 신경학적 회복기간은 뇌졸중의 크기와 범위 등의 기전(mechanism)과 병소의 위치(lesion location)에 따라 다르나 보편적으로 약 90 %가 3 ~ 6개월 사이에 회복되며, 그 후 9개월에서 12개월까지는 천천히 나타난다. 특히 뇌출혈환자는 장기간에 걸쳐 서서히 회복을 한다. 조기에 물리치료를 시행함으로써 기능회복은 더 큰 효과를 얻을 수 있다.

4) 불량예후 인자

과거에 뇌졸중의 병력이 있는 뇌졸중(previous history stroke), 고령자(older age), 다른 질병이 동반된 경우(complication history disease), 양측성 뇌질환(bilateral brain disease), 치매(dementia), 심한무시(persistent neglect), 총체적인 지각결손(gross perceptual deficits), 중증언어상실증(severe aphasia), 장기간 침상생활(prolonged bed rest), 임상적인 우울증(clinical depression), 시각결손(visuospatial deficit), 대소변실금(urinary and bowel incontinence)이 3주 이상 지속된 경우, 이완성마비(flaccid paralysis)가 4주 이상 지속된 경우, 손의 수의적인 운동결여(fingers voluntary movement deficit)가 6주 이상 지속된 경우, 몸통부의 심한경직(severe proximal spasticity), 반사회복률(rate return of reflexes)이 느린 경우 등이 있다. 그러나 이상의 요소 중 한 가지만 가지고는 예후를 예측할 수 없으며 종합적으로 고려하여야 함은 물론이다.

chapter 3 뇌성마비(cerebral palsy)

1 개 요

뇌성마비는 중추신경계 장애 중 대표적인 것으로 1862년 W.J. Little이 난산을 통해 출산한 63명의 어린이에게서 발생한 신경 손상을 보고한 이후, 1889년 William 등이 'The Cerebral Palsies'라고 부른 것이 계기가 되어 뇌성마비라고 부른 이래 약간의 개념변화를 거치면서 오늘에 이르고 있다. 뇌성마비는 비진행성으로 정상 발달단계를 거치면서 출현 혹은 소실되어야 할 반사들이 파행적 과정을 밟음으로써 여러 가지 운동장애를 동반하게 되는데, 치료이론이 복잡하고 고도의 신경생리학적 혹은 발달학적 지식을 필요로 한다. 이처럼 뇌성마비의 치료원리나 이론, 방법 등이 광범위하고 다양하기 때문에 뇌성마비를 이해하는데 필요한 가장 기본적인 내용을 중심으로 설명하고자 한다.

1) 뇌성마비의 정의

W.J. Little 이후 뇌성마비에 대한 정의는 일반적으로 뇌신경 조직의 병변이나 기능부전으로 인한 운동장애, 감각이상, 기능저하, 청력 및 시력, 언어장애 등을 동반하는 비진행성 뇌손상 증후군이라고 정의한다. 뇌성마비는 질병이 아니고 장애의 범주에 포함된다고 할 수 있으며, 대부분이 정신지체와 같은 신경학적 장애를 동반한다.

2) 뇌성마비의 원인

뇌성마비의 원인은 다양하며 대부분의 경우 하나 혹은 그 이상의 원인 인자를 가진 다인성 질환으로 정확하게 그 원인을 알 수 없는 경우가 많다. 뇌성마비의 원인을 분류하는 방법에는 여러 가지가 있는데, 뇌 손상이 발생한 시기를 중심으로 출생 전, 출생 시, 출생 후로 나누어 설명하고자 하며, 발생원인의 30 %는 출산 전, 60 %는 출산 시, 10 %는 출산 후 합병증으로 발생한다.

(1) 출생전(Prenatal)

① 유전적-발생학적 요인

인종이나 혹은 가족력이 원인으로 작용하기도 하고 성(sex)과 관계가 있을 때도 있다고 한다. 사람에 따라서는 이들을 뇌성 발육부전(cerebral agenesis)이라고 따로 분류하기도 하는데, 일반적으로 비진행성이며 유선성 무성위 운농증(hereditary athetosis), 진전(familial tremor), 경련성 하반신 마비(familial spastic paraplegia) 등이 그 예이다.

② 자궁내 요인

자궁내 요인이 원인이 되는 것으로는 출생전 감염(prenatal infection), 풍진(rubella), 기타 모성감염(maternal infection), 출생전 산소결핍증(일산화탄소 중독 등), 모성 빈혈, 저혈압 그리고 모성 중독증(maternal toxemia), 직접적인 외상, 모성 출혈성 당뇨병(maternal bleeding diabetes) 등과 같은 출생전 뇌출혈이나 Rh인자에 의한 자가면역 반응(isoimmunization reaction), 대사성 장애(metabolic disturbances), 당뇨병 그리고 모성 영양불량 등이 있다.

(2) 출생시(Natal)

① 산소결핍증(Anoxia)

분만 중에 산소 결핍증을 일으키는 원인들에는 다음과 같은 것들이 있다.

- 기계적 호흡차단(mechanical respiratory obstruction)
- 무기폐(atelectasis)
- 약물에 의한 마취중독(narcotism)
- 태반전치(placenta previa) 혹은 태반 조기박리(placenta abruption)
- 모성 산소결핍 혹은 저혈압

• 난산 혹은 둔위분만(breech deliveries)

② 출생시 외상

• 난산에 의한 뇌 손상
• 겸자 분만(Forcep)시 실수로 인한 외상
• 조산(Prenatal)으로 인한 황달

(3) 출생후(Postnatal)

출생후 뇌성마비를 일으키는 원인들에는 다음과 같은 것들이 있다.

• 외상 – 경질막밑 출혈, 머리뼈 골절, 뇌의 타박상
• 감염 – 뇌막염(meningitis), 뇌염(encephalitis), 뇌농양(brain abscess)
• 중독 – 납(lead), 비소(arsenic), 콜탈 유도체들(coal tar derivatives), 스트렙토마이신(streptomycin) 등
• 뇌혈관 사고(cerebral vascular accidents)
• 일산화탄소 중독
• 신생물 – 뇌종양 등
• 공해물질, 환경호르몬, 방사선 조사

3) 뇌성마비의 발생빈도

뇌성마비의 발생빈도에 관한 보고는 나라에 따라 그리고 사람에 따라 차이가 있는데, 보통 1,000명 출생 당 0.6 ~ 5.9명의 비율 혹은 1,500명 출생당 7명의 비율을 보인다고 한다. 우리나라에는 뇌성마비 환자가 약 60,000 ~ 100,000명 정도 있는 것으로 추정된다. Banks는 미국 내에는 약 100만 명의 뇌성마비 환자가 있으며 매년 2만 5천 명씩 발생한다고 하였고, Hagberg 등은 스웨덴에서 지난 20년간 뇌성마비의 발생률을 조사한 결과 1975년 이전까지는 감소하였으나 그 이후에는 증가하는 추세라고 하였다. 한편 Rh 혈액형 부적합이 주원인인 곰지락형(Athetosis type)은 혈액학의 발달로 감소하는 추세이며 현대 의학의 발달로 인한 미숙아의 생존율의 증가에 따라 경직형(Spastic type)이 증가하고 있다.

4) 뇌성마비의 분류

뇌성마비의 분류는 미국 뇌성마비학회의 분류, Bobath의 분류 등이 대표적이다. 일반적으로 미국 뇌성마비학회에서 제정한 분류법이 많이 이용되고 있는데, 미국 뇌성마비학회에서는 뇌성마비를 크게 신경운동학적 분류, 신경운동 손상이 나타난 지절별 분류, 장애정도에 의한 분류 등으로 구분하였다. 여기에 반해 Bobath는 자세 긴장력의 질(quality of postural tone)에 기초하여 뇌성마비의 형태를 분류하였다.

(1) 미국 뇌성마비학회의 분류

① 신경운동학적 분류

▸ 경직형(Spastic type)

대뇌겉질(cerebral cortex)의 운동영역(motor area) 손상이 주된 원인이며, 중간뇌와 뇌줄기 그리고 겉질그물체(reticular formation) 내에 있는 억제 및 촉진중추(inhibitory and facilitatory center) 사이의 부조화에 의해 일어난다. 경직성이란 근육을 수동적으로 신장할 때 근육의 신장반사(stretch reflex) 증가로 인하여 근육의 긴장성이 증가된 것이라고 보통 정의하는데 경직성의 대표적 특성이다. 역시 깊은힘줄 반사의 항진과 간대경련(clonus) 등이 특징적으로 나타나며 바빈스키 반응(Babinski response)이 양성이다. 뇌성마비의 약 60 ~ 70 %로 가장 많다. 경직형은 사람에 따라 다시 경직형 편마비, 경직형 양하지마비, 경직형 사지마비 등으로 나누기도 한다.

경직형 편마비는 양측이 비대칭성을 나타내므로 조기발견이 가능하여 보통 생후 6개월경이면 발견할 수 있고 늦어도 1년을 전후로 해서 발견된다. 어느 정도 보행이 가능해 3세경이면 어설프지만 걸음을 걷게 되고 지능장애가 없으면 한쪽 팔의 기능이 떨어지긴 하지만 혼자서 독립적인 생활이 가능하다.

경직형 양하지 마비는 뇌성마비의 유형 중 가장 흔하며 출생 직후에는 긴장도의 저하를 보이나 6개월 내지 1년을 전후해 경직형이 된다. 일반적으로 나이가 어릴 때는 폄근의 경련성이 우세하다가 나이가 들면 굽힘근의 경직이 강해진다. 보행의 가능성은 높아 약 4세경에 걷게 되며, 약 80 %의 환자에서 사회적 보행이 가능하고, 18 %에서는 보조기의 도움이 필요하며, 2 %에서는 보행불능이 된다. 팔의 신경학적 침범은 경미한 편이므로 심각한 지능장애가 없으면 독립적 생활이 가능하다.

경직형 팔다리마비는 보통 다리가 더 심하게 침범되지만 팔다리 모두에 경직성 마비를 나타내며 양측이 비대칭성인 경우도 많다. 전형적인 경직형 팔다리마비가 될 때까지의 발달 과정을 저긴장기(hypotonic stage, 6주에서 6개월까지), 운동장애기(dystonic stage, 2개월에서 12개월), 경직기(spastic stage)로 나누기도 한다. 경직성 팔다리마비는 양측 대뇌 반구의 광범위한 손상으로 인한 경우가 대부분이므로, 경직형 팔다리마비의 25 %는 전혀 걷지 못하고 일상생활이 불가능하며, 33 %는 보조도구를 사용해야만 걸을 수 있고, 나머지 33 %는 보행과 독립적 일상생활이 가능하다.

보통 과신장 반사(hyperactive stretch reflex)는 운동을 시작하려고 할 때나 운동의 끝 부분에서 일어나기 때문에, 경직성 근군을 갑작스럽게 수동신장 시키면 저항이 증가한다. 경직성을 주로 나타내는 근육들에는 다음과 같은 것들이 있다.

경직형 뇌성마비에서 경직성을 주로 나타내는 근육들

- 어깨관절 굽힘근, 후축근(retractor), 모음근, 안쪽돌림근
- 팔꿉관절 굽힘근, 아래팔 엎침근
- 손목관절 굽힘근
- 손가락 굽힘근
- 엄지 굽힘근
- 엉덩관절 굽힘근, 안쪽돌림근, 모음근
- 무릎관절 굽힘근
- 발목관절 발바닥쪽 굽힘근
- 발 가쪽번짐 및 안쪽번짐

한편 위에서 언급한 근육들의 경직성으로 인하여 다양한 형태의 비정상적인 자세들이 출현하는데, 경직성을 나타내는 근육들이 보통 짧아진 범위안(shorten range)에 있게 되어 생기는 현상이다. 즉 어떤 근육에 경련성이 출현하면 이 근육의 비정상 근활동에 대해 반작용(counteract)을 하는 길항근의 운동결핍이 일어나 서서히 약화되면서 변형이 일어나게 되는 것이다. 이러한 비정상자세는 대부분 어떤 특정한 한 관절에만 국한되지 않고 광범위하게 나타나므로 환자의 평가 시 전체를 평가해야 한다. 또 비정상적인 자세는 처음부터 고정되는 것이 아니라 적절한 치료를 하지 않았을 때 고정되므로 치료 시 특히 관심을 가져야 한다.

경직성은 운동신경의 마비가 아니기 때문에 비정상적인 수의운동(abnormal voluntary movement)을 하게 되어, 운동의 질이 떨어진다. 운동은 일반적으로 공동운동(synergies movement)의 형태를 나타내고, 공동운동의 패턴은 발달수준(developmental level)에 따라 다양하다. 또 연합반응(associated reaction)이 나타나고 지능은 다양하지만 일반적으로 곰지락형보다 낮은 경향이 있으며, 곰지락형보다 경직성에서 특히 공간 관계(spatial relationships)의 인식장애가 더 흔하다. 감각상실은 경직성 편마비의 손, 그리고 시야(visual field)에서 가끔 일어난다. 간질은 곰지락형에서 보다 3배 정도 많다.

▸ 곰지락형(Athetoid type)

주로 대뇌 바닥핵(basal ganglia)이나 줄무늬체(corpus striatum)의 손상이 주된 원인으로 뇌성마비의 약 20 ~ 25 %를 차지한다. 운동의 특성은 목적이 없는 빠르거나 느린 운동이 패턴(pattern) 혹은 비 패턴(unpattern)형으로 나타나며, 팔다리가 휴식 시에도 꿈틀꿈틀 움직이거나(writhing), 움찔하는(jerky) 불수의적 동작이 일어난다. 진전(tremor)이 동반되기도 하는데, 팔 말단의 운동이 팔 근위부로 물결치듯 퍼져나가 마치 벌레가 움직이는 것처럼 보인다. 휴식시의 불수의적 운동은 움직이려고 노력을 하거나 말을 할 때 또는 흥분을 하거나 깊은 생각(deep thinking)을 하는 모든 것들이 자극이 되어 일어난다. 불수의적 운동은 조절하는 방법을 잘 배우면 어느 정도 조절이 가능하며 피로, 졸음, 완전한 집중(full attention)을 유지하고 있을 때는 감소되고 엎드린자세에서도 감소된다. 곰지락형은 팔다리에서 뿐만 아니라 혀의 근구조물(tongue musculature)과 얼굴을 포함한 신체의 모든 부위에서 나타날 수 있다.

수의적 운동은 어느 정도 가능하지만 불수의적 운동이나 긴장항진(hypertonia)이 심하면 운동의 질이 현저하게 떨어진다. 눈의 운동은 특별히 위쪽으로의 운동(upwards)에 결함이 있다. 균형은 불량한 자세 – 균형기전(poor posture–balance mechanism)을 갖고 있지만 지능은 정상인 경우가 많다. 일반적으로 깊은 힘줄반사(deep tendon reflex)와 발바닥쪽 굽힘반사는 정상이며 구축이나 관절변형은 드문 편이다.

▸ 조화운동불능형(실조형 · Ataxic type)

주로 소뇌의 병변이 원인이 되는데 평형반응의 감소 혹은 결핍이 가장 중요한 증상으로 균형과 협조운동의 장애가 현저하다. 수의적 운동은 일반적으로 존재하나 비협조적(uncoordinated)이며 어설프고 운동시 강력한 진전이 동반된다. 저긴장증(hypotonia)이나 눈떨림증(안구진탕증, nystagmus), 낮은 지능, 발음이 명확하지 않은 말 등이 흔한 증상이다.

▸ 진전형(Tremor type)

스스로 억제할 수 없는 불수의적이며 상반적인 운동이 규칙적인 리듬을 가지고 나타나는 것이 특징이다.

▸ 강직형(Rigidity type)

운동을 하려고 할 때 주동근과 길항근 모두에 저항이 증가되어, 마치 연관(lead pipes)을 구부리거나 톱니바퀴(cogwheel)를 움직일 때와 같은 느낌을 느끼게 된다. 힘줄반사는 일반적으로 정상이다.

▸ 혼합형(Mixed type)

약 1 %에서 혼합형으로 나타난다는 보고가 있는데, 지금까지 설명한 특징을 가진 유형이 하나 혹은 그 이상 혼합된 형을 말한다.

② 신경손상이 나타나는 지절별 분류(그림 3-1)

▸ 편마비(Hemiplegia)

신체의 같은쪽 팔다리에 장애가 있는 것으로, 경직성에서 많이 볼 수 있으나 때로는 무정위성 편마비(athetotic hemiplegia) 환자에서도 볼 수 있다.

▸ 팔다리마비(Quadriplegia)

양측성 편마비(bilateral hemiplegia)라고도 하는데, 팔다리 전체가 마비된 것이다. 팔다리마비에서는 일반적으로 다리마비보다 팔마비가 더 심하다.

▸ 양측마비(Diplegia)

팔다리마비에서와 같이 팔다리 전체가 마비된 것인데, 팔다리마비와 다른 점은 양측 다리의 마비 정도가 팔의 마비 정도보다 더 심하다는 것이다.

▸ 삼지마비(Triplegia)

신체의 삼지에 마비가 있는 것으로 보통 양 하지와 한쪽 상지에 마비가 있다. 주로 경직성에서 많이 나타난다.

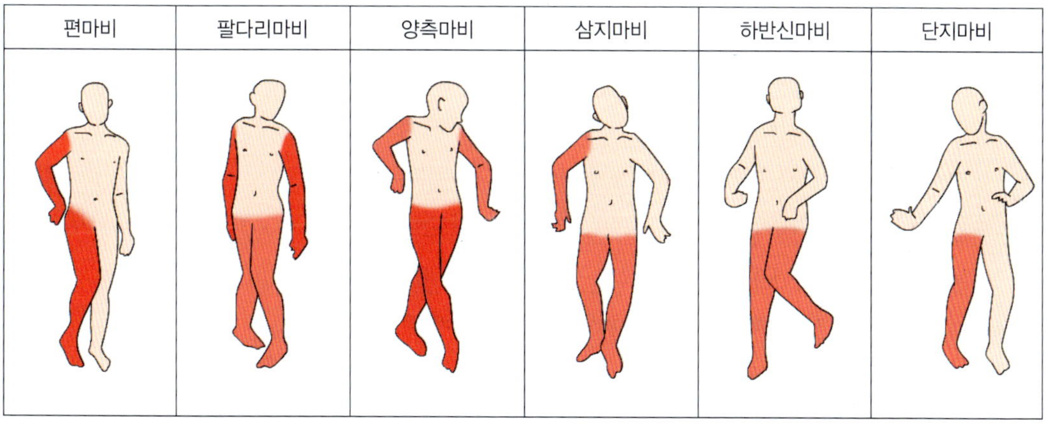

*색깔이 진할수록 장애 정도가 크다.

〈그림 3-1〉 손상 지절별 분류

▸ 하반신마비(Paraplegia)

하지에 장애가 있는 것으로 경직성에서 흔하다.

▸ 단지마비(Monoplegia)

신체의 어느 한 사지에만 국한적으로 마비가 온 것으로 매우 드물다.

③ 장애정도에 따른 분류

뇌성마비의 일상생활동작의 독립성과 신경운동장애의 정도를 기준으로 분류한 것이다.

▸ 경증(Mild)

행동이 약간 어설프기는 하나 독립적으로 일상생활을 수행할 수 있으며 보조장구의 착용 없이도 보행이 가능하다 이들 어린아이에서는 특별한 운동장애가 별로 없다.

▸ 중등도(Moderate)

일상생활동작과 보행, 언어 등이 완전하게 독립적이지는 못하며, 완전한 활동을 위해서는 보조장구의 착용이 필요하다.

▸ 중증(Severe)

장애 정도가 너무 심하여 혼자서 독립적으로 일상생활을 할 수 없으며 항상 보조기의 착용과 보조자의 도움이 필요하다.

〈표 3-1〉 미국뇌성마비 학회 분류표

신경운동학적 분류	신경손상 지절별 분류	장애정도에 따른 분류
경직형(Spastic type)	반 마비(hemiplegia)	경증(Mild)
곰지락형(Athetoid type)	팔다리 마비(Quadriplegia)	중증도(Moderate)
조화운동 불능형(Ataxic type)	양측 마비(Diplegia)	증증(Severe)
강직형(Rigid type)	세다리 마비(Triplegia)	
떨림형(Tremor type)	하반신 마비(Paraplegia)	
혼합형(Mixed type)	홑팔다리 마비(Monoplegia)	

(2) 보바스의 분류

최근 보바스 센터에서는 자세 긴장력(postural tone)의 질(quality)에 기초하여 뇌성마비 형태를 다음과 같이 분류하고 그 특징을 정의하였다(표 3-2).

〈표 3-2〉 보바스(Bobath) 분류

자세 긴장력(postural tone)	질(quality)
중증 경직형(Severe Spastic Type)	
중등도 경직형(Moderate Spastic Type)	
곰지락형(athetoid type)	경직성을 동반한 곰지락형 긴장성 경축(tonic spasms)을 동반한 곰지락형 무도 곰지락형(choreo athetoids) 순수한 곰지락형(Pure athetoids)
실조형(Ataxia type)	
이완형(flaccid type)	
과운동형(hyperkinetic type)	

① 중증 경직형(Severe spastic type)

▶ 분류

경직성 과긴장(spastic hypertonus) 및 소성 과긴장(plastic hypertonus)을 모두 포함하고 있는 뇌성마비로 침범 형태에 따라 다음과 같이 세분(sub-classification)할 수 있다.

• 팔다리마비(quadriplegia): 많음
• 양측마비(diplegia)
• 편마비(hemiplegia)

▶ 특징

– 긴장력(tone)의 질 및 기형의 발달 정도
• 과긴장이 과하고 변화의 정도(change of degree)가 작다.
• 주동근과 길항근에 경련성, 협력수축(co-contraction)이 있다.
• 긴장력의 갑작스러운 변동(fluctuation)이 없다.
• 몇 가지 비정상적인 자세의 유지 때문에 기형발달의 위험이 많다.

– 원시패턴(primitive pattern)
• 긴장성 반응(tonic reactions)에 의해 완선하게 억제 당하는 경우가 가끔 있다.
• 굽힘과 폄의 원시패턴 : 약간 불완전한 전체 패턴(total pattern)들이 몇 가지 있다.
• 대부분의 경우에 있어서 놀람반응(startle reaction)이 있다.

– 긴장성 패턴(tonic pattern)
• 촉지에 의해서 연합반응(associated reaction)을 느낄 수 있다.
• 연합동작(associated movements)은 나타난다.
• 강한 과긴장(strong hypertonus)이 있다.
• 긴장성 목반사(tonic neck reflex)가 나타난다.
• 긴장성 미로반사(tonic labyrinthine reflex)가 있다.
• 양성 지지반응(positive supporting reaction)이 나타난다.

– 정위 및 평형 그리고 보호반응(protective reaction)
• 침범된 부위에 정위반응(righting reaction)이 나타나지 않는다.
• 목정위반응(neck righting reaction)이 보통 존재한다.
• 보호폄근 밀기반사(protective extensor thrust reflex)가 나타나지 않는다.
• 평형반응(equilibrium reaction)이 나타나지 않는다.

– 운동의 질과 범위(range and quality of movement)

• 강한 자극이 주어졌을 때를 제외하고는 운동이 거의 없다.
• 운동의 범위는 중감범위까지 제한된다(협력수축).
• 운동이 작고 힘들다.
• 먼쪽부분에서 보다 몸쪽부분에서 협력수축이 많다.

– 인격적 특성(personality characteristics)

• 넘어지는 것에 대한 두려움이나 큰소리 등에 의해 과긴장력(hyper tonus)이 증가된다.
• 안심을 시켜주는 것이 필요하다.
• 외부세계 및 환경과의 접촉이 부족하다(환자의 경직성이 조절하에 놓여있을 때는 치료시 강한 자극이 요구된다).
• 자동반복반응(상동반응, stereotyped responses)이 나타난다.
• 신체적 변화나 기타 변화들에 대해 적응력(adaptation)이 부족하다.

② **중등도 경직형**(Moderate spastic type)

▶ **분류**

중등도의 경직성 과긴장 및 소성 과긴장을 가지고 있는 뇌성마비로 침범형태에 따라 다음과 같이 세분할 수 있다.

• 팔다리마비(quadriplegia)
• 양측마비(diplegia)
• 하반신마비(paraplegia): 드묾
• 편마비(hemiplegia)

▶ **특징**

– 긴장력(tone)의 질 및 기형의 발달 정도

• 근 긴장력이 환자의 노력(effort)이나 감정(emotion), 말(speech) 혹은 갑작스러운 신장과 같은 자극에 의해 정상으로부터 과 긴장까지의 사이에서 변화된다.
• 길항근에서보다 주동근에서 경직성이 현저하며 몸쪽부분에서보다 먼쪽부분에서 심하다.
• 비정상적인 자세의 지속적인 유지나 자동반복형의 비정상 패턴(stereotyped abnormal patterns)을 이용한 숙련운동(skilled movement) 등에 의해 기형이 발달된다.

• 침범된 부위를 잘 쓰지 않음으로써 기형이 발달된다.
• 연합반응 등에 의해서도 기형이 발달된다.

– 원시패턴(primitive pattern)
• 굽힘 혹은 폄의 전체 패턴이 있다.
• 보통 놀람반응이 존재하고 강하다.
• 반사전 보행(reflex stepping)이 있다.

– 긴장성 패턴(tonic pattern)
• 연합반응이 운동처럼 강하게 보인다.
• 긴장성 목반사가 있다.
• 긴장성 미로반사가 존재한다.
• 양성지지반응이 존재한다.

– 정위 및 평형 그리고 보호반응(protective reaction)
• 약간의 정위반응이 있으나 많지는 않다.
• 앉은자세와 무릎자세에서는 가끔 평형반응이 존재하나 기립자세 및 보행시에는 완전하지 못하다.

– 운동의 질과 범위(range and quality of movement)
• 중증 경직형에서 보다는 운동범위가 넓지만 완전하지는 못하다.
• 운동의 범위는 운동을 할 때 경직성의 정도에 직접 비례한다.
• 운동의 선택성(selectivity)이 없이 비정상적이며 원시적인 방법으로 숙련운동을 배운다.
• 전체 공동운동(total movement synergy)이 있다.
• 목적 있는 운동을 위해 척수 및 긴장성 반사패턴을 수의적으로 이용한다.
• 어떤 경우에 있어서는 손가락이나 발가락 등에 불수의적 운동이 존재한다.

– 인격적 특성(personality characteristics)
• 중증 경직형에서와 비슷하다.
• 안정되고 신중한 조정(handling)이 필요하다.
• 환경과의 접촉은 양호(good)하다.

- 운동반응(motor response)은 중증 경직형에서 보다 좀더 적합하며 자동반복 행동이 적게 나타난다.
- 빠르고 급격한 변화에 대한 적응력이 부족하다.
- 대부분의 경우, 끈기(perseverance)가 없다.

③ 무정위형(Athetoid type)

경직성을 동반한 무정위형

▶ 분류

- 팔다리마비(quadriplegia)
- 편마비(hemiplegia)

▶ 특징

– 긴장력(tone)의 질 및 기형의 발달 정도

- 중등도의 경직성이 있고 먼쪽부위에서보다 몸쪽부위에서 더 많이 나타난다.
- 먼쪽부위 관절에 무정위형이 더 많이 나타난다.
- 정상과 과긴장 사이에서 근의 긴장력이 변동된다.
- 변형은 경직성에서보다는 흔하지 않지만 어떤 경우에는 팔꿉관절, 엉덩관절, 무릎관절 등에 굽힘 기형(flexor deformity)이 나타난다.
- 몸쪽부위 관절에는 약간의 협력수축이 있다.

– 원시패턴(primitive pattern)

- 원시패턴이 존재하기는 하지만 불수의적 운동에 비해 수정(modified)된 형태로 나타난다.

– 긴장성 패턴(tonic pattern)

- 대칭성과 비대칭성 긴장성 목반사의 영향을 강하게 받는다.
- 긴장성 미로반사의 영향을 강하게 받는다.

– 정위 및 평형 그리고 보호반응(protective reaction)

- 정위반응이 보통 존재하나 긴장성 반사들의 간헐적 영향 때문에 예측할 수가 없다.

• 평형반응은 결함(faulty)이 많고 불완전하다.

– 운동의 질과 범위(range and quality of movement)
• 선택적 운동(selective movement)의 결함이 있다.
• 근 작용의 등급(grading)이 떨어진다.
• 중간범위(midrange)에서 주로 운동이 일어난다.
• 자세패턴(postural pattern)이 중등도 경직형과 비슷하다.

– 인격적 특성(personality characteristics)
중등도 경직형과 매우 비슷하나 두려움이 더 작고 변화에 좀 더 잘 적응한다.

긴장성 경축(tonic spasms)을 동반한 무정위형

▶ 분류

팔다리마비(quadriplegia)

▶ 특징

– 긴장력(tone)의 질 및 기형의 발달 정도
• 근의 긴장력이 저긴장(hypotonic)으로부터 정상, 혹은 저긴장으로부터 과긴장(hyper tonic) 사이에서 변동된다.
• 폄이나 혹은 굽힘이 과도하여 협력수축의 결함이 있다.
• 특별하게 비대칭성 긴장성 경반사와 같은 강력한 비대칭성 자세반사 때문에 다음과 같은 기형들이 발달된다.
• 옆굽음증(scoliosis)
• 뒤옆굽음증(kypho-scoliosis)
• 위쪽으로 엉덩관절의 탈구
• 환자가 장시간 동안 앉은자세를 취하게 되면 엉덩관절과 무릎관절에 굽힘 구축이 나타남.

– 원시패턴(primitive pattern)
• 보통 존재하지 않는다(환자는 긴장성 경축이나 저긴장 때문에 움직일 수가 없다).

- 긴장성 패턴(tonic pattern)
• 강력한 대칭성 및 비대칭성 긴장성 목반사가 있다.
• 강한 긴장성 미로반사가 있다.

- 정위 및 평형 그리고 보호반응(protective reaction)
• 상실되어 나타나지 않는다.

- 운동의 질과 범위(range and quality of movement)
• 운동의 수의적 조절이 어렵다.
• 간헐적 긴장성 경축이 강하다.
• 극단적인 굽힘 혹은 폄자세가 나타난다.
• 몸쪽부위보다 먼쪽부위에서 더 많은 불수의적인 운동이 있다.

- 인격적 특정(personality characteristics)
• 감정적으로 불안정하고 미성숙(immature) 되어 있다.
• 극도로 화를 냈다가 갑자기 행복해 하는 등 감정의 변화가 심하다.
• 경축이 있을 때 매우 불안해하며 신경질적이다.
• 말은 보통 할 수가 없다.

무도 곰지락형(chorea-athetoids)

▶ 분류

팔다리마비(quadriplegia)

▶ 특징

- 긴장력(tone)의 질 및 기형의 발달 정도
• 긴장력이 저긴장에서 정상으로 혹은 저긴장에서 과긴장으로 변동된다.
• 협력수축의 결함이 있다.
• 기형의 발달은 드무나 손가락관절과 어깨관절 등에 아탈구를 일으키는 경향이 있으며 어떤 환자들에서는 가쪽발끝휜발증(valgus feet)을 나타내기도 한다.

– 원시패턴(primitive pattern)

원시패턴이 존재하나 무정위성에 의해서 수정된다.

– 긴장성 패턴(tonic pattern)

간헐적으로 나타나는 긴장성 패턴이 있다.

– 정위 및 평형 그리고 보호반응(protective reaction)

• 정위반응과 평형반응이 약간 광범위하게 존재한다. 그러나 협조운동은 비정상적이다.
• 상지의 보호신근 밀기반사가 비정상이며 가끔 결핍(absent)된다.

– 운동의 질과 범위(range and quality of movement)

• 운동의 범위가 극단적이며 중간범위가 없다.
• 경련동작(jerky movement)이 나타난다.
• 불수의적 운동이 번쏙부위에서보다 몸쪽부위에서 많다.
• 손과 손가락의 약화가 있으나 가끔 자유운동에서 아주 좋은 협조운동을 나타낸다.
• 선택적 운동(selective movement)의 결함이 있다.
• 운동에 대한 고정(fixation)의 결함이 있다.

– 인격적 특성(personality characteristics)

• 감정이 약간 불안정하고 가끔 미성숙(immature)되어 있다.
• 갑자기 감정이 폭발하기도 하나 친근하며, 낙천적이고 두려움이 없다. 또 흥분적이며 이들 변화를 즐긴다.

순수한 곰지락형(pure athctoids)

▶ 분류

매우 드물며 다음과 같이 침범형태에 따라 세분한다.

• 팔다리마비(quadriplegia)
• 편마비(some hemiplegia)

▶ 특징

– 긴장력(tone)의 질 및 기형의 발달 정도

- 근 긴장력은 아주 낮은 상태에서 정상범위까지의 사이에서 변동한다.
- 기형은 일부 환자에서 나타나는 발의 가쪽발끝휜발증이나 아탈구 등을 제외하고는 거의 없다.
- 협력수축의 결함이 있다.
- 근섬유나 개개의 근육(individual muscle)에서 경련(jerks)이나 연축(twitches)이 있다.

– 원시패턴(primitive pattern)

- 원시패턴이 있으나 곰지락형에 의해서 수정된다.
- 패턴은 모두 곰지락형에서보다 좀 더 선택적이며 원시적이다.

– 긴장성 패턴(tonic pattern)

긴장성 반사의 영향은 거의 없다.

– 정위 및 평형 그리고 보호반응(protective reaction)

정위 및 평형 그리고 보호반응들이 존재하나 주동근과 길항근의 등급(grading) 결함으로 비정상적으로 되며 수의적 운동에 의해 방해를 받는다.

– 운동의 질과 범위(range and quality of movement)

- 느리고 꿈틀거리는 불수의적 운동이 있으며 몸쪽부위보다 먼쪽부위에서 심하다.
- 세밀한 선택운동(precise selective movements)을 위한 고정의 결함이 있다.

– 인격적 특성(personality characteristics)

무도 곰지락형에서와 거의 비슷하다.

④ 실조형(Ataxia type)

▶ 분류

- 경직성 동반(with spasticity) 실조형
- 곰지락형 동반(with athetoids) 실조형

• 경직성과 무정위성 동반(with spasticity and athetoids)

▶ 특징

– 긴장력(tone)의 질 및 기형의 발달 정도

• 근 긴장력은 보통 저긴장성이며 저긴장과 정상 사이에서 변동을 일으킨다.
• 경직성이 만일 존재하면 폄패턴(extensor pattern)에서보다는 굽힘패턴(flexor patterns)에서 더 많다.

– 정위 및 평형 그리고 보호반응(protective reaction)

• 정위반응은 크게 발달되어 있으나 운동은 비협조적이다.
• 평형반응은 크게 발달되어 있으나 비협조성 때문에 실행은 비정상적이다.
• 과도한 정위반응을 가지고 있다.
• 기도진전(intension tremor)과 안진(nystagmus)이 있다.
• 운동조정곤란(dysmetria)이 있다.

– 운동의 질과 범위(range and quality of movement)

• 지속적인 자세조절과 고정의 결함이 있다.
• 협력수축의 결함이 있다.
• 보통 원시적이긴 하지만 그래도 꽤 정상적인 협조운동이 있다. 이들은 곰지락형의 정도나 경련성의 정도에 따라 다르다.

⑤ 이완형(Flaccid type)

▶ 분류

출생 후 약 3살까지의 어린아이에서 처음에 나타나는 경우가 많은데 이들 어린이들은 보통 곰지락형이 되며 가끔 경련성으로 발전되기도 한다. 팔다리마비도 동반되는 경우가 많다.

▶ 특징

– 긴장력(tone)의 질 및 기형의 발달 정도

• 이완성으로 엉덩관절 굽힘, 벌림 및 바깥돌림이 되며 몸통과 흉부는 편평해진 것처럼 보이며 상지는 굽힘되고 손은 주먹을 쥔 상태가 된다.

- 간헐적인 폄근 경련성이 있다.
- 근 긴장력이 매우 낮기 때문에 긴장성 미로반사는 유발되지 않는다.
- 호흡이 매우 얕다(shallow).
- 개구리다리자세(frog position) 때문에 엉덩관절 탈구가 있다.
- 발은 심한 발등굽힘과 가쪽번짐(외발)이 있다.
- 기립자세나 보행에서 발뒤꿈치(heels)로 서게 된다.
- 잠을 잘 때 하지 벌림, 무릎관절 굽힘, 엉덩관절 바깥돌림 상태에서 자게 된다.

– 원시패턴(primitive pattern)

척수패턴(spinal pattern)이 우세하다.

– 긴장성 패턴(tonic pattern)

- 바로 누운 자세에서 긴장성 미로반사가 우세하기 때문에 환자는 같은 자세에서 고개를 들지 못한다.
- 하지는 극도로 심한 엉덩관절 굽힘, 벌림 및 바깥돌림 상태가 된다.
- 폄근 경련성과 함께 긴장성 목반사가 있으며 혹은 경축(spasm)이 발달된다.
- 바로 누운 자세와 엎드려 누운 자세에서 긴장성 미로반사가 우세하기 때문에 어린이는 이들 자세에서 고개를 들지 못한다.
- 긴장성 경반사들은 폄근 경련성 혹은 경축과 함께 발달된다.

– 정위 및 평형 그리고 보호반응(protective reaction)

없음

– 운동의 질과 범위(range and quality of movement)

- 이완성 때문에 완전범위운동을 사용하지 못하며 관절의 과운동성(hypermobility)이 있다.
- 협력수축의 능력이 없다.

– 인격적 특성(personality characteristics)

- 바로 누운 자세에서 쉬기를 좋아하며 웃는 것을 제외한 어떠한 일도 하려고 노력하지 않는다.
- 일반적으로 야위고 생기가 없어 보이며 드물게 울기도 한다.

- 어떤 자세에서(in any position) 편안해하는 것처럼 보인다.
- 지능은 낮은 아이부터 높은 아이까지 다양하다.
- 동통에 대한 역치와 다른 감각들에 대한 역치가 높다.

⑥ 과운동형(Hyperkinetic type)

▶ 분류

- 정신지체(mental retardation) 혹은 정신결함을 동반한 과운동형
- 정신지체가 없는 과운동형
- 팔다리마비, 보통 약간의 양측마비와 편마비를 동반한 과운동형

▶ 특징

– 긴상력(tone)의 질 및 기형의 발달 정도

- 상당히 정상적이다.
- 약간의 경련성이 있을 수 있다.
- 약간의 무정위성이 있을 수 있다.
- 기형의 발달은 없다.

– 원시패턴(primitive pattern)

없음

– 긴장성 패턴(tonic pattern)

없음

– 정위 및 평형 그리고 보호반응(protective reaction)

- 정위반응들이 과도하게 나타나는데 이들 반응들이 고위중추의 작용에 의해 수정되지 못한다.
- 고도의 균형조절(balance control) 결함이 있다.
- 공을 붙잡거나 한쪽 발로 설 수가 없다.

– 운동의 질과 범위(range and quality of movement)

- 운동이 서툴고 굼뜨며(awkward and clumsy) 세련된 숙련운동(fine skills)의 결함이 있다.

- 2 ~ 4세 범위까지는 정상이나 이 나이를 넘어가면 과긴장성이 동반된다.
- 주의력 집중(focus attention)이 어렵고 집중할 수 있는 시간이 짧다.
- 운동은 원시적 형태(primitive type)이다.
- 앉은자세나 기립자세에서 몸통의 회선운동 결함이 있다.
- 손/눈 조절의 결함이 있다.

– 인격적 특성(personality characteristic)

- 산만하고 혼란스러우며 과활동(distracted, confused and hyperactive)이 있다.
- 보속증(perseveration)이 있다.
- 자극(stimulation)을 선택할 수 있는 능력이 없기 때문에 많은 자극들에 의해 충격을 받는다.

2 뇌성마비의 진단

뇌성마비를 생후 6개월 이전에 조기 진단하여 조기 치료함이 매우 중요하지만, 조기 진단이 쉽지는 않으며 고위험요인이 있는 영아, 발달지연이 있는 영아, 이상행동 발달을 보이는 영아에 대해 자세한 관찰이 중요하다. 과거에는 생후 1년 이내에는 뇌성마비의 진단이 불가능하다고 여겨져 왔었다. 하지만 보이타(Vojta)의 진단법이 개발되고, 기타 여러 가지 보조적인 뇌기능검사법이 발달되면서 어느 정도 조기진단의 길이 열리게 되었다. 현재 뇌성마비 진단은 사람에 따라 약간씩의 차이가 있긴 하지만, 대체로 일반적인 행동양상을 기초로 하여 정상발달을 하고 있는 어린이의 발육연령(developing age)과 생 연령(chronological age)을 비교하여 신체적, 정신적, 심리적 및 사회적 성장과 발육 면을 전체적으로 평가하여 진단한다. 그리고 보조적으로 뇌성마비를 진단하기 위한 방사선학적 검사에는 뇌 초음파 검사, 뇌 자기공명영상 검사, 단일 광자단층촬영검사(SPECT), 양전자방출 단층촬영검사(PET) 등의 뇌 기능 검사 등이 있다(그림 3-2). 이 중 뇌 초음파 검사는 진단에 유용하며 반복검사시 안전하고 뇌 병변의 위치, 시기, 변화 양상 등에 대해 정보를 제공하나 생후 6 ~ 8개월 후에는 신뢰성 떨어지는 것이 단점이다. 뇌 자기공명영상은 뇌 병변에 대해 많은 정보를 제공하고, 뇌의 수초화의 정도를 알 수 있으며 뇌성마비의 72 ~ 93 %에서 이상 소견을 보이는 것으로 알려져 있다. 비교적 최근에 개발된 검사인 단일광자단층촬영(SPECT), 양전자방출 단층촬영(PET)검사는 매우 예민하며 안전한 검사이나 특이성이 낮고 가격이 비싸다는 것이 단점이다. 그러나, 이러한 방사선학적 검사들이 뇌성마비의 진단에 결정적 단서를 제공하는 것은 아니며 수술적 치료를 필요로 하는 질병의 존재나 운동 이상을 보이는 다른 질환을 제외하는데 도움을 줄 수 있다.

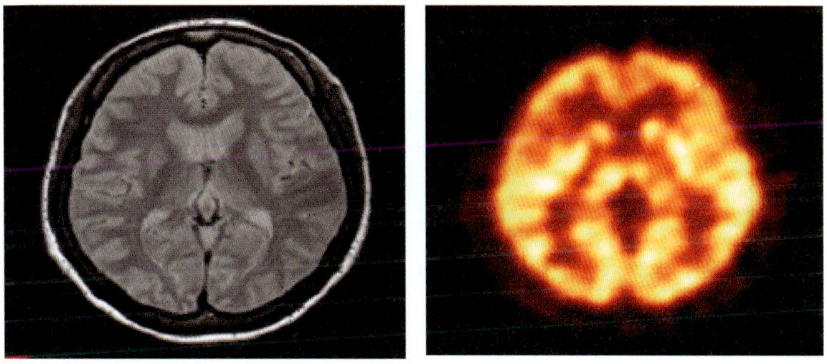

자기공명영상검사(MRI) 양전자방출 단층촬영검사(PET)

〈그림 3-2〉 뇌의 자기공명영상 검사와 양전자방출 단층촬영검사

1) 병력

병력은 매우 중요한 단서를 제공하는 경우가 많기 때문에 자세하게 청취하는 것이 좋다. 병력은 임신 중에 일어난 감염 혹은 이환되었던 질병, 약의 오남용을 비롯하여 출산시의 출산방법(자연분만 혹은 겸자 분만 등)과 난산의 유무 등에 대하여 구체적으로 질문한다. 출생 후의 병력은 외상이나 뇌에 관련된 질환의 이환 여부를 자세하게 청취한다.

2) 이학적 검사

(1) 임상적 지표에 의한 평가

이학적 검사에서 실시하는 조기진단의 임상적 지표는 진단하고자 하는 어린아이와 정상적인 발달을 하고 있는 어린아이와의 행동발달 혹은 신경학적 증상비교를 통하여 비정상의 유무를 진단하기 위한 방법으로 다음과 같은 기준들을 참고로 하여 진단한다.

① 유아(Infant)

- 4주가 지난 후에도 목을 잘 조절하지 못한다.
- 젖을 잘 빨지 못한다.
- 음식물을 잘 삼키지 못하고 자주 토한다.
- 지나치게 많이 운다.
- 4개월 정도 지났을 때도 손을 잘 펴지 못한다.
- 6개월 후에도 긴장성 목반사가 나타난다.
- 생후 1개월 후에도 혀를 내밀거나 안으로 말아 들여 숟가락으로 음식물을 먹이기가 곤란하다.
- 밤에 자주 깨고 깊은 잠을 자지 못한다.
- 특별한 이유 없이 성장의 지연이 있다.
- 옷을 입히거나 벗길 때 또는 목욕 시 사지가 뻣뻣하다.
- 어떤 소리에 대하여 지나치게 과민하여 몸을 뒤틀거나 무감각하여 반응이 없다.

② 어린아이(Young child) - 1세 이상

- 경련성(convulsions)이 심하다.
- 과 활동(hyperactivity)이 있다.
- 앉기나 기기, 걷기와 같은 정상발달 운동이 늦어진다.
- 경우에 따라서는 근육의 저 긴장(hypotonicity)이 있다.

③ 나이든 어린아이(Older child) - 3세 이상

- 경련성이 있다.
- 과활동이 있다.
- 집중력이 없고 산만하다.
- 현저한 발달의 지연이 있다.
- 언어장애가 있다.
- 잘 듣지를 못한다.
- 사시가 있고 시각의 장애가 있다.
- 어떤 경우에는 이완성이 지속된다.

(2) 반사운동의 발달에 의한 평가

반사운동의 발달에 의한 평가는 일정한 시간의 경과 과정에서 출현 혹은 소실되는 반사들을 생연령과 발달연령으로 비교하여 진단하는 방법이다. 예를 들어 어린이의 실제 생연령은 2세인데 6개월 때의 반사가 나타난다면, 이 어린이의 발달연령은 6개월이 되며 반사성숙의 지연을 의미하는 것이다. 다음에 기술하는 내용들은 반사운동의 발달평가에 흔히 쓰이는 반사들이다.

① 척수 수준의 반사 – 생후 2개월

• 굽힘근 도피반사(Flexor withdrawal reflex)

어린아이를 바로 눕힌 자세에서 발바닥을 자극하였을 때, 자극을 받은 다리를 조절 없이 굽힘하는 양성반응이 나타나거나 다리를 뻗은 상태로 유지하고 있는 음성반응이 나타나는데, 생후 2개월 후에도 양성반응이 있으면 반사성숙의 지연을 의미한다.

• 폄근 밀기반사(extensor thrust reflex)

어린아이를 바로 눕힌 자세에서 한쪽 다리는 굽힘시키고 반대쪽 다리는 폄시킨 다음, 굽힘된 다리의 발바닥을 자극하면 자극을 받은 다리를 조절 없이 폄하거나 굽힘된 상태로 남아 있게 되는데, 다리를 뻗치는 양성반응이 2개월 후에도 나타나면 반사성숙의 지연을 의미한다.

• 교차성 폄반사 1(Cross extension reflex 1)

어린아이를 바로 눕힌 자세에서 한쪽 다리는 굽힘시키고 반대쪽 다리는 폄시킨 다음, 폄된 다리를 굽힘시키면 굽힘된 반대쪽 다리가 폄되거나(양성반응) 굽힘된 그대로 남아 있게 되는데(음성반응), 생후 2개월 후에도 양성반응이 나타나면 반사성숙의 지연을 의미한다.

• 교차성 폄반사 2(Cross extension reflex 2)

어린아이를 바로 눕힌 자세에서 한쪽 다리의 내측을 가볍게 두드리면, 반대쪽 다리가 모음 및 안쪽돌림 되면서 발바닥쪽 굽힘되거나(양성반응) 아무런 반응이 없는데(음성반응), 양성반응이 생후 2개월 후에도 나타나면 반사성숙의 지연을 의미한다.

② 뇌줄기 수준의 반사

• 긴장성 목반사(Tonic Neck Reflex)

중간뇌나 겉질이 충분히 발달되지 않은 상태에서 머리의 위치를 몸통에 대해서 변화시키면 몸통의 근육 긴장도 분포가 체중을 지지하는 근육 쪽으로 변하는데 이를 목반사라고 한다.

긴장성 목반사는 크게 비대칭성 긴장목반사와 대칭성 긴장목반사로 나눌 수 있는데 비대칭성 긴장성 목반사는 얼굴이 향한 쪽의 팔다리 폄근의 긴장성이 우세해지는 것이며(예를 들어 얼굴이 오른쪽을 향하면 오른쪽의 팔과 다리의 폄근긴장이 증가된다), 대칭목반사는 목을 굽힘하면 팔에서는 굽힘근의 긴장이 그리고 다리에서는 폄근의 긴장이, 반대로 목을 폄하면 팔에서는 폄근의 긴장이 그리고 다리에서는 굽힘근의 긴장이 증가하는 것이다. 긴장성 목반사의 양성은 생후 4 ~ 6개월까지는 나타나도 정상이나 그 후에 나타나면 반사성숙의 지연을 의미한다.

• 긴장성 미로반사(Tonic Labyrinthine Reflex)

긴장성 미로반사에서 나타나는 모든 현상은 전술한 목반사와 비슷하나 이때는 머리위치에 대한 구심성 자극이 전정기관으로부터 온다는 것이다. 긴장성 미로반사를 정확히 검사하기 위해서는 목반사의 출현이 없도록 머리의 위치를 바르게 고정시켜주어야 하는데 바로 누운 자세에서는 팔 또는 다리를 수동 굽힘시 폄근긴장이 증가되고, 엎드린 자세에서는 굽힘근의 긴장증가가 상하지 및 몸통에서 일어난다. 긴장성 미로반사 양성은 생후 4 ~ 6개월까지는 나타나도 정상이나 그 후에 나타나면 반사 성숙의 지연을 의미한다.

• 연합반응(Associated Reaction)

어린아이를 바로 눕힌 자세에서 한쪽 손에 장난감을 쥐어주면 반대쪽 손에 긴장의 증가가 일어나거나(양성반응) 반응이 없는데(음성반응), 연합반응의 양성은 항상 반사성숙의 지연을 의미한다.

• 양성 지지반응(Positive Supporting Reaction)

어린아이를 기립자세에서 붙잡아준 상태에서 발바닥을 몇 차례 바닥에 튀기면, 양성반응일 경우에는 다리의 폄근긴장 증가와 함께 젖힌무릎(전반슬) 및 발목관절 발바닥쪽 굽힘이 일어나며 음성 반응일 경우에는 폄근의 긴장증가가 없다. 양성반응은 생후 3 ~ 8개월까지는 나타나도 정상이나 그 이후에 나타나면 반사성숙의 지연을 의미한다.

• 음성 지지반응(Negative Supporting Reaction)

기립자세에서 어린아이를 체중부하시키면 폄근긴장의 이완없이 양성지지가 계속 되거나(양성반응), 양성지지로부터 폄근긴장이 이완되면서 무릎관절의 굽힘과 발목관절의 발바닥쪽 굽힘이 가능해진다(음성반응). 8개월 후에도 양성 지지반응이 계속되면 반사성숙의 지연을 의미한다.

③ 중간뇌 수준의 반사

• 목정위반사(Neck Righting Reaction)

어린아이를 바로 눕힌 자세에서 능동 혹은 수동적으로 머리를 한 방향으로 돌리면, 머리가 돌아간 쪽으로 나머지 몸통이 통나무가 구르듯이 한꺼번에 돌아가거나(양성반응) 몸통의 회선이 없는데(음성반응), 출생으로부터 생후 6개월까지는 양성반응이 나타나도 정상이나 그 후에도 나타나거나 생후 1개월 이후에 음성반응이 나타나면 반사성숙의 지연을 의미한다.

• 몸에 대한 체정위반사(Body Righting Action on the Body)

어린아이를 바로 눕힌 자세에서 능동 혹은 수동적으로 머리를 어느 한 방향으로 회선하면, 양성반응일 경우에는 머리, 어깨, 골반의 순으로 부위별 회선이 일어나나 월경에 출현하여 18개월까지 지속되며 생후 6개월 이후에도 음성반응이 나타나면 반사성숙의 지연을 의미한다.

• 머리에 대한 미로정위반사 1, 2, 3, 4(Labyrinthine Righting Action on the Head 1,2,3,4)

어린아이를 엎드린 자세에서 눈을 가리고 공중으로 들어 올리거나(반사1), 바로 누운 자세에서 눈을 가리고 들어 올리거나(반사2), 골반 주위를 붙잡고 눈을 가리고 공중으로 들어 올린 자세에서 우측(반사3), 혹은 좌측(반사4)으로 기울이면, 양성일 경우 정상자세로 고개를 들어 올려 얼굴은 수직을 유지하고 입은 수평을 이루는데, 음성일 경우에는 고개를 잘 가누지 못한다. 머리에 작용하는 미로 정위반사1은 양성반응이 생후 1 ~ 2개월에 나타나 평생 지속되는 것이 정상이며, 생후 2개월 이후에도 음성반응이 나타나면 반사성숙의 지연을 의미한다. 머리에 대한 미로정위 반사2는 양성반응이 생후 6개월경에 나타나기 시작하여 평생 지속되며 생후 6개월 이후에도 음성반응이 나타나면 반사성숙의 지연을 의미한다. 한편 머리에 작용하는 미로 정위반사 3과 4는 양성반응이 생후 6 ~ 8개월경에 나타나기 시작하여 평생 지속되며, 생후 8개월 이후에도 음성반응이 나타나면 반사성숙의 지연을 의미한다.

• 시각정위반사 1, 2, 3, 4(Optic Righting Reflex 1,2,3,4)

시각정위반사의 검사는 머리에 대한 미로정위반사와 같으나 눈을 가리지 않고 실시한다. 평가하는 방법은 머리에 대한 미로정위반사에서와 비슷하다.

• 양서류반응(Amphibian Reaction)

어린아이를 엎드린 자세에서 머리는 중위를 취하게 하고 팔은 머리위로 폄시킨 다음 한쪽골반을 들어 올리면, 들어 올려진 쪽 팔과 엉덩관절, 무릎관절이 자동적으로 굽힘되거나(양성반응) 반응이 없는데(음성반응), 양성반응이 생후 6개월 이후에 나타나 평생 지속되는 것이 정상이며, 생후 6개월 이후에도 음성반응이 나타나면 반사성숙의 지연을 의미한다.

(3) Vojta의 진단방법

6개월 이전의 뇌성마비 조기진단을 위하여 가장 폭넓게 응용되고 있는 반사검사법으로 7가지의 자세반사 즉 보이타반응, 당김반응, 파이퍼의 역수직반응, 몰리스의 역수직반응, 콜리스의 수평현수반응, 란다우반응, 겨드랑이 걸치기반응 등과 같은 검사를 시행하여 이를 정량적으로 분석하는 방법이다(부록2 참조).

① 보이타 측방전위반응(Vojta reaction)

보이타 반응은 영아의 등이 검사자쪽을 향하게 하여 몸통을 잡고 수직위를 취한 상태에서 검사를 위하여 영아의 몸을 갑자기 수평이 되게 하면, 각 발달단계에 따라 여러 가지 서로 다른 반응이 나타나는데, 이것을 분석하여 평가하는 방법이다(그림 3-3, 4). 반응은 제1기(생후 1 ~ 10주), 제 1과도기(생후 11 ~ 20주), 제 2기(생후 3/4개월 ~ 7개월 말), 제 2과도기(생후 7개월 이후 ~ 9개월 말). 제 3기(생후 9개월 이후 ~ 13(14개월) 등으로 나눈다.

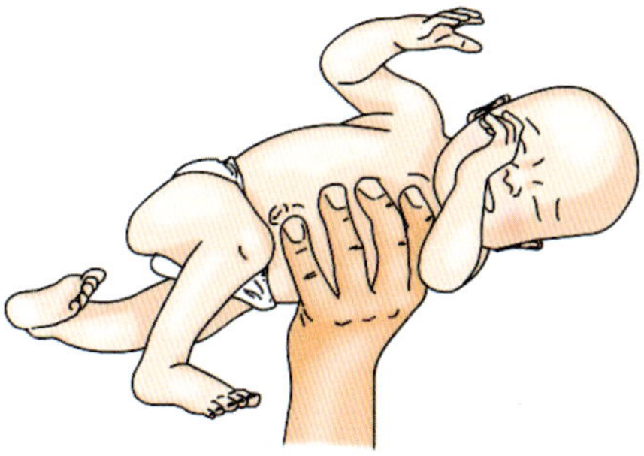

〈그림 3-3〉 생후 1주에서 10주까지의 정상 아동에서 나타나는 보이타(Vojta)반응

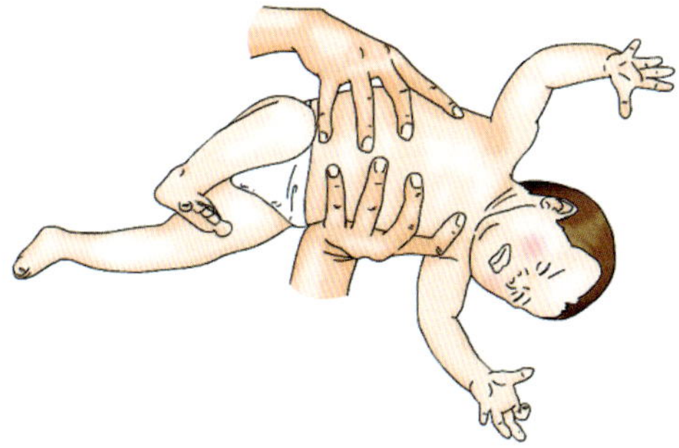

〈그림 3-4〉 생후 4주 영아에서 나타나는 비정상 보이타(Vojta)반응

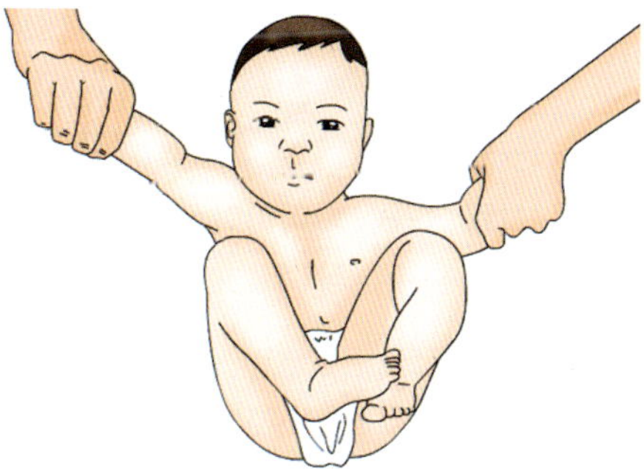

〈그림 3-5〉 6개월 된 아동의 정상 당김 반응

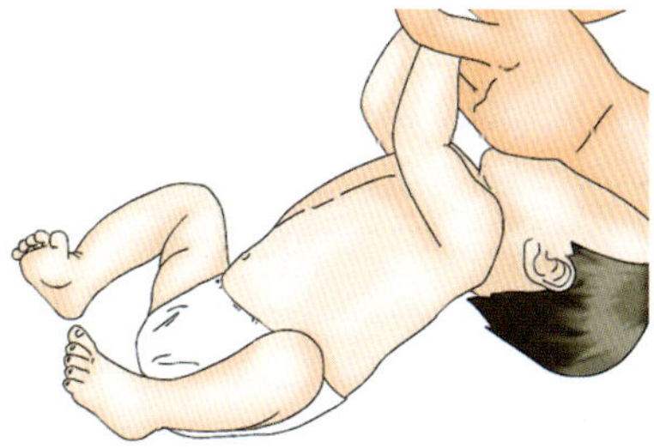

〈그림 3-6〉 5개월 된 아동의 비정상적인 당김 반응

② 당김반응(Traction reaction: Vojta에 의해 수정된 것)

아동을 바로 누운 자세로 위치하게 하여 고개를 중간위치로 한 다음 어린이를 천천히 지면과 45도가 될 때까지 잡아당기면, 각 발달단계에 따라 서로 다른 반응이 나타나는데 이것을 분석하여 진단하는 방법이다(그림 3-5, 6). 발달 시기는 제 1기(생후 1주 ~ 6주 말), 제 2기(생후 7주 ~ 6개월 말), 제 3기(생후 8개월 ~ 9개월 말), 제 4기(생후 9/10 ~ 14개월 말)로 나누어 검사한다.

③ 파이퍼-이스베르트 역수지반응(Peiper-Isbert reaction)

파이퍼 이스베르트 반응을 검사하기 위하여 처음 4 ~ 5개월까지는 시작자세로 바로 누운 자세를 사용하고, 그 이후에는 엎드려 누운 자세를 사용한다. 반응을 유발하기 위하여 아동을 무릎을 잡고 머리가 하방을 향하도록 갑자기 수직으로 들어올린다(그림 3-7, 8). 그러면 여러 가지 다양한 반응이 나타나는데 이렇게 하여 나타난 반응을 평가한다. 발달 시기는 제 1기(생후 1주~3개월 말까지), 제 2기(생후 4개월~5/6개월), 제 3기(생후 7개월~9/10/12개월), 제 4기(생후 약 9개월부터)로 나눈다.

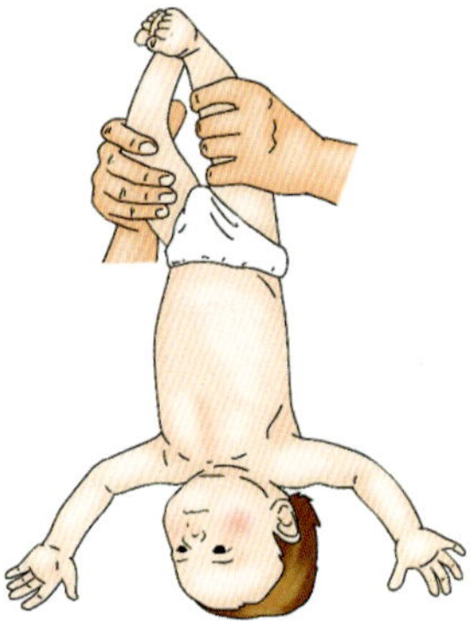

〈그림 3-7〉 파이퍼이스베르트 반응
(Peiper-Isbert reaction)
(6주 ~ 3개월)

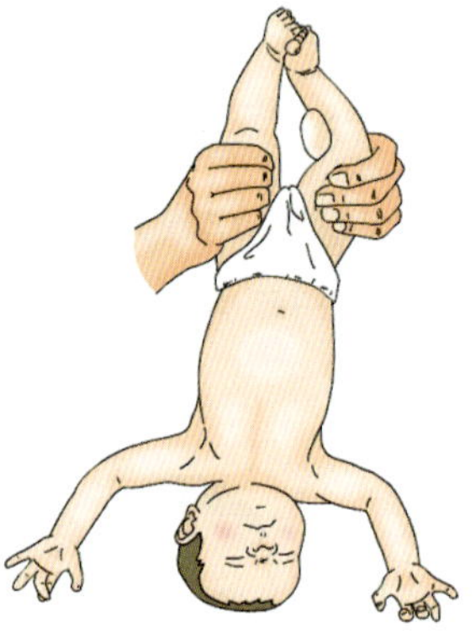

〈그림 3-8〉 파이퍼이스베르트 반응
(Peiper-Isbert reaction)
(7주 비정상 반응)

④ 콜리스의 역수직위 반응(collis vertical reaction)

바로 누운 자세에서 아동의 한쪽 무릎을 잡고(어린영아에서는 대퇴부) 머리가 하방으로 향하도록 갑자기 들어 올리면, 발달단계에 따라 여러 가지 반응이 나타나는데 이것을 평가하여 검사하는 방법이다. 발달단계는 생후 1주~6/7개월 말까지의 제1기, 생후 7개월부터의 제 2기로 나눈다(그림 3-9, 10).

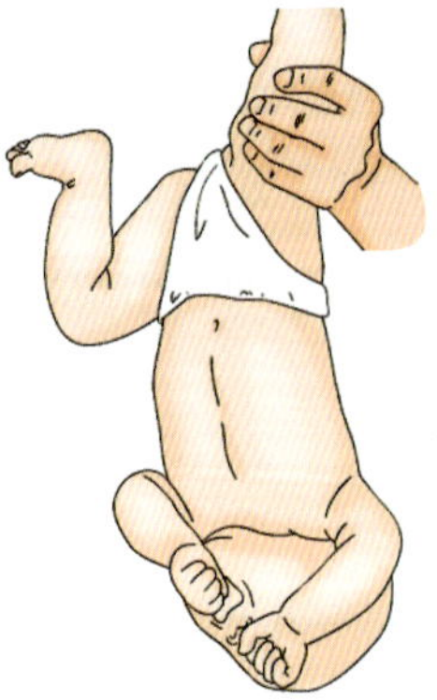

〈그림 3-9〉 Collis의 역수직위 반응

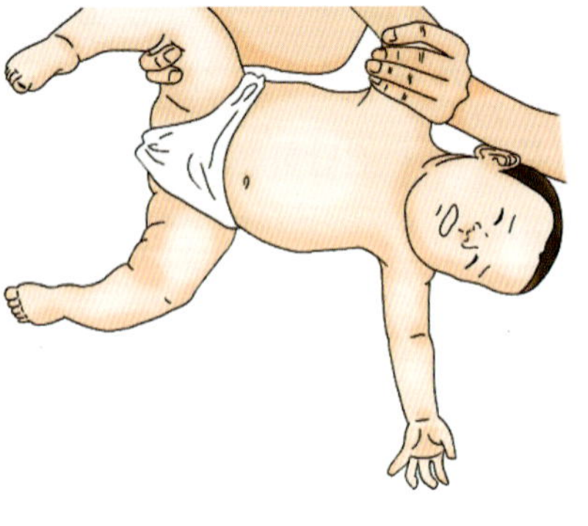

〈그림 3-10〉 Collis의 비정상 역수직위 반응

⑤ 콜리스의 수평현수반응(collis-horizontal reaction)

영아가 옆으로 누운 자세에서 한쪽 위팔과 대퇴를 붙잡고 그대로 들어 올리면, 각 발달단계에 따라 서로 다른 반응이 나타나는 것을 이용한 평가법이다. 발달단계는 생후 6주부터 3개월까지의 제 1기, 4 ~ 6개월 사이의 제 2기, 8 ~ 10개월 사이의 제 3기로 나눈다(그림 3-11, 12).

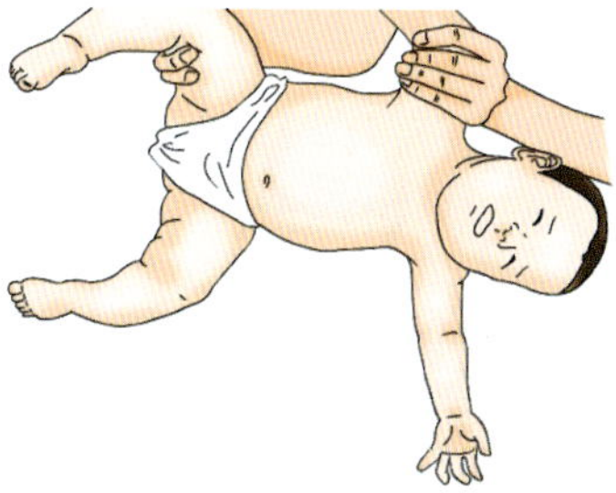

〈그림 3-11〉 Collis에 의한 정상 수평현수반응

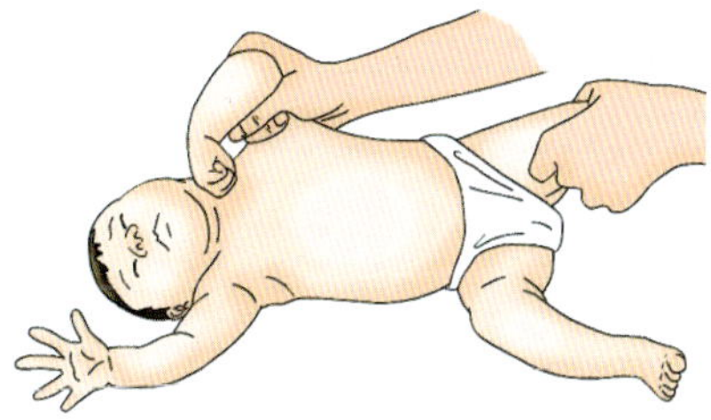

〈그림 3-12〉 Collis에 의한 비정상 수평현수반응

⑥ 란다우 반응(Landau reaction)

란다우 반응을 유발하기 위하여 영아를 손바닥 위에 엎드린 자세를 취하게 한 다음 지면으로부터 들어 올리는데, 이때 등이 정확하게 수평을 유지하도록 해야 한다(그림 3-13, 14).

란다우반응은 각 발달단계에 따라 네 단계로 나눈다. 제 1기는 생후 1 ~ 6주까지이며, 제 2기는 생후 7주부터 3개월까지, 제 3기는 생후 6개월 전후 그리고 제 4기는 생후 8개월 전후이다.

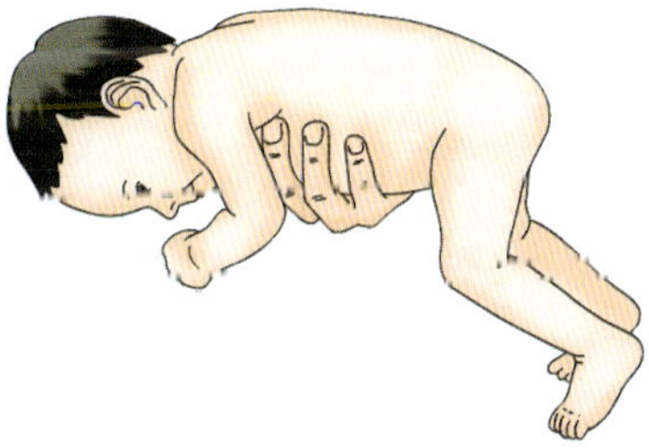

〈그림 3-13〉 정상 Landau반응

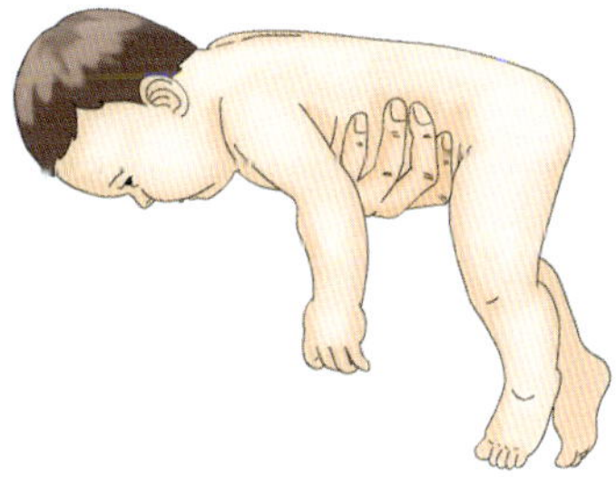

〈그림 3-14〉 비정상 Landau반응

⑦ 겨드랑이 걸치기 반응(ayillary hanger reaction)

영아의 등이 검사자 쪽을 향하도록 하여 몸통을 붙잡고 머리가 위로 가도록 똑바로 세우는데 이때 주의하여야 할 것은 겨드랑이에 걸치지 말고 그 밑의 몸통을 붙잡아야 하며, 검사자의 엄지손가락으로 어린이의 등세모근 아랫부분을 자극하지 않도록 해야 한다는 것이다. 등세모근이 자극을 받으면 고유수용성 자극에 의해 다리의 폄 자세가 유발되기 때문이다(그림 3-15, 16).

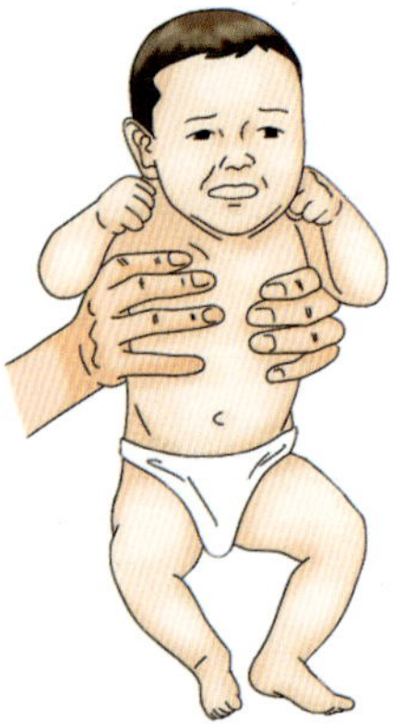

〈그림 3-15〉 정상 겨드랑이 걸치기 반응

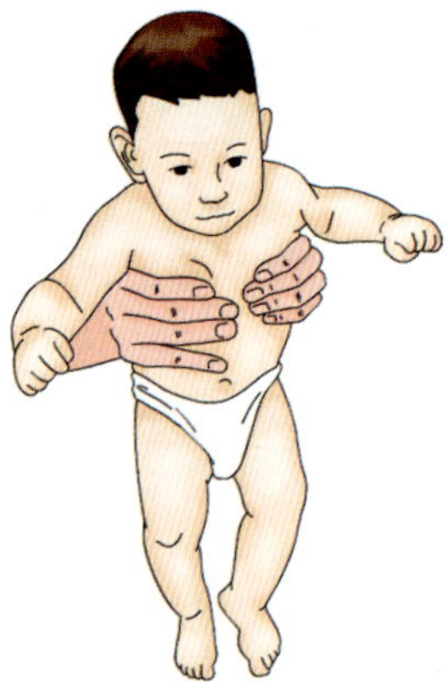

〈그림 3-16〉 비정상 겨드랑이 걸치기 반응

(4) Bobath의 평가

보바스 부부가 뇌성마비의 평가에서 특히 관심을 갖고 접근한 것은 자세 긴장력이었다. 〈부록 1〉은 유아기에서 뇌성마비를 검사하기 위한 항목을 정리한 것이다.

(5) Semans의 평가

뇌성마비의 평가를 위한 접근은 환자의 실제 연령보다는 신경발달학적 수준의 관점에서 뇌성마비를 접근했다.

환자의 평가 시 검사자는 적당한 조정을 통하여 환자가 감정 및 신체적 긴장으로부터 최대한 자유로운 상태가 되도록 해주어야 하며, 모든 검사 시 처음에는 검사자세를 환자가 취하도록 해야 한다. 만일 경련성이 있어서 검사자세로의 배치를 어렵게 하면 반사억제 패턴을 이용하여 긴장을 이완시킨 다음 자세를 취하게 한다. 그러나 긴장이완이 불가능하거나 구축 혹은 구조적 변형이 존재할 때는 거기에 맞는 자세를 취하게 해주고, 그 자세에서 안정을 취할 수 있는지 살펴본다. 그리고 마지막으로 환자가 독립적으로 검사자세를 취할 수 있는지 보아야 한다. 사정결과는 환자의 능력에 따라 다음과 같은 원칙 하에서 등급을 매긴다.

0 – 검사자세를 취하게 하는 것이 불가능함

1 – 검사자세를 취하게 하는 것은 가능하나 유지하게 할 수는 없음

2 – 검사자세를 취하게 한 후 잠시 동안 그 자세를 유지할 수 있음

3 – 도움이 없이 적당한 검사자세를 취할 수 있음

4 – 거의 정상에 가까운 방법으로 검사자세를 취하고 유지할 수 있음

5 – 정상

3) 뇌성마비 관련 장애

(1) 운동장애

뇌성마비에서는 전술한 바와 같이 정상발달 단계에서 출현 및 소실되어야 할 반사들이, 비정상적인 단계를 밟거나 파행적이어서 여러 가지 형태의 운동장애를 가져온다.

예를 들면 바로 누운 자세에서나 엎드려 누운 자세에서 정상적인 어린이는 일정한 기간이 지나면, 긴장성 미로반사(labyrinthine tonic reflex)가 소실되면서 정위반사(Righting reflex)의 출현이 있게 된다. 하지만 뇌성마비아동에서는 이러한 반사가 통합되지 않아 바로 누운 자세에서는 폄근의 긴장이, 그리고 엎드려 누운 자세에서는 굽힘의 긴장이 우세해져 정상적인 사지의 운동을 방해한다. 이러한 운동장애는 반사의 출현수준이나 통합 정도에 따라 매우 다양하기 때문에 치료는 환자마다의 특성에 따라 달라진다.

(2) 간질발작

뇌성마비에서 출현하는 간질발작에 대해서는 학자들에 따라 약간씩 차이가 있는데, Wood는 37 %, Yannett는 68 %, Melin은 14 ~ 75 %의 뇌성마비아에서 간질 발작의 출현이 있다고 보고하였다. 일반적으로 뇌성마비의 약 1/3에서 최소한 간질발작이 일어난다고 알려져 있다. 간질발작은 보통 경련성 뇌성마비가 곰지락형 뇌성마비보다 약 3배 정도 많은 것으로 보고 되어있다.

간질발작은 뇌성마비아의 뇌나 혹은 신체에 외상을 줄 수 있으며, 두강 내 맥관압을 상승시켜 두뇌 손상을 더욱 촉진시킬 수 있으므로 주의를 요한다.

(3) 청력장애

뇌성마비아에서 나타나는 청력장애에 대해서는 보고자에 따라 다양한데, Hopkins는 1,293명의 뇌성마비를 검사한 결과 5 %에서 정확한 청력장애가 그리고 8 %에서는 의심스러운 청력장애가 있었다고 보고하였고, Gerrad는 핵황달(kernicterus) 아동의 80 %가 청력장애를 나타낸다고 하였다. 이처럼 뇌성마비에서 청력장애에 대한 보고가 다른 이유는 조사대상 뇌성마비아동 중에 핵황달이 포함된 비율이 서로 다르기 때문으로 생각되어지고 있다. 한편 Rosen은 33명의 핵황달 환자를 면밀하게 검사한 결과, 난청이나 청력소실로 알고 있던 환자의 약 1/3이 정상적인 청력을 갖고 있었다고 보고하였다. 이것은 언어발달이 지연되는 모든 뇌성마비 아동들은 청력검사를 반복해서 시행해야 된다는 것을 시사하는 것이라고 할 수 있다.

(4) 시력장애

Gesell은 뇌성마비의 조기증상 중 하나가 사시(strabismus)라고 하였는데, Guiber와 Breakey는 뇌성마비의 약 50 %가 사시라고 보고하여 이것을 입증하였다. 또 Crothers와 Paine는 경련성 편마비의 약 25 %가 동측 반맹증(homonymous hemianopsia)을 갖고 있다고 발표하였다. Dauglas, Guidor와 Breakey는 어떤 형태로든 뇌성마비아동에서는 시력의 장애가 있게 되는데, 이러한 장애는 눈-손의 협조운동(eye-hand coordination)이나 기타의 지각작용에서 입체 감각을 분별하는데 문제를 일으킨다고 하였다.

(5) 일반적 감각장애

Phelps가 뇌성마비아의 일반적 감각장애에 대하여 처음 언급하였는데, Tizard는 일반적 감각장애는 입체인지(stereognosis), 2점 분별능력(two-point discrimination), 위치 및 진동 감각(position & vibration), 통각, 온도감각의 순서로 나타난다고 하였다. 촉각은 입체인지와 같이 약 10 %에서 나타나며 출생전이나 출생 시의 원인보다 출생 후 원인으로 나타난 경련성 편마비에서 2배나 높은 것으로 보고되어 있다. 일반적 감각자극은 지각 훈련에 매우 중요하기 때문에 정확한 감각장애의 평가가 필요하다.

(6) 지각문제(Perception Problems)

뇌성마비에서는 여러 가지 복합적인 지각문제가 나타나게 되는데, 지각작용이란 시력이나 청력 혹은 감각기관을 통하여 유입되는 감각이 적절한 운동 지각작용으로 전환되는 것을 말하며 심리적 영향을 받는다. 그러므로 뇌성마비에서는 심리검사(psychologic)와 의사전달검사(communication evaluation test) 등을 통하여 지각장애의 정도를 평가한다. 이것은 지각작용이 어떤 자극을 통하여 인식한 기능을 전달 신호인 말이나 글자, 독서, 쓰기와 같은 것으로 전환하는 과정이라는데 기초를 둔 것이다.

(7) 의사전달장애(Communication Defects)

의사전달장애는 언어장애와 읽기, 쓰기장애 등이 있는데 뇌성마비에서 언어장애는 30 ~ 70 % 정도라고 보고되고 있으며, 일반적으로 언어장애는 운동장애와 직접적인 관계가 있다. 또 언어발달의 지연은 정신장애(mental impairment)의 정도와 비례하는데, 조음장애(눌어증, dysarthria)는 양측마비(diplegia)에서 편마비보다 많고 사지마비에서 가장 많이 나타난다. 한편 경직성마비 아동에게서 언어불능이 가장 많고, 심한 곰지락형에서는 조음장애가 그리고 운동실조아동에서는 언어장애 발생률은 높으나 무정위 아동에서와는 달리 언어의 명료도는 좋다.

일반적으로 성인환자들에서 좌측 뇌반구가 언어기능을 지배하지만, 뇌성마비에서는 똑같다고 할 수가 없다. 왜냐하면 좌측 뇌반구가 언어기능을 우세하게 지배하는데는 수년이 걸리기 때문이다. 그러므로 좌측 뇌반구에 광범위한 손상이 있는 뇌성마비아라고 하더라도 언어발달이 전혀 없는 것이 아니라 정상에서보다 지연되는 것이라고 할 수 있다.

(8) 정신지체(Mental Retardation)

뇌성마비가 보고된 이후 100여년의 기간을 거치면서 정신지체의 정도에 대한 많은 연구가 있었는데 Little과 Freud는 거의 대부분의 환자에서 정신지체가 있었다고 하였고, Phelps는 약 70 %의 아동들에서 정상이라고 하였다. 그러나 이를 보고는 대부분이 정상인 아동들을 대상으로 한 검사방법에 의한 것으로 뇌성마비아동에 직접 적용하는 데는 무리가 있어, 근래에는 뇌성마비아동을 위한 특수검사법에 의해 평가한다. 이들 뇌성마비아동을 대상으로 한 검사방법에 의하면 약 50 %이 아동에서 지능지수가 70 이하이며 25 %에서는 50 이하로 나타났다.

한편 정신능력과 전달수련(communication skill) 사이에는 긴밀한 관계가 있는 것으로 알려져 있는데, 경직성 아동들에서 무정위성 아동들보다 지체의 정도가 더 심하다.

(9) 감정장애(Emotional Disturbances)

Floyer는 장애아동의 42 %가 '과도한 감정표출(excessive emotionality)'을 보인다고 하였고, Phelps는 경련성이나 곰지락형 등과 같은 운동장애의 형태와 관련하여 감정의 문제나 성격이 특정지어진다고 하였다. 그러나 Cruickshank와 Raus는 감정과 성격문제는 체내적인 인자보다는 환경이 더 중요하게 관계된다고 하였다. 그러므로 환자에 대한 가족들의 태도는 장애아동의 감정문제에 큰 영향을 미친다고 할 수 있으며 사회적 환경도 매우 중요한 인자가 된다.

한편 환자의 기질적 손상이 감정 장애에 관여하고 있다는 많은 실험과 임상적 보고서들이 있는데, 시상밑부와 둘레계통(limbic system)의 병변이 감정적 행동에 관여하고 있는 것으로 증명되었다. 감정은 어떤 자극에 대하여 느끼고 행동하는 것이어서 실망이나 다른 목표에 대하여 긍정적이거나 부정적으로 나타나게 되며 병적상황에서는 운동지연이나 기타의 감정장애로 출현한다.

(10) 학습능력(Learning Ability)

지금까지 설명한 신경학적 장애들 중 어느 하나만 존재하여도 학습장애가 나타날 수 있는데 Cockburn은 225명의 뇌성마비환자를 조사하여 정상아동과 비교한 결과, 7세 이상의 뇌성마비 중 85 %가 연령보다 독서능력이 저하되고 있었고, 수학능력은 93 %가 그 연령에 비해 낮았으며 단지 25 %의 뇌성마비 아동만이 평균 지능이거나 또는 보통이상인 것으로 나타났다고 보고하였다. 일반적으로 경직성 아동에서 무정위성보다 지능이 더 떨어진다.

한편 실독증(dyslexia)은 학습능력을 저하시키는 가장 큰 원인이며 시력장애와 청력장애 등과도 연관성을 갖는다. 그리고 학습방법이나 의욕, 감정적 인자, 유전적 인자 등도 학습장애와 관련된 인자들이다. 그러나 뇌성마비 아동들에서 학습능력이 저하되는 이유는 단지 신체적인 결함 이외에도 학교수업에 충실하지 못한(결석 등으로 인하여) 이유 등도 있음을 고려하여야 한다.

3 뇌성마비의 물리치료

뇌성마비의 재활은 어느 한 분야의 치료로서 만족할 수 없으며 의사를 비롯한 물리치료사, 작업치료사, 언어치료사, 심리치료사, 간호사, 부모 등 여러 사람들이 팀을 이루어 치료에 임해야 효과적인 재활을 기대할 수 있다.

뇌성마비의 물리치료에 대한 치료법은 많은 임상가들에 의해 제시되었는데, 저마다 자신의 방법이 효과적이라고 주장하고 있지만 일반적으로 아주 초기에는 보이타(Vojta) 치료법이, 그리고 평형과 균형반응이 발달하기 시작하면서 신경발달학적치료법(NDT)에서 보바스(Bobath)방법이 많이 사용되고 있다.

1) 신경발달학적 치료(NDT) – Bobath

보바스 부부에 의해 개발된 신경생리학적 치료방법으로 가장 중요한 강조점은 비정상적인 반사를 억제하고 정상적인 반사를 촉진하는 것인데, 정상적인 반사의 수준으로 중간뇌의 일부와 겉질에서 나타나는 정위반응과 평형반응을 들었다. 그들에 의하면 모든 숙련된 활동들은 자세조절이나 정위반응, 평형반응 그리고 기타의 여러 가지 보호반응과 같은 기본패턴을 깨뜨리면서 일어나는데, 정상일 경우 이런 중력 중심의 이동이나 자세의 변화에 대하여 유효적절한 대처를 반사적으로 혹은 수의적으로 행할 수 있지만, 뇌가 손상을 받으면 비정상적인 반사가 신체의 변화에 따라 발달하게 된다고 하였다. 즉 비정상적인 패턴이 출현하는 것은 어떤 감각이 비정상적인 패턴을 일으키는 뇌 영역 안으로 문합(shunt)되기 때문이라 한다. 그래서 이들 부부는 근긴장의 비정상적인 분포를 억제하는 방향으로 환자를 다루는(healing) 것이 필요하다고 하였으며, 비정상적인 자세와 근의 긴장은 몸의 근위부인 머리나 목, 몸통 혹은 몸의 먼쪽부나 엄지, 손가락 등에 반사억제 패턴을 사용하여 조절할 수 있다고 하였다. 또 긴장력이 부족할 때는 반사억제 패턴이 치료적으로 실시되고 있는 동안에, 감각의 자극 혹은 타진 등을 통하여 감각의 유입이 정상적으로 일어나도록 유도하면서 근의 촉진을 도모하여야 한다고 하였다.

보바스 부부는 경련성 뇌성마비의 경우 3단계 치료과정을 제시하였는데, 제 1단계에서는 경련성의 억제를 통한 근긴장 분포의 정상화를, 그리고 제 2단계에서는 정위반응과 평형반응의 촉진을, 제 3단계에서는 수의적인 동작의 유도를 도모하는 것이 바로 그것이다. 그러나 실제 치료 시에는 이들을 따로 구별하는 정적반사억제 패턴을 사용하는 것보다는 동적반사억제 패턴을 사용하여 종합적인 치료를 실시하는 것이 바람직하다고 하였다.

한편 어린이의 정상적인 근 긴장 발달과 수의적 운동 조절을 위하여 핵심부위를 조정하는 방법이 이용되는데, 핵심부위로는 머리, 목, 팔이음뼈, 다리이음뼈, 몸통 등이 사용된다. Sermans는 경련성이 있을 때 반사억제 패턴을 유도하기 위해서는 신체의 몸쪽부위를 핵심부위(key point)로 선택하는 것이 좋다고 하였으며 경련이 심한 곳을 접촉해서는 안된다고 하였다. 일반적으로 전신반사억제 패턴(full body reflex inhibiting patterns)은 잘 사용되지 않으며 대부분 부분반사 패턴이 사용된다.

한편 조정은 뇌성마비 치료에서 중요한 의미를 갖는데, 정상 어린이가 생후 8 ~ 10개월이 될 때까지 자세유지와 기초운동 패턴을 어머니에 의해 조금씩 도움을 받으면서 배워가다가, 점점 성장함에 따라 독립적인 운동을 수행해나가는 과정을 모방한 것으로, 보바스는 정위반응과 평형반응을 유도하여(환자 스스로의 운동과 반사억제 패턴을 통해 환자를 조절하는 방법을), 조정 혹은 다루기라는 용어를 사용하여 표현하였다. 조정은 원하지 않는 운동을 억제하고 어린이의 독립적인 수행능력이 증가될수록 점차적으로 줄여간다.

앞에서 설명한 바와 같이 정위반응과 평형반응은 보바스가 가장 관심을 갖고 강조하는 것으로, 정위반응은 다양한 자세와 운동에 의해, 그리고 평형반응은 어떤 발달 패턴 내에서 어린이를 중력 중심점으로부터 벗어나게 함으로써 유도할 수 있다. 그러나 평형반응의 유도는 어린이가 중력에 대항하는 자세를 유지할 수 있을 때까지는 실시하지 않는다.

감각의 자극은 저긴장증 환자나 비정상 패턴을 억제했을 때 약화를 나타내는 환자 혹은 감각장애가 있는 사람들을 위해 사용한다. 그러나 감각의 자극은 반사억제 패턴 안에서 원하는 경로내로 자극을 연결시키기 위한 경우가 아니면 결코 시행해서는 안 된다. 감각의 자극은 매우 신중하게 실시하고 만일 반응이 비정상적이거나 과 활동이 일어나면 중단한다. 감각자극은 국소반응의 유발이 목적이기 때문에 광범위한 연합반응이 일어나지 않도록 해야 한다. 보바스에 의해 제안된 감각자극의 종류에는 압력과 저항을 동반한 체중부하, 배치와 유지 그리고 타진 등이 있다.

치료의 진전은 환자의 발달단계에 맞추어 시작하고 발달의 수준이 최고에 이르렀을 때 다음 단계로 넘어간다. 일반적인 진전의 단계는 다음과 같다.

치료진전의 단계

1. 머리의 조절(head control)
2. 구르기(rolling)
3. 옆으로 앉은 자세(side sitting)
4. 보호폄반응(extended arm protective reaction)
5. 앉은자세를 위한 정위반응(righting reaction for sitting position)
6. 기기(crawling)
7. 무릎서기(kneeling standing)
8. 균형반응(balance reaction)
9. 반무릎서기(half kneeling)
10. 서기(standing)
11. 보행(gait)
12. 계단 오르기(stair climbing)

하지만 이것은 치료의 순서를 나타낸 것이 아니고 운동의 확립순서를 말하는 것이기 때문에, 실제 임상치료에서는 이들의 순서가 서로 바뀔 수도 있음에 유의해야 한다.

2) Vojta의 방법

뇌성마비 아동의 신체에서 운동 유발을 일으키는 특수한 자극점을 찾아내어 이 자극점에 압력을 가함으로써, 반사적 기기(reflex creeping)와 반사적 뒤집기(reflex turning) 등을 자동적으로 유발하여 아동의 뇌가 이 정상운동패턴을 경험하게 하고, 이들의 확립을 통해 정상발달단계에 도움을 주고자 하는 치료법이다(그림 3-17, 18).

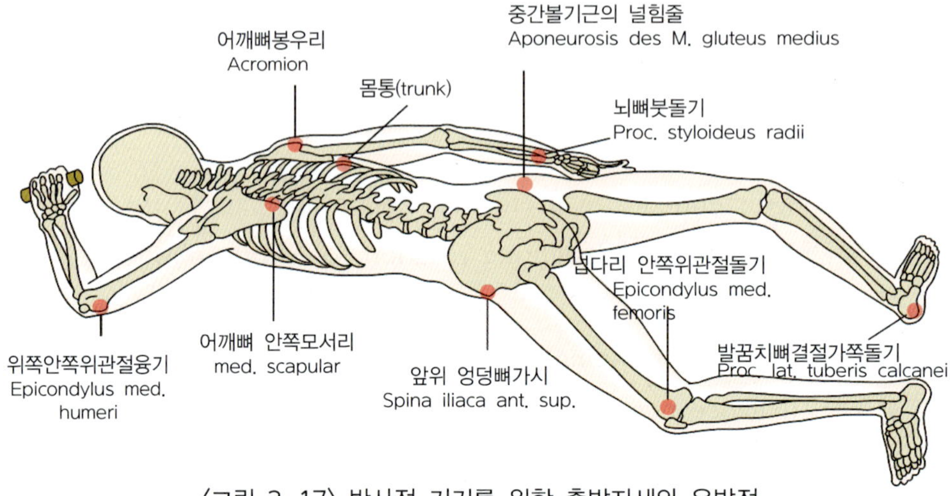

〈그림 3-17〉 반사적 기기를 위한 출발자세와 유발점

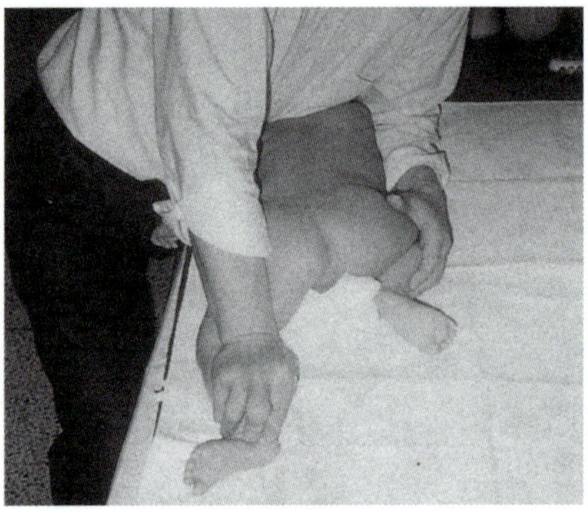

〈그림 3-18〉 반사적 기기

중추성 협조운동 장애아나 뇌성마비아동에 대한 Vojta 치료는 전술한 자세반사의 검사결과에 따라 결정되는데 그 기준은 대략 다음과 같다.

Vojta 치료를 결정하는 기준

1. 6 ~ 7개의 비정상 반응이 존재하고 근긴장(muscle tonus)에 이상이 있을 때
2. 4 ~ 5개의 비정상 반응이 존재하고, 한쪽에 비정상적인 중추성 협조운동 장애가 있으면서 긴장성반사가 병적일 때
3. 1 ~ 5개의 비정상 반응이 있고, 한쪽이 비정상자세를 보일 때

4. 1 ~ 5개의 비정상 반응이 있고, 한쪽의 비정상 징후와 경련성이 보일 때
5. 1 ~ 5개의 비정상 반응이 있고, 자세반사가 정상적인 영아의 생 연령보다 3개월 이상 지연될 때

치료는 가능한 조기에 실시하는 것이 좋으며 치료를 진행하는 과정 중에도 일정한 간격으로 재평가를 해야 한다. Vojta는 8개월 이전에 치료를 받으면 정상으로 될 가능성이 많은 아동도 이미 뇌성마비로 고착된 후에는 장기간의 치료가 필요하며, 그 결과 또한 좋지 않은 경우가 많다고 하였다.

3) W. M. Phelps의 방법

W. M. Phelps는 Baltimore의 정형외과 의사로 개체발생학적 과정(ontogenetic plan)에 기초한 치료법을 개발하였는데, Pavlov의 원리와 Sherrington의 법칙 그리고 야콥슨의 원리 등이 응용되있다. Phelps의 방법에는 15개 과정의 치료양식과 보조기, 투약 및 외과적 수술 등이 포함되어 있다. Phelps의 15개 치료 과정은 다음과 같다.

(1) 마사지(Massage)

마사지는 근 긴장의 유지나 순환의 증진 그리고 수축성의 유지를 위해 운동 대신 저긴장근(hypertonic muscle)에 적용하는데, 경련성이나 무정위성에는 특별한 경우를 제외하고는 사용하지 않는다.

(2) 수동운동(Passive motion)

이것은 가동관절의 관절범위 내에서 수동적으로 운동을 시키는 것으로 물리치료사가 먼저 운동하는 방법을 환자에게 시범으로 보인다.

일반적으로 경련성에서는 천천히 그리고 상식성에서는 빠르게 하는데 수동운동은 구축예방이나 국소의 순환개선에 좋다.

(3) 능동 보조운동(Active assisted motion)

능동보조운동은 근력이 약하긴 하지만 환자가 운동을 어느 정도 할 수 있을 때 물리치료사의 보조 하에 운동을 실시한다. 환자 신체에 대한 접촉은 노련한 물리치료사에 의해 신중하게 이루어져야 하며, 만일 불수의 운동이나 근 경련이 일어나면 즉시 중단하였다가 다시

시작한다.

(4) 능동운동(Active motion)

이 운동은 외부의 어떤 도움 없이 환자 스스로 하는 운동으로 가장 바람직한 패턴이다. 환자가 스스로 운동을 하는 동안 물리치료사는 운동의 속도나 범위를 지시하여 준다. 능동운동은 모든 형태의 뇌성마비에서 다 적용되는데 환자는 능동운동단계에서는 상당한 신경근의 협조운동과 전신조절운동이 가능하다.

(5) 저항운동(Resisted motion)

어린이가 능동운동을 시작할 수 있게 되면 곧 저항운동을 준비하는데, 저항운동은 개개의 근이나 근군의 근력증강을 위해 사용하는 최종 단계의 운동이다. 저항운동은 피로가 나타나지 않는 범위 내에서만 실시하고 주로 경련성과 곰지락형에서 적용된다. 실조형에서는 근력강화를 위해 사용되기는 하지만 피로 때문에 별로 많이 사용되지 않는다. 혼동운동(confusion exercise)에서 저항은 이완성마비근육(zero-cerebral muscle)의 자극을 위해서도 적용된다.

(6) 조건운동(Conditioned motion)

1883년 Miss Jenny Colby에 의해 도입된 것으로 상반운동(reciprocal motion)이 잘 되지 않는 모든 형태의 뇌성마비에서 다 사용할 수 있는데, 조건운동이란 각각의 운동에 대해 특수한 노래나 멜로디를 틀어주고 환자가 수동 혹은 능동운동을 하도록 하는 것이다. 즉 환자가 상반운동을 규칙적으로 실시할 때 다른 리듬의 음악을 들려주고, 이러한 리듬의 자극이 환자가 규칙적으로 상반운동을 할 수 있도록 훈련을 시키는 것이다. 리듬은 악기나 녹음기 혹은 물리치료사의 육성에 의해서 제공된다.

(7) 혼동 혹은 공동운동(Confused or Synergistic Motion)

같은 패턴의 공동운동 내에 있는 비활성 근육군(inactive muscle group)을 수축시키기 위하여 다른 특별한 근군에 자극(저항)을 주는 것으로 폄근밀기반사나 굽힘근도피반사와 같은 집단동작이 사용된다.

(8) 혼합운동(Combined Motion)

혼합운동은 어깨관절의 안쪽돌림과 함께 팔꿉관절을 굽힘하거나 아래팔의 안쪽돌림과 함께 팔꿈관절을 펌하는 것과 같이, 한 관절에서보다는 여러 관절에서의 운동을 복합적으로 실시하는 것으로 모든 뇌성마비에서 적용되며 목적성이 있는 운동의 단계이다.

(9) 안정(Rest)

뇌성마비 치료에서 안정에는 두 가지 의미가 있는데, 하나는 몸 전체를 이완할 수 있도록 하는 것이며, 다른 하나는 지속적인 수축이나 신장 상태로부터 근육을 자유로운 상태로 전환할 수 있도록 조치하는 것이다. 안정은 경련형이나 무정위형 모두에서 필요하며, 불필요한 에너지의 소모를 방지하기 위하여 보조 장구나 안락의자 등을 사용하기도 한다.

(10) 이완 기술(Relaxation Technique)

이완 기술은 야콥슨의 원리가 적용된 것으로 곰지락형에서 주로 사용되며, 목적 있는 동작을 방해하는 근의 긴장이나 불수의적 운동을 감소시키는데 이용된다. 이 기술은 경련성에서도 가끔 사용된다.

(11) 이완자세로부터의 운동(Motion From the Relaxed Position)

무정위성과 같은 불수의 운동이 있을 때 사용하는 것으로 운동의 의식적 조절을 통하여 이루어진다. 운동을 실시하기 위하여 먼저 해당 근육을 이완상태에 위치하게 한 후에 불수의 운동이 유발되지 않도록 주의하면서 처음에는 작은 범위의 운동을 실시한다. 작은 범위의 운동이 훈련을 통하여 효과적으로 일어나면 점차적으로 운동의 범위를 넓혀간다. 이 운동은 설명한 바와 같이 무정위성이나 진전환자(tremor patient)에게만 적용한다.

(12) 균형(Balance)

균형훈련은 머리의 조절에서부터 시작하여 앉은자세 균형, 무릎자세 균형으로 진전시켜 나가며 마지막에 기립자세 균형훈련을 시킨다. 균형훈련에는 중요한 두 가지 원칙이 있는데, 하나는 무게가 있는 도구 등을 사용하여 중력 중심점을 낮추어야 한다는 것이며, 다른 하나는 어린이의 자세(위치)는 항상 정위반사가 유발될 수 있도록 위치해야 한다는 것이다. 이 기술은 보바스의 기술에서와 같다.

(13) 상반운동(Reciprocation Motion)

양측 팔과 다리를 서로 반대방향으로 움직이는 운동으로 상반운동의 촉진을 위해서는 치료 초기부터 실시해야 한다. 상반운동은 수동운동이나 능동운동과 같이 적용되며, 누워서 자전거 페달을 돌리는 것과 같은 운동을 실시하거나 기기, 무릎보행, 보행 등을 시킴으로써 달성할 수 있다.

(14) 손을 뻗거나 잡고, 놓기(Reach, Grasp & Release)

이 운동은 둘 혹은 보다 많은 운동들이 연합된 것으로 뇌성마비의 최종단계 치료에서 실시된다.

(15) 숙련(skill)

식사나 옷 입고 벗기, 목욕, 화장실 활동 등과 같은 일상생활동작을 위한 훈련으로 작업치료사에 의해 많은 것들이 이루어진다.

4) Rood의 방법

Magaret Rood는 물리치료사이면서 작업치료사로 뇌손상환자 치료에 대한 지식증진에 많은 공헌을 하였다(그림 3-19). 그녀의 중요한 공헌은 감각조절자극(controlled sensory stimulation)과 개체발생학적 단계(ontogenetic sequence)의 이용, 그리고 활동에 의한, 목적 있는 반응의 요구가 필요하다는 것을 강조한 것 등이다. 루드는 몇 해 동안의 연구와 치료방법의 임상적 실험 그리고 신경생리학적 이론을 기초로 하여 소위 루드 접근법을 발표하였는데, 이것은 원래 뇌성마비를 위해 고안된 것이었지만, 그녀는 이 방법이 뇌성마비아 뿐만 아니라 운동조절에 문제가 있는 다른 환자들에게도 적용시킬 수 있을 것이라고 믿었다.

Rood의 기본적인 제안은 운동패턴은 출생 시에 존재하는 기본적인 반사패턴으로부터 발달되고, 이들은 의식이 있는 고위수준의 조절이 얻어질 때까지는 감각자극을 통하여 점차적으로 수정되고 이용되기 때문에, 만일 특정한 수용기에 대해 적당한 자극을 적용하는 것이 가능하다면 이 자극이 정상발달 단계에서처럼 이용되는 것이 가능하고, 또 그것은 반사적 운동반응의 유도가 가능하며 신경생리학적 원리에 의해 적당한 운동 앤그램(motor engram), 자극에 의하여 생기는 지워지지 않는 인상)이 성취되리라는 것이다.

Rood는 이러한 감각의 자극으로 빠른 솔질이나 얼음의 적용, 압력, 쓰다듬기 등을 이용하였으며, 환자의 근긴장 분포와 운동조절 수준의 단계가 어디인가를 결정하기 위하여 환자가 현재 달성한 발달학적 단계를 이용하여 평가하였으며, 치료의 시작은 촉진으로부터 출발하고 원하는 패턴의 효과를 얻기 위하여 환자의 근육을 적당하게 자극하는 방법을 사용하였다. 운동패턴의 선택은 환자가 현재 가능한 것 중에서 하나를 택하였으며, 각 단계에서 환자가 그것을 숙련되게 숙달하였을 때 다음 단계로 진전시켜 나갔다. 즉 하위 수준의 숙련운동이 완전하게 되었을 때 상위 수준의 숙련운동으로 옮겨나가는 방법을 뇌성마비 치료에 제안하였다.

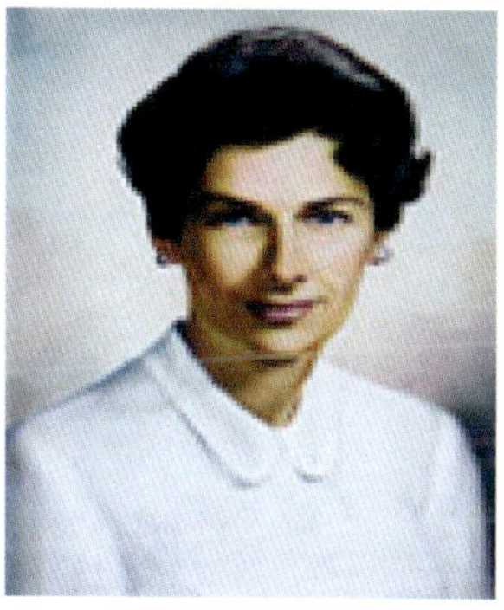

〈그림 3-19〉
Magaret Rood

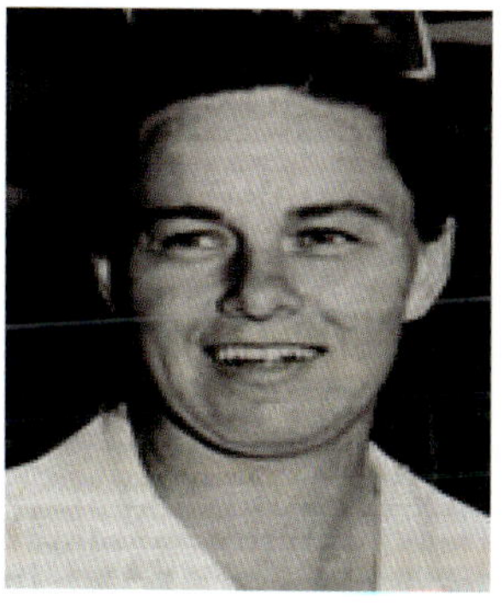

〈그림 3-20〉
Herman Kabat

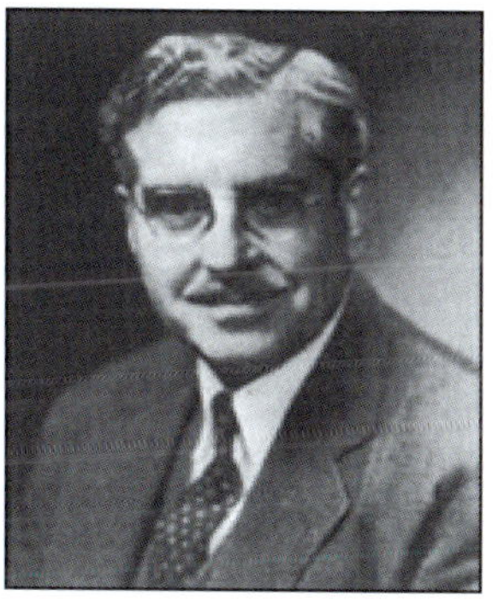

〈그림 3-21〉
Temple Fay

5) Herman Kabat의 방법

Herman Kabat은 의사이며 신경생리학자인데, 1946년부터 1951년 사이에 Kabat-Kaiser Institute에서 고유수용성 신경근 촉진법(proprioceptive neuromuscular facilitation, PNF)을 개발하였다(그림 3-20). 그의 치료방법에는 Sherrington의 생리학적 기전과 Gellhorn의 고유수용기 및 검질성 운동에 대한 연구 등이 많이 응용되었는데, 그가 실제로 임상에서 고유수용성 신경근 촉진법을 응용하여 뇌성마비나 다발성 경화증을 치료하기 시작한 것은 1950년대의 초기였다.

마비가 있는 환자의 치료적 운동을 통한 수의적 활동(voluntary activities)의 회복은 손상받은 근육군에서의 활동에 기초를 두고 있다. 이 수의적인 활동은 근육 자체의 화학적 변화 뿐만 아니라 근비대도 가져오게 되는데, 중추신경계 환자의 기능회복은 실제로는 매우 천천히 진행되며, 환자의 수의적 노력을 통해 손상된 근육의 활동을 가능한 최대로 증진시키고 회복을 촉진시키기 위해서는 지속적인 치료를 실시하는 것이 중요하다. 근 수축의 강도는 일차적으로 자극된 운동단위(motor unit)의 수에 의존하게 되는데, 이때 각 운동기능은 실무율의 법칙(all-or-none law)에 따르게 되며, 또 뇌와 척수의 고위 중추들로부터 받은 신경자극에 의해 일어나는 운동신경원의 흥분 정도에 따라 좌우된다. 정상인이라 하더라도 척수 전각세포의 흥분도에는 약간씩의 차이가 있고 흥분의 역치도 다르다. 그러나 마비가 있는 환자에서는 신경학적 병변(neurological lesions)에 의해 수의적 운동과 관련된 운동신경원의 역치가 훨씬 증가되어 있거나 증가되게 된다.

경련성 마비가 있는 환자 - 예를 들면 겉질척수로(corticospinal tract)의 항구적인 손상이 있는 환자 등 - 에서는 지나치게 강한 흥분이 중추신경계의 새로운 우회로(new detour pathways)를 통하여 수의적 자극전달이 원심성으로 이루어짐으로써 운동신경원이 자극받아 과긴장 상태에 놓이게 된다. 신경생리학적 기전은 치료적 운동에서 중추성 흥분(central excitation)의 증가가 있거나 또는 약화된 근육의 수의적 활동을 증가시키는데 가치 있는 수단으로 적용된다. 고유수용성 신경근 촉진법에서 사용되는 신경생리학적 기전들에는 다음과 같은 것들이 있다.

고유수용성 신경근 촉진법에서 이용되는 신경생리학적 기전들

① 적절한 저항(optimal resistance)
② 반사(reflex)
③ 방산(irradiation)
④ 연속적인 유도(successive induction)
⑤ 상반지배(reciprocal inhibition)

하지만 정상적인 신경조절이 상실된 뇌성마비아에서 고유수용성 신경근 촉진법이 효과적인가 하는 문제에 대해서는 많은 이견이 있으므로 신중을 기하여 적용해야 한다.

6) Temple Fay의 방법

Fay(그림 3-21)의 방법은 계통발생학적 과정(phylogenetic plan)에 근거를 둔 것으로 계통 발생적 방법 아래에서는 어류나 파충류 등의 양식과 유아의 운동양상이 서로 비슷하다는데 초점을 맞춘 것이다. 그래서 Fay는 긴장성 목반사와 같은 병적반사라도 도움이 되면 사용하였으며 이들 기본적 패턴을 Fay는 다음과 같이 기술하였다.

Fay의 기본적 패턴

① 양서류(amphibian) 수영형태, 굽힘과 폄반복 패턴 – 하위중추
② 교차 파충류 형태(crossed reptilian) – 하위 중추(그림 3-22)
③ 연합반응(associated response) – 건강한 시상 혹은 중뇌
④ 상동성 양서류(homologous amphibian) 형태의 운동 중간뇌 – 겉질그물체, 다리뇌, 숨뇌

상동성 패턴은 엎드려 누운 자세에서 실시하는 것으로 고개를 우측으로 회전하였을 때 우측 손은 입 근처로 가져가게 되고 엄지는 벌림되면서 손이 펴된다. 팔꿉관절은 90도 굽힘되고 팔은 어깨관절 수준까지 벌림된다(그림 3-23). 이 때 우측다리는 벌림 및 굽힘 되어 복부 옆에 놓이게 되고 발은 발바닥쪽 굽힘된다. 한편 좌측 팔은 손등이 우측 엉덩이에 이를 때 모음 및 내회선 된다. 그리고 좌측 다리는 폄된다. 이것은 시작자세로 여기에서 고개를 좌측으로 돌리면 좌측 팔은 스위핑(쓸기, sweeping) 운동을 통하여 손을 입 근처로 가져가고 좌측 다리는 위에서 언급한 것과 같은 방법에 의해 굽힘된다. 동시에 우측 팔과 다리는 고개가 중간지점을 통과하여 좌측으로 회전되면 폄된다. 이 패턴의 결과는 손을 엉덩이 위에 놓았을 때 손과 손가락이 쉽게 펴진다는 것이었다. Fay는 이것을 'unlocking technique'이라고 불렀다.

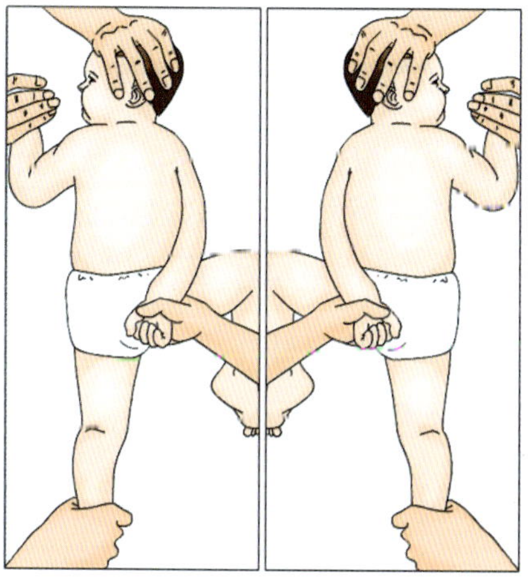

〈그림 3-22〉 교차성 패턴

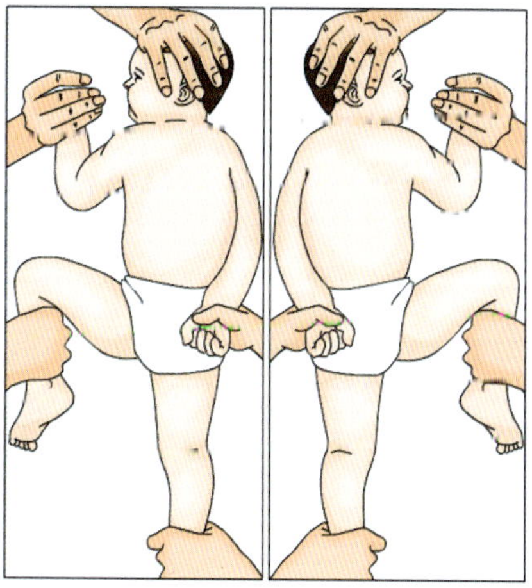

〈그림 3-23〉 상동성 패턴

7) George deaver의 방법

뇌성마비의 문제점에 대한 deaver의 접근법은 일상생활에서 중요한 신체적 활동들을 어린이에게 훈련시키는데 있었다. 그는 물리치료의 중요한 목적으로 자조활동(self-care activity)에 도달하도록 하는 것과 보행훈련, 손의 최대한 활용, 적당한 언어를 구사할 수 있도록 하는 훈련 등을 들었다.

물리치료사는 일상생활동작을 가르칠 때 맨 먼저 침대에서의 활동을 가르치고 나서 의자차, 보행활동 등으로 점진적으로 가르치게 되는데 이 때 필요한 근육들에 대한 근력증강 운동이 선행된다.

8) Pohl의 방법

폴은 뇌성마비의 문제 중 일차적인 것은 근 활동의 장애라는데 착안하여 훈련을 시킬 때 처음에는 단일 관절에서의 조절훈련을 실시하고 이것이 성취되면 보다 많은 관절에서의 조절훈련을 시키는 것이 좋다고 하였다. 이들 목표를 달성하기 위하여 폴은 세 가지 기본원리를 주장하였는데 의식적인 근 이완과 수의적 근 조절 그리고 발달학적 패턴의 증진 등이 그것이다.

4 정형외과적 치료

뇌성마비 환자에서 보는 각종 변형을 교정하기 위하여 여러 가지 정형외과적 수술을 시행하는데 수술방법을 선택함에 있어서는 그 변형을 가져온 요인들에 대한 신중한 검토가 매우 중요하다. 수술이 가장 많이 시행되는 뇌성마비는 경련형이며 정도가 심하지 않은 불수의 운동형이나 경련성이 있는 혼합형의 일부에서 시행된다.

1) 하지의 변형에 대한 정형외과적 치료

(1) 엉덩관절 모음변형

엉덩관절의 모음 변형은 긴모음근과 짧은모음근 그리고 큰모음근의 경련성에 의한 경우가 많으며, 이를 교정하기 위해서는 벌림근의 근력과 균형회복을 위해서 모음근힘줄 절단술(adductor tenotomy)을 시행하고 때에 따라서는 폐쇄신경의 절제술을 함께 실시하기도 한다.

(2) 엉덩관절 굽힘변형

엉덩관절의 굽힘변형은 단독적으로 나타나기도 하지만, 흔히 모음이나 안쪽돌림 변형과 같이 나타난다. 굽힘변형을 교정하기 위해서 Soutter, Campbell 수술법이나 iliopsoas recession(엉덩허리로의 힘줄 절단단을 관절주머니에 고정) 등이 시행된다.

(3) 엉덩관절 안쪽돌림 변형

이 변형은 모음근과 무릎관절의 안쪽 굽힘근의 경련성에 의해 기인되는데, 이를 교정하기 위해서는 반힘줄근을 그 부착부에서 절단하여 넙다리뼈 가쪽상과 융기의 전측방에 전위하여 고정시킴으로써 넙다리뒤근육의 작용에서 벌림근의 작용으로 전환하는 방법이 많이 이용되고 있다.

(4) 무릎관절의 굽힘변형

무릎관절의 굽힘변형은 넙다리뒤근육의 경련성과 단축 등에 의해 발생되는데 Eggers는 이 변형을 교정하기 위하여 내측 및 가쪽의 넙다리뒤근육 건들을 각각 동측의 넙다리뼈상과로 전위고정 시키고 무릎지지띠(patellar retinaculum)를 절개하는 수술법 등을 소개한 바 있다.

(5) 말발변형

무릎관절이 완전 폄시에는 말발 변형이 교정되지 않으나 무릎관절을 직각으로 굽힘시에는 비교적 손쉽게 수동적으로 교정될 수 있는 말발 변형에 있어서는 장딴지근이 변형을 일으키는 주된 원인이기 때문에 장딴지근 머리의 절단술이나 정강신경의 운동분지를 부분 절제하는 수술 등이 유효하나 무릎관절의 폄 또는 굽힘 등에 관계없이 지속되는 말발 변형에서는 아킬레스힘줄 연장술이 유효하다(그림 3-24).

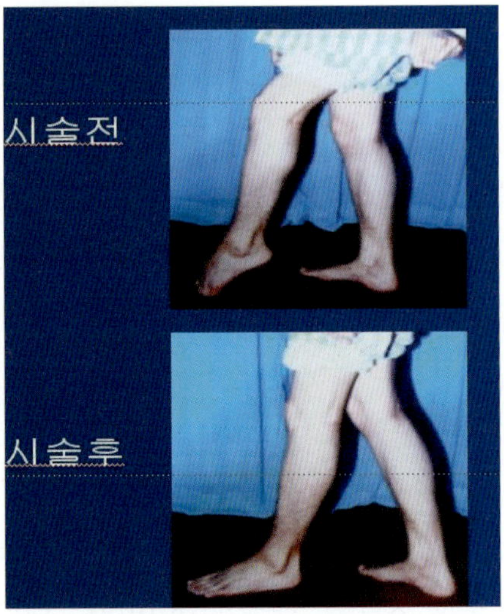

〈그림 3-24〉 뇌성마비의 정형외과적 수술(아킬레스힘줄 연장술)

(6) 가쪽발끝휜발증 혹은 안쪽들린휜발증 변형

외반족의 변형 교정을 위해서 Crice-Green 수술을 시행하는 경우가 많으며 때에 따라서는 삼중 관절 고정술 등을 시행하기도 한다. 내반족 변형에 대해서는 뒤정강근의 연장술 또는 전위술을 시행한다.

2) 상지의 변형에 대한 정형외과적 치료

(1) 자쪽 손목굽힘근 힘줄

자쪽 손목굽힘근 힘줄을 노쪽 손목폄근으로 전위하여 봉합하는 방법 등이 이용된다.

(2) 손목관절 고정술

연부조직에 대한 수술을 시행한 후 소기의 성과를 거두지 못한 경우에 마지막 수단으로 손목관절 고정술을 시행하기도 한다.

3) 약물치료

약물치료의 목적은 행동과 신경근육 문제를 개선하고 간질발작을 개선하는데 있다. 정신약물치료는 충격적 행동을 조절하는데 때로 효과가 있긴 하지만 여러 가지 물리치료와 기능훈련 등을 병행하여 치료하는 것이 바람직하다.

4) 보조기

뇌성마비에서 경련성이 너무 심하거나 구축으로 인한 변형의 정도가 심한 경우에는 보조기의 착용으로 변형을 교정하기란 기대하기 어렵다. 그러나 변형의 정도가 심하지 않거나 변형에 대하여 수술을 시행한 후에 변형의 재발을 방지할 목적으로 각종 보조기를 착용하는 경우가 많다(그림 3-25). 말발변형이나 안쪽말발, 바깥말발 변형이 있을 때 단하지 보조기를 착용하도록 하는데 이 때 보조기의 발목관절은 90도 이상 발바닥쪽 굽힘이 되지 않도록 처방하며 만일 말발에 안쪽 변형이 함께 있을 때는 구두 가쪽에 T-strap을 달고 바깥쪽 변형이 있을 때에는 구두 내측에 T-strap을 달도록 처방한다. 그러나 말발변형이 장딴지근의 단축에 기인되어 무릎관절을 굽힘자세로 할 때 변형이 교정되는 경우에는 장하지 보조기를 착용해야 한다. 이러한 변형으로 보행이 불가능할 경우에는 장하지 보조기를 야간용으로 제작하여 착용하게 하기도 한다. 또 다른 야간용 보조기로는 양측 엉덩관절에 모음 및 안쪽돌림 변형이 있는 어린이에게 양측 장하지 보조기를 처방하는 수도 있는데 이때 두 보조기의 내측 지주 사이에는 스프레더 바(spreader bar)를 부착해야 한다.

한편 최근에는 유소아의 경우 보조기를 착용시킴으로써 정상적인 자세반사 기능의 발달 장애를 가져올 뿐만 아니라 이상보행을 초래한다고 하여 보조기의 사용을 피하는 경향이 있다.

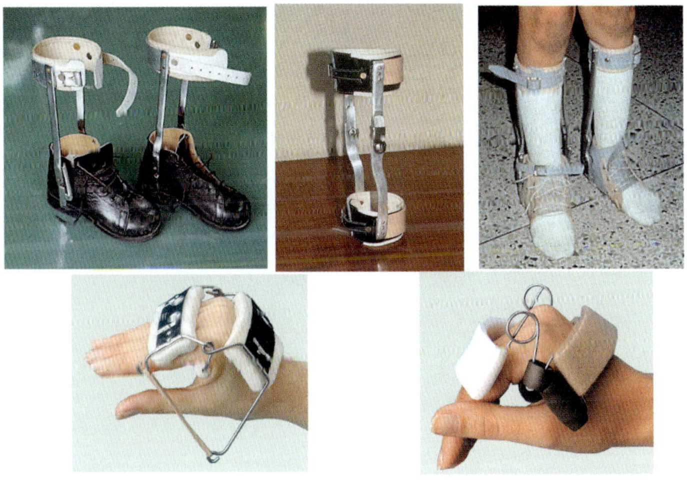

〈그림 3-25〉 뇌성마비 아동의 보조기

5) 치료 기구

뇌성마비 아동의 일반적인 비정상자세와, 불안정한 자세에서 나타나는 비정상적인 긴장성 반사와 대상 작용을 선택적으로 통제하고 관리할 필요성이 있어 치료실에서나 가정에서 사용할 수 있는 치료적인 보조도구로서 다음과 같은 보조 치료기구들이 있다. 하지만 전적으로 치료 보조도구는 보조적인 수단으로만 사용하여야 하며 직접적인 치료의 효과는 기대하기 어렵다(그림 3-26).

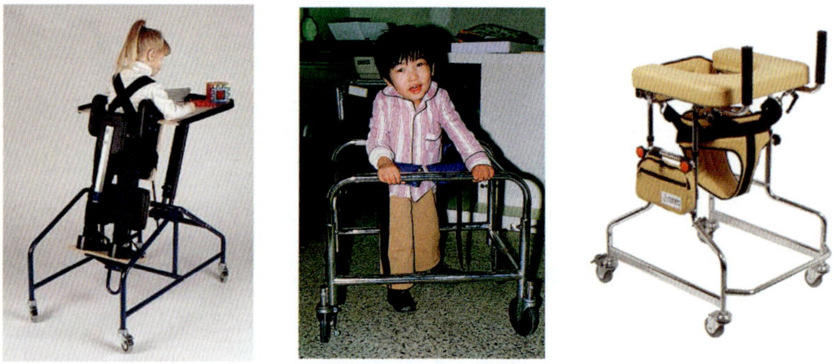

〈그림 3-26〉 뇌성마비아동의 보조 치료장비

부록 1. 생후 1년의 정상 운동 발달

분기		1기			2기			3기			4기		
개월		0~1	1~2	2~3	3~4	4~5	5~6	6~7	7~8	8~9	9~10	10~11	11~12	12~13
		제1굽힘기 계통발생시(전운동기) (원시 반사기)	제1폄기 계통발생적 단계에서 개체 발생적 단계로의 이행시기(원시반사 소멸기)			제2굽힘기 첫 번째 인간적 이동동작을 위한 준비단계 (전신운동의 분화기)						제2폄기 인간적인 직립기와 섬세한 운동의 초기단계		
사회성		0~1 조향(청각, 후각, 시각,촉각 등)이 작용하게 되면 신체자세 전체가 변한다.	1.5 외부환경(보고, 듣는)에 대한 의식적인 접촉이 가능해진다. 미소, 분화되지 않은 옹알이			4 기뻐서 웃는다. 변화 있는 옹알이	5 매일 함께 생활하는 동일인에게 활발한 반응을 보인다.			8 풍부한 표정을 보인다. 낯가림, 놀이			11.5 명확한 조음 명명하기	12 처음으로 낱말을 구사한다(엄마, 아빠).
엎드린 자세	상지	0~1.5 머리는 비대칭적 자세로 골반은 굽힘상태로 되어 있다. 바닥에 닿는 면은 뺨에서부터 배꼽까지 양 팔은 컵의 손잡이 모양(팔굽관절은 굽힘되어 있고 손목은 자쪽으로 가쪽굽힘모양)이고, 손은 주먹을 쥐고 있다. 지탱면은 없고 체중부하면만 가지며, 무게점은 배꼽 부분의 가운데 있다.	1.5 시각적(그 밖의)조향(visual orientation)으로 짧은 수간 아래팔로 지지하며 머리를 든다. 이때 머리는 지탱면의 바깥쪽에 유지될 수 있다. 무게점은 다리쪽으로 옮겨져서 골반대 방향으로 이동한다.		3 목이 펌 되어 머리를 대칭으로 지탱면 밖에서 오래 들 수 있다. 동기유발에 의해 머리를 돌린다. 무게점은 양쪽 팔꿈치의 골반대쪽으로 이동한다. 어깨관절은 90° 까지 굽힘	4.5 무게점이 가쪽으로 옮겨져 한 팔 지탱이 가능해진다. 머리와 잡는 팔은 지탱면 밖에까지 가능하다. 잡는 쪽 팔의 어깨관절은 120° 까지 굽힘		6 활짝 편 손바닥으로 대칭적 지지가 이루어진다.	7 엎드린 자세에서 네발기기 자세를 취할 수 있다. 무게점은 손바닥 지지에서 무릎쪽으로 이동한다. 네발기기 자세에서 앞뒤로 흔들기를 할 수 있다 (2~3주 동안).	8 팔:포복기기 자세 비스듬히 앉은 자세에서 무게점은 등쪽(dorsal) 머리쪽(cranial)으로 이동 –지지자세를 촉진	8~9 물건을 잡고 일어설 수 있다. 어깨관절은 120° 이상 굽힘하여 운동할 수 있다.	9~10 협동운동에 의한 네발기기 1. 사지가 그대로 동등하게 무게를 받는다. 2. 손바닥으로 지탱할 때 손가락들은 느슨하게 펴진다. 3. 몸통은 옆쪽으로 흔들거리지 않는다. 4. 다리를 앞으로 내딛을 때 발은 허퇴의 축에서 느슨하게 조저굴된다.	11~13 양손으로 가구를 잡고 서서 옆으로 움직인다.	11~13 양손으로 가구를 잡은 상태에서 한손을 놓고 서 있을 수 있다.
	하지	0~1 엉덩관절은 최소한 90° 이상 굽힘되어 있고, 허리척추는 뒤굽힘증(lordosis) 상태이며 지탱능력은 없다.	1~2 구부린 상태가 사라지며 다리를 가쪽돌림 상태에서 느슨하게 펴기 시작한다.		3 무게점이 골반대까지 내려가며 다리는 느슨한 자연스런 상태(폄, 벌림, 가쪽돌림)가 된다.	4.5 얼굴쪽 다리의 무릎을 끌어 올리면서 잠시 동안 무릎으로 지지한다.	5~6 수영하는 자세	6 무게점이 계속 아래(caudal)로 내려가 손바닥과 넙다리 위에서 지탱한다.	7 비스듬히 앉기:안정된 옆으로 누운 자세에서 머리를 들어올리면 무게점은 아래쪽으로 이동한다. 처음으로 몸통을 수직방향으로 취할 수 있다 (oblique sitting)	8~9 비스듬히 앉기(side sitting) 8~9 다리 펴고 앉기(long sitting)			11.5~12.5 잡지 않고 걷는다	11.5~12.5 양발을 벌려 지지면을 넓게 하여 자연스럽게 선다.
바로 누운 자세	손의 잡기	0~1.5 신생아의 바로 누운 자세는 불안정하고 비대칭적인 자세로 실제로는 참된 바로 누운 자세가 아니다. 내수용기를 통한 내부세계로부터의 자극이나 또는 외수용기를 통하여 유발된 동요는 전신운동(holokinesia)으로 표현되는 성급한 움직임으로 나타나니다.	2~3 생리적인 긴장성 운동: 환경의 접촉에 의한 운동	2~ 손과 손의 협동운동 손을 맞잡는 것과 동시에 연합작용으로 발을 안으로 구부리는 전반적인 모양		4 손은 목표물을 향하여 잡는다. 처음으로 얼굴쪽 팔의 분리된 움직임이 가능하다. 손을 펴고 자쪽으로 잡는다. 손의 쥐기반사는 점차 사라진다. 4.5~6 물건을 잡기 위하여 손은 중심선을 넘어가며 따라서 무게점은 가쪽으로 이동된다. 이때 손은 노쪽으로 잡는 것이 형성된다.	5~6 손과 성기의 협동운동 손과 넙다리의 협동운동, 손에서 손으로 물건을 옮겨 쥔다. 쥐기반사가 사라진다.	6~7 손과 발과 눈과 입의 협동운동	7.5~8 핀셋 잡기 손의 섬세한 운동이 시작된다.	8 위쪽에 있는 목표물을 잡는다. 어깨관절은 120° 이상 굽힘된다.	9 핀셋 잡기에서 처음으로 엄지 손가락과 다른 손가락의 맞섬(opposition) 형태로 물건을 잡는다 (쪽집게 잡기).			
	발의 잡기	0~1.5 전체의 움직임에서 원시적인 발버둥. 발가락 굽힘과 앞발의 굽힘은 항상 일정한 것은 아니다.	6~7주 의식적인 접촉(옆으로, 위로)을 하며, 그에 대한 파급 운동으로 펜싱자세가 이루어진다.		3 다리는 굽힘된 상태를 유지하며 돌고 있다. 무게점은 머리쪽으로 이동된다. 발의 위치는 중심선상에 있다.	4 발이 안쪽굽힘되며 발과 발의 잡기가 이루어진다. 넙다리는 약간 벌림, 가쪽돌림되어 있다.	4~6말 손으로 목표물을 잡을 때 발에서는 연합적으로 파악현상이 나타난다.	6~7 손과 발과 눈과 입의 협동운동						
뒤집기						4~6 바로 누운 자세에서 엎드린 자세로 뒤집는 과정	4.5 무게점은 바로 누운자세에서 머리쪽과 가쪽으로 이동된다. 골반은 전두면에서 비스듬하게 기울어진다. 다리는 뒤집기 위하여 분리된 동작이 나타난다. 바로 누운 자세에서 옆으로 누운 자세로 뒤집기를 시작한다.	6 불안정한 옆으로 누운 자세. 협동운동에 의한 바로 누운 자세에서 엎드린 자세로 뒤집는다.	7~8 안정된 옆으로 누운 자세. 안정된 옆으로 누운 자세에서 무게점은 배쪽과 등쪽으로 바꾸어 이동할 수 있다.	협동운동에 의한 엎드려 누운 자세에서 안정된 옆으로 누운 자세를 지나 바로 누운 자세로 뒤집기가 가능하다. 무게점은 아래로부터 가쪽을 지나 머리쪽으로 이동된다.				
시선		0~1. 인형눈 현상. 잠깐동안 시선고정 (2~3초간)	1 오랫동안 시선고정=가까운 곳에 있는 것만 시선접촉. 시각적 조향: 방안에 있는 것을 시선접촉하는 것은 매우 중요하다. 1~1.5 눈동자의 움직임과 동시에 머리를 돌린다.		3 눈은 중심선에서 30° 까지 돌릴 수 있으며, 처음으로 눈만 따로 돌릴 수 있다.	4 시각적 순목반사(ROF)가 있으며, 늦어도 6개월에는 100% 나타나야만 한다.								
입		주산기:설근반사가 강하게 나타난다. 흡철반사가 강하게 나타난다. 흡철반사는 상차신경 전영역에서 나타난다.	1개월말 흡철반사가 서서히 사라지기 시작한다.		3 흡철반사가 더욱 사라진다. 4 잇몸으로 물 수 있다.	4~6 설근반사, 흡철반사가 완전히 사라진다.	5~6 잡으려 할 때, 침을 많이 흘린다.	6 저작이 가능하다. (가는 것, 씹는 것)						

*이 도표는 정상아의 이상적인 운동발달을 기술한 것이다. 이 도표에서 6주 이내의 편차는 아직 정상 발달이라고 할 수 있다. 그러나 시간적 편차가 클수록 비정상적 운동패턴으로 발달함을 의미한다.
원저 Herausgeber: Dr. med. V. Vojta/E.Schweizer
역: 보이타 치료 임상 연구회

부록 2. 보이타의 7가지 자세 반응

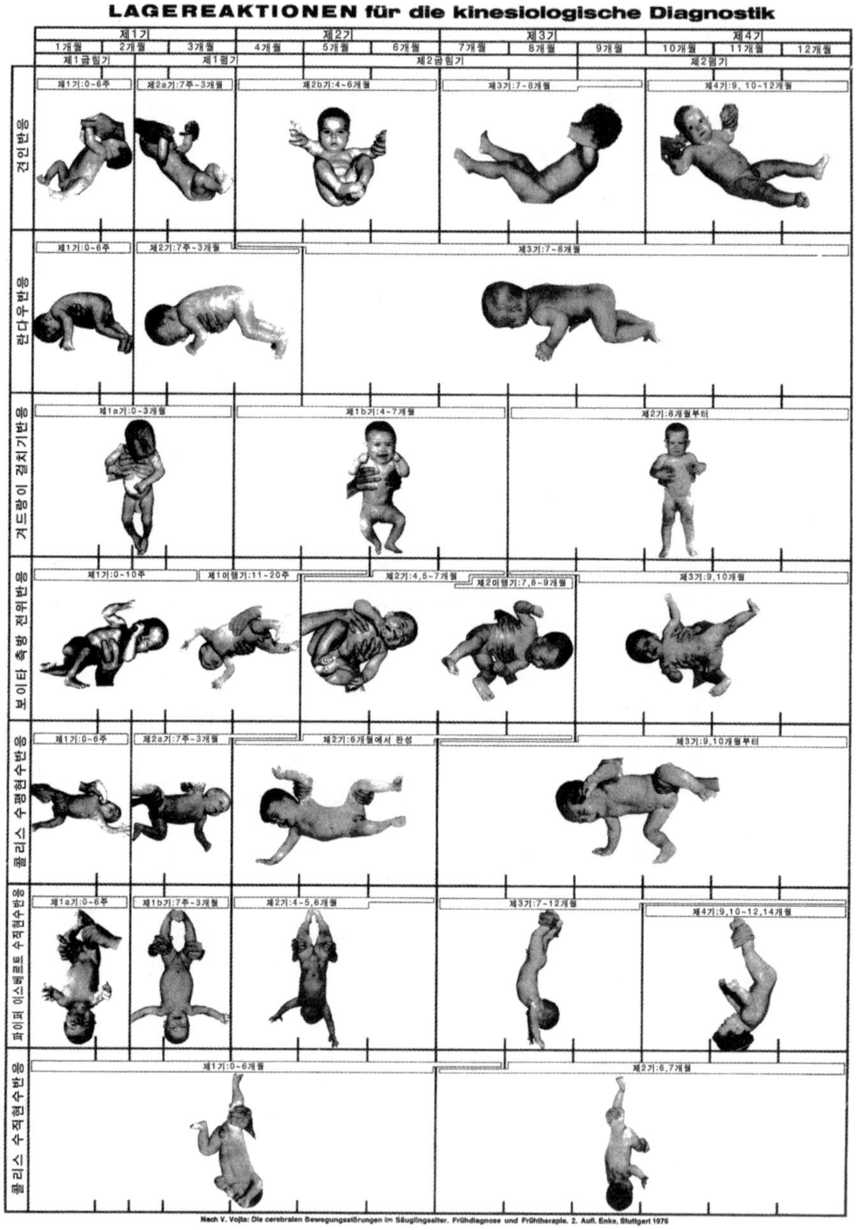

chapter 4 외상성 뇌손상

1 개 요

외상성 뇌손상(traumatic brain injury)은 외부의 물리적 충격으로 인한 뇌의 손상을 말한다. 이러한 외상성 뇌손상은 인지력, 지각력, 신체적 기능의 상실을 가져온다. 외상성 뇌손상은 크게 개방성과 폐쇄성으로 나뉘는데, 개방성은 총, 칼, 자동차 사고 등으로 인한 두개골의 골절로 뇌기관이 외부로 개방되는 상태를 말하며, 폐쇄성은 주로 자동차사고에 의해 뇌가 큰 충격을 받아 두개골 내부에서 빠른 움직임을 일으켜 뇌 신경섬유의 손상 및 내부 출혈이 일어나는 상태를 말한다. 사회가 발전하고 다양해짐에 따라 교통사고, 산업재해사고, 스포츠사고 등의 각종 사고로 인한 외상성 뇌손상이 증가되고 있다. 따라서, 적절한 재활시스템 속에서 물리치료의 중요성은 강조되고 있다.

2 원 인

외상성 뇌손상의 원인은 자동차사고가 대부분을 차지하고 있으며 그 외에도 폭력, 스포츠 사고, 낙상, 산업재해 등으로 인하여 발생한다. 외상성 뇌손상 환자의 대부분은 18 ~ 30

세 사이의 남성으로 상대적으로 생활방식이 여성보다 위험요소에 더 노출되어 있기 때문이다. 또한 아이와 노인에게서도 위험률이 높으며, 특히 노인은 낙상과 관련된 사고가 많이 일어난다.

3 분 류

1) 일반적인 분류기준

외상성 뇌손상의 분류기준은 글래스고우 혼수척도(glasgow coma scale), 머리뼈 골절 상태, 손상 속도, 손상 위치 등에 따라 분류한다.

2) 손상 정도에 따른 분류

외상성 뇌손상 후의 의식 상태는 글래스고우 혼수척도에 따라 경도, 중등도, 심도로 분류한다. 이 혼수 척도에서는 의식을 눈뜨기, 운동반응, 언어반응과 관련지어 전체 점수 8점 이하면 심각한 뇌손상 후 혼수상태에 있음을 의미한다. 중등도는 9 ~ 12점이며, 경도는 13 ~ 15점이다.

3) 손상부위에 따른 분류

외상성 뇌손상은 손상부위에 따라 국소 뇌손상(focal brain damage)과 확산성 뇌손상(diffuse brain injury)로 나눌 수 있다. 국소 뇌손상의 경우 손상 받은 머리뼈 바로 밑에 위치한 뇌영역이 손상된 경우이다. 국소 뇌손상 시 손상된 뇌 영역에서는 열상이나 좌상이 나타나며, 때때로 이차적 손상이 보일 때까지 뇌손상의 영향이 명백하지 않을 수 있다. 확산성 뇌손상은 겉질 아래 축삭의 수초화가 광범위하게 손상된 경우이다. 따라서 손상이 더욱 심해지며 중간뇌와 뇌줄기를 포함한 뇌전반으로 손상 영역이 확대된다. 확산성 뇌손상 시 환자는 깊은 혼수상태에 빠지며, 자세조절과 자율신경계의 기능장애를 보인다.

4 손상기전

1) 일차적 뇌손상

외상성 뇌손상의 손상기전 중 외부로부터의 요인으로 인한 직접적인 뇌손상을 일차적 뇌손상(primary damage)이라 한다. 일차적 뇌손상의 종류로는 국소 뇌손상(focal brain damage), 극성 뇌손상(polar brain damage), 확산 뇌손상(diffuse brain damage) 등이 있다.

국소 뇌손상의 손상형태는 뇌조직의 물리적 비틀림으로 인한 뇌좌상(contusion), 불규칙적인 두개골 표면과의 마찰로 인한 열상(laceration), 대뇌조직의 동맥과 정맥의 파열로 인한 출혈 등이 있다. 국소 뇌손상으로 인한 신체적 장애는 손상당한 영역의 반대쪽 팔, 다리의 감각이나 운동장애를 유발시키게 된다. 또한 머리에 심한 충격을 받은 뇌영역 뿐 아니라 그 반대편에도 머리뼈와의 접촉으로 인한 파열로 손상되는데 이러한 손상을 반대편 타격손상(countercoup injury)라고 한다.

극성 뇌손상은 머리의 충격으로 인해 뇌가 감속(acceleration)과 가속(deceleration) 손상을 받을 때 나타난다. 이때 머리뼈의 기저면에서 주로 손상이 일어나며, 열상과 좌상이 중요 손상 형태이다.

확산 뇌손상은 뇌의 백색질 신경로를 이루는 축삭들에서 퇴행성 변화와 탈 수초화가 광범위하게 이루어지는 손상을 말한다. 손상부위는 겉질하백색질(subcortical white matter), 뇌들보(corpus callosum), 소뇌다리(cerebellar peduncle), 줄무늬체(corpus striatum) 등에서 주로 나타나며, 그물활성계(reticular activating system)의 손상으로 장기간의 혼수상태를 발생시킨다.

이러한 일차적 뇌손상은 머리뼈의 골절과 동반되는데, 손상형태로는 선상(linear), 함몰(depressed), 기저(basilar) 등이 있다. 선상골절은 머리뼈 상에 가는 선모양으로 골절이 일어나 특별한 외과적 치료를 요하지 않는 경우를 말하며, 가장 흔하게 일어난다. 함몰골절은 작은 물체가 머리뼈를 함몰시켜 24시간 이내에 외과적 처치가 요구되는 경우를 말하며, 기저골절은 머리뼈의 기저부를 따라 골절이 이루어져 뇌척수액이 귀나 코로 흘러나오거나 뇌신경 손상이 나타나는 경우를 말한다.

2) 이차적 뇌손상

외상성 뇌손상의 일차적 손상 이후에 여러 이차적 손상이 생기게 되는데, 이러한 추가적 손상은 결국 심각한 장애를 유발시키게 된다. 이차적 손상 중 가장 흔하게 일어나는 손상은 뇌압의 증가이다. 뇌압의 증가는 주로 뇌부종(cerebral swelling)과 뇌혈종(cerebral hematoma)에 의해 일어나며, 뇌압이 증가함에 따라 혈중 허혈성 저산소증(ischemic hypoxia)을 일으켜, 결국 뇌이탈(cerebral hernia), 심장질환, 신장질환 등을 일으키게 된다.

외상성 뇌손상 직후 글루타메이트(Glutamate)를 비롯한 흥분성 뇌 전달물질이 증가하여 이온채널이 변하고, 신경세포의 에너지 고갈, 미토콘드리아의 손상을 일으켜 신경세포 고사(apoptosis)를 초래한다. 또한 글루타메이트의 증가는 세포내 칼슘 농도를 증가시켜 H_2O_2, NO 같은 유리기의 분비가 촉진되어 신경세포의 파괴가 유발된다.

이 밖에도 출혈, 저혈압, 폐손상, 심폐정지 등으로 인하여 이차적인 저산소성 뇌손상이 유발될 수 있으며, 개방성 머리뼈의 골절이 있는 경우, 뇌의 감염이 유발될 수 있다.

5 임상 증상

1) 일반적인 손상

외상성 뇌손상은 다양한 손상을 동반하며 신체적, 정신적으로 기능적 제한을 가져오게 된다. 외상성 뇌손상이 가져오는 신체적 손상은 머리덮개출혈, 숨길폐쇄, 구토 또는 흡인, 의식저하와 동공확대, 뇌척수액누출, 혈압저하, 발작, 고통, 실행장애, 언어장애 등이 있다. 정신적 손상으로는 인지기능의 저하와 충동성 증가, 집중력 저하, 각성능력 저하 등이 있다.

2) 합병증

외상성 뇌손상 이후 회복되는 과정에서 장단기적으로 여러 가지 다양한 합병증이 동반될 수 있으며, 이러한 합병증의 관리가 환자의 재활과정이나 예후에 큰 영향을 미친다. 외상성 뇌손상으로 발생하는 합병증은 골절, 간질, 물뇌증, 심혈관 질환, 호흡계 문제, 배뇨 및 배변장애, 뇌하수체 및 내분비기능장애, 뇌신경손상, 딴곳뼈되기(이소성골화증, heterotopic ossification), 경직 및 구축, 성기능장애 등이 있다.

골절은 급성기 외의 재활치료 중에도 작은 실금이 발견될 수 있으며, 고정을 통하여 치료 및 관리가 중요하다.

간질은 급성기 때에 흔히 일어날 수 있으며, 지속적으로 감소한다. 항경련제를 통한 예방이 가능하며, 자연적으로 회복되는 경우도 있다.

물뇌증은 외상 후 2주 내에 시작되며, 뇌실확장과 함께 뇌의 전반적인 위축이 오거나 국소적 경색에 의해 생기며, 요실금, 보행장애, 치매와 같은 증상을 동반한다.

심혈관 질환은 외상성 뇌손상 이후 에피네피린(epinephrine)과 노르에피네피린(norepine-phrine) 호르몬이 분비증가로 고혈압, 빈맥, 심박동수 증가 등의 심혈관 질환이 일어날 수 있다.

호흡계 문제는 대부분 뇌손상 이후 환기와 가래 제거를 위해 기관지절개를 하게 되는데 기관지절개 후에 관리가 잘 되지 않으면 폐렴을 유발시킬 수 있기 때문에 이에 대한 관리가 중요하다.

배뇨 및 배변장애는 신경계의 손상으로 인하여 배뇨근조임근협동장애(detrusor-sphincter dyssynergia), 실행장애, 병상생활로 인한 장운동 부족 등으로 생기며, 카테터(catheter)나 관장을 통하여 관리를 해주어야 한다.

뇌하수체 및 내분비기능 장애는 외상성 뇌손상 후에 대뇌겉질이나 둘레계층의 손상으로 인하여 뇌하수체의 조절기능이 상실되어 발생하며 요붕증을 유발하게 된다. 또한 다양한 내분비 호르몬 배출이 장애를 가져오게 된다.

뇌신경손상은 외상성 뇌손상으로 인하여 뇌신경 손상을 유발하게 되어, 후각, 시각, 청각, 전정계감각, 안면감각 등의 감각기관의 기능소실을 초래한다.

딴곳뼈되기는 통증, 열, 부종, 관절구축과 함께 나타나며, 상지와 하지의 근위부 관절에서 비정상적인 골층판 뼈가 자라나면서 생긴다. 따라서 관절구축을 예방하여야 하며, 병변시에 수술을 통하여 치료될 수 있다.

경직 및 구축은 중추신경계의 손상으로 인하여 비정상적인 근긴장도를 유발하여 근육의 경직과 관절의 구축을 초래하게 된다. 열, 전기, 물, 파라핀, 운동 등의 다양한 물리적 요법을 시행하며, 심할 경우, dantrolene sodium, baclofen, diazepam과 같은 약물이나, 신경차단술, 보톡스 주사요법 등의 재활치료를 실시한다.

성기능 장애는 외상성 뇌손상으로 인하여 과도한 성충동이 일어날 수 있으며, 성욕감소, 발기부전, 불임 등이 나타날 수 있다.

6 임상평가

1) 신경학적 특수검사

외상성 뇌손상 시에 환자의 현재 상태를 진단하고, 이후의 기능적 회복을 예측하기 위하여 여러 가지 신경학적 특수검사를 받게 된다. 먼저 전반적인 환자의 상태를 파악하기 위하여 산소분압, 혈압, 심전도, 혈액검사(혈당, 전해질, 동맥혈산소분석, 간기능, 갑상샘기능, 콩팥기능, 부신기능 등), 환자의 알코올 농도나 약물에 대해 검사한다. 이후 전산화단층촬영(Computed tomography, CT)과 자기공명영상(magnetic resonance imaging, MRI)을 촬영하여 뇌의 구조적 병변을 파악하며, 뇌파검사(electroencephalography, EEG)를 실시하여 간질이나 의식상태를 파악한다. 때에 따라서 혈관의 상태를 보기 위한 혈관조영술(angiography), 뇌출혈이나 감염상태를 파악하기 위한 뇌척수액검사, 초음파를 혈관에 쏘아 파장을 분석해 혈류와 혈관을 파악하는 뇌초음파검사(echoencep- halography) 등을 실시한다.

2) 임상평가지수검사

외상성 뇌손상의 평가 방법은 손상정도의 측정과 회복정도의 측정으로 나눌 수 있다. 손상정도의 측정은 글래스고우 혼수척도(glasgow coma scale, GCS), 혼수상태의 기간, 외상 후 기억상실증 기간 등으로 측정할 수 있으며, 회복정도의 측정은 글래스고우 결과척도, 라파포트 장애등급척도, 란쵸 로스 아미고스 인지기능척도, 기능적 독립지수 등을 사용하여 추정할 수 있다.

(1) 혼수상태의 기간

혼수상태의 기간은 외상성 뇌손상 환자의 손상 정도를 파악하는 지표로 사용되고 있으며 혼수상태의 기간이 길수록 환자의 임상경과는 나쁜 결과를 보인다.

(2) 글래스고우 혼수척도

글래스고우 혼수척도는 가장 널리 사용되고 있는 뇌손상의 측정방법으로 외상성 뇌손상 이후 혼수의 중증도와 의식장애를 평가하기 위해 개발되었다. 뇌손상 후 2 ~ 3일 내에 눈뜨기반응, 운동반응, 언어반응의 세 가지 신경학적 기능을 측정하여 총점을 구하며, 점수가 높을수록 환자의 신경학적 회복이 좋다(표 4-1).

〈표 4-1〉 글래스고우 혼수척도

구 분	내 용	점 수	개인 척도점수
눈뜨기 반응	자신이 눈을 뜬다. 큰소리로 말할 때 눈뜬다. 꼬집을 때 눈 뜬다. 눈 뜨지 못한다.	4 3 2 1	○
운동반응	운동지시에 따를 때 부분적으로 움직임 움츠림(반사적 반응) 비정상적 굽힘 폄반응 무반응	6 5 4 3 2 1	○
언어반응	지남력이 있는 상태 대화혼란 부적당한 언어들 이해할 수 없는 소리 무반응	5 4 3 2 1	○

*15 ~ 13: 경도손상, 12 ~ 9: 중등도손상, 8점이하: 중증손상, 5점이하: 식물인간/혼수상태

(3) 외상 후 기억상실증

외상 후 기억상실증(posttraumatic amnesia, PTA)은 선행적 기억상실에 해당하며, 뇌손상의 시점부터 이후의 사건에 대한 기억이 계속 유지될 때까지의 기간을 말한다. 외상 후 기억상실이 사라지는 시기는 착란성 의식상태(confusion)가 끝나는 시기에 해당하며, 외상

성 기억상실증은 손상 정도 및 전반적 예후뿐만 아니라 인지 기능 및 심리적 손상과 상관관계가 있다. 그러나 외상 후 기억상실증의 기간은 역향성으로 측정하므로 정확히 측정하기 어려워 최근에는 갈베스톤 지남력 및 기억상실증 검사(galveston orientation and amnesia test, GOAT)가 개발되어 좀더 객관적으로 측정되기도 한다(표 4-2, 표 4-3).

〈표 4-2〉 외상 후 기억 상실증의 기간과 손상의 중증도의 관계

기억상실증의 기간	손상의 중증도
5분 이하	매우 경미
5분에서 60분	경미
1시간에서 24시간	중등도
1일에서 7일	심각
1주에서 4주	매우 심각
4주 이상	극도로 심각

〈표 4-3〉 갈베스톤 지남력 및 기억력 상실증검사

이 름: 검사일자:
나 이: 성별: 생년월일: 검사요일:
진단명 수 상 명:
검사(실패점수)
1. 이름이 무엇인가(2)? 어디서 태어났나?(4) 어디서 살고 있는가?(4)
2. 지금어디에 있는가?(5)도시 (5)병원 (반드시 병원이름을 알고 있을 필요는 없다)
3. 병원에 언제 입원했는지 알고 있는가?(5) 병원에 어떻게 왔는가?(5)
4. 사고 후 제일 먼저 기억할 수 있는 일이 무엇인가?(5)
사고 후 제일 먼저 기억할 수 있는 일을 자세히(날짜, 시간, 같이 있었던 사람 등) 이야기 할 수 있는가?(5)
5. 사고 전에 있었던 일 중 가장 마지막으로 있었던 일을 이야기할 수 있는가?(5)
사고 전 가장 먼저 기억나는 일을 자세히(날짜, 시간, 같이 있었던 사람 등) 이야기할 수 있는가?(5)
6. 지금 몇 시인가?(30분 차이마다 1점 감점, 최대 5점 감점)
7. 무슨 요일인가?(하루 차이마다 1점 감점, 최대 5점 감점)
8. 며칠인가?(하루 차이마다 1점 감점, 최대 5점 감점)
9. 몇 월인가?(한 달 차이마다 1점 감점, 최대 5점 감점)
10. 몇 년인가?(한해 차이마다 1점 감점, 최대 5점 감점)
총 실패 점수:
총 GOAT 점수(100- 총 실패점수):

(4) 글래스고우 결과척도

글래스고우 결과척도(glasgow outcome scale)는 외상성 뇌손상 환자의 임상 경과를 분류하기 위하여 개발된 가장 흔히 쓰이는 척도로써 5가지 단계로 구성되어 있다. 이 척도는 재현도 및 신뢰도는 높으나 각 단계가 너무 넓어서 재활치료의 임상 경과를 측정하는 데에는 민감도가 떨어져 각 단계의 기능 상태를 나타내주지 못하며, 인지기능 및 행동 장애는 포함되어 있지 않는 단점이 있다(표 4-4).

〈표 4-4〉 글래스고우 결과척도

점 수	정 의
1. 사망	뇌손상의 직접적인 결과로 환자는 의식을 회복한다. 이차적 합병증 혹은 다른 원인으로 사망한다.
2. 식물인간	환자가 오랜 기간 동안 반응이 없고 말하지 못한다. 스스로 눈을 뜨며 수면과 각성주기를 가지지만 행동학적 측면에서 뇌겉질의 기능이 없다.
3. 중증장애	정신적 혹은 육체적 장애로 인하여 일상생활에 의존적이다. 육체적 장애가 작거나 없는 경우 심한 정신적 장애만 있어도 이 분류에 해당된다.
4. 경도장애	대중교통수단을 이용할 수 있고 제한된 환경에서 작업할 수 있으며 일상생활에서는 독립적이다. 발견되는 장애는 삼킴곤란, 편마비, 운동실조, 인지장애, 기억장애, 성격변화를 포함한다. 독립성은 환자가 집안에서 자신을 돌보는 정도의 단순한 능력 이상으로 유지된다.
5. 회복	작은 신경학적 그리고 병리학적 장애가 있더라도 정상적인 생활을 영위할 수 있다.

(5) 라파포트 장애등급척도

라파포트 장애등급척도(rappaport disability rating scale)는 글래스고우 결과척도의 단점을 보완하여 외상성 뇌손상으로부터의 기능적 회복단계를 기술하기 위하여 개발된 척도로 0 ~ 29점까지 기술하며 29점은 사망을, 0점은 장애가 없는 경우를 나타낸다. 이 측정법은 글래스고우 결과척도보다 기능적 회복을 더 자세히 측정할 수 있어서 기능적 회복의 경과를 추적 검사하는데 적당하다.

〈표 4-5〉 라파포트 장애등급척도

범 위	항 목	내 용	점수	범위점수
각성, 인식반응	눈뜨기	0=자발적, 1=말에 의해, 2=통증에 의해, 3=없음	0 ~ 3	0 ~ 12
	의사소통	0=올바름, 1=혼란스러움, 3=이해할 수 없음, 4=못함	0 ~ 4	
	운동반응	0=반응, 1=한정된 반응, 2=철회, 3=굽힘, 4=뻗힘, 5=없음	0 ~ 5	
자조활동 인지활동	먹기	0=온전함, 1=부분적, 2=최소한, 3=못함	0 ~ 3	0 ~ 9
	화장실가기	0=온전함, 1=부분적, 2=최소한, 3=못함	0 ~ 3	
	몸치장하기	0=온전함, 1=부분적, 2=최소한, 3=못함	0 ~ 3	
타인에 대한 의존	기능수준	0=완전히 독립적, 1=특정환경에서만 독립적, 2=가벼운 의존, 3=중증도의존, 4=중증 의존, 5=완전히 의존	0 ~ 5	0 ~ 5
정신사회적 적응성	취업가능성	0=제한 없음, 1=특정 직업, 2=안전한 작업장, 3=취업못함	0 ~ 3	0 ~ 3
총 장애점수				0 ~ 29

(6) 란초로스 아미고스 인지수(Rancho Los Amigo Scale)

인지기능과 행동장애를 측정하기 위하여 개발된 것으로 8단계로 구분된다(표 4-6). 많은 환자들이 외상성 뇌손상으로부터 회복되면서 인지수준의 향상을 보임에 따라 객관적 평가가 필요하며, 이때 환자의 인지기능과 행동장애 정도에 따라 환자를 쉽게 분류하는데 도움이 된다. 단점은 인지기능이나 행동장애 이외의 장애는 잘 반영이 되지 않는 점이 있지만, 폐쇄성 뇌손상의 경우 인지기능 장애가 큰 문제이므로 널리 사용되고 있다.

〈표 4-6〉 란초로스 아미고스의 인지기능 수준

Levels of Cognitive Functioning	
Ⅰ. No response (무반응)	ㅁ환자는 깊은 잠을 자는 것 같이 보이고 어떠한 자극에도 반응하지 않는다.
Ⅱ. Generalized response (일반화된 반응)	ㅁ반응은 제한되어 있고 여러 다른 자극에 대해서도 같은 반응을 보인다. ㅁ종종 가장 빠르게 반응하는 것은 통증이 심한 자극에 대한 반응이다.
Ⅲ. Localized response (국소적 반응)	ㅁ환자는 특정 반응을 보이지만 자극에 부합하는 것이다. ㅁ반응은 고개를 소리 나는 쪽으로 돌리고 사물에 초점을 맞추는 등 자극의 형태에 따라 다르게 반응한다. ㅁ몽롱해 보이기도 하고 비위관(ansogastric tube)이 당기는 것에 대한 불편감을 느끼기도 한다.
Ⅳ. Confused-agitated (혼돈되고, 흥분된 상태)	ㅁ정보처리 능력이 심각하게 지체되고 행동이 고조된 상태에 있다. ㅁ예기치 못한 행동을 하고 즉각적 상황에 목적없이 반응한다. ㅁ뭔가를 하지는 않지만 사람과 사물을 식별할 수 있으며 치료회복을 위한 협조는 할 수 없다. ㅁ주목할 점은 짧고 선택적 주의는 자주 나타내지 않는다. ㅁ현재의 사건에 대한 인식이 없고 단시간 내에 회상하는 것이 어렵다.
Ⅴ. Confused, inappropriate (혼돈, 부적절, 흥분되지 않은 상태)	ㅁ환자의 의식은 정상적이고 명확하고 계속적인 단순한 명령에 반응한다. ㅁ환경에 주의를 기울일 수 있지만 매우 산만하고 전무적 작업에 몰두할 때는 많은 수정을 하면서 진행할 수밖에 없다. ㅁ환자는 기능적 업무를 착수할 수 없으며 외부적 지시없이는 적절한 기능을 할 수 없다.
Ⅵ. Confused-appropriate (혼돈된 조절)	ㅁ환자는 목표지향적인 행동을 보이나 외부의 주입에 의존한다. ㅁ오래전부터 학습했던 것에 대한 행동은 가능하나 수행해보지 못했거나 적게 수행했던 새로운 자극에 대해서는 최대한 보조를 해도 적절한 반응행동을 할 수 없다. ㅁ기억의 문제로 반응이 적절히 못한 경우가 많지만 상황에 따른 적절한 반응도 가능하다. ㅁV단계와는 달리 적절한 태도를 갖는다.
Ⅶ. Automatic-appropriate (자동적 조절)	ㅁ환자는 병원 내에서 잘 적응하고 가정에서도 매일의 반복된 일에 자동적으로 반응한다. ㅁ자신과 몸과 가족, 음식과 사람에 대한 인식이 증가하고 환경과 상호작용할 수 있다. ㅁ표재적인 인식은 가능하지만 자신의 상태에 대한 지시가 부족하고 판단력과 문제해결능력이 부족하며, 미래에 대해 현실적으로 예측할 수 없다. ㅁ새로운 학습에 대한 수행이 가능하지만 저하되어 있다. ㅁ안전을 목적으로 최소한의 지시는 요구된다. ㅁ자신을 돌보는 활동에 있어 독립적이고, 판단은 아직 불완전하며, 운전이 불완전하다. ㅁ직업적 혹은 부업적인 평가 그리고 상당이 필유하다.
Ⅷ. Purposeful and appropriate (명확한 목적과 조절)	ㅁ주의깊게 잘 적응할 뿐만 아니라 지난 그리고 최근 사건을 통합하고 회상할 수 있다. ㅁ그의 문화에 대한 반응을 인식한다. ㅁ새로운 배움을 수행하고 신체적 능력에 있어 그는 가정에 있어 의사소통에 있어서 운전까지 포함하여 독립적일 수도 있다. ㅁ그의 사회적, 감성적, 지적 능력은 계속해서 그의 원래 능력까지 미치지 않을 수도 있지만 사회에 있어서는 기능적이다.

〈표 4-7〉 외상성 뇌손상 환자의 임상적 평가 요소

의학 정보	병력, 발병시기, 발병인 진단평가(CT scan, 방사선 사진) 예방 호흡상태 방광과 장 피부보전 약물치료
심리적 정보	이전기능 신경심리학적, 심리적 측정 교육, 직업상태
사회적 정보	가족과 지지적인 타인들 경제적, 의료보험 정보들
가정과 퇴원 환경	인지적/의사소통/행동상태 각성수준 주의집중 방향감각 기억기능 의사소통능력 행동상태
더높은 인지적능력	운동감각 기능 시각, 청각능력 시각-공간능력 감각-근운동감각, 생리자기감수체, 가벼운 접촉, 압력, 통증 근육상태 비정상적인 움직임 패턴 비정상적 반사 평행반응 근력 협응 습관 자세 움직임 속도 움직임 질 자세와 균형을 유지하기 위한 움직임의 강도 기능적 움직임(움직임은 비정상적일 수 있지만 부족한 것을 보충할 수 있다) 지구력
기능적 상태	침대에서 움직일 수 있음 움직일 수 있음 앉고 서는 능력 균형 이동 걸음걸이 응시 밖에서의 모양새 더 높은 수준의 신체 활동(운동을 포함할 수 있음) 다른 환경들에서의 기능능력 지구력 직장과 학교에서의 능력

3) 임상적 평가

외상성 뇌손상 환자를 치료하는 물리치료사의 임상평가요소에는 의학정보, 심리정보, 가정과 퇴원환경, 더 높은 인지능력, 기능적 상태로 이루어져 있다(표 4-7).

7 치료 및 관리

1) 무의식 환자의 특성 및 관리

무의식이란 외부환경의 자극에 반응하지 못하는 의식장애 상태를 말하며, 중등도나 중증의 외상성 뇌손상 환자들이 이러한 의식장애 상태를 경험한다. 의식장애 상태는 뇌줄기에 있는 오름 활성그물체(ascending reticular activating system)의 손상에 의해 발생한다. 이러한 오름 활성그물체는 신체와 대뇌의 전달 수단이므로 이러한 손상은 의식장애와 함께 기침과 삼키는 반응을 하지 못하기 때문에 호흡감염의 원인이 될 수 있다.

2) 머리 외상으로 오는 혼수

머리 외상으로 오는 혼수상태의 환자는 특별한 관리가 필요하다. 뇌손상 시 혼수상태의 환자는 호흡이 일정하지 못하며, 동공반사가 나타나지 않으며, 혈압이 일정하지 않다. 또한 부분적으로 마비나 경련이 올 수 있으며, 뇌압이 전반적으로 높게 유지된다. 또한 관절의 구축이 올 수 있으며 피부의 조직파괴도 또한 올 수 있기 때문에 세심한 관리가 필요하다. 혼수환자에게 관찰해야 하는 점은 의식, 호흡, 동공, 몸과 팔다리 운동활동 등이 있다.

의식은 각성의 변화와 인지 및 감정의 변화 등의 두 가지 형태로 올 수 있다. 각성의 변화를 살펴보면 혼수는 어떠한 자극에도 전혀 반응이 없는 것이고, 혼미는 환자가 스스로의 움직임은 있으나 반복적인 심한 자극에만 반응하는 상태이며, 졸음증은 깨어 있기는 하나 자극이 없으면 쉽게 잠들려는 상태이다. 혼돈은 환자가 각성되기는 하나 지남력이 떨어지고 혼란한 상태이고, 섬망은 이와 비슷하기는 하나 초조함이 심한 상태이다. 환자의 의식수준을 확인하기 위해서는 청각, 시각, 통각 등의 감각자극을 통해 환자의 반응을 확인할 수 있다. 인지 및 감정의 변화는 전반적으로 인지영역에 해당되는 기억력, 지남력, 계산능력 등에서 장애가 올 수 있으며, 충동적으로 감정이 수시로 변할 수 있다.

호흡 중추는 다리뇌(pons)와 숨뇌(medulla)에 있는데, 다리뇌에는 호흡조정중추(pneumotaxic center), 지속흡입중추(apneustic center)가 있고, 숨뇌에는 날숨중추(expiratory center)와 들숨중추(inspiratory center)가 있다. 호흡장애의 형태를 확인하여 신경손상 영역을 확인할 수 있다.

동공의 모양, 크기 및 좌우대칭 상태와 대광반사는 뇌줄기와 눈돌림 신경의 기능을 평가하는데 중요한 정보가 될 수 있다.

몸과 팔다리의 운동활동으로 신경손상의 정도를 대략적으로 파악할 수 있다. 의식저하가 심하지 않은 환자는 신경손상으로 인하여 몸부림이 심할 수도 있는데 이때 비대칭적으로 몸부림이 일어나면 운동신경로 혹은 감각신경로의 손상 정도를 파악할 수 있다. 또한 침상 환자의 양팔을 들어올린 후 그대로 놓거나 양 무릎을 굽힌 상태에서 그대로 놓으면 의식저하가 심하지 않은 환자의 경우 사지가 천천히 떨어지는데, 마비가 있는 쪽은 툭 떨어져 버린다.

3) 무의식 환자의 진단 및 관리

무의식 환자의 관리에서 중요한 점은 호흡유지와 숨길확보이다. 무의식 환자는 뇌손상으로 인하여 자발적인 호흡이 어려울 수 있으므로 호흡을 정상적으로 유지하며 기관지에 염증이 오지 않도록 주의해야 한다. 또한 침상에서의 장기간 생활이 지속됨에 따라 위생, 피부손상, 배뇨, 배변, 욕창 등에 세심한 주의를 기울여야 한다.

4) 외상성 뇌손상 환자의 급성기 치료

급성기의 치료는 생명유지, 뇌압안정, 의식관리, 관절구축방지 등에 중점을 둔다.

생명유지를 위해서는 우선 숨길확보와 산소공급이 중요하다. 따라서 호흡과, 숨길이 잘 유지될 수 있도록 하여야 한다. 또한 호흡기감염과 흡인폐렴(aspiration pneumonia), 고탄산혈증(hypercapnia)을 예방하는 것이 중요하며, 이를 위하여 분비물이나 구토물이 기관지로 넘어가지 않도록 해주어야 한다. 또한 혈압을 항상 체크하여야 하며, 혈액순환을 유지하도록 하여야 한다. 코위영양관(nasogastric tube)을 통하여 수분, 전해질, 영양분을 공급하며, 약물은 정맥을 통하여 주입한다. 배변과 배뇨에도 주의를 기울여야 하는데, 항상 대변 막힘이 없는지 확인이 필요하다. 또한 배변 후 항문 주위를 청결하게 하여 욕창을 방지하고, 배뇨에 있어서도 유치카테터(indwelling catheter)를 이용하여 배뇨하도록 하는데 음경이 짓무르지 않는지 항상 확인해야 한다. 환자의 각막도 건조하여 손상받기 쉬우므로 눈을 감기거나 안액을 정기적으로 주입하며, 이상이 없는지 항상 확인해야 한다.

뇌압안정을 위해서는 머리위치를 낮게 하고, 통제된 과호흡을 시킨다. 또한 체온을 낮게 하며, 높은 평균숨길압력(high mean airway pressure)을 낮추는 것이 필요하다. 또한 뇌실질의 삼투압보다 혈관내 삼투압이 높게 유지되도록 약물을 주입하여 삼투압을 높이는 방법이 있으며, 머리뼈를 절제하는 외과적인 방법도 있다.

의식관리는 급성기 뇌손상 시에는 급성혼란상태(acute confusional state)가 올 수 있는데, 이때 환자는 충동적이고, 공격적이며, 환각증세를 보이게 된다. 따라서 이때에는 신정안정제를 비롯한 약물치료와 함께 불필요한 신체적 구속을 제거하고, 인시교육과 조용한 공간을 마련해주는 것이 필요하다.

관절구축방지를 위해서는 욕창(pressure sore)과 신경압박 방지를 위하여 환자의 자세를 1 ~ 2시간마다 돌아 눕게 하고 뼈가 돌출된 부위에 패드를 받쳐주며, 침대보를 항상 편평하게 해야 한다. 또한 피부를 청결하고 건조하게 하고 모든 관절에 대해 수동운동을 실시한다. 수동운동 후에는 기능적 자세를 유지하도록 관절의 위치를 잡아주어야 한다.

5) 외상성 뇌손상 환자의 급성기 이후의 치료

외상성 뇌손상 환자의 후기 급성기 이후에는 혼수상태에 있을 수 있거나 혹은 의식의 혼란과, 낮은 집중력 또는 기능적 운지인을 기지지 못한 상태에서 치료에 임하게 된다. 따라서 인지력의 정도, 시각 손상 유무, 감각자극에 반응성노, 근력, 유동조절, 식이, 배뇨배변, 심리적 요소 등을 고려해서 치료를 시작해야 한다. 특히 환자의 인지 수준은 환자의 치료 참여 정도를 결정하기 때문에 인지수준에 맞게 치료의 목표나 계획을 설정하는 것이 중요하다.

(1) 초기단계의 물리치료(Rancho Los Amogos Level : Ⅰ~Ⅲ)

초기단계의 환자들은 환경과의 상호작용이 거의 이루어지지 않는다. 따라서 환자의 반응단계를 높이고 자신과 환경을 인지하는 데 중점을 두어야 한다. 초기단계의 환자들의 치료에 앞서 수동범위의 움직임, 자발적인 활동유무, 자극의 반응성, 근긴장도, 자세반응 등을 고려해야 한다. 치료의 목표는 구축이나 욕창 같은 합병증을 방지하고 능동적인 움직임을 증가시키며, 환경과의 상호작용을 증가시키는데 두어야 한다. 이 단계에서의 중재는 감각자극, 수동범위의 움직임을 통하여 관절가동범위 증진 및 합병증을 예방하고, 침상이나 의자차에서 자세잡기, 감정조절을 가족 교육을 통하여 실시하여야 한다.

감각자극은 초기단계의 환자들이 기초적인 자극, 즉 시각, 촉각, 청각, 통증, 고유감각, 전정감각 등에 대한 반응성이 낮다. 따라서 이러한 기초적인 감각자극의 촉진을 통하여 그물 활동 시스템(reticular activating system)을 활성화시켜 의식 상태나 각성 상태를 높여준다.

수동적 움직임은 손상 초기단계부터 시작해야 하는데 관절의 가동범위를 늘려주고, 구축을 방지하며, 근긴장도를 낮춰준다. 또한 수동적 움직임은 하지 정맥의 혈전 형성과 딴곳뼈되기(heterotopic ossification)를 방지해주며 혼수상태에서 수동적 움직임을 시작하면, 의식에서 깨어났을 때의 예후가 좋아진다.

침상이나 의자차에서 올바른 자세를 유지하는 것은 관절구축, 피부질환방지, 비정상적인 반사억제, 안전력 촉진, 인지력을 높인다. 따라서 침상이나 의자차에서의 올바른 자세를 환자나 보호자에게 교육시키는 것이 물리치료사의 중요한 역할중 하나라고 할 수 있겠다.

감정 조절은 뇌손상 후 의식에서 깨어난 환자는 혼란, 불안, 무감각증을 나타낸다. 따라서 치료 전에는 치료내용에 대해 환자가 이해할 수 있도록 충분히 설명해 주며, 환자의 혼란을 줄이기 위해 조용한 환경과 환자를 자극할 수 있는 요소는 제거해야 한다.

가족교육은 가장 중요한 요소로 환자를 가장 오랜 시간 접하고 있으며, 환자가 가장 익숙하기 때문에 심리적 안정에 가장 크게 작용하기 때문이다. 따라서 초기의 감각 프로그램의 방법에서부터 환자가 겪는 감정적 어려움까지 환자나 가족에게 충분히 설명해 주어야 하며 일상생활에서의 재활 프로그램에 환자나 가족들이 충분히 참여할 수 있도록 하는 교육은 중요하다.

(2) 중간단계의 물리치료(Rancho Los Amogos Level : Ⅳ)

이 단계에서 환자는 혼란스럽고, 불안하며, 부적절한 반응을 보인다. 따라서 새로운 능력을 급격하게 증진시키기 보다는 구조화된 환경에서 기능을 유지하는 것이 필요하다. 치료의 내용은 관절 가동범위증진, 고유수용 감각증진, 대소운동조절, 기본적인 이동 보행능력증진 등에 초점을 맞추고 환자가 흥미가 있는 내용을 포함해야 하며, 많은 활동을 준비하여 환자에게 선택권을 줌으로써 환자 스스로가 전반적인 상황을 주도하고 있다는 느낌을 받게 해야 한다. 또한 순간적인 감정적 흥분이나 폭발을 예상하여야 한다. 치료시간, 장소, 환경은 되도록 일정하게 지키는 것이 좋으며, 차분하고 침착하게 환자를 대하는 것이 필요하다.

(3) 중간단계의 물리치료(Rancho Los Amogos Level : Ⅴ~Ⅵ)

이 단계에서 환자는 의식적으로 혼란 상태에 있지만 초조해 하지는 않는다. 따라서 간단한 지시 수행이 가능해진다. 인지능력이 떨어져 새로운 과제의 학습에 어려움을 느낀다. 이 단계에서는 일반적인 물리치료 평가가 가능해진다. 아직 환자가 혼돈되어 있기 때문에 치료시의 구조적 환경이나 시간 등을 일정하게 하며, 너무 많은 지시나 과제를 주지 않아야 한다. 또한 집중력을 향상시키기 위해 치료시간과 휴식시간의 능률을 점차 향상시킨다.

이 단계에서는 다양한 신경근육계의 손상으로 인한 경직, 강직, 구축, 원시반사, 근긴장도 이상 등을 중재하기 위해 다양한 신경 근육 중재방법이 시도된다. 이러한 임상적 치료는 골반의 조절을 통해 몸통의 정렬을 촉진시키며, 몸통근육을 활성화함으로써, 무게이동을 증진시키고, 하지나 상지를 자유롭게 움직이게 하는데 목표를 둔다.

기능적 움직임이 이 단계에서 강조되는데 침대움직임, 보행훈련, 의자차 움직임, 퇴원시의 지역사회에서의 안전한 이동에 대해 환자뿐 아니라 보호자나 가족에게도 교육시켜야 한다.

(4) 후기 퇴원 단계의 물리치료(Rancho Los Amogos Level : Ⅶ~Ⅷ)

이 단계에서는 퇴원을 하고 가정이나 지역사회로의 복귀하는 시기이다. 따라서 최대한 지시나 규세를 줄이고 환자의 독립심을 길러주는 것이 필요하다. 또한 지역사회에서의 복귀를 위해 필요한 기능적 움직임에 대한 기술을 증진시켜줘야 한다. 그리고 신체적 재활 뿐 아니라 다양한 보조기구를 통한 보상적 기술에 대해 습득시켜야 하고 다양한 재활프로그램을 접목시켜 즐거움을 느끼며 운동이 증진되도록 해야 한다.

chapter 5

파킨슨병(Parkinson's disease)

1 개 요

파킨슨병은 파킨슨증(parkinsonism)의 가장 흔한 형태로 진전마비라고 부르며, 1817년 James Parkinson에 의하여 처음으로 알려지게 되었다. 이 병은 진행성이며 퇴행성이며 진행성인 특징을 가지고 있다. 대부분 50 ~ 60세 사이에 발병하며 20 ~ 40세 사이에도 발병이 가능하나 그 이하의 연령에서는 거의 발병하지 않는다. 남녀 간의 발생 빈도는 비슷하거나 남성에서 약간 높게 나타나는데 파킨슨병은 50세 이후 인구의 약 1 % 정도에서 발생하며 75세 이상에서는 100명당 1명 정도 발병한다. 우리나라에서는 이병에 대한 정확한 통계가 없으며 평균수명이 길어지고 노인인구가 갈수록 증가하고 있어 파킨슨병에 대한 관심이 높아지고 있다(그림 5-1).

파킨슨증은 매우 광범위한 증후군을 가지고 있는데 가장 기본이 되는 4대 징후는 안정진전(Resting tremor), 강직(Rigidity), 운동 완서(Bradykinesia), 불량한 자세반사(Poor postural reflexes)이다. 파킨슨병은 유전성은 아니며 감염성이거나 치명적인 질환은 아니다. 현재 진단을 위한 많은 연구가 진행되고 있으나 정확한 진단학적 검사는 아직 없으며 보통 임상적으로 나타난 여러 가지 양상과 유인 등을 종합하여 진단한다.

파킨슨병은 병리적인 현상이 뇌졸중과는 다르므로 뇌졸중에 이용하는 치료기법을 단순히 응용하기보다는 파킨슨병에 알맞은 치료방법을 실시해야 한다.

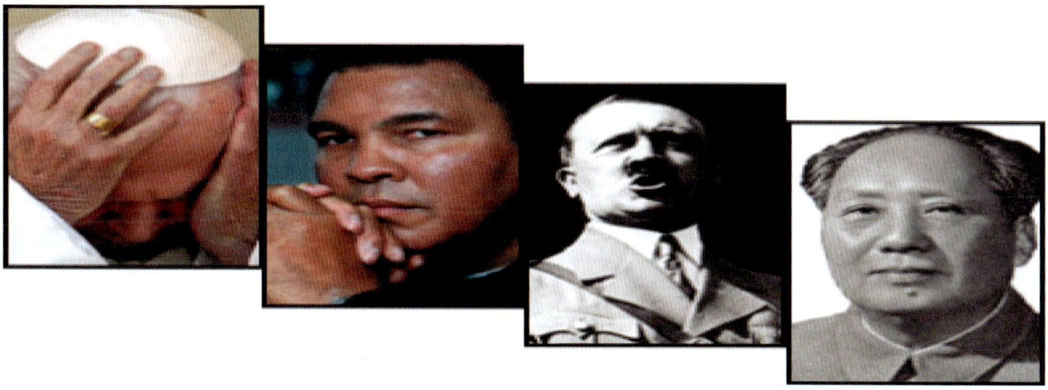

〈그림 5-1〉 세계의 파킨슨 환자

2 병인론

파킨슨병에 대한 정확한 병인은 밝혀져 있지 않으나 어떤 원인에 의해 주로 창백핵(globus pallidus)과 흑색질(substania nigra)이 손상당함으로써, 피라미드바깥길 손상에서 보이는 진전, 운동 완서, 강직을 주 증상으로 나타낸다. 또 최근에는 도파민(dopamine)의 결핍이 주된 원인이라고 주장하는 사람들이 있는데, 실제로 인간의 뇌에서 신경 전달 물질로 작용하는 도파민이 흑색질과 바닥핵(basial ganglia)에서 발견되었고, Godwin-Austen 등은 흑색질과 바닥핵에 내포된 도파민에는 흑색질과 줄무늬제(corpus striatum)를 억제하는 신경전달로와 촉진하는 신경전달로가 있어서, 정상의 경우에는 이들이 서로 길항작용을 하면서 작용하고 있다고 하였다. 또 도파민과 아세틸콜린은 줄무늬제에서 서로 길항 작용을 갖고 있다. 따라서 Perlik 등은 파킨슨병은 도파민의 결핍과 줄무늬체 아세틸콜린의 과 활동으로 인하여 발생한다고 하였다. 즉 정상적인 활동이 일어나기 위해서는 대뇌겉질, 소뇌, 바닥핵 신경절들 사이에서 원활한 피드백 회로가 형성되어 상호 길항작용이 이루어져야 하는데, 도파민이 결핍됨으로써 피라미드바깥길의 억제 작용이 약해져 해리현상이 나타나며 비정상적이고 불수의적인 운동이 발생하게 된다는 것이다.

조직적인 변화로는 흑색질에서 색소탈실(depigmentation)이 나타나고 역시 루이소체(Lewy bodies)의 형성이 관찰된다(그림 5-2). 루이소체는 신경세포 변성의 특수한 형태의 하나로 파킨슨증의 90 %에서 나타나고 생검을 통해서만 확인이 가능하였으나 최근에는 PET-CT를 통한 조기진단검사가 가능하다(그림 5-3). 이 검사법은 'F-18'이라는 동위원소를 이용 뇌신경세포에 있는 도파민 운반체의 밀도를 측정함으로써 진단한다. 한편 파킨슨병은 뇌염이나 외상, 매독, 일산화탄소중독, 약물중독, 충격, 사고, 근심 등이 원인이 될 수도 있다.

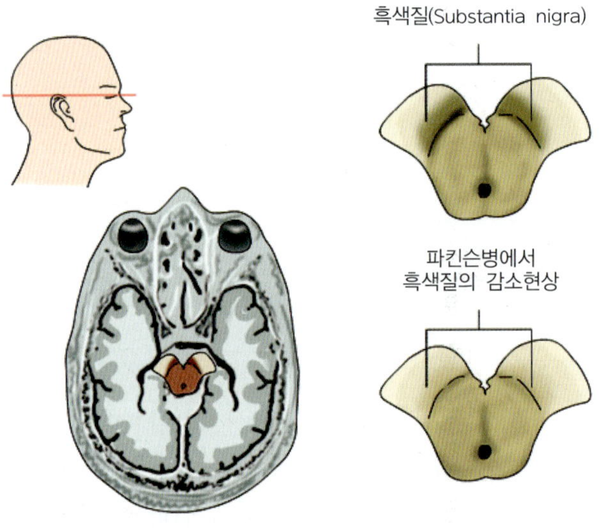

〈그림 5-2〉 중간뇌(midbrain)

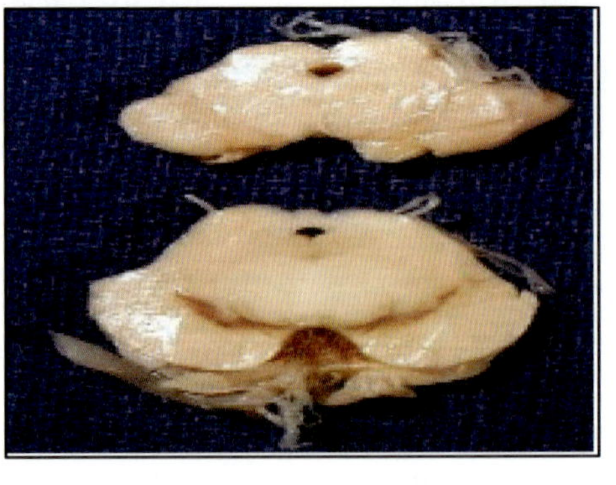

〈그림 5-3〉 중간뇌의 평절단면
(substantia nigra sagital plane)

3 임상적 증상

1) 운동기능과 관련된 손상

(1) 안정진전(Resting Tremor)

① 일반적으로 안정 시 진전이 엄지와 집게손가락에서 나타나는데, 보통 한쪽 손에서부터 시작되며 굽힘 및 폄이 교대로 반복되는데 이것을 환약조제양 진전(pill rolling tremor)현상이라고 한다(그림 5-4). 특히 손목과 손허리관절에서 심하다.

② 진전은 주로 같은쪽 팔다리로 확산되어 가며 3 ~ 6 c/sec의 속도로 나타난다.

③ 복의 앞부분과 발에도 역시 나타나며 머리와 몸통은 드물게 침범되지만 눈은 침범되지 않는다.

④ 진전은 보통 수의적인 운동을 하는 동안에는 소실되고 쉬고 있거나 특히 지지를 하고 있지 않을 때 지속적으로 나타난다.

⑤ 진전은 정신적인 스트레스나 깊은 생각을 해도 나타난다.

⑥ 잠을 자고 있는 동안에는 진전이 사라진다.

⑦ 진전은 아주 초기의 증상이며 약 20 %에서는 나타나지 않는다.

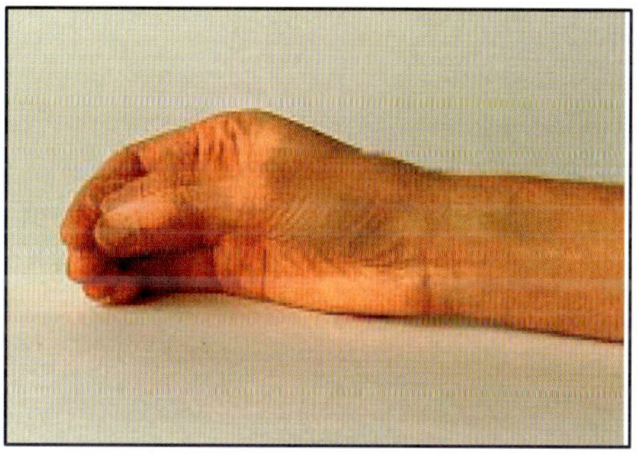

〈그림 5-4〉 파킨슨 환자의 환약조제양 진전(pill rolling tremor)현상

(2) 강직(Rigidity)

① 강직은 관절 가동범위를 제한하는 원인이 된다.

② 가장 잘 침범되는 부위로는 목부, 어깨부, 엉덩관절, 무릎관절 부위이며 때로는 몸통과 발목관절에도 나타난다.

③ 강직에는 두 가지 형태가 있는데 톱니바퀴형 강직과 연관형 강직 있다. 활동성 진전이 강직과 함께 존재할 때 수동적으로 관절 운동을 실시하면 불규칙적인 저항과 함께 근육의 수축/이완이 교대로 일어나는 일련의 "Jerky movement(딱딱 끊어지는 움직임)"가 나타나는데 이것을 톱니바퀴형 강직이라고 하며, 여기에 반해 연관을 구부릴 때처럼 수동적 운동 시 파동이 없고 부드러우면서 균일한 저항이 특징적으로 나타나는 강직을 연관형 강직이라고 한다.

④ 강직은 보행 중 팔을 흔드는 동작을 제한하여 팔 흔들기가 상실된다.

⑤ 경련성에서 나타나는 접칼현상과는 다른 현상이다.

(3) 운동 완서(Bradykinesia)

① 운동의 시작이 어렵고 운동 속도가 느린 운동 완서가 나타난다.

② 수의적이며 자동적인 운동의 속도와 범위가 감소한다.

③ 글씨를 쓰거나 작은 물체를 집는 것과 같은 정교한 동작을 실시할 때 전체적인 협조성이 깨지는 운동계획의 결함이 나타난다.

④ 운동 완서가 아주 심할 경우 무동증(akinesia)이 나타날 수 있다.

⑤ 운동 완서는 강직과 연관이 있는 경우도 있고, 강직과는 무관한 경우도 있다.

(4) 근력변화

① 보통 파킨슨병 환자에서는 근력은 크게 문제가 되지 않으나 근 장력의 조절결함으로 저긴장증이 있을 수 있다.

② 배근육의 경우 환자가 지속적으로 몸통을 구부리는 자세를 취함으로써 길이가 짧아질 수 있다.

(5) 자세(Posture)

① 독특한 고릴라자세를 나타낸다(그림 5-5).

② 엉덩관절에서 몸통의 전방 굽힘이 있고 무릎관절과 엉덩관절이 굽힘된다.

③ 머리가 전방으로 이동한다.

④ 팔은 약간 벌림된다.

⑤ 팔꿉관절은 90° 굽힘 상태에서 약간 벌림된다.

⑥ 손목관절은 약간 폄된다.

⑦ 손목손허리관절은 손가락관절이 폄되어있는 동안 굽힘된다.

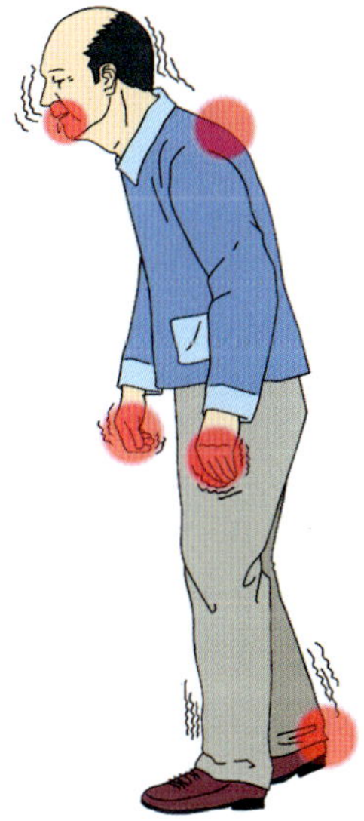

〈그림 5-5〉 파킨슨 환자의 자세

(6) 보행(Gait)

① 환자의 보폭이 매우 짧아진다.

② 보행은 빠른 걸음(faster & faster)의 형태를 취한다.

③ 팔의 손 흔들이 없다.

④ 발을 명확하게 들어 올리지 못하고 실실 끈다.

⑤ 방향을 바꾸거나 돌때 어려움을 겪는다.

⑥ 진행을 위하여 가속보행 형태를 취하는 경우가 많다.

⑦ 보행에서 첫걸음 떼기가 어렵다.

(7) 얼굴표정(Facial Expression)

① 표정근의 강직으로 인하여 얼굴이 무표정해지는데 이것을 파킨슨 마스크(Parkinsonian mask)라고 한다.

② 눈깜빡 반사(blinking reflex)가 소실되는 경우가 있다.

③ 환자는 어떤 한 점을 응시하는 것과 같은 모양을 나타낸다.

④ 겹보임이 나타난다.

⑤ 읽기 장애가 나타난다.

(8) 언어(Speech)

① 말이 느리고 톤이 낮으며 부정확하다.

② 말이 머뭇거리듯이 반복하면서 한다.

③ 씹기와 삼킴 곤란이 동반된다.

(9) 균형(Balance)

① 보호반사와 정위반사가 감소되거나 소실되어 불안정성을 나타낸다.

② 상부 몸통의 회전이 원활하지 못하므로 보행 시 문제가 된다.

③ 균형반응의 감소로 쉽게 넘어진다.

④ 방향 전환이 어렵다.

2) 운동기능과 관련되지 않은 증상

(1) 자율신경계 이상

① 배뇨장애 및 변비

자율신경계 이상의 증상으로 가장 흔히 발생하며 소변이 갑자기 나오는 요긴급과 요실금을 일으키며 요긴급의 경우 밤에 호발하여 수면방해를 일으키기도 한다.

② 성기능 이상

병에 대한 심리적 부담감으로 인한 욕구의 감소와 도파민의 감소로 생물학적 성욕을 감퇴시킨다.

③ 기립성 저혈압

기립성 저혈압이란 갑자기 일어설 때 혈액이 다리로 집중되어 어지러움을 호소하는 질환으로써 어지러움을 느끼며 심한 경우 실신한다.

④ 기타 자율신경이상

외부의 온도에 자동조절 능력이 저하되어 외부 기온의 변화에 능동적으로 대처하지 못하며 심한 경우 생명이 위험하다. 병이 서서히 진행함에 따라 간혹 심한 발한이나 열감을 경험한다.

(2) 감각이상

① 운동장애에 따른 팔다리 통증

② 긴장성 두통

(3) 정신기능 이상

① 치매

② 우울증

(4) 수면장애

4 평 가

파킨슨병 환자의 평가에는 다양한 척도가 사용되고 있으며, 또 치료사가 새로운 척도를 만들어 사용할 수도 있다. Hoehn & Yahr는 침범의 정도에 따라 경함, 중증도, 중증으로 나누었으며(표 5-1), Schwab는 징후 즉, 시간과 거리의 변수를 이용하여 일정한 거리를 걷는데 사용된 시간을 평가하거나 어떤 동작을 수행하는데 걸린 시간을 평가하는 방법(표 5-2)을 사용하였다.

문진을 하는 동안 환자의 사정을 위하여 치료사가 꼭 관찰해야 할 항목으로는 다음과 같다.

문진시 관찰 항목

① 보행(gait)

② 얼굴 표정

③ 배우자와의 관계

④ 최근의 기억

⑤ 정신상태

한편 물리치료 시 환자의 치료와 직접 관련된 주요 평가 항목으로는 다음과 같은 것들이 있다.

물리치료 계획을 위한 평가 항목

① 파킨슨병 환자에게서 흔히 나타나는 팔다리와 몸통의 굽힘에 대항하는 폄력

② 상체회선

③ 보행 시 손 흔듦과 같은 상반 동작

④ 체중이동의 정상 유무

⑤ 안면의 운동성

⑥ 손의 민첩성

⑦ 일상생활동작

〈표 5-1〉 Hoehn & Yahr의 무능력에 따른 분류(1967)

등급	무능력의 특성
Ⅰ	최소한의 장애, 편측성
Ⅱ	조금의 양측 손상, 중심손상, 균형 상실 없음.
Ⅲ	정위반사 상실, 의자에서 일어나거나 회전 시 불안정 일부활동이 제한되나 독립적인 일생생활 가능. 특정 직업은 계속할 수 있음.
Ⅳ	모든 증상이 심하게 발현됨. 일생생활에서 일부 도움이 필요함.
Ⅴ	절대적인 도움이 필요. 도움없을 시 일상생활에서 의자차나 침상에 한정됨.

〈표 5-2〉 Schwab의 징후에 따른 분류(1960)

등급	질병 발생의 기간	설 명
1	진단 후 최소 5년간 증상이 안정적	진단의 불명확함 약간의 치료 필요함 독립적인 일상생활
2	5년 이후부터 약간의 진행이 관찰됨	적절한 약물치료 시행 대부분 독립적인 일상생활
3	3～5년 후 현저히 진행됨	부분적인 무능력 대부분 독립적인 일상생활
4	3～5년 후 심한 진전과 강직으로 진행 8～10년 후 양측성으로 진행됨	심한 무능력 보행가능
5	급작스런 병의 진행 몇 개월 내 심한 양측성 진전, 강직, 무동증 1년 이내 현저한 무능, 운동결핍이 발생함	절대적인 무능 발생

5 치 료

파킨슨병은 일반적으로 완치가 불가능한 질병으로 병의 악화와 진행을 감소시키는 목적으로 약물 치료와 수술적 치료를 실시하며, 병의 진행과정의 연기와 증상의 완화 그리고 정신적인 효과를 얻기 위해서 물리치료를 시행한다.

물리치료는 오랫동안 비정상 패턴을 사용하여 잘못된 움직임으로 인한 자세를 교정하고, 강직을 완화시켜 이완을 획득하고 움직임에서 율동적인 능동운동과 협조운동을 유도할 수 있도록 해준다. 파킨슨 환자는 시각이나 청각적 암시에는 비교적 잘 반응하므로 치료 시 시각이나 청각적 암시를 적절히 활용하여 운동의 행상이나 반응시간의 감소 조절력을 향상시킬 수 있다. 치료는 단기목표와 장기목표로 나누어 계획을 세우고 환자 치료 시 잦은 자세변경은 환자에게 불편을 끼치므로 자세변경은 신중히 실시한다.

1) 약물치료

약물치료는 도파민 부족으로 인한 신경전달물질의 균형을 맞춰주며 신경세포의 파괴를 예방하고 지연시키며 사용되는 약물에는 레보도파(Love dopa) 제제, 도파민 효능제, 항콜린 제제 및 콤프(COMT) 효소억제제 등이 있다. 파킨슨병의 말기에 나타나는 우울증과 같은 신경학적 증상들을 조절하기 위해 사용된다.

2) 수술적 치료

수술적 치료는 증상을 완화하려는 목적으로 실시하며 최근 약물의 발달로 수술의 필요성이 많이 떨어지고 있다. 수술방법으로는 뇌정위적 방법(Stereotaxic method)을 이용한 시상 및 창백핵 신경 파괴술과 뇌조직을 파괴하지 않고 반영구적인 전기적 자극을 가하는 장치를 삽입하여 지속적 효과를 나타내는 뇌심부자극술(DBS, deep brain stimulation)을 이용하여, 현재는 특수한 방사선 치료기법을 이용한 감마나이프 치료를 이용한 신경 파괴술을 시행한다.

3) 물리치료

물리치료의 목표는 환자의 운동성과 관절 가동범위의 증진, 균형 반응의 향상 및 기능적인 활동을 유지하여 삶의 질(Quality of Life)의 향상에 있다(표 5-2).

〈표 5-2〉 파킨슨 환자의 단기 물리치료 목표

• 팔다리의 모든 관절의 가동성 유지 및 증가
• 구축예방과 잘못된 자세의 교정
• 무용성 위축과 근 약화의 예방
• 운동기능의 촉진 및 가동성 증진
• 보행 패턴의 향상
• 언어, 호흡 패턴, 흉부확장 및 가동성의 증진
• 일상생활동작의 독립성 증진
• 변화된 환경에 대한 적응 및 정신적 안정

(1) 수동운동

수동운동의 천천히 그리고 율동적으로 정상 관절 가동범위를 벗어나지 않는 한도 내에서 전 범위 운동을 실시하며 수동운동은 모든 관절에서 이완을 유도한다. 또한 일반적인 마사지는 순환의 증진과 이완을 획득하기 위하여 실시한다.

(2) 이완운동

이완운동은 진자운동(pendulum exercise)처럼 율동적으로 서서히 실시하며 고유수용성 신경근 촉진법(PNF)의 기법을 사용한다(등장성 수축에 이은 등척성 수축의 반복). 동일 근육 그룹에 대한 같은 형태의 수축을 적용하거나 역전기술(reversal technique)을 응용한다.

(3) 능동운동

환자의 병의 진행이나 운동능력 형태에 따라 능동운동, 능동보조운동, 저항운동을 적용한다. 환자가 운동을 할 때 리듬이나 운동방향에 대한 주의 집중력이 저하되는 경향이 있으므로 음악을 들려주거나 숫자세기 등을 해주는 것이 좋다. 수의적으로 운동조절이 가능한 것들은 더욱 강조해주며, 프렌켈 운동(Frankel exercise) 운동을 실시한다.

4) 임상에서 사용할 수 있는 치료

(1) 침대 위에 바로 누운 자세에서의 운동(그림 5-6)

① 상지의 인내성 증진을 위한 능동 혹은 능동보조운동을 시킨다. 어깨관절 굽힘과 돌림은 보통 약 80도 근처에서 잡지 때문에 불편함을 호소한다.

② 발목관절 가동범위운동이 느려지거나 제한이 있는 경우가 있으므로 발목 돌리기, 발목관절 발바닥쪽 및 발등쪽 굽힘운동을 능동보조 혹은 능동운동으로 시킨다.

③ 허리 아래부위와 엉덩관절 굽힘운동은 세 단계로 이루어지는데, 양측 발바닥이 침대면에 밀착된 무릎을 구부리고 바로 누운 시작자세에서, 먼저 양측 무릎을 가슴쪽으로 가져갔다가 다시 침대쪽으로 가져가는 운동을 몇 회시키고, 다시 시작자세에서 교각운동(bridging excercise)을 시킨 다음 마지막으로 두 무릎을 다시 가슴쪽으로 가져간 상태에서 무릎을 회전하여 원을 그리는 운동을 실시한다.

④ 복부근과 상체 회선운동을 위하여 일어나 앉기 운동을 시키는데, 〈그림 5-6, C〉에서와 같이 바로 누운 자세에서 머리 위로 팔을 올려 지팡이를 지면에 평행하게 한 상태에서 먼저 일어나 앉기를 시도하고, 일어나 앉으면 바로앉은자세에서 지팡이를 어깨관절 높이에 위치하게 한 상태에서 상체를 회선하는 운동을 시키고, 연이어 지팡이를 발목쪽까지 가져가게 한 다음 원래의 위치로 되돌아가게 한다. 이 때 어깨관절은 가능하면 90도 상태를 유지하면서 바로 누운 자세로 되돌아 가게하고 필요할 경우 발을 고정하여 준다. 마지막으로 복부근에 힘을 주게 하고 양쪽 눈의 초점을 지팡이에 맞추게 한 다음 지팡이가 지면에 평행한 시작자세로 되돌아가게 한다.

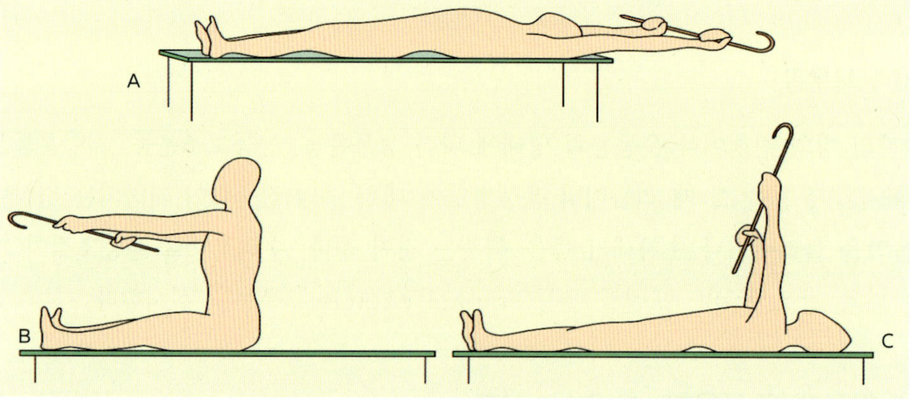

〈그림 5-6〉 바로 누운 자세에서의 운동. A: 시작자세 B: 앉은자세에서의 몸통 회전 운동 C: 어깨관절 90도 상태에서 초점 맞추기 훈련

(2) 침대 위에 엎드려 누운 자세에서의 운동(그림 5-7)

이 시작자세는 무릎관절 굽힘과 폄을 평가하기에 매우 좋은 자세이다. 무릎관절 굽힘은 약 90도 정도에서 보통 제한을 받는데 특히 넙다리곧은근의 강직에 의한 경우가 많다. 침대 위에 엎드려 누운 자세는 역시 어깨뼈의 움직임을 평가하는데 편리한 자세이기도 하다. 어깨뼈의 운동성은 일반적으로 제한되지 않는다.

강직의 일시적인 감소를 위하여 빠른 보조 상반 굽힘-폄운동(rapid assisted reciprocal flexion-extension exercise)을 〈그림 5-7〉에서와 같이 실시하고 여기에 더하여 환자의 가동범위를 증가시키기 위해 점진적인 신장운동을 시킨다. 특히 엉덩관절 굽힘근은 환자가 오래 앉아있거나 강직에 의해 단축되는 경우가 많은데, 만일 엉덩관절 굽힘근이 짧아지면

전형적인 파킨슨자세를 형성하는 하나의 주요 원인이 되므로 주의를 기울여야 한다.

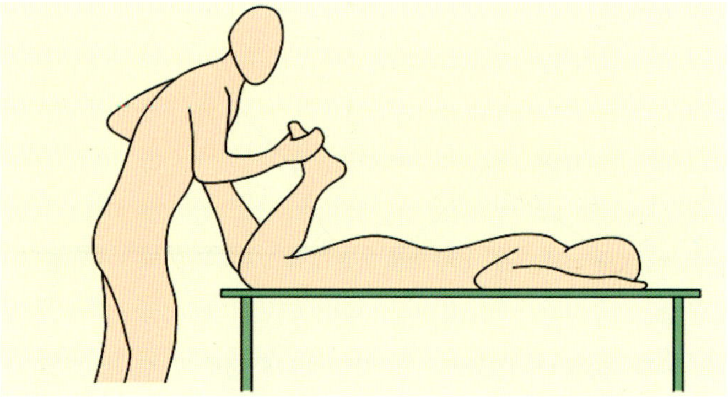

〈그림 5-7〉 침대 위에 엎드려 누운 자세에서의 운동-무릎관절 굽힘과 강직의 이완을 위한 빠른 상반 교대운동

(3) 침대 가장자리에 앉은자세에서의 운동(그림 5-8, 9)

많은 파킨슨 환자들은 자신의 몸을 옆으로 기울인 후에 다시 몸을 바른 위치로 스스로 가져가는 것을 잘하지 못하는데 왜냐하면 체중 이동이 어렵기 때문이다. 운동을 위하여 치료사는 환자에게 바로 누운 자세에서 일어나 침대 가장자리에 앉게 한 다음 먼저 체중을 한쪽 엉덩이에서 반대쪽 엉덩이로 옮기는 즉 좌우로 옮기는 훈련을 하면서, 균형감각을 검사하고 마지막으로 〈그림 5-8〉에서와 같이 한쪽 하지를 교대로 들어 올리면서 균형 잡는 훈련을 시킨다. 전후 체중 이동 및 균형훈련도 〈그림 5-9〉와 같은 방법으로 실시한다.

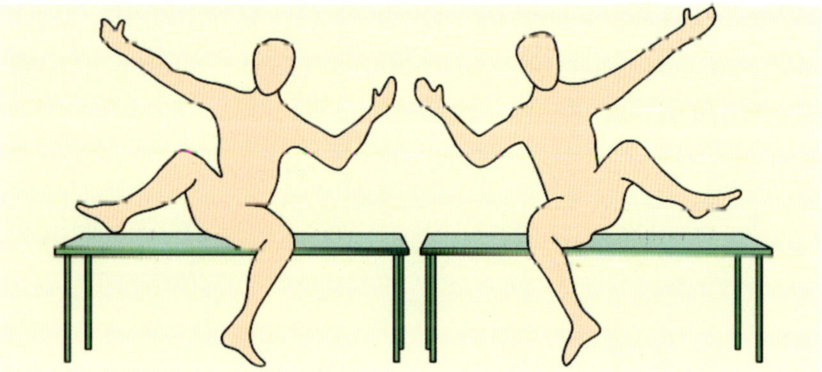

〈그림 5-8〉 침대 가장자리에 앉은자세에서의 균형 운동

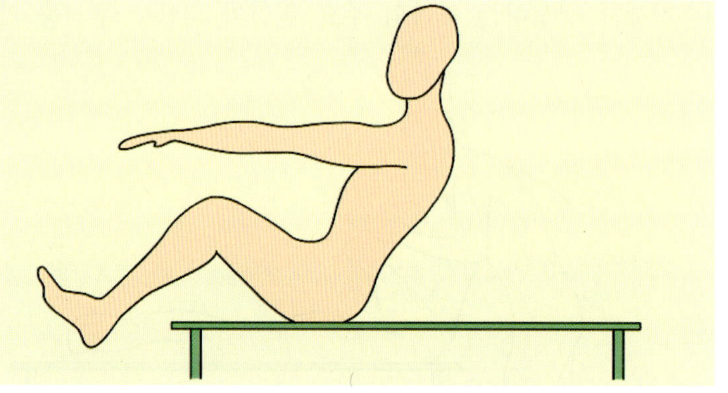

〈그림 5-9〉 침대 가장자리에 앉은자세에서 전후 균형 및 체중 이동 운동

(4) 의자에 앉은자세에서의 운동

의자에 앉은자세에서는 여러 가지 상반성 운동을 평가하고 치료하기에 매우 좋다. 이 수준에서 실시하는 운동패턴들은 보행시 안정성의 확보를 위해 매우 중요하다. 치료의 예를 몇 가지만 들어보면 다음과 같다.

▶ 반대편 팔다리 만지기

치료사는 평가나 치료를 위해 보통 환자의 맞은편에 앉아, 환자에게 왼손으로 오른쪽 다리를 만지거나 오른손으로 왼쪽 다리를 만지게 하는 운동을 〈그림 5-10〉에서와 같이 실시한다. 이 때 치료사는 환자와 마주보고 앉아 있으므로 환자가 실시하는 운동과 정반대로 운동을 실시하여 환자가 거울을 보고하는 것처럼 쉽게 따라할 수 있도록 해준다. 만일 환자가 복합적인 운동을 어려워하면 처음에는 이들 중 어느 한 단위만 시킨다. 그리고 운동의 성취 정도에 따라 조금씩 복잡하게 진전시켜 나간다. 일반적으로 환자의 침범 정도가 심할수록 환자는 양쪽 팔다리를 함께 혼합하여 실시하는 운동을 수행하는 것이 어려워진다. 이 운동패턴은 보행 시 환자의 안전성을 위하여 매우 중요하다.

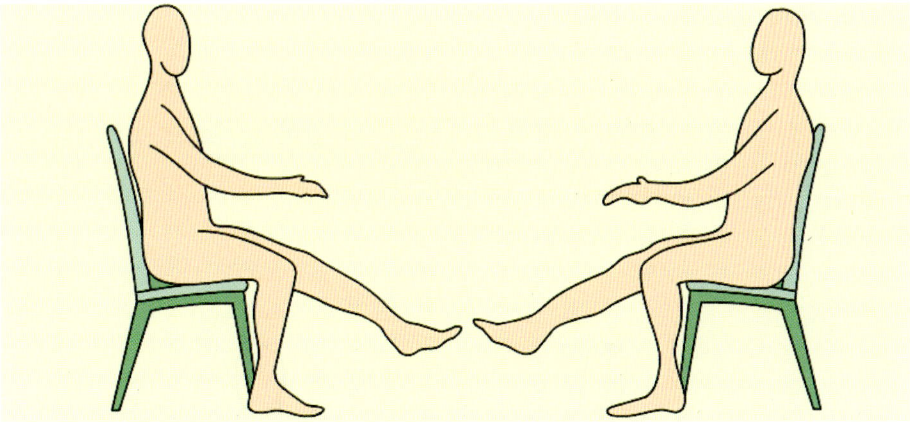

〈그림 5-10〉 상반성 운동(상지로 반대편 팔다리 만지기)

▶손뼉 치기

손뼉 치기는 상반성 작용과 함께 동시에 두 가지 활동을 수행하는 능력을 발달시키기 위해 실시한다. 운동의 예를 들면 〈그림 5-11〉에서와 같이 오른발을 앞으로 내밀면서 왼쪽 방향에서 손뼉을 치고, 다시 반대로 왼발을 앞으로 내밀면서 오른쪽에서 손뼉을 치는데, 환자가 오른발을 앞으로 내밀 때 상체는 왼쪽으로 회선하고, 왼발을 앞으로 내밀 때는 오른쪽으로 상체를 회선한다. 그리고 앞으로 내민 발이 지면에 닿음과 동시에 박수를 친다.

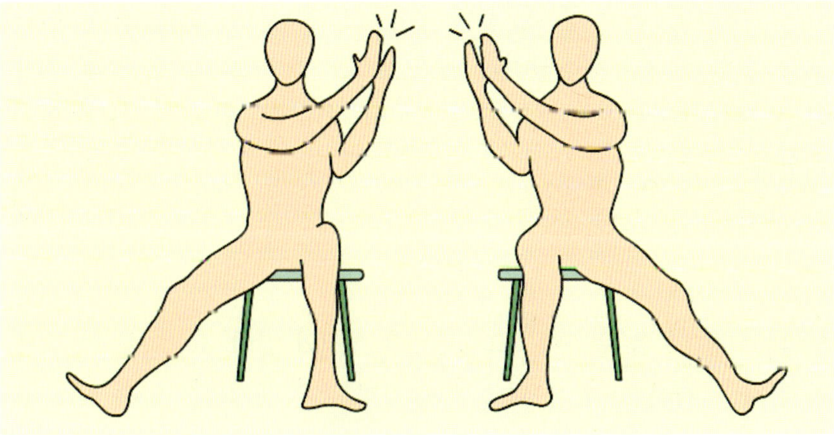

〈그림 5-11〉 손뼉 치기

▶반대로 몸 기울이기

한쪽으로 몸을 기울이는 운동은 상반성 동작을 증진시킬 뿐만 아니라 동시에 체중이동 능력도 함께 증진시킨다. 운동은 〈그림 5-12〉에서와 같이 환자에게 양쪽 손을 오른쪽으로 돌리면서 동시에 하지는 왼편으로 움직이게 한다. 그리고 연이어 반대 방향으로 같은 운동을 실시한다.

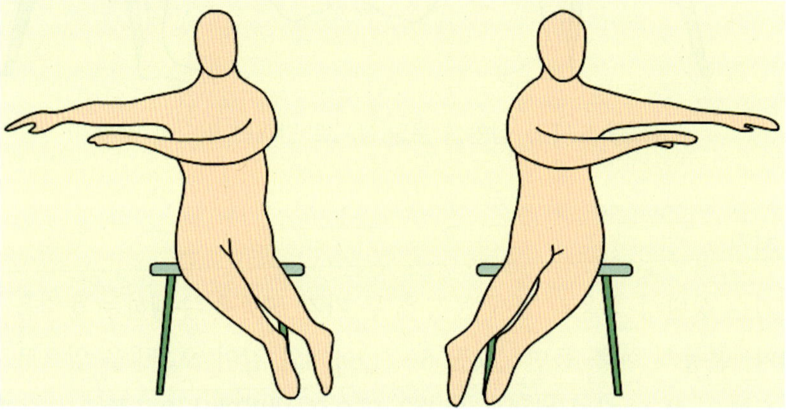

〈그림 5-12〉 반대로 몸 기울이기

▶뒤침과 엎침 운동

뒤침과 엎침 운동은 매우 중요한 운동으로 흔히 일어나기 쉬운 뒤침 제한을 예방하는데 도움이 된다. 운동은 양쪽 팔꿉관절을 90도 굽힌 자세에서 한쪽 손을 손바닥을 위로 향하게 하고, 반대쪽 손바닥은 바닥으로 향하게 한 상태에서 양쪽 손바닥을 동시에 뒤집는 운동을 실시한다.

▶어깨근육 신장운동

어깨근육의 신장운동을 위하여 〈그림 5-13〉에서와 같이 지팡이를 한 손은 손바닥이 아래로 향하게 하고, 다른 한 손은 위로 가게 하여 잡은 상태에서 양쪽 팔을 편 채로 회전시킨다. 그런 다음 시작자세로 돌아와 이번에는 손의 방향을 바꾼 다음 다시 같은 방법으로 실시한다. 이 운동에서는 마름근(Rhomboid)과 기타 어깨뼈근육(scapula muscle)들이 신장된다.

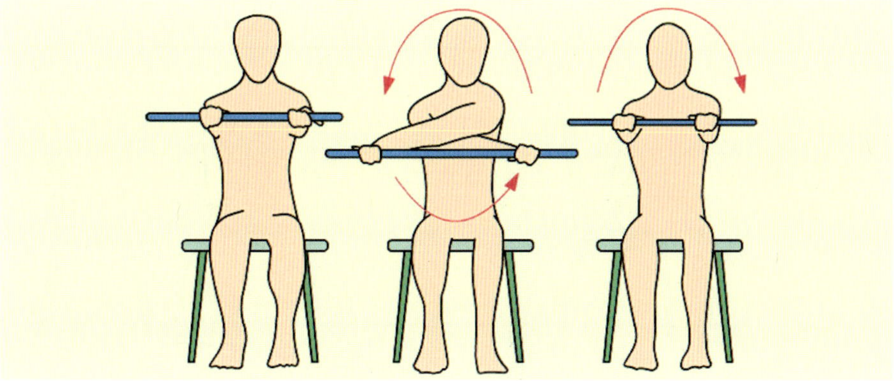

〈그림 5-13〉 지팡이 돌리기

▶기타 운동

목신전의 제한을 예방하거나 치료하기 위한 목 폄운동, 몸통굽힘-폄운동, 손의 정교한 조절운동 그리고 적절한 얼굴근의 운동성을 증진시키기 위한 운동을 실시한다.

(5) 기립자세에서의 사정과 운동

기립자세에서는 보행(gait)이나 균형(balance), 자세(posture) 그리고 의자로부터 일어서는 능력, 회선 요소 등을 평가할 수 있다. 의자에 앉은자세로부터 일어서는 동안에는 어떤 도움이 필요한가, 균형은 유지되는가를 살펴보고, 보행 시에는 독립성 여부를 알아보는 것이 사정의 목표인데 이때는 발자국의 높이와 보행하는 동안 손 흔듦의 정도 그리고 방향 전환 능력 등을 살펴봐야 한다. 또 자세를 취할 때는 고개를 똑바로 유지하는가, 어깨관절은 바른 위치에 있는가를 살펴보아야 한다.

▶의자에서 일어나고 앉기 운동

〈그림 5-14〉와 〈그림 5-15〉에서와 같이 의자에서 일어나고 앉는 운동을 시키는데, 환자가 어떤 도움 없이 스스로 시행할 수 있으면 그렇게 하고 만일 약간의 도움이 필요하면 적절하게 보조해준다. 이 때 주의해야 할 점은 일어설 때 체중이 발가락과 발로 확실하게 이동될 수 있도록 해야 하고 일어선 후에는 발바닥 전체에 체중이 실리도록 해야 한다는 것이다. 한편 의자에 앉을 때도 자세를 바르게 해야 한다. 흔히 환자는 목과 등을 구부린 자세로 앉으려 하는데 치료사가 옆에서 상체와 목을 바로 편 상태에서 앉을 수 있도록 조언해준다.

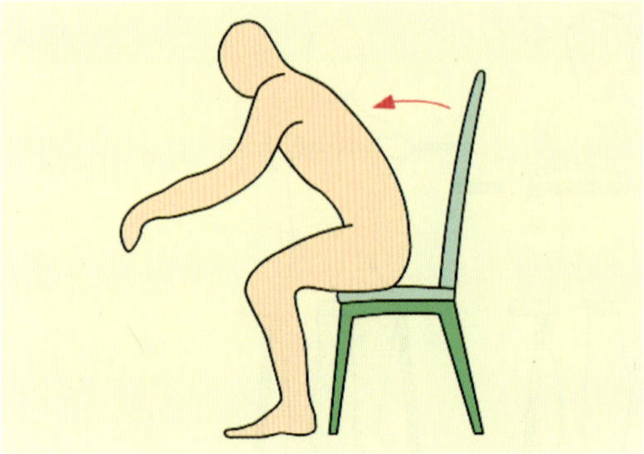

〈그림 5-14〉 의자로부터 일어나기

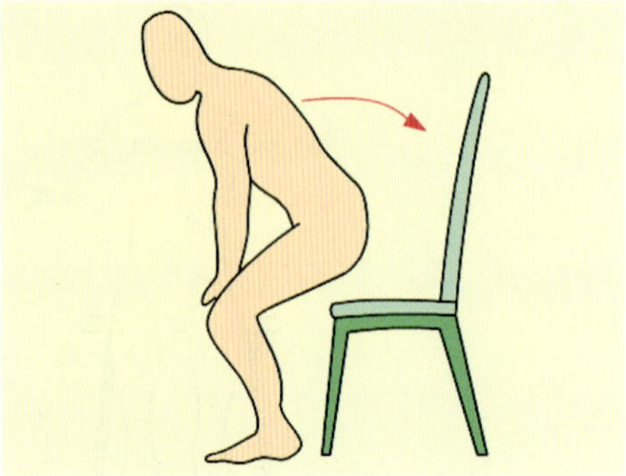

〈그림 5-15〉 의자에 앉기

▶보행

대부분의 파킨슨병 환자는 불량한 자세반사를 가지고 있기 때문에 몸을 약간 전방으로 기울이고 걷게 된다. 그리고 역시 팔 흔듦이 별로 없는 나쁜 패턴을 가지고 있으며 발자국의 간격이 짧다. 그러므로 치료사는 초기 보행훈련 시에는 천천히 걸으면서 왼쪽 하지와 오른쪽 상지를 함께, 그리고 오른쪽 하지와 왼쪽 상지를 함께 움직이도록 지시한다. 뿐만 아니라 파킨슨병 환자는 방향 전환이 어려우므로 〈그림 5-16〉에서와 같은 보행훈련을 겸하여 실시한다.

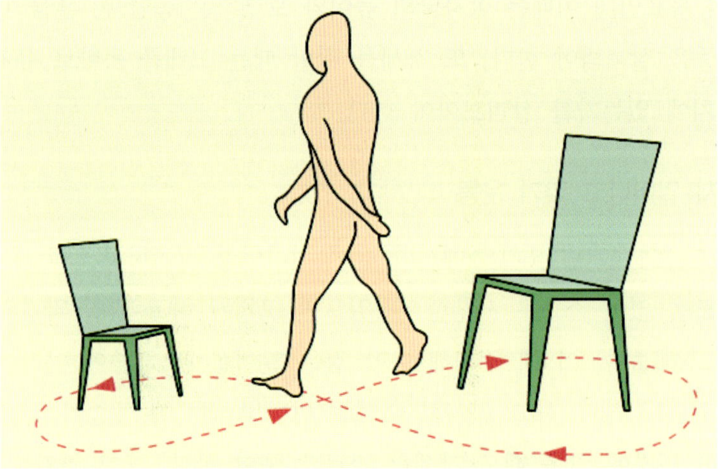

〈그림 5-16〉 방향 전환 촉진을 위한 보행훈련

▶보행하면서 손뼉 치기

보행하면서 손뼉 치는 운동은 두 가지 일을 동시에 수행하기 위한 연습이며, 상반작용 동작과 상부 몸통회선운동을 촉진하기 위한 목적이 있다. 방법은 오른발이 나갈 때 왼쪽으로, 그리고 왼발이 나갈 때 오른쪽으로 손뼉을 치는 것이다(그림 5-17).

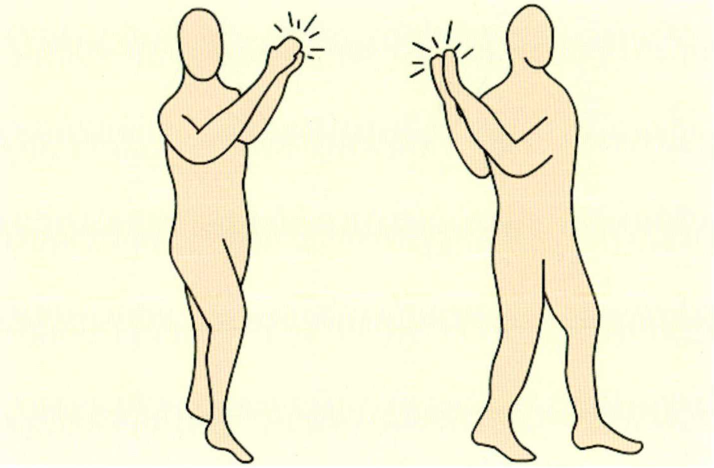

〈그림 5-17〉 보행하면서 손벽 치기 운동

▶전방과 후방으로 몸 기울이기

환자의 우세한 발을 앞으로 내민 다음 양측 손을 동시에 전방으로 내밀면서 열세한 발을 약간 들어 올려 체중이 우세한 발에 이동되도록 한다. 그런 다음 우세한 발은 그대로 두고 몸을 뒤로 기울이면서 열세한 발이 앞으로 약간 이동되도록 한다. 그리고 마지막으로 환자의 손이 앞으로 돌아오면서 원래의 위치로 되돌아오게 한다(그림 5-18).

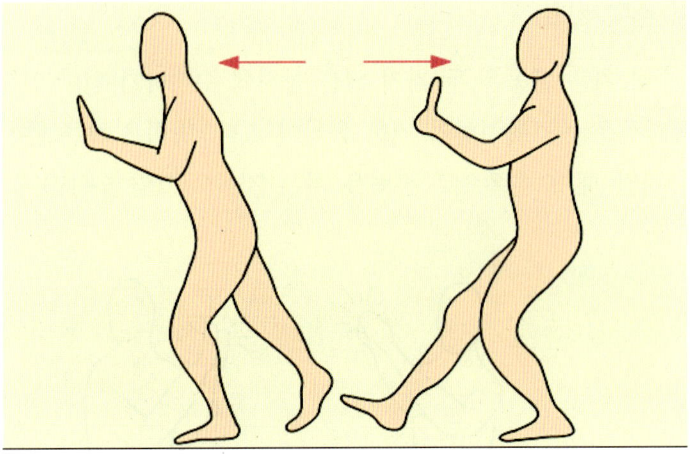

〈그림 5-18〉 전방과 후방으로 몸 기울이기

(6) 마루운동

마루운동은 보통 질병의 초기 단계에서 흔히 사용하는 것으로 많은 균형과 협조성이 요구된다. 이 운동을 실시할 때는 환자가 견딜 수 있는 인내력의 수준을 면밀하게 관찰하는 것이 중요하다.

▶옆으로 흔들기

길게 앉은자세에서 양쪽 상지를 90도 벌림하고 오른쪽 왼쪽으로 흔드는데, 한쪽 엉덩이를 완전히 들어 올리고 나서 내리고 다시 반대쪽을 같은 방법으로 운동한다(그림 5-19).

▶엉덩이로 전방과 후방 이동하기

길게 앉은자세에서 어깨관절을 90도 굽힘하고 손을 양 발 위로 쭉 뻗은 다음, 전방으로 이동할 때는 왼쪽 엉덩이를 먼저 바닥에서 뗀 다음 왼쪽 팔과 다리를 전방으로 동시에 움직인다(그림 5-20, 21). 그 다음 오른쪽도 같은 방법으로 움직여 전방으로 이동한다. 후방으로 이동할 때는 팔꿉관절을 구부리고 오른쪽 엉덩이와 다리를 뒤로 움직이면서 동시에 상체를 빠르게 후방으로 움직여 이동한다. 반대쪽도 같은 방법으로 실시한다. 운동은 상부 몸통의 회선운동에 도움이 되며 동작을 좀 더 빠르게 시행하면 협조성과 운동성이 촉진된다.

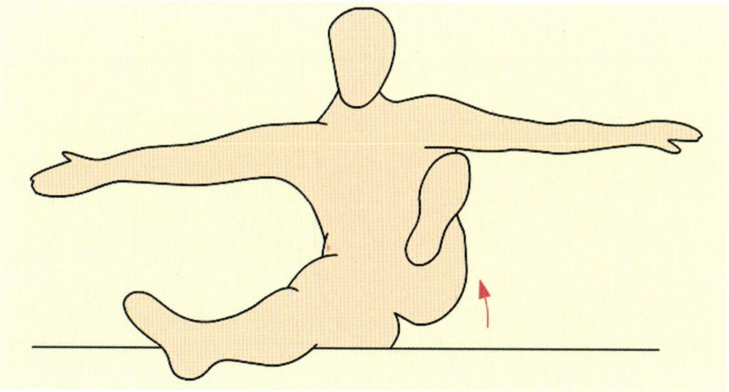

〈그림 5-19〉 옆으로 몸 흔들기 운동

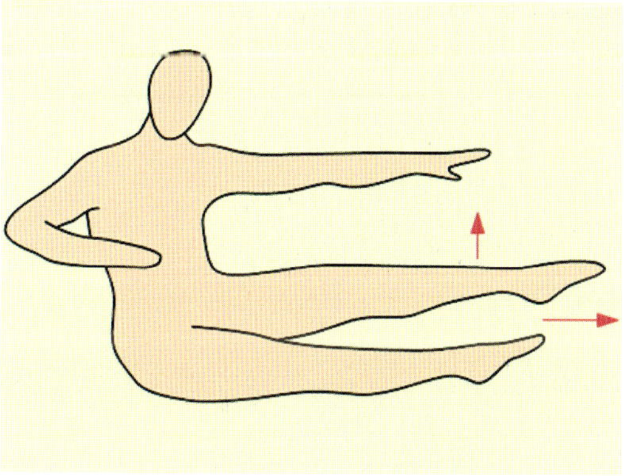

〈그림 5-20〉 전방으로 이동하기

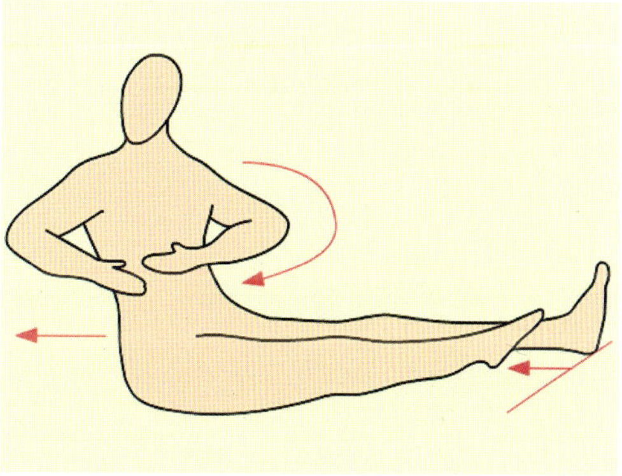

〈그림 5-21〉 후방으로 이동하기

▶부듶자세에서 균형 잡기

무릎서기자세에서 어깨관절을 90도 굽힘하여 쭉 뻗게 한 다음, 물리치료사는 환자의 뒤에 서서 무릎은 환자의 등 뒤에 그리고 양손은 어깨를 지지하는 자세를 취한다(그림 5-22).

이 상태에서 환자에게 상체를 뒤로 기울이게 하는데 이때 엉덩이가 굽힘되지 않도록 주의한다. 무릎자세를 유지하고 몸을 뒤로 기울였다가 다시 원래의 위치로 돌아가는 훈련은 상당한 균형 반응이 요구되며 배로 역시 근수축을 유도하게 된다.

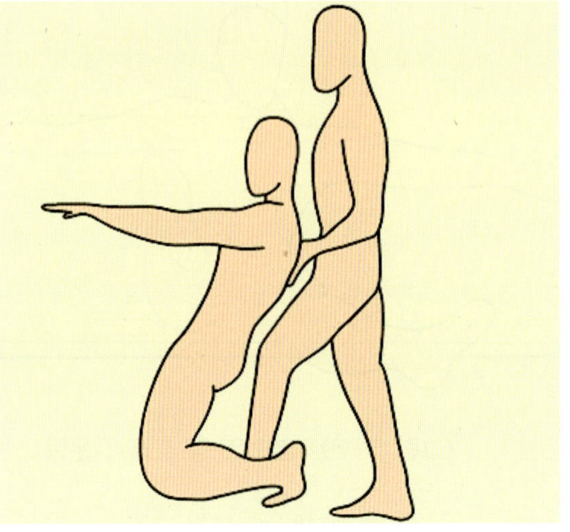

〈그림 5-22〉 무릎자세에서 몸기울이기 운동

chapter 6

치 매

1 정 의

우리나라에서 노망(semility)이라 부르는 치매(Dementia)는 라틴어의 dement에서 유래된 말로서 원래의 뜻은 'being out of one's mind' 즉, '정상적인 마음에서 이탈된 것' 또는 '정신이 없어진 것'이라는 의미를 갖고 있다. 미국정신의학회(American Psychiatric Association)에서는 치매의 정의를 "의식이 또렷한 상태에서 장기 또는 단기기억장애와 함께 추상적 사고의 장애, 판단력 장애, 고위 대뇌겉질(대뇌피질, cerebral cortex)장애, 성격 변화 중 하나 이상을 가지고 있으면서 직업생활과 사회생활 등 대인관계에 장애가 있으며, 이를 설명할 수 있는 원인이 있을 때"로 말하고 있다.

현재 정신의학에서 사용하고 있는 치매는 질병명이 아니라 뇌의 질환에서 비롯되는 하나의 임상증후군으로 만성적이며 진행성으로 나타난다. 즉 치매란 의식장애 없이 기억력, 사고력, 지남력, 이해력, 계산, 학습능력, 언어 및 판단력 등을 포함하는 전반적인 인지기능 장애라고 정의할 수 있다. 치매는 지능이 완전히 발달한 후에 후천적으로 발생한다는 점에서 정신지체와 구별되며, 발생한 장애가 일정기간 이상 지속된다는 점에서 섬망(Delirium)과 구별된다.

치매는 주로 노년기에 많이 발생한다. 심장병, 암, 뇌졸중과 함께 노인의 주요 사인 중의 하나이며 병이 진전함에 따라 자기간호 능력의 저하로 타인 의존도가 매우 높아져 환자뿐 아니라 가족구성원의 삶의 질에도 매우 커다란 영향을 미치고 있는데 일반적으로 치매노인의 약 50 %에서 타인의 도움을 필요로 한다고 한다. 노인인구의 급속한 증가로 치매환자도 증가하고 있으며, 이로 인한 문제는 환자 자신은 물론 가정, 사회적인 문제로까지 인식되고 있다.

2 역 학

1980년대 3.8 %에 불과하던 65세 이상 노인인구의 비율은 2000년에 전체 인구의 7.2 %에 도달하여 우리나라도 고령화 사회(aging society)에 진입하였고, 그 후로도 빠른 속도로 고령화가 진행되어 2018년에는 노인인구 비율이 14.3 %로 고령사회(aged society)에, 2026년에는 20.8 %에 이르러 초고령 사회에 도달할 것으로 전망된다. 이와 함께 노인에서의 대표적 질환인 치매의 유병률 또한 빠른 속도로 증가하고 있다.

치매의 유병률은 서구 여러 나라들의 경우 3.6 ~ 11.9 %, 일본의 경우 4.8 ~ 7.2 %, 중국의 경우 약 3.1 %인 것으로 보고되었다. 1990년대 이후 우리나라에서도 여러 국내 역학 조사에서 65세 이상 노인의 치매 유병률은 6.3 ~ 13 %에 이르는 것으로 밝혀졌으며, 2008년 우리나라의 치매환자 수는 약 42만 명으로 추산되고 있다. 이는 2012년에 50만 명을 넘어서고, 2027년에는 100만 명, 2050년에는 212만 명에 이를 것으로 예상된다(표 6-1).

진단별 유병률에 있어서는 국가와 연구방법에 따라 차이는 있지만, 일반적으로 가장 흔한 것으로 알려진 것은 알쯔하이머형 치매이며, 그 다음으로 혈관성 치매의 유병률이 높은 것으로 나타났다. 우리나라에서도 비슷한 양상이 관찰되었으며, 알쯔하이머형 치매의 유병률은 4.2 %에서 9.0 %, 혈관성 치매의 유병률은 1.0 %에서 4.8 %로 보고되었다. 성별에서도 차이를 보여 75 ~ 79세를 경계로 남성에 비해 여성이 높은 유병률을 차지하고 있다.

〈표 6-1〉 우리나라 65세 이상 노인의 치매 유병률 및 치매환자 수 추이

연도	2008년	2012년	2020년	2030년	2050년
치매환자 수(명)	421,387	521,516	749,719	1,135,441	2,127,491
치매 유병률(%)	8.40	9.08	9.74	9.61	13.17

자료: 보건복지가족부·서울대학교병원, 「치매노인 유병률 조사」, 2008.

3 분 류

1) 가역적, 비가역적 분류

(1) 가역적 치매

가역적 치매란 원인을 치료하면 정상으로 되돌아 올 수 있는 치매를 말하며, 우울증을 비롯하여 약물, 알코올 및 화학물질 중독에 의한 정신과적 질환 등이 원인이 된다. 또한 전해질 이상, 갑상선 질환, 비타민 B12 및 엽산 결핍증, 일시적인 뇌기능 장애를 초래하는 감염성 뇌질환, 머리 외상 등과 이외에도 정상압 물뇌증(수두증, hydrocephalus)과 다발성 경색증 등도 가역성 치매를 유발할 수 있다. 이들 가역적 치매는 전체 치매의 10~15%를 차지한다.

(2) 비가역적 치매

치매의 대부분은 비가역적 치매로 알쯔하이머병, 이마 관자엽 치매, 픽병(Pick's disease) 등을 포함한 퇴행성 뇌질환이 대표적인 원인이며 혈관성 치매, 크루츠펠트-야콥병(Creutzfeldt-Jakob disease)에 의한 치매, 헌팅톤병, 파킨슨병 등도 이에 속한다.

2) 질환별 치매 유형 분류

(1) 알쯔하이머병(Alzheimer's disease, AD)

미국 전 대통령이었던 R. 레이건이 이 질환을 앓고 있다는 사실이 알려지면서 세간의 관심을 더욱 끌고 있는 알쯔하이머병은 대표적인 퇴행성 대뇌 겉질 질환으로, 치매를 일으키는 많은 질환들 중에 가장 흔한 질환이다. 알쯔하이머병의 위험인자로는 연령의 증가, 알쯔하이머병의 가족력, 머리 손상의 과거력 등 3가지로 요약되며, 그 외 낮은 교육 수준, 다운증후군의 가족력, 페나세틴(phenacetin)과 같은 진통제의 남용, 여성, 갑상 결핍 등이 제시되고 있다. 임상적인 특징은 점진적인 기억, 판단, 언어능력 등 지적인 기능의 감퇴와 일상생활능력 및 행동양상의 장애이다. 동시에 우울 증세나 인격의 황폐, 격한 행동 등의 정신의학적인 증세도 동반한다. 이러한 증세들이 점진적으로 진행되어 결국은 죽음에 이르게 된다. 발병 후 서서히 죽음에 이르는 기간은 6 ~ 8년 정도이지만 사람에 따라 20년이 넘는 경우도 있다.

치매는 다양한 유전적 요인과 환경적 요인이 상호작용하여 초래되는 하나의 복합적인 임상증후군이다. 알쯔하이머병의 발병 기전을 잘 모르기는 하지만 유전적 요인에 대해서는 상당히 많은 연구가 진행되어 그 원인이 되는 유전자가 일부 밝혀진 바 있다. 가족성이 있는 조발성(early-onset) 알쯔하이머병의 70 %를 차지하는 원인 유전자로는 PSEN1(Presenilin1, 14번 염색체에 존재), APP(Amyloid Precursor Protein, 21번 염색체에 존재), PSEN2(Presenilin2, 1번 염색체에 존재) 등이 알려져 있으며, 이 중 PSEN2는 매우 드문 것으로 보고되고 있다. 65세 이후의 발병을 보이는 가족성 알쯔하이머병에 관여하는 유전자로는 ApoE(Apolipoprotein E, 19번 염색체에 존재)가 약 10 ~ 25 %의 경우에 관여하고 있다고 알려져 있다. 그러나 아쉽게도 전체 알쯔하이머병의 75 % 이상을 차지하는 산발형(sporadic, late-onset)에 대한 유전적 요인에 대해서는 크게 밝혀진 바가 없다. PSEN1, PSEN2, APP 유전자에서 발견되는 각종 돌연변이는 알쯔하이머병의 발병 기전으로 현재 가장 신뢰되고 있는 독성 아밀로이드 가설을 지지하는 근간이 된다.

아밀로이드 가설이란 이들 유전자에 발생된 돌연변이가 다양한 기전으로 아밀로이드 전구 단백질로부터 아밀로이드 베타 단백질을 과도하게 생성하거나 아밀로이드 베타 단백질을 적절하게 제거하지 못하게 함으로써 아밀로이드 베타 단백질이 뇌조직 내에 과다 축적되고 응집되어 알쯔하이머병의 특징적 소견인 노인성 신경반(senile plaque)을 다량 형성하게 된다는 것이다. 아밀로이드 베타 단백질은 신경독성이 있으며, 이러한 독성 단백질의 축적은 알쯔하이머병의 임상 증상이 나타나기 이전부터 이미 진행되는 것으로 유추된다.

알쯔하이머병의 유전자 지표로 흔히 알려져 있는 ApoE 유전자는 E2, E3, E4 의 세 가지 대립유전자를 가지고 있는데 이 중 E4 유전자가 알쯔하이머병의 발병 위험을 증가시킨다. ApoE의 분자생물학적 기전은 아직까지 확실하지 않으나 E4 대립유전자를 가질 경우 노인성 신경반의 생성이나 콜린성 신경세포의 소실이 증가하는 것으로 보이며, 치매의 발병 연령이나 약물에 대한 반응과도 관련이 있는 것으로 보고되었다. 아마도 아밀로이드 베타 단백질이 노인성 신경반을 형성하는데 보조적인 역할을 하거나 아밀로이드 베타 단백질을 제거하는 것을 방해하는 역할을 하는 것으로 보인다.

이상과 같은 유전적 요인이 환경적 요인과 상호작용한 결과 발생한 알쯔하이머병 환자의 뇌는 육안적으로는 대뇌겉질의 위축, 뇌실의 확장을 보이고(그림 6-1) 현미경적으로는 특징적인 신경섬유매듭(neurofibrillary tangle), 노인성 신경반(senile plaque)을 비롯하여 과립공포 퇴행변성(granulovacuolar degeneration), 아밀로이드 혈관병증(amyloid angiopathy) 등이 관찰되는 등 신경병리학적 변화를 나타낸다(그림 6-2).

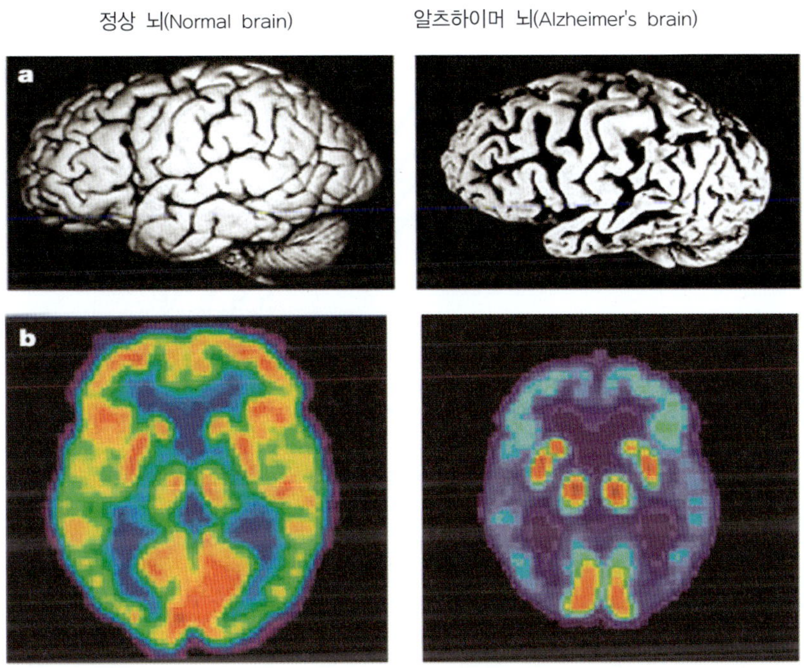

〈그림 6-1〉 양전자 방출 단층촬영검사(PET scan)

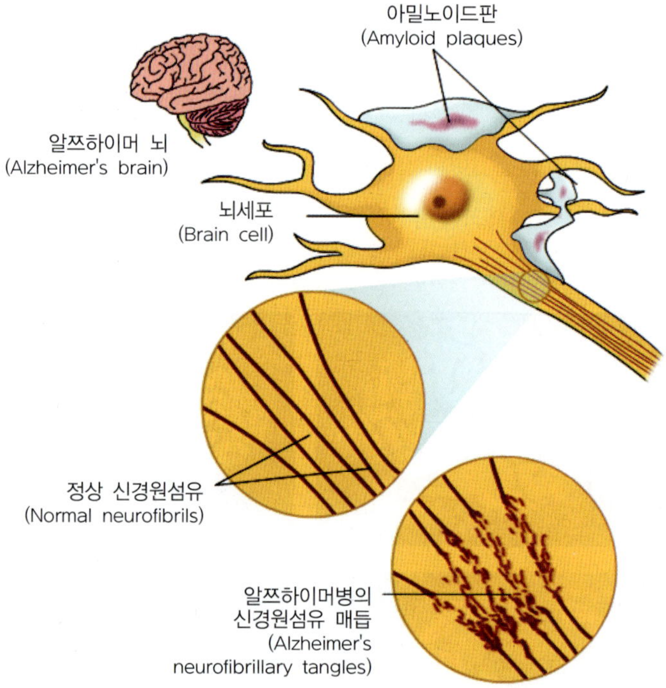

〈그림 6-2〉 알쯔하이머병의 뇌세포

(2) 혈관성 치매(Vascular dementia)

혈관성 치매는 두 번째로 흔한 치매의 원인으로 전체 치매환자의 약 20 %를 차지한다. 그 외에 10 ~ 15 %에서는 혈관성 치매와 알쯔하이머병이 동시에 존재하는 혼합형 치매이다. 혈관성 치매의 위험인자로는 고혈압, 심장질환, 흡연, 당뇨, 비만, 뇌졸중의 기왕력 등 뇌졸중 자체의 위험인자와 관련되어 있다. 혈관성 치매는 손상된 뇌의 해부학적 위치 및 손상의 정도와 밀접한 관련을 보인다. 겉질밑 열공성 뇌경색(subcortical lacunar infarction)이 70 %로 가장 흔한 유형이며 주로 바닥핵(기저핵, basal gabglia), 시상, 속섬유막(내포, internal capsule) 등에 손상을 유발한다.

좌측 모이랑(angular gyrus), 시상 경색(Thalamus infarction), 중간대뇌 경색, 뒤대뇌 경색 등의 손상이 있는 경우 치매가 자주 동반되며, 그밖에 다발성 뇌경색, 빈스방거병(Binswanger's disease) 등이 혈관성 치매를 유발한다(그림 6-3).

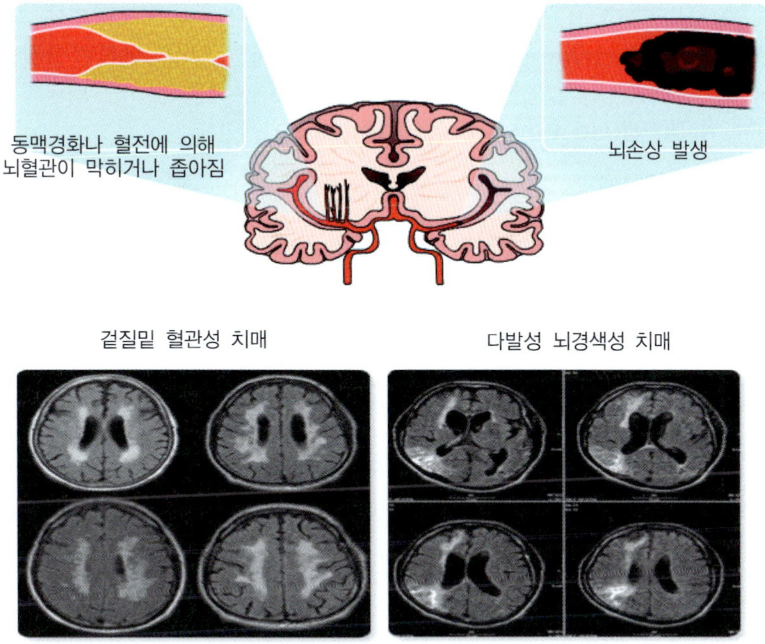

〈그림 6-3〉 혈관성 치매

① **다발성 뇌경색성 치매**(Multi-infarct dementia)

대뇌겉질에 공급되는 큰 혈관이 막혀서 여러 군데 뇌경색이 발생하여 생기는 치매로 인지기능 장애가 급성으로 발생하고 경과는 계단식으로 악화되는 것이 특징이다. 혈관의 병변 부위와 뇌졸중의 발생기전 등에 따라 증상이 다양하게 나타난다.

② **전략적 뇌경색성 치매**(Single strategic infarct dementia)

인지기능을 담당하는 특정 부위 특히, 좌측 뒤대뇌동맥 경색, 모이랑(angular gyrus), 시상, 대뇌속섬유막의 앞다리 또는 무릎부위(anterior limb or genu of internal capsule), 꼬리핵(caudate nucleus) 등에 발생한 단일 뇌경색이 원인이 된다. 시간이 경과하면서 증상은 호전된다.

③ **겉질밑 치매**(Subcortical dementia)

겉질밑 백색질성 치매 또는 소혈관성 치매라고도 하며, 이전에는 잘 인식이 되지 않았으나 현재로서는 뇌혈관성 치매 중 가장 중요한 유형으로 생각되어진다. 서서히 진행하므로 알쯔하이머병과 경과가 비슷하다. 이마엽의 집행 능력이 저하되는 인지기능장애와 성격 변화가 나타나고 신경학적 증상으로는 하반신을 침범하여 보행장애를 나타낸다. 열공성 뇌경색 또는 빈스방거병(Binswanger's disease)이라고 하는 뇌백색질변성질환이 대표적이다.

(3) 루이체 치매(Diffuse Lewy body dementia)

1961년 Okazaki가 처음 발표한 치매로 최근에는 알쯔하이머형 치매 다음으로 많은 유병률을 보이는 치매라고 알려져 있다. 루이체병은 노년기의 퇴행성 병변에 의한 치매의 원인 중 흔한 질환으로 특징적인 증상으로는 초기에 환시(환각)가 뚜렷하고 파킨슨병 임상양상을 보인다. 증상이 급격히 나타나며 항정신병 약물에 대해 피라미드 비깥길 증상(extrapyramidal symptoms)이 잘 나타난다. 조직학적으로 호산성 세포내 봉입체인 루이소체가 환자의 대뇌겉질밑 특정 핵 내에 존재한다. 남자에서 두 배 정도 더 많이 나타나며 기억력과 언어능력에 장애를 나타내지만 다른 인지기능에서는 불균등한 감소를 나타낸다.

(4) 이마관자엽 치매

이마관자엽 치매는 알쯔하이머병과 함께 대표적인 퇴행성 겉질 치매이나 주로 침범되는 부위가 이미-관자이며, 알쯔하이머병에 비해 발병 연령이 45 ~ 65세로 낮은 편이다. 임상적으로 이마엽 퇴행형, Pick형, 진행성 언어상실증으로 나눌 수 있다.

① 이마엽 치매

이마엽 퇴행의 초기 증상은 인지기능은 비교적 보존되는 반면 성격 변화와 행동장애가 현저한 것이 특징이다. 행동적 탈억제, 반사회적 행동 그리고 강박행동 등이 나올 수 있다. 욕구나 의욕 저하로 인하여 무관심, 무감동, 우울증이 생길 수 있다. 말기에 원시적 반사와 경직, 근무력증이 나타난다. 언어장애는 이상언행반복증(perseveration)과 감소된 언어 생산이 특징적이다.

② 픽병(Pick disease)

픽병은 체 우성 또는 열성 유전을 하는 질환으로서 뇌 위축이 이마엽과 관자엽에 현저히 나타나는 질환이다. 특이한 병리적 소견인 픽체(Pick body)가 기억과 관련된 해마와 새겉질(신겉질, neocortex) 등에서 발견되고, 신경세포가 현저히 감소되어 있다. 비가역적 치매의 약 5 % 정도가 픽병인 것으로 확인되고 있다. 초기증상으로 인격, 통찰력 및 판단력 장애 등이 발생한다. 간혹 과식행동, 성행동 과잉, 시각인식불능(시각실인, visual agnosia) 및 주로 촉각에 의존하는 행동 등이 발생할 수 있다. 질병이 진행되면 기억력과 언어기능을 포함한 인지기능 장애가 발생한다. 언어상실증이나 무언증이 발생하기도 한다.

③ 진행성 언어상실증(실어증, aphasia)

초기에 우성 대뇌반구의 실비우스 틈새(sylvian fissure) 주위 겉질(이마엽의 아래부위와 관자엽의 경계부)에 비대칭적인 위축을 보인다. 가장 큰 특징은 인지기능의 변화 없이 발병 후 수년 동안 언어장애만 보인다는 점이다. 신경학적 증상은 비유창성 언어상실증과 유창성 언어상실증으로 나뉘며, 전자는 뇌혈류 검사상 좌뇌 이마엽 및 관자엽 이상이 보이고, 후자는 양측성 이마엽 및 관자엽 이상이 관찰된다.

(5) 파킨슨병(Parkinson's disease)

파킨슨병은 운동감소증(hypokinesia), 운동완만(bradykinesia), 경직(rigidity), 떨림(tremor) 등의 운동장애가 특징적인 퇴행성 질환이다. 주로 흑색질(substantia nigra)의 불완전한 도파민의 생성 및 작용으로 운동신경 겉질의 자극이 감소되어 일어난다. 안성시 떨림(resting tremor)이 특징적이며, 스트레스로 인하여 악화되기도 한다. 경직은 톱니바퀴양 경직(cogwheel rigidity)이라고 불리는 특징을 보이며, 심한 경우 수동운동에 대해 심한 저항을 보일 정도로 진행되기도 하고, 굽힘자세(flexion posture)가 동반되기도 한다.

파킨슨병 환자의 20 ~ 60 %에서 치매가 동반되며 때로는 운동증상보다 치매가 먼저 나타나는 경우도 있다. 치매의 정도는 경도 혹은 중등도이며 언어상실증, 인식불능증 및 심한 기억장애 등의 겉질 양상은 발생하지 않는다고 추정되고 있다. 성량의 감소, 억양조절 상실, 단조로운 음성, 잦은 중단, 말하기 시작시 주저함을 보이다가 진행되면서 구음장애가 뚜렷해진다. 그러나 말하기의 장애에 비해 언어기능은 잘 유지된다. 우울증이 잘 동반되어 약 40 ~ 60 %에서 발생하는 것으로 알려져 있다.

(6) 기타 질환에 의한 치매

머리 외상에 의한 치매, 알코올이나 중금속 등에 의한 독성물질에 의한 치매 등이 있다. 또한 신경매독이나 후천성 면역결핍증(AIDS), 단백실성 감염성 입자에 의한 프리온(Prion) 치매 등이 있다. 악성 빈혈, 엽산 결핍증, 갑상선기능저하증과 같은 대사성 불균형에 의해서도 치매가 유발될 수 있으며 이러한 질환들은 조기 발견과 적절한 치료로 회복이 가능하다.

3) 기질적 발생위치에 따른 분류

(1) 겉질성 치매(cortical dementia)

겉질성 치매는 대뇌겉질(cerebral cortex)의 병변으로 인하여 발생하며, 대표적 질환으로는 알쯔하이머병과 픽병이 있다. 겉질성 치매에서는 언어장애, 기억장애, 인식불능증, 행위상실증 등이 흔히 발생하며 주의력 장애, 정신완서(bradyphrenia), 기억회상 결함, 기분과 인격변화, 이마엽 수행능력 이상이 잘 나타난다. 일반적으로 근육의 강도와 힘, 자세, 보행 및 반사에 이상을 보이지 않으며, 언어장애 증상에 비해 음성과 구음장애는 심하지 않다.

(2) 겉질밑 치매(subcortical dementia)

겉질밑 치매는 백색질(white matter), 대뇌 바닥핵(basal ganglia), 시상(thalamus) 및 뇌줄기(brain stem)의 손상으로 인하여 발생한다. 대표적 질환으로는 특발성 대뇌 바닥핵 석회화(idiopathic basal ganglia calcification), 파킨슨병, 헌팅톤병, 줄무늬체 흑색질 변성(striatonigral degeneration) 등과 같이 피라미드 바깥질 증후군을 야기하는 퇴행성 질환, 다발성 경화증(multiple sclerosis), 빈스방거병, 시상 경색을 포함한 혈관성 질환, 말이집 탈락 질환(HIV 뇌병증), 대사성 질환(갑상선기능저하증), 정상압, 물뇌증 등이 있다. 겉질밑 치매에서 동반되는 운동이상 증상으로는 운동완서(bradykinesia), 경직(rigidity) 및 협조운동장애(incoordination) 등이 있으며 그 외 떨림(tremor), 무도병(chorea), 틱(tic), 무도증(athetosis)과 같은 운동과다증(hyperkinesia) 및 구음장애가 있다. 치매의 원인적 분류는 〈표 6-2〉와 같다.

〈표 6-2〉 치매의 원인적 분류

원발성 치매 (겉질성 치매)	알츠하이머병 픽병(Pick's disease) 이마엽증후군 알쯔하이머병과 동반된 혼합형 치매
혈관성 치매	다발성 뇌경색에 의한 치매 단일 중요 혈관 뇌경색에 의한 치매 소공성 뇌경색 빈스방거병(Binswanger's disease) 혼합형 혈관성 치매
루이소체를 동반한 치매	파킨슨증과 연관된 치매 진행성 핵상마비 미만성 루이체병

독성물질에 의한 치매	알코올과 연관된 치매 중금속이나 다른 독성물질로 인한 치매
감염에 의한 치매	바이러스성: 면역결핍증과 연관된 치매, 뇌염증후군 스파이로켓치아: 신경매독, 라임병 프리온: 크로이츠펠트야콥병(Creutzfeldt-Jakob disease)
뇌의 구조적 병변에 기인한 치매	정상뇌압 물뇌증 만성 경질막밑 혈종 뇌종양
치매와 유사한 교정 가능한 질환	갑상선기능저하증 우울증 비타민 B12 결핍증

자료: 한우리, 머크매뉴얼 노인병학, 2003. 9.

4) 문제행동 유형에 따른 분류

세계노인정신의학회(International Psychogeriatric Association, IPA)에서는 치매의 비인지기능 장애를 치매의 행동심리증상(behavioral and psychological symptoms of dementia, BPSD)이라고 명명하였다. BPSD는 인지장애에 비해 약물치료나 비약물적 개입에 더욱 효과적이다. 조기에 발견하여 적절하게 치료하면 인지기능의 치료보다 반응이 우수하여 치매환자 및 보호자의 삶의 질을 개선시켜주는 효과가 크다. BPSD는 임상적으로 행동증상(behavioral symptom)과 심리증상(psychological symptom)으로 분류한다(표 6-3).

〈표 6-3〉 행동심리증상(BPSD)의 종류

심리증상(psychological symptoms)	행동증상(behavioral symptoms)
망상(delusion)	공격성(aggression)
환각(hallucination)	배회(wandering)
편집증(paranoia)	수면장애(sleep disturbance)
우울증(depression)	부적절한 식사행동(inappropriate eating behavior)
불안(anxiety)	부적절한 성행동(inappropriate sexual behavior)
반복(reduplication)	
착오(misidentification)	

출처: 한일우. 치매의 행동심리증상에 대한 치료 전략, 대한임상노인의학회 춘계학술대회, 2007.

4 임상적 증상

1) 인지기능의 장애

(1) 기억력 장애

모든 치매에서 공통적으로 나타나는 증상으로 초기에는 단기기억의 감퇴가 나타나며 점차 장기기억도 상실하게 된다.

(2) 지남력 상실

시간, 장소, 사람에 관한 파악력이 저하되는 것으로 일반적으로 시간에 대한 장애가 먼저 나타나고 점차 장소와 사람을 몰라보게 된다. 지남력 유지에는 기억력이 필요하기 때문에 치매의 진행과정 중에 점차 영향 받게 된다.

(3) 언어 장애

알쯔하이머형 치매나 혈관성 치매와 같이 겉질을 침범하는 치매는 환자의 언어 능력에 영향을 준다. 환자의 언어는 모호하고 부정확하며 우회적이다. 특히 알쯔하이머형 치매환자는 병변의 위치에 따라 여러 종류의 언어상실증이 나타날 수 있다. 치매가 진행되면서 환자는 아예 표현력을 상실하여 무언증 상태가 되기도 한다.

(4) 행위상실증(실행증, apraxia)

행위상실증이란 운동능력, 감각기능이 온전함에도 불구하고 목적 있는 행동을 실행하지 못하는 것을 말한다. 치매가 진행됨에 따라 식사를 하거나 옷을 입는 단순한 일에서조차 장애가 나타나게 된다.

(5) 인식불능증(실인증, agnosia)

인식불능증이란 지각기능이 온전함에도 불구하고 단순히 사물의 이름을 기억하지 못하는 수준에서 더 나아가 사물 자체를 인지하지 못하는 것을 말한다. 결국 치매환자들은 가족을 알아볼 수 없게 되고 거울에 비친 자신의 모습조차도 알아보지 못하게 된다.

(6) 집행기능 장애

집행기능의 장애는 치매의 흔한 증상 중의 하나이며 특히, 이마엽이나 이와 관련된 겉질밑 경로의 장애와 연관될 수 있다. 집행기능은 추상적으로 생각하고 복잡한 행동을 계획하고, 순서대로 진행하고, 감시하고, 중지할 수 있는 능력을 포함한다. 이 장애는 새로운 언어적, 비언어적 정보를 산출하고 연속적인 운동 활동을 수행하는 능력의 감소로 나타난다.

(7) 시공간능력 장애

치매환자들은 공간적인 지남력이 상실되고 공간적 작업을 수행하는 데 어려움을 느낀다. 치매환자들이 집을 나서서 찾아오지 못하는 것은 이러한 시공간능력의 장애 때문이다.

2) 이차적 증상

(1) 정신병적 증상

알쯔하이머형 치매환자의 약 20 ~ 30 %가 환각을 가지고, 30 ~ 40 %는 주로 편집증적이거나 체계적이지 않은 피해망상을 보인다. 모든 감각형태의 환각이 일어나나 그 중 환시가 가장 흔하다. 공격적이고 난폭한 행동은 이런 정신병적 증상을 지닌 치매환자에게서 흔하다. 진단기준에 들어맞는 우울장애는 치매환자의 단 10 % 내지 20 %에 불과하지만 우울과 불안증상은 치매환자의 약 40 % 내지 50 %에서 나타나는 주요 증상이며 치매환자는 명백한 자극이 없이도 병적으로 울거나 웃곤 한다.

(2) 인격의 변화

치매환자의 인격의 변화는 환자의 가족을 가장 괴롭히는 양상이다. 자기중심적 태도, 은둔, 수동적 경향의 증가 등이 나타나고, 외부에 대한 관심의 저하나 에너지의 감퇴 등이 초기에는 우울증으로 오인되기도 한다.

(3) 신체적 장애

일반적으로 신체적 장애는 비교적 후기에 나타나는데, 시간이 갈수록 보행의 장애로 인하여 주로 의자나 침내에서만 지내게 되고 전신의 근육 경직이 나타나며 요실금 또는 대변실금이 빈번해진다.

5 일반적 경과

1) 초기 치매

이 단계에서는 자주 다음의 증상들이 발현되지만, 주위 사람들은 알지 못하며, 알려주어도 믿을 수 없는 경우가 많다. 최소한의 도움(minimally dependent)이 필요하다.

① 기억장애 특히, 최근 일이나 대화 내용은 망각하지만 오래된 일은 비교적 잘 기억한다.
② 집중력 저하 및 계산 착오가 나타난다.
③ 언어장애로 표현력이 약간 감소한다.
④ 일상생활이나 사회활동으로부터의 회피반응이 나타난다.
⑤ 성격이나 기분의 변화(우울증, 짜증, 의기소침)가 나타난다.

2) 중기 치매

초기 치매에서 나타난 모든 증상들이 증가되어 일상생활에 경도에서 중등도의 도움(mild to moderately dependent)이 필요하다.

① 기억장애가 심화되어 오래된 기억까지 망각한다.
② 지남력 장애로 시간관념이 흐려지고, 길을 잃는 경우가 발생한다.
③ 언어장애로 표현력 저하, 이해력 저하가 나타난다.
④ 배회, 난폭행동 및 기타 초조, 환각, 망상, 야간착란, 수면장애 등의 행동증상이 나타난다.

3) 말기 치매

거의 전적으로 주변의 도움에 의존(totally dependent)하여 생활하며, 일정한 감독이 필요하다.

① 기억장애가 더욱 심화되어 대부분의 기억을 망각한다.
② 지남력장애가 심화되어 가족이나 가까운 친지를 알아보지 못한다.
③ 언어장애가 심하여 부적절하고 단편적인 발언이 증가하고 표현력이 상실된다.
④ 문제행동의 증상들이 지속된다.
⑤ 신체 증상들이 나타난다. 특히 대소변 실금, 보행장애, 경직 등이 출현하기 시작하여 결국에는 와상 상태에 이르게 되고 폐렴, 요로 감염, 욕창 등이 빈번히 발생한다.

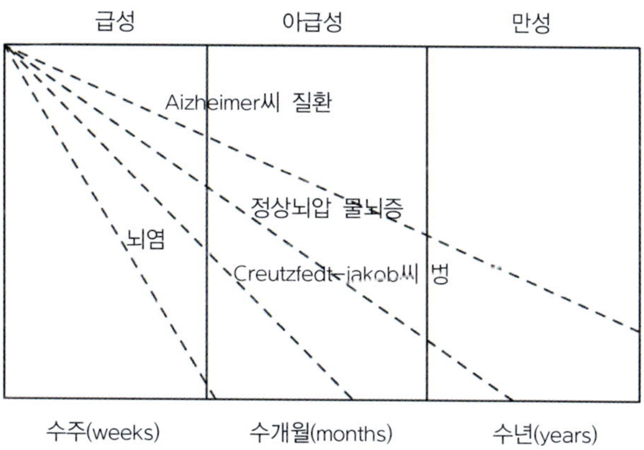

〈그림 6-4〉 원인 질환에 따른 경과 과정

6 진단과 평가

1) 진단

치매를 진단내리는 데에는 여러 가지 진단기준을 사용하고 있다. 현재 주로 사용하는 진단기준은 미국정신의학회의 DSM-IV와 세계보건기구의 ICD-10 진단기준이며, 치매와 관련된 연구를 수행할 경우에는 알쯔하이머병에 대한 진단기준으로 NINCDS-ADRDA 기준, 혈관성 치매의 진단기준으로는 ADDTC 진단기준이나 NINDS-AIREN 진단기준 등을 사용한다. DSM-IV(부록 4 참조)와 ICD-10 진단기준을 요약하면 기억력의 감퇴가 지속되면서 다른 인지기능의 장애가 동반되고 이로 인하여 일상생활을 수행하는데 지장을 주어야 한다.

2) 평가

현재 치매의 선별검사로서 가장 보편적으로 사용되고 있는 검사도구는 Mini-Mental State Examination(MMSE)이며 우리나라에서도 Korean-MMSE가 표준화되어 널리 사용되고 있다(부록 2 참조). MMSE는 인지기능 선별검사로서의 우수성과 임상적인 편리함 때문에 치매 선별 및 평가 영역에서 널리 사용되고 있으나 나이와 교육수준에 따른 세부적인 규준을 반드시 참조하여야 한다. K-DRS(Korean Dementia Rating Scale)는 알쯔하이머형 치매환자의 인지기능을 주의력(Attention), 관리기능(Initiation/Perseveration), 구성(Construction), 개념화(Conceptualization), 기억(Memory)의 5가지 소검사로 간단히 평가하는 신경심리검사이다. 치매노인들이 일상생활 기능을 어느 정도 독립적으로 유지하고 있는지를 측정하기 위하여 개발된 척도들로는 신체적인 능력과 관련된 기능(physical ADL)을 측정하는 척도와 도구적인 능력과 관련된 기능(instrumental ADL)을 측정하는 척도가 있다(부록 1 참조). 이상행동의 평가는 이마관자엽 치매의 경우에는 치매의 조기진단에 매우 중요하며 알츠하이머병의 경우에는 치매의 진전 정도(심각도)에 대한 중요한 정보를 제공한다. 우리나라에서는 최근에 한국판 NPI(K-NPI)가 제작되어 임상에서 사용되고 있다.

7 치매의 관리

1) 약물치료

최근 의학의 발달로 많은 치매치료제가 등장하였으며, 아직까지 근본적인 비가역성을 극복하지는 못하였지만 일부 인지기능 증상을 일관되게 호전시킬 수 있는 콜린에스트라제 억제 약물들이 개발되어 임상에서 적극적으로 사용되고 있다. 현재까지 임상에서 보편적으로 사용되고 있는 약물치료에는 인지기능장애에 대한 치료와 정신행동 증상에 대한 치료의 두 가지 영역이 있다.

(1) 인지기능장애 치료

① 콜린성 약물

치매의 대표적인 인지장애의 증상이 주로 대뇌 바닥 쪽의 콜린성 세포의 손상에 의해 기인된 것이라는 연구들을 근거로 하여 아세틸콜린의 생산에서 대사에 이르기까지 각 과정에 작용하는 약물들이 개발되었다. 대표적인 약물은 콜린에스테라제 억제제로 타크린(tacrine), 도네페질(denepezil), 리바스티그민(rivastigmine), 갈란타민(galantamine) 등이 여기에 속하며, 이 약물들은 초기 및 중기의 알쯔하이머형 치매환자에게 약 25 ~ 40 % 범위에서 인지기능의 호전을 보였으나, 고도의 치매인 경우에는 효과가 떨어지므로 치료시기가 무엇보다 중요하다.

② 항산화제

산화대사과정에서 발생하는 신경독성 유리산소(free radical)가 알쯔하이머병의 신경변성의 원인이 된다는 학설에 근거하여 셀레길린(selegiline), 비타민 E, 은행잎 추출물과 같은 항산화 작용을 가진 약물들이 사용되고 있으며, 단독 또는 콜린에스트라제와의 병합요법으로 치매의 진행을 늦추는 효과가 있다.

③ 에스트로젠(Estrogen)

에스트로젠은 아세틸콜린의 생성을 촉진하고 베타아밀로이드의 축적을 억제하는 기능이 있으며 항산화 작용 및 뇌혈류를 개선하는 것으로 알려져 있다. 하지만 유방암의 발병률을 높인다는 보고들을 감안하면 치매 치료제로 사용하기에는 많은 검토가 필요하다.

(2) 정신행동증상의 치료

비인지장애 및 이상행동의 치료제로는 대표적으로 항정신병 약물이 사고장애 및 공격행동이 치료에 이용된다. 주로 사용하는 약물은 할로페리돌(haloperidol), 클로자핀(Clozapine), 리스페리돌(risperidol), 올라자핀(olanzapine) 등으로 소량 사용이 권장되고 있다.

정동장애의 치료에는 세루토닌 재흡수를 차단시키는 프로잭(prozac), 졸로푸트(zoloft), 세로자트(seroxat) 등이 항우울제가 폭넓게 사용되고 있다.

2) 비약물적 치료

(1) 전인치료

① 회상 및 회고 치료

과거의 경험을 돌아보는 의식적인 과정으로 개인에게 중요한 사건을 상기하고 기억하도록 돕고 과거의 해결되지 못한 갈등을 재검토하여 현재와 미래의 갈등과 좌절 경험을 융통성 있게 대처하기 위함이 목적이다. 기법으로는 자서전 쓰기, 친지나 고향 방문하기 등이 있다.

② 현실중심치료

환자의 의식 혼돈을 예방하고, 지남력을 갖도록 하며, 현실과 접촉하게 하여 인지기능을 촉진시킴으로써 의식 혼돈, 지남력 상실, 사회적 고립 및 무력감을 느끼지 않게 하는 것이 목적이다. 현실중심치료는 개인정보 훈련, 지남력 훈련, 의사소통 훈련 등으로 세분화하여 실시할 수 있다. 기법으로는 현실 접촉에 관한 질문, 긍정적인 보상, 신체 접촉을 이용한다.

③ 인지치료

집중력과 주의력, 기억력을 요구하는 프로그램으로서 주로 시각적 자료를 통한 수 개념, 언어 능력, 시공간 구성 등을 익힌다.

④ 행동치료

행동치료는 자극-반응으로 일어나는 즉각적으로 눈에 보이는 행동수정의 결과에 초점을 둔다. 목적을 위하여 정적 강화와 부적 강화가 사용된다. 행동치료는 목적을 쉽게 정의할 수 있고, 자연적인 상황에 적용 가능하며, 쉽게 측정되고 쉽게 효과를 알 수 있다는 장점을 가지고 있다.

⑤ 감각치료

다양한 감각적 자극을 이용하여 환경에 대처하는 능동성과 동기를 증진시키고, 정서적 이완을 통한 신체적, 심리적 재활을 촉진시키는 방법이다.

⑥ 원예요법

원예요법이란 식물체를 이용한 자연친화적 환경 조성을 통하여 심신의 안정을 도모하고 건강을 증진시킬 수 있는 방법이다. 단순 활동 및 도구를 이용해 감각을 자극시킬 수 있으므로 오래된 기억력 증진, 지남력, 현실감 증진, 언어적, 사회적 행동의 증가를 도울 수 있다.

(2) 일상생활동작 훈련

치매환자들은 인지기능의 장애로 인한 식사하기, 세수하기, 옷입기, 보행하기, 화장실 사용법-대소변관리, 가사 등의 활동에 장애가 초래하므로 일상생활에 필요한 여러 영역의 독립적 수행 여부를 세밀히 검사하고 이에 대한 훈련을 실시하여 환자의 독립성 증가와 인지력 향상, 집중력 강화, 생활의 유지 및 적응, 간호 인력 감소 그리고 환자의 자아존중감 향상을 꾀하여야 한다.

(3) 물리치료

치매는 느리게 진행되는 치유가 어려운 질환이기 때문에 물리치료를 실시하는 목적은 질병의 완치보다는 병의 진행과정 연기와 증상의 완화, 기능의 유지 및 통증의 완화 그리고 정신적인 효과를 얻는데 있다. 치료는 가능한 한 경식을 완화시켜 이완을 획득하고 리드미컬한 능동운동과 협조운동을 유도할 수 있도록 계획되어져야 한다. 적절한 신체적 활동의 증가는 신진대사의 촉진과 함께 인지기능 훈련의 효과도 높일 수 있고 정서적으로도 도움이 되므로 환자의 신체 상태에 적합한 운동의 종류와 강도를 결정한 후 반드시 시행해야 한다. 유산소 운동을 포함하여 균형 및 협응 훈련, 민첩성 훈련, 근력강화훈련, 보행 및 이동훈련, 기능적 및 과제지향적 훈련 등을 실시할 수 있다.

① 마사지

일반적으로 마사지는 순환의 증진과 이완을 획득하기 위하여 실시한다. 마사지는 부드러운 것들 가볍게 쓰다듬기(effleurage), 주무르기(kneading), 쓰다듬기(stroking)를 적용한다.

② 전기치료

통증완화를 목적으로 실시한다. 환자의 지각이 감퇴 또는 결여되어 있을 수 있으므로 화상에 주의해야 한다. 환자가 편안한 자세에서 실시하여야 하며 모든 기구조작은 서서히 하고 수파수, 시간, 온도 등 환자에게 맞게 편안한 상태에서 치료되어야 한다.

③ 수동운동

수동운동은 천천히 그리고 리드미컬하게 실시한다. 운동은 정상관절범위를 벗어나지 않는 한도 내에서 전 범위운동을 시킨다. 수동운동은 모든 관절에서 이완을 유도한다.

④ 능동운동

환자의 능력에 따라 능동보조운동이나 능동운동, 저항운동 등을 적용한다. 환자가 운동을 할 때 리듬이나 운동의 범위를 흐릿하게 하는 경향이 있으므로 이것을 극복하기 위하여 음악을 틀어주거나 셈(count)을 해주는 것이 좋다. 수의적 운동조절이 가능한 것들은 더욱 강조해 준다.

(4) 작업치료

공작이나 미술활동 등을 통해 섬세한 운동감각 기능을 살려주고 심미감과 성취감을 느끼도록 한다. 인지능력의 향상, 조합능력과 이해력의 향상 뿐만 아니라 손의 움직임을 통한 뇌기능 활성화로 치매가 진행되는 것을 억제시킨다. 그림 그리기, 찰흙공예, 종이접기, 퍼즐작업 같은 그림이나 숫자 맞추기 등이 이에 속한다.

[부록 1] 일상생활동작

1. Barthel ADL index

• 환자의 최근 한 달간의 상태를 고려하여 해당 사항에 동그라미 해 주십시오.

항목	0	1	2	3
대변 가리기	거의 가리지 못한다. (또는 관장이 필요하다)	가끔 실수한다. (1주일에 1번 정도)	정상	
소변 가리기	거의 가리지 못한다. (또는 요도관을 끼고 있다.)	가끔 실수한다. (하루에 1번 정도)	정상	
세수 / 머리 빗기 / 양치질 / 면도	도움이 필요하다.	(도구가 주어지면) 혼자서 가능하다.		
화장실 사용	도움이 필요하다.	약간의 도움이 필요하지만 혼자 할 수 있다.	혼자서 가능하다.	
식사	혼자서는 불가능하다.	약간의 도움이 필요하다.	혼자서 가능하다.	
바닥에서 의자로 옮겨가기, 또는 의자에서 바닥으로 옮겨가기	전적으로 도움이 필요하며 앉지도 못한다.	(한사람이나 두 사람의) 상당한 도움이 필요하나 앉을 수는 있다.	약간의 도움이 필요하다.	혼자서 가능하다.
보행	보행이 불가능하다.	휠체어를 타고, 혼자서 이동이 가능하다.	다른 한사람이 부축으로 보행이 가능하다.	혼자서 가능하다. (지팡이를 사용하는 경우 포함)
옷입기	전적으로 도움이 필요하다.	약간의 도움이 필요하다. (반 정도는 도움을 받아야 가능하다.)	단추를 채우고 지퍼를 올리는 것을 포함하여 혼자서 옷입기가 가능하다.	
계단 오르내리기	불가능하다.	부축을 받으면 가능하다.	혼자서 가능하다.	
목욕하기	혼자서 불가능하다.	혼자서 가능하다.		

2. Instrumental ADL(도구적 일상생활동작)

항 목	0	1	2	3	
1. 시장보기, 쇼핑 상점에 가서 계획한 물건들을 잊지 않으며 돈 계산에 실수없이 구매합니까?	혼자 가능	약간 도움이 필요	많은 도움이 필요	불가능	해당 없음
2. 교통 수단 이용 대중교통을 이용하거나 스스로 운전해서 길을 잃지 않고 목적지에 갑니까?	혼자 가능	약간 도움이 필요	많은 도움이 필요	불가능	해당 없음
3. 돈 관리 용돈을 관리하고, 은행에 가서 저축을 하는 등의 돈과 관련된 일을 처리합니까?	혼자 가능	약간 도움이 필요	많은 도움이 필요	불가능	해당 없음
4. 집안일 하기, 기구 사용 진공청소기, 다리미 등의 가구들을 잘 다루며 일상적인 집안일(예: 청소, 화초 물주기, 설거지)을 예전처럼 말끔하게 합니까?	혼자 가능	약간 도움이 필요	많은 도움이 필요	불가능	해당 없음
5. 음식 준비 적절한 식사를 계획하여 재료를 준비하고, 예전과 같이 맛있게 음식을 만듭니까?	혼자 가능	약간 도움이 필요	많은 도움이 필요	불가능	해당 없음
6. 전화 사용 필요한 전화번호를 수첩에서 찾거나 기억하여 전화를 겁니까?	혼자 가능	약간 도움이 필요	많은 도움이 필요	불가능	해당 없음
7. 약 복용 시간과 용량을 지켜 약을 먹습니까?	혼자 가능	약간 도움이 필요	많은 도움이 필요	불가능	해당 없음
8. 최근 기억 약속, 어제의 일 또는 다른 사람에게 전달해야 할 전화 내용 등을 기억합니까?	정상	약간 어려움 있음	많은 어려움 있음	불가능	해당 없음
9. 취미 생활 종교, 독서, 바둑, 장기, 화투, 산책, 등산, 운동 등의 예전에 하던 취미를 그대로 즐깁니까?	정상	약간 어려움 있음	많은 어려움 있음	불가능	해당 없음
10. 텔레비전 시청 집중해서 텔레비전을 보며 그 내용을 이해합니까?	정상	약간 어려움 있음	많은 어려움 있음	불가능	해당 없음
11. 집안 수리 못박기나 전구 끼우기 같은 집안 잡일을 수행합니까?	혼자 가능	약간 도움이 필요	많은 도움이 필요	불가능	해당 없음

채점은 의사가 합니다.

• 점수: (총점) / (11−해당없음 항목 수)

[부록 2] 치매감별검사 평가

♣ 간이정신상태평가(MMSE-K)

영역	번호	문항	점수
지남력	1	* 오늘은 □□년 □□월 □□일 □요일 지금은 어느 계절입니까? _	5점
	2	* 당신의 주소는? ___ 도(특별시 혹은 광역시) ___ 군(구) ___ 면(동) * 여기는 어떤 곳입니까? (학교, 시장, 집, 병원)	4점
	3	* 여기는 무엇을 하는 곳입니까? (마당, 안방, 화장실, 진찰실)	1점
기억 등록	4	* 물건 이름 세 가지 말하기 (예 : 나무, 자동차, 모자) 기억하도록 말해준다	3점
기억 회상	5	* 3분 내지 5분 뒤에 4번의 물건 이름들을 회상하기	3점
주의 집중 및 계산	6	* 100-7= -7= -7= -7= -7= (혹은 "삼천리 강산"을 거꾸로 말하기)	5점
언어 기능	7	* 물건 이름 맞히기 (연필, 시계 등)	2점
	8	* "간장 공장 공장장"을 따라하기	2점
시공간 구성	9	* 오른손으로 종이를 집어서 반으로 접어서 무릎 위에 놓기 (3단계 명령)	3점
	10	* 오각형 두 개를 겹쳐 그리기 (10개의 각이 있어야 하고, 두 개의 오각형이 맞물려야 함)	1점
이해 및 판단	11	* "옷은 왜 빨아서(세탁해서) 입습니까?"	1점
	12	* 길에서 남의 주민등록증을 주었을 때 어떻게 하면 쉽게 주인에게 되돌려 줄 수 있겠습니까?"	1점
		점수 합계 :	
		24≦MMSE : 확정적 정상 20≦MMSE〈 24 : 치매 의심 15≦MMSE〈 19 : 경증 치매 의심 14〉MMSE : 중증 치매 의심	

[부록 3] 치매 검사

♣ 하세가와 치매 척도(HDS-R)

항목		답	HDS-R	
나이(2년 오차/연도가 맞으면 1점)			0 1	
지남력(시간)	년		0 1	
	월		0 1	
	일		0 1	
	요일		0 1	
지남력(장소)	무엇하는 곳		어디입니까?	2 1 0
	현재 장소 명		병원 또는 사무실	
기억 등록	비행기		0 1	
	연필		0 1	
	소나무		0 1	
주위집중 및 계산	100-7		0 1	
	-7		0 1	
숫자 거꾸로 외우기	6-8-2		0 1	
	3-5-2-9		0 1	
기억회상	비행기		0 1 2 (타는 것)	
	연필		0 1 2 (학용품)	
	소나무		0 1 2 (식물)	
물건의 기억	시계, 연필, 가위, 칫솔, 수저		0 1 2 3 4 5	
채소 이름 대기	10초 동안 반응(-)면 다시 지시		0 1 2 3 4 5	
총점	HDS-R : ( )			

* 22점〉HDR-S : 치매

[부록 4] DSM-Ⅳ에 의한 치매의 진단기준

알쯔하이머병의 진단기준	혈관성 치매의 진단기준
(1) 다음의 두 가지로 나타나는 다양한 인지장애의 양상 ① 기억력 장애 (새로운 정보를 배울 학습능력 장애 및 회상능력 장애) ② 다음의 인지장애 중 하나 또는 그 이상 • 언어상실증(aphasia, 언어장애) • 행위상실증(apraxia, 운동 수행능력 장애) • 인식불능증(agnosia, 사물 인식능력 장애) • 집행기능장애(disturbance in executive functioning, 계획, 구성, 실행 등)	(1) 다음의 두 가지로 나타나는 다양한 인지장애의 양상 ① 기억력 장애 (새로운 정보를 배울 학습능력 장애 및 회상능력 장애) ② 다음의 인지장애 중 하나 또는 그 이상 • 언어상실증(aphasia, 언어장애) • 행위상실증(apraxia, 운동 수행능력 장애) • 인식불능증(agnosia, 사물 인식능력 장애) • 집행기능장애(disturbance in executive functioning, 계획, 구성, 실행 등)
(2) 인지기능 장애가 사회적, 직업적 기능에서 의미있는 장애를 나타냄	(2) 인지기능 장애가 사회적, 직업적 기능에서 의미있는 장애를 나타냄
(3) 경과가 점진적 발병 및 지속적인 인지 감퇴의 특성을 보임 (4) 물질에 대한 장애의 인지기능 장애가 다음의 원인으로 인한 것이 아님 ① 중추신경계 장애들 (뇌혈관질환, 파킨슨병, 헌팅톤병, 뇌종양 등) ② 전신성 질환 (갑상선 기능저하증, 비타민 B12 결핍, folic acid niacin 결핍 등)	(3) 국소신경증상과 징후, 장애와 관련된 원인으로 판단된 뇌혈관 질환 예) • exaggeration of deep tendon reflexes(깊은힘줄반사 항진) • extensor plantar response(폄근 발바닥 반응) • pseudobulbar palsy(거짓숨뇌마비) • gait abnormalities(보행 이상) • weakness of extremity(팔다리 약화) (4) 섬망상태는 제외한다.

자료: 오병훈, 「치매 이해와 치료의 바른 길잡이」, 2002.

[부록 5] 허친스키 뇌허혈 검사

♣ 알쯔하이머형 치매와 혈관성 치매의 감별에 유용한 검사이다.

항 목	점 수		
증상이 최근 들어서 갑자기 나타났다.	0	1	2
증상이 한동안 괜찮다가 다시 악화되는 과정이 반복된다.	0	1	
증상의 상태 변화가 심하다.	0	1	2
밤중에 심해지고 잠도 잘못 이룬다.	0	1	
성격 변화는 비교적 없다.	0	1	
우울한 상태	0	1	
신체증상을 호소한다.	0	1	
정서적인 불안정 상태	0	1	
고혈압의 병력이 있다.	0	1	
최근 몇 년 사이 의식을 잃고 쓰러진 적이 있다.	0	1	
동맥경화증과 관련된 증거(고혈압, 팔다리 저림, 심장질환 등)가 있다.	0	1	
국소신경학적 증상(두통, 팔다리 저림 등)	0	1	2
국소신경학적 징후(좌우근력약화, 보행장애, 얼굴신경이상 등)	0	1	2
점수 /			
점수 평가			
0 – 4 점 : 알쯔하이머형 치매			
4 – 7 점 : 혼합형 치매			
7점 이상 : 혈관성 치매			

chapter 7 척수 손상

1 개 요

척수(spinal cord)는 뇌와 더불어 중추신경계를 이루고 있는 구조물로 위로는 고리뼈(환추, atlas)와 뒤통수뼈(후두골, occipital bone) 사이의 높이에서 숨뇌(medulla oblongata)와 연결되고, 밑으로는 제 1~2 허리뼈 높이에서 원뿔상을 이루며 척수원뿔(medullary conus)로써 끝난다. 말초신경을 통하여 들어오는 신체 내외의 모든 변화에 관한 정보를 받아들여 뇌로 보내고 뇌에서 정보를 분석 통합한 후, 다시 말초신경을 통해 신체 각 부분에 전달하여 적절한 신체반응과 정신활동을 가능케 하는 흥분 전도로이며 각종 반사활동의 중추이다.

척수는 한 번 손상을 당하면 원래의 상태로 재생되지 않아 여러 신경계통의 기능마비를 유발하고 때로는 영구적인 미비와 사망을 초래할 수 있다. 그러나 완전 손상이 아니라 불완전 손상이거나 아래운동 신경세포의 구성 요소가 존재한다면 회복 가능성이 있을 수도 있다. 그러므로 손상 이후 정도에 따라 어떤 형태로든 보호, 도움, 치료가 필요하며, 물리치료사는 척수손상 환자가 최대한의 기능을 할 수 있도록 의사, 작업치료사, 재활간호사, 사회복지사, 재활심리치료사, 영양사 등으로 구성된 팀 구성원들과 함께 환자가 신체적, 사회적, 직업적으로 회복될 수 있는 궁극적인 재활에 기여하여야 한다. 선진국에서는 이미 오래전부터 척수손상 환자에 대한 구급법이나 의료처치 개선, 체계적인 재활치료의 도입, 사회적 관심으로 수명 연장, 자활능력 향상, 다양한 여가선용이 가능하게 되어 가정이나 직장생활로의 복귀가 원만히 이루어지고 있다.

척수손상(spinal cord injury)의 원인은 70 %가 외상에 의한 것이고 30 %는 비외상에 의한 것으로, 외상으로 인한 척수손상 중에서 교통사고가 45.4 %로 가장 많다. 산업재해 등으로 인한 추락이 16.8 %, 그리고 폭행이 14.6 %의 순으로 골절, 탈골 혹은 두 가지가 복합적으로 생겨서 손상을 받는다. 척수 손상은 전 세계적으로 약 250만 명 이상의 환자가 있으며, 인류의 평균수명 연장과 복잡한 현대사회의 각종 사고 등으로 점차 발생빈도가 증가하는 질환이다. 미국에서는 해마다 10,000여 명의 새로운 척수손상 환자가 발병하는 것으로 추정되어지며, 인구 100만 명당 721 ~ 906명의 발생률을 나타내고 있다(Sullivan, 2007). 우리나라의 경우 척수손상 환자의 발생률은 인구 100만 명당 40명으로 보고되어지는데, 이중 교통사고나 산업재해 등으로 인한 척수손상 장애인은 지속적으로 증가하는 추세이다. 척수손상 환자의 약 40 %는 사지마비(quadriplegia), 약 60 %는 하반신마비(paraplegia)를 가지고 있으며, 이들 중 약 60 %의 환자들이 감각마비 또는 운동마비를 수반하는 심각한 질환이다. 척수 손상의 유형별 분포 중 52.2 %는 목척수손상, 23.7 %는 등척수손상으로 보고되고 있다. 젊은 사람들에게서 많이 발생하여 대부분 척수 손상 환자가 25 ~ 44세의 연령층(평균 연령은 약 26세)에 있으며 척수손상 환자의 80 %가 남자이다.

2 원 인

척수손상은 크게 두 가지 병인학적 범주 즉, 외상성(traumatic) 손상과 비외상성(non-traumatic) 손상으로 나눌 수 있다.

외상성 척수손상은 성인 재활인구에서 볼 때 척수 손상의 가장 주요한 원인이며 교통사고, 낙상, 총상과 같은 외적 사고에 의해 발생된다. 국제척수손상 데이터베이스(NSCID)의 통계자료에 의하면 교통사고(38 %)가 외상성 척수손상의 가장 빈번한 원인이다. 점프와 낙상(16 %)이 두 번째 주요 원인이며, 총상(13 %), 다이빙 사고(9 %), 추락하거나 비행하는 물체에 의한 손상(5 %) 순이다. 나머지 손상은 다른 형태의 스포츠 활동이나 총상 이외의 관통상과 관련이 있다.

비외상성 척수손상은 일반적으로 질병이나 병리학적인 영향으로 발생된다. 혈관기능장애(동정맥 기형, 혈전증, 색전증 또는 출혈), 류머티스 관절염이나 퇴행성 관절질환으로 인한 이차적인 척추부분탈구, 매독이나 횡단성 척수염과 같은 감염, 척수신생물, 척수구멍증(척수공동증, syringomyelia), 척수농양, 히스테리성 마비 그리고 다발성 경화증과 근육위축가쪽경화증(근위축측삭경화증, amyotrophic lateral sclerosis)과 같은 신경학적인 질환이 있다. 모든 척수손상의 30 %에 해당한다고 추정된다.

1) 척수손상의 기전

척수손상은 머리와 몸통의 운동으로 발생하는 간접적인 힘에 의해 가장 빈번히 발생되며, 척추에 가해지는 직접적인 손상에 의해서도 발생한다. 척수손상을 유발하는 일반적인 기전에는 외상시 척추에 작용하는 기본적인 힘의 방향에 따라 굽힘손상(flexion injury), 과다폄손상(hyperextension injury), 수직-압박손상(vertical-compression injury), 굽힘-돌림손상(flexion-rotation injury)의 4가지 양상으로 분류되며, 이러한 힘들은 목뼈(경추, cervical)의 골절과 탈구를 초래한다. 가해지는 힘의 강도와 다른 힘과의 복합작용은 골절의 유형과 위치, 부분탈구의 정도, 인근 연부조직 손상에 직접적인 영향을 미치게 된다. 표 7-1과 그림 7-1에 척수손상과 관련된 주요 손상기전을 제시하였다.

〈표 7-1〉 척수손상기전

힘	원인	관련 골절	관련 손상
굽힘	1. 머리가 운전대나 앞유리에 부딪히는 정면 충돌 2. 등이나 뒤통수에 대한 충격 3. 척수손상의 가장 일반적인 손상기전	1 척추뼈몸통의 앞쪽 쐐기 골절(wedge fx.)-척추뼈몸통 압박골절 2. C4-C7, T12-L2에서 호발	1. 후방인대의 단열 2. 후방 요소의 골절-가시돌기, 척추뼈고리판, 척추뼈고리뿌리 3. 척추사이원반의 파괴 4. 척추뼈몸통의 전방탈구
수직-압박	1. 머리에 수직 또는 축성충격(다이빙, 파도타기, 떨어지는 물체) 2. 굽힘손상과 밀접한 연관성이 있음	1. 종판의 함몰골절 2. 파열골절(복합골절) 3. 눈물방울골절(teardrop fx.)	1. 뼈조각이 척수내에 박힘 2. 척추사이원반의 단열

과다폄	1. 차의 뒤범퍼를 받치는 것과 같은 강한 후방력 2. 고정된 물체에 턱이 부딪히면서 넘어짐(주로 노인)	1. 후방 요소 골절-가시돌기, 척추뼈고리판, 뒤관절면 2. 척추전방의 견열골절 (avulsion fx.)	1. 앞세로인대의 파열 2. 척추사이원반의 파열 3. 목뼈손상과 동반-등허리뼈 손상에는 미세한 영향
굽힘-돌림	돌림된 척추에 뒤에서 앞으로 가해지는 힘(승객이 운전자를 향하고 있을 때 차 뒤범퍼를 충돌 당하는 경우)	후방 척추뼈고리뿌리, 관절면, 척추뼈고리판의 골절(골절은 후방인대가 파열되면 매우 불안정)	1. 후방인대와 가시사이 인대의 파열 2. 척추 뒤관절의 부분탈구 혹은 탈구 3. 등뼈, 허리뼈, 뒤관절의 잠김 발생

출처: Susan B. O'sullivanet & Thomas J. Schmitz. Physical Rehabilitation, 1013p.

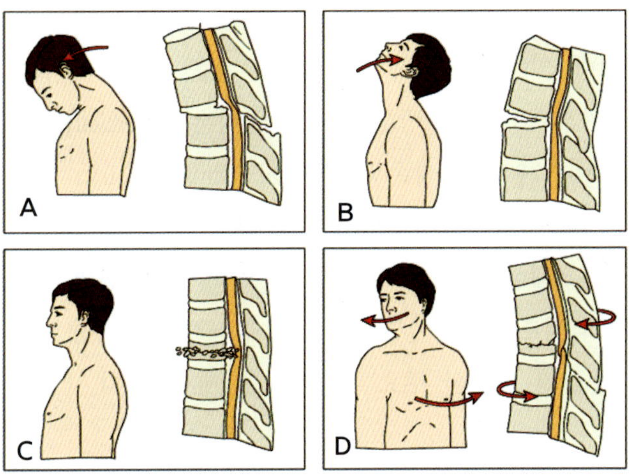

A. 굽힘손상 (flexion injury)

B. 과다폄손상 (hyperextension injury)

C. 수직-압박손상 (vertical-compression injury)

D. 굽힘-돌림손상 (flexion-rotation injury)

〈그림 7-1〉 척수손상기전

2) 척추 골절

(1) 목뼈(경추, cervical)의 골절

목뼈의 손상은 일반적으로 C5-6와 C6-7에서 빈발하며, 머리의 크기와 무게는 큰 데 비하여 이와 균형을 이루고 있는 목뼈의 꼭대기는 작고 운동성이 많기 때문에 머리에 외력이 가해지면 손상을 당하기 쉽다. 목뼈의 골절로 목척수가 손상을 당하면 사지마비(quadriplegia)의 원인이 된다.

① 고리뼈 골절(환추 골절, Atlas fracture)

대개 고리뼈골절은 교통사고나 다이빙 혹은 추락 사고로 인한 머리 손상 등 힘이 신체의 장축 방향으로 수직 부하될 때 발생한다. 골절은 고리뼈의 고리(ring) 중 가장 약한 부분인 가쪽덩이(외측괴, lateral mass)의 앞과 뒤에서 일어나며, 골편이 밖으로 방출되어 척추관이 오히려 넓어지기 때문에 척수손상은 없는 것이 보통이다. 상위 목부위의 동통이나 약간의 불안감을 호소하는 경우가 많다. 약 50 %에서 목뼈의 다른 부위의 손상을 동반하며 그 중 교수형 골절(hangman's fracture)이 가장 잘 동반된다.

손상기전에 따라 3가지 형으로 분류되며, 제 I 형은 과다폄 손상에 의한 양측 뒤고리(후궁, posterior arch)의 골절이며, 제 II 형은 가쪽덩이 골절로서 비대칭적 축성 압박력에 의해 발생하며 한쪽 가쪽덩이의 앞뒤가 골절되어 한쪽으로 전위된다. 제 III 형은 직접적이고 대칭적인 축성 압박력에 의한 방출성 골절로서 소위 제퍼슨 골절(Jefferson fracture)이라 한다(그림 7-2).

② 중쇠뼈 골절(축추 골절, Axis fracture)

중쇠뼈 골절은 척추뼈몸통(척추체, vertebral body)과 치아돌기(odontoid process)의 접합부에서 가장 흔하게 일어나며, 골절시 전위방향은 뒤전위보다 앞전위가 많다.

a. 치아돌기 골절(odontoid fracture)

축성압박 상태에서 가해지는 심한 굽힘, 폄 또는 돌림력에 의하여 발생되는데 굽힘력이 가해질 때는 가로인대가 치아돌기의 뒤쪽을 압박하여 앞전위되고, 폄력이 가해질 경우는 고리뼈의 앞고리(전궁, anterior arch)에 의해 골절되어 뒤전위된다. 제 I 형은 치아돌기 끝의 경사 골절로 골절편이 위쪽으로 전위되어 큰구멍(대공, foramen magnum)에서 뇌줄기(뇌간, brain stem)를 압박할 수 있다. 제 II 형은 척추뼈몸통과의 연결부에서 골절된 것으로 가장 흔한 형이다. 제 III 형은 척추뼈몸통 내에서 골절이 일어나며 한쪽 또는 양측의 위관절면을 침범한다(그림 7-3).

5 ~ 10 %에서 신경증상이 관찰되는데 주로 Brown-Sequard 증후군, 반신마비, 사지마비 및 교차마비 등이 나타난다. 7세 이하의 소아에서 목뼈 골절은 드물지만 그 중 치아돌기 골절은 사소한 외상으로도 가능하여 전체 소아 목뼈 골절의 75 %를 차지한다고 한다.

b. 외상성 전방전위증(traumatic spondylolisthesis)

일명 교수형 골절(hangman fracture)이라 부르는 중쇠뼈의 외상성 전방전위증은 목뼈에 가해지는 축성압박력 및 과다폄에 의하여 중쇠뼈고리(축추궁, axis arch)가 골절되고, 2차적 굽힘력에 의해 골절부의 각(angle) 변형과 전위가 일어난 상태를 말한다. 제 I 형은 양측 중쇠뼈고리 잘룩(협부 isthmus)의 골절로서 전위가 3 mm 이내이며 각 변형은 없다. 제 Ⅱ 형은 전위가 3 mm 이상이고 각 변형이 있으며, 제 Ⅲ 형은 중쇠뼈고리 잘룩 골절에 제 2, 3번째 목뼈간 돌기사이관절(후관절, facet joint)의 한쪽 또는 양측성 탈구가 동반된 경우이다(그림 7-4). 목의 통증과 함께 불안정감이 있으며 뒤통수신경통이 나타난다.

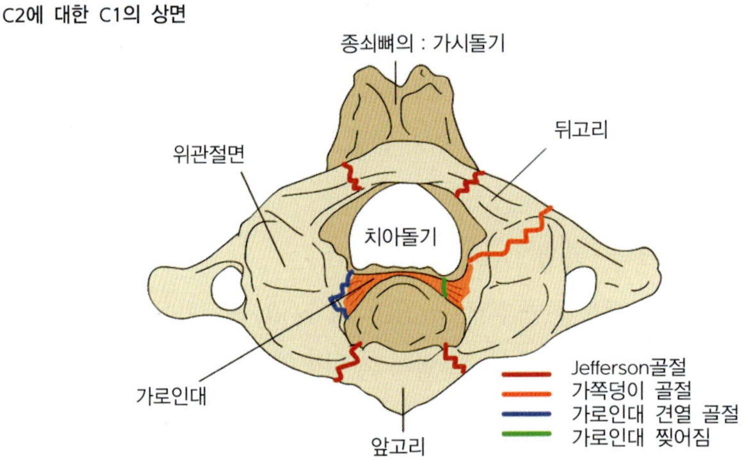

〈그림 7-2〉 C1(atlas) 고리뼈 골절

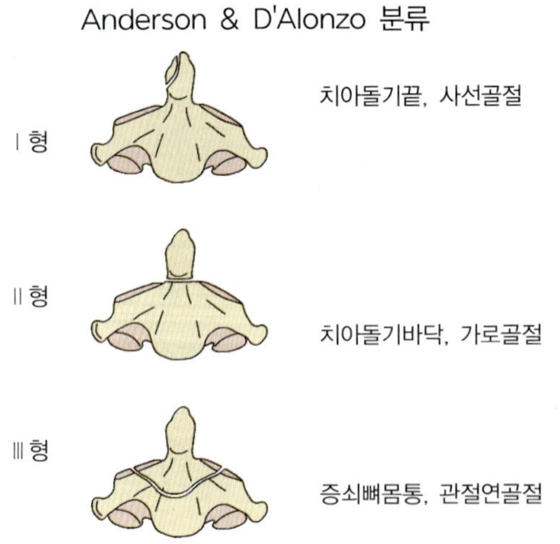

〈그림 7-3〉 치아돌기 골절

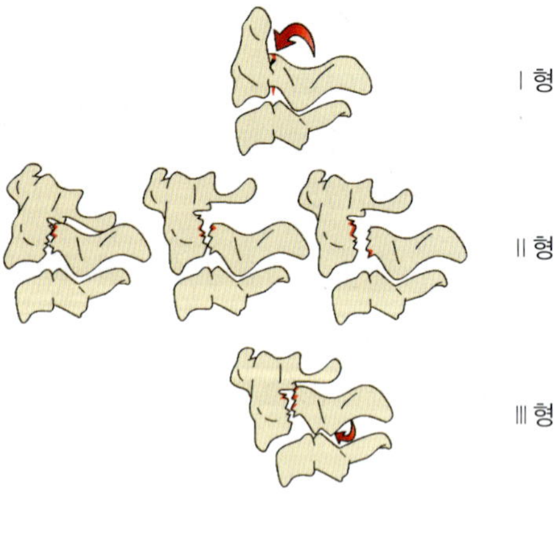

〈그림 7-4〉 중쇠뼈의 외상성 전방전위증

③ C3 ~ C7 사이의 골절

제 3 목뼈로부터 제 7 목뼈 사이의 골절 손상기전으로는 급격하게 발생한 과도한 굽힘이나 과다폄, 옆굽힘 혹은 이들이 연합된 외력 등이 있다(그림 7-5). 굽힘손상(flexion injuries)시는 주로 목의 뒤 구조물들이 손상을 당하고, 폄손상(extension injuries)시에는 앞 구조물들이 손상을 당한다.

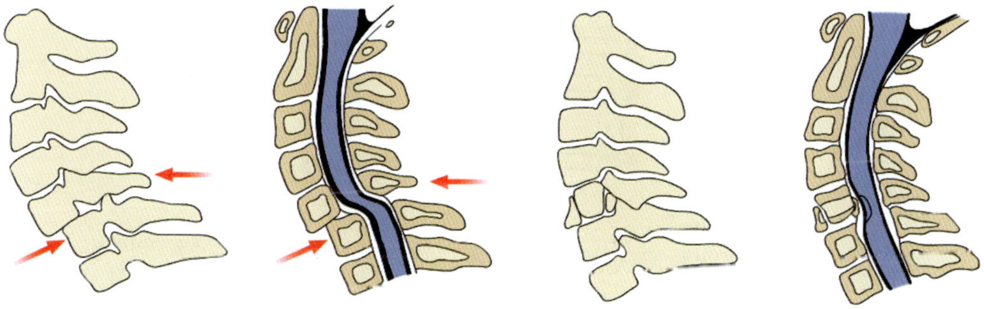

1. 척추뼈몸통의 압박없이 발생한 굽힘 골절-탈구

2. 방출골절(burst fracture)에서 척추뼈몸통의 굽힘압박

〈그림 7-5〉 C3-C7 골절

(2) 등허리뼈(흉요추, Thoracolumbar) 골절

등허리뼈 골절은 보통 수직으로 가해진 힘에 의한 척추의 압박손상이나 굽힘-돌림 손상으로 인한 골절 편위에 의해 유발된다. Denis와 McAfee는 그림 7-6에 나타낸 각 기둥(column)의 손상여부에 따라 앞기둥(전주, anterior column)만을 침범한 압박골절과 중간기둥(중주, middle column)까지 침범한 안정성 방출골절(burst fracture)은 안정성 골절로 분류하고 뒤기둥(후주, posterior column)까지 침범한 불안정성 방출골절이나 기회골절(chance fracture), 굽힘-떼어당김(신연, distraction) 골절-탈구는 불안정성 골절로 분류하였으며, 후자의 경우 척수손상으로 하지마비가 되는 경우도 있다. 기회골절은 등허리뼈에 가해지는 갑작스런 굽힘-떼어당김력에 의해 척추뼈몸통 앞에서 뒤 가시돌기(극돌기, spinous process)까지 가로방향으로 파열되는 골절이며, L1–L2에서 많이 발생한다.

생체역학적인 특성 때문에 등뼈(흉추, thoracic)에서의 탈구나 부분탈구는 비교적 드물다. 그러나 등뼈에서는 하위부의 압박골절을 많이 볼 수 있는데 골절이 일어나면 척추뒤굽음증(척추후만증, kyphosis)이 증가하고 신경관의 침범이 발생하기 쉽다(그림 7-7). 허리뼈(요추, lumbar)에서는 압박골절이나 복합골절(complicated fracture), 부분탈구가 동반된 골절, 신경구멍의 침범 또는 완전 골절 및 탈구 등이 많이 발생한다.

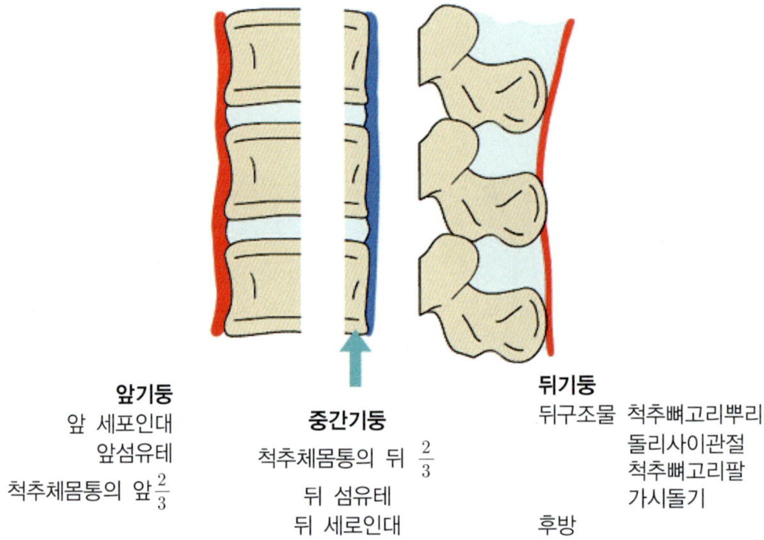

〈그림 7-6〉 데니스의 삼주설(Three column theory of Denis)

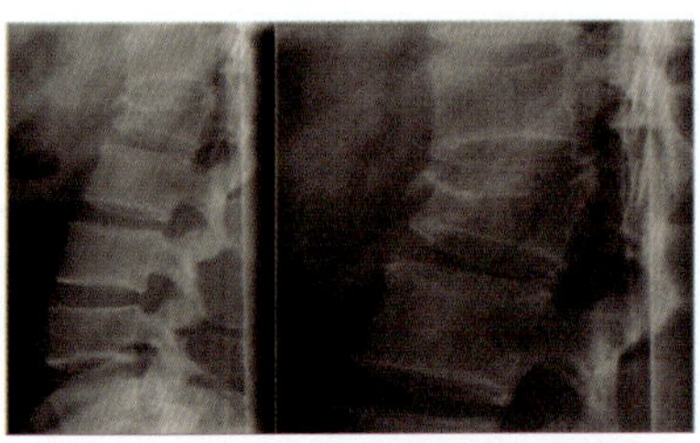

1. 과다굽힘(hyperflexion) 손상

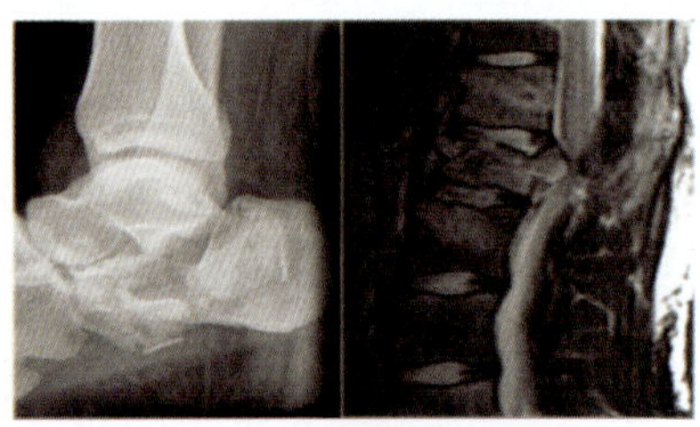

2. Jumper's 골절

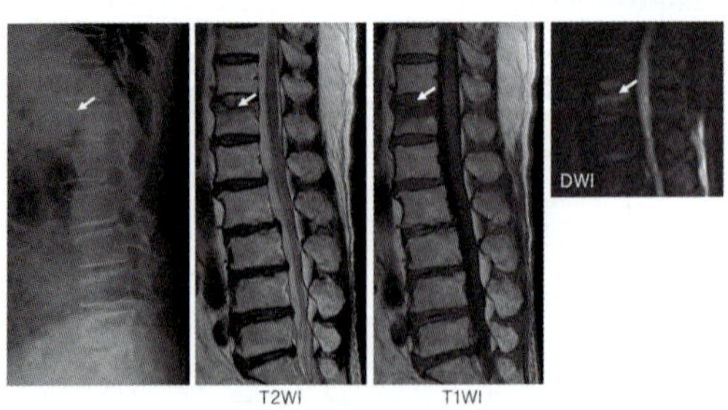

〈그림 7-7〉 등허리뼈 압박 골절

3) 척수손상의 분류

척수손상은 손상부위 이하의 감각신경, 운동신경 외에 방광과 큰창자(대장, large intestine) 기능을 조절하는 자율신경의 기능을 상실하게 되며 다양한 임상 증상을 보이게 된다. 따라서 이들 환자에 대한 적절한 재활계획의 수립과 예후를 추정하기 위하여 임상적인 분류가 필요하며, 감각 및 운동기능의 평가에 대한 국제적인 척수손상의 분류는 다음과 같다.

(1) 기능적 분류(Functional classification)

① 사지마비(tetraplegia, quadriplegia)

목(목뼈) 부분의 척수가 손상되는 것으로 호흡근을 포함한 팔, 몸통, 다리의 운동 또는 감각기능이 단독 또는 함께 소실될 뿐 아니라 방광, 큰창자 및 성 기능까지도 상실된 상태이다.

② 하반신마비(paraplegia)

등뼈 이하(등뼈, 허리뼈) 부위에서 척수가 손상되는 것으로 척수원뿔 및 말총(마미, cauda equina) 손상을 포함한다. 이때는 몸통과 다리의 마비와 방광, 큰창자, 성 기능들의 장애가 있게 된다.

(2) 신경학적 분류(Neurological classification)

① 완전손상(Complete lesions)

완전 척수손상이란 손상된 척수분절 이하로 감각 및 운동기능을 모두 상실한 경우이다. 항문을 수축할 수 없고 항문의 점막피부 접합부에 촉각이나 아픔을 느낄 수 없는 등, 최하위 엉치척수(S2–S4)의 기능이 모두 상실된 상태로 회복의 가능성은 희박하다. 완전 손상은 척수의 완전 절단, 심각한 압박 혹은 광범위한 혈관 손상에 의해 발생한다.

② 불완전 손상(Incomplete lesions)

불완전 척수손상은 손상부위 이하의 일부 감각 혹은 운동기능이 보전된 경우이다. 흔히 탈구된 뼈나 연부조직의 전위로 인해 척수가 압박될 때 발생되는 타박상이나 척수관내 부종, 척수의 부분적 절단으로 초래된다. 압박원인이 제거된다면 일부 혹은 완전한 회복이 가능하며, 초기의 기능회복 현상은 좋은 예후의 징후이다.

불완전 척수손상으로 인한 척수증후군(spinal syndrome)의 종류는 다음과 같다(그림 7-8).

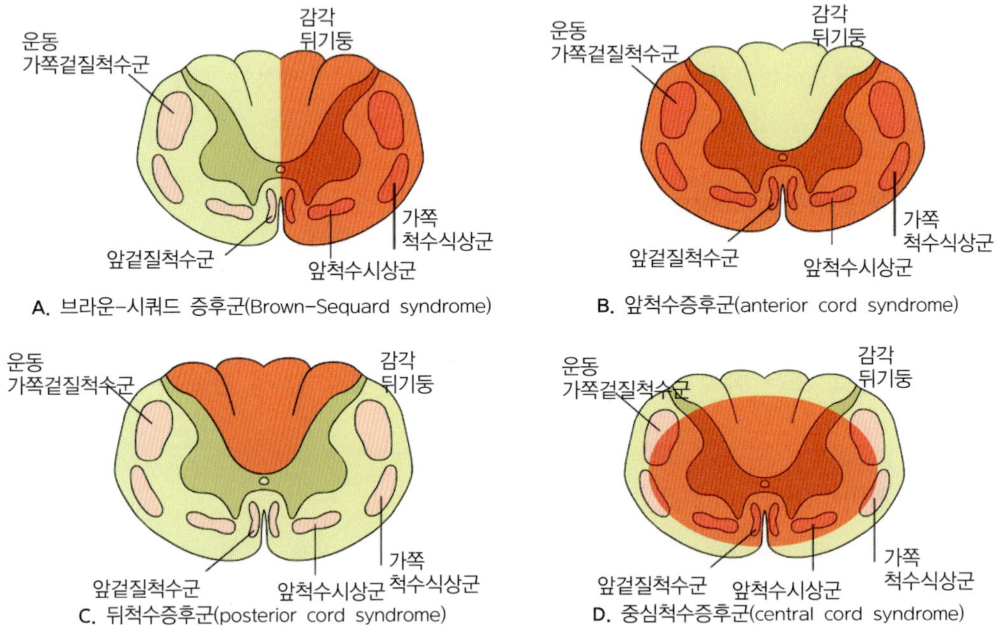

〈그림 7-8〉 불완전 증후군의 척수손상 영역

a. 브라운-시쿼드 증후군(Brown-Sequard's syndrome)

척수의 한쪽 절반이 손상된 것으로 일명 편척수 증후군(hemi-cord syndrome)이라고도 한다. 이 증후군의 임상적 양상은 비대칭적이다. 이는 가쪽척수시상로(lateral spino-thalamic tract)가 반대쪽으로 교차되기 전에 같은쪽으로 2 ~ 3개 분절로 나뉘어서 상행하기 때문이다. 손상부위와 같은쪽에서는 손상부위에 해당하는 피부분절(피질, dermatome) 내 감각소실이 있다. 가쪽기둥(가쪽주, lateral column) 손상시에 반사활동의 감소, 얕은반사(표재반사, superficial reflex)의 감소, 간대성 경련, 양성 바빈스키 반사가 나타나고, 뒤기둥(후주, posterior column) 손상인 경우 운동기능, 고유수용성감각 그리고 진동감각이 상실된다.

손상부위 반대측에서는 손상부위 이하의 몇몇 피부분절에서 통각과 온각이 상실된다. 일반적으로 총상이나 좌상(stab wound)에 의하여 발생한다. 예후는 대상자의 90 %에서 기능이 회복되며 특히, 방광이나 창자(장, bowel) 기능의 회복이 잘되며 보행이 가능하다.

b. 앞척수증후군(전척수증후군, Anterior cord syndrome)

척추의 과다굽힘 손상에 의한 골편이나 척추사이원반의 뒤쪽 전위에 의하여 앞척수동맥과 앞척수의 압박으로 발생한다. 겉질척수로(corticospinal tract)와 척수시상로(spinothalamic tract)의 손상으로 손상부위 이하의 대칭적인 운동기능 소실 및 통각, 온도감각의 소실을 특징으로 한다. 뒤기둥의 기능은 남아 있어 위치감각, 진동감각 그리고 고유수용성감각은 보존된다. 척수의 불완전손상 중 가장 예후가 나쁘다.

c. 뒤척수증후군(후척수증후군, Posterior cord syndrome)

이 증후군은 목의 과다폄에 의한 척추뼈고리판의 골절 또는 뒤척수동맥의 혈행장애로 발생되는 극히 드문 증후군이다. 척수의 뒤기둥이 손상되어 손상부위 이하의 고유수용성감각과 식별감각, 진동감각은 소실되지만, 운동기능과 통각, 가벼운 촉각은 보존된다. 예후는 좋아서 거의 완전한 회복이 기대된다.

d. 중심척수증후군(중심성증후군, Central cord syndrome)

가장 흔하며 척수 중심부의 출혈과 부종으로 회색질 및 백색질이 모두 손상된다. 팔로 가는 겉질척수로(corticospinal tract)가 중심부에 위치하므로 팔의 기능장애가 심하고 상대적으로 다리의 기능장애는 심하지 않다. 손상부위 이하의 감각손상은 다양하게 발생한다. 엉치척수로(sacral tracts)의 보존으로 인해 정상적인 성 기능과 방광(bladder), 큰창자(bowel)의 기능은 유지된다.

흔히 목뼈에 퇴행성 변화가 심한 노령층에서 과다폄에 의하여 척수가 전방의 굽힘과 후방의 중첩된 황색인대에 끼이시 발생하고, 소아에서는 굽힘 손상에 의하여 발생할 수 있다 예후는 50 %의 환자에서 보행이 가능하며 손의 기능도 일부 회복된다.

e. 엉치감각 보존(천수보존, Sacral sparing)

척수 중앙에 위치한 엉치척수로가 따로 부리된 불완전 손상으로 엉치척수가 시배하는 다양한 레벨은 정상이다. 임상적으로는 항문주위 감각, 곧은창자조임근(식상괄약근, rectal sphincter)의 수축, 말안장 부위(saddle area)에서의 경피감각, 발가락 굽힘근(flexor)의 능동수축 등이 포함된다(그림 7-9). 엉치감각보존 징후는 척수의 불완전 손상을 의미하는 중요한 신경학적 소견이다.

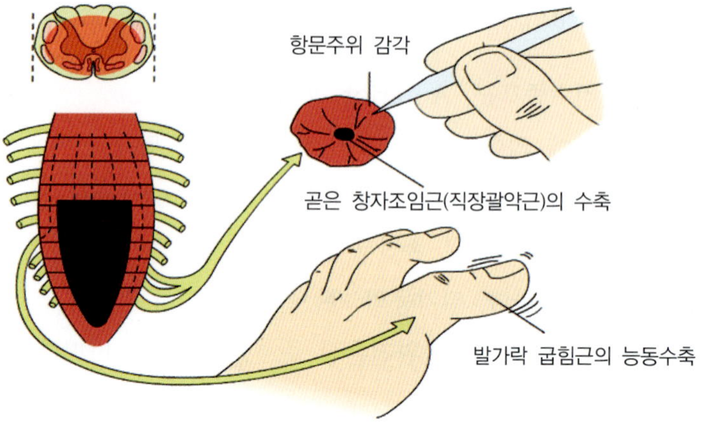

〈그림 7-9〉 엉치감각 보존 검사

f. 말총증후군(마미증후군, Cauda equina syndrome)

척수손상이 아닌 말초신경손상으로, 척수원뿔 이하 허리뼈와 엉치뼈의 신경뿌리들이 모여 말총모양을 이루는 말총(cauda equina) 부위의 손상을 말한다. 대부분의 말총증후군은 불완전 손상의 형태로 나타난다. 대표적인 증상으로는 이완성 마비, 안장부위 무감각(saddle anesthesia), 방광과 큰창자 기능의 소실, 무반사(areflexia) 등이 있다.

말초신경의 일종인 말총은 재생의 잠재력은 있으나 완전 회복은 다음의 이유로 일반적이지 않다.

- 병변 부위와 신경지배 부위의 거리가 멀다.
- 축삭 재생이 손상 이전의 신경지배 경로를 따라서 재생되지 않는다.
- 축삭 재생이 신경아교성 흉터(glial scar)에 의해 차단될 수 있다.
- 신경이 재생되어도 기관이 더 이상 기능하지 않을 수도 있다.
- 신경 재생률이 느리고 약 1년 후에는 중단된다.

g. 신경뿌리 이탈(Root escape)

손상부위 또는 그 보다 상위수준의 말초신경뿌리들은 척수손상으로 손상받을 수 있다. 신경뿌리 이탈이라는 용어는 손상수준 혹은 그 근처에서 신경뿌리의 기능이 보존되거나 회복되는 것을 말한다. 불완전 말총손상과 관련되어 있지만, 신경뿌리 이탈은 어느 부위에서나 발생할 수 있다. 다른 말초신경의 손상에서와 같이 신경뿌리의 재생 가능성이 있으며, 일부 기능은 명백히 호전되는 경우도 있다.

3 임상 증상

1) 척수손상 환자의 일반적 임상 증상

(1) 척수 쇼크(Spinal shock)

척수손상으로 척수가 완전히 가로 절단된 경우, 절단된 부분 이하에서 척수의 기능이 일시적으로 완전히 소실되는 현상을 척수 쇼크(spinal shock)라고 한다. 그 원인은 확실하게 밝혀져 있지 않지만, 이는 상위중추와 척수 사이의 연결이 갑작스럽게 차단된 결과로 여겨진다. 모든 반사활동의 부재, 이완성 마비, 손상부위 이하의 감각소실을 특징으로 하며 체온조절 장애, 저혈압, 심박동수 감소 등이 나타난다. 이 증상들이 나타나는 기간은 다양하여 몇 시간에서 며칠 동안만 나타날 수도 있고, 심한 경우에는 6주까지 지속되기도 한다. 척수쇼크가 회복되는 있다는 첫 번째 징후는 망울해면체(구해면체, bulbocavernosus) 반사가 양성으로 나타나는 것이다. 이 반사는 다리의 깊은힘줄반사가 명확하게 나타나기 몇 주 이전에 나타나며 이후에 강직(spasticity), 과다반사(hyperreflexia) 등의 위운동신경세포 증후군의 증상이 나타난다.

(2) 호흡장애(Respiratory impairment)

호흡장애는 발병 전의 호흡 상태 뿐만 아니라 손상부위, 잔존한 호흡근의 기능, 손상시 발생한 외상과 직접적인 관련이 있다.

가로막(횡격막, diaphragm)과 바깥갈비사이근(외늑간근, external intercostal)은 들숨(흡기, inspiration)의 주요 근육이다. 갈비사이근(늑간근)이 마비되면 가슴(흉곽, thorax) 확장이 감소되고 들숨용적이 줄어든다. 손상부위가 높을수록 호흡보조근 또한 손상이 증가할 것이다. 날숨(호기, expiration)의 일차적 근육은 배근육(복근, abdominal)과 속갈비사이근(내늑간근, internal intercostal)이다. 배근육이 마비되면 가로막은 비정상적으로 아래로 처지게 되며, 결과적으로 기침과 분비물을 뱉어내는 능력이 감소된다. 상위수준의 손상으로 이들이 마비되면 이러한 요인들이 복합되어 분비물이 정체되거나, 무기폐(atelectasis) 또는 폐가 감염되기 쉽다. 특히, C1과 C3 사이의 상위 척수손상의 경우 가로막신경(횡격신경, phrenic nerve) 지배와 자발적 호흡이 크게 손상 받거나 상실되어 인공 호흡기의 사용이 요구된다. 마비는 또한 호흡 패턴을 변화시킨다. 들숨시 위가슴벽이 편평해지고 가슴벽(흉벽, thoracic wall) 확장이 감소되어 윗배가 올라오게 되며, 이러한 호흡 패턴은 영구적인 자세 변화를 일으키게 된다.

허리뼈 손상시에는 일차적 호흡근(가로막)과 이차적 호흡근(목, 갈비사이근, 배근육) 모두 침범되지 않는다.

(3) 경직(Spasticity)

경직은 중추신경계의 조절로부터 정상적인 반사궁(reflex arc)이 해리된 결과이며 과다긴장, 신장반사에 대한 과다반응, 간대성 경련(clonus)이 특징적으로 나타난다. 손상 후 처음 6개월 동안 점진적으로 증가하다가 1년 뒤 안정기에 접어든다. 경직은 자세변화, 경피자극, 외부 온도, 방광 또는 콩팥돌(신장결석, nephrolith) 욕창, 요로 감염 그리고 정서적 스트레스를 포함한 내외적 자극에 의해 증가한다.

약물치료의 결과가 부적절 할 때 화학물질을 주사하여 경직을 완화시킨다. 사용되는 두 가지 방법으로는 말초신경 차단술(peripheral nerve blocks)과 수막강내 주사(intrathecal injection)가 있다. 신경차단의 경우에는 경직성 근육으로 가는 운동신경 전도로를 선택적으로 차단시키는 페놀 말초신경 차단과 말초에 화학물질을 주입하여 정상적인 반사활을 차단시키는 페놀 운동점 차단법 등이 이용된다. 수막강내 주사는 경직을 보다 영구적으로 감소시키지만 방광기능과 성 기능을 방해하기 때문에 사용하는 빈도가 적다.

심한 경직성을 감소시키기 위해서는 근절개술(myotomy), 신경절개술(neurotomy), 힘줄절단술(tenotomy)과 같은 정형외과적 수술로 근육의 수축 잠재력을 변화시켜 경직을 감소시킨다.

(4) 방광기능장애(Bladder dysfunction)

척수손상이 완전하게 일어나면 방광의 수의적 조절이 상실되고 반사성 조절에 혼란이 일어나게 된다. 완전손상 후 방광기능을 결정하는 가장 중요한 핵심은 척수반사궁(sacral reflex arc)이 정상으로 남아 있느냐 아니냐의 여부에 달려있다. 손상부위가 높을 경우 보통 엉치척수신경은 기능을 유지하고 있기 때문에 척수반사궁 역시 정상으로 남아있다. 그래서 목척수신경이나 가슴척수신경에 병변을 가지고 있는 경우 반사성 방광기능을 가지고 있는 경향이 있다. 그러나 엉치척수신경의 기능이 붕괴되는 하위수준의 손상일 경우 척수반사궁의 기능이 붕괴된다. 일반적으로 허리뼈의 병변이 있는 사람은 반사성이 일부 남아 있거나 아니면 완전히 상실되는 경향이 있다. 완전한 척수손상 환자의 방광조절을 결정하는 요소는 병변의 수준이 아니고 척수반사궁의 완전성(integrity)에 있다는 것에 주목하여야 한다. 허리척수신경 그리고 그보다 고위인 가슴척수신경에 병변이 있다 할지라도 엉치척수반사의 영구적인 상실이 올 수 있기 때문이다. 정상적인 방광의 운동지배와 감각지배는 다음과 같다(그림 7-10, 11).

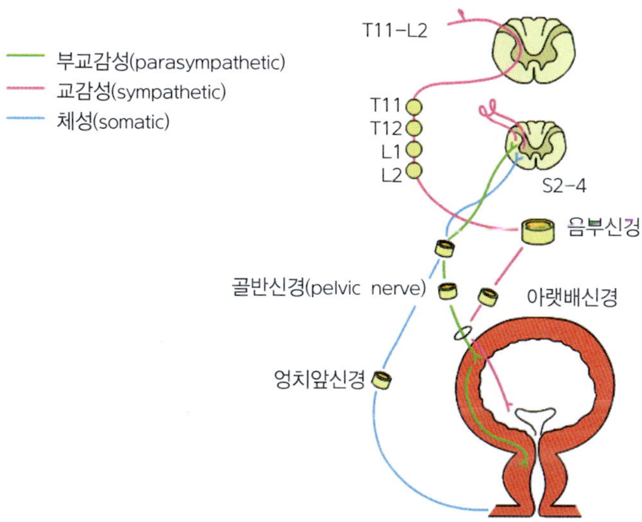

〈그림 7-10〉 방광의 운동지배

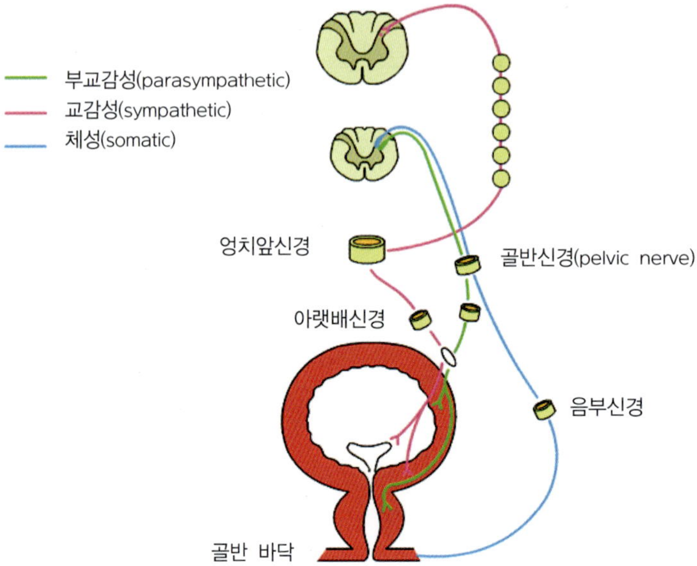

〈그림 7-11〉 방광의 감각지배

① 무긴장성 방광(무반사성 방광, arefexive bladder)

척수쇼크 기간 동안에 방광은 반사활동이 없는 이완성으로 남아 있는데 이러한 현상은 보통 손상 후 3 ~ 6주 정도 지속된다. 만일 척수반사궁이 붕괴되었다면 무반사성 방광은 영구적으로 계속된다. 영구적 무반사성 방광은 척수병변일 경우 엉치척수의 기능이 파괴되었거나 말총의 손상이 있을 경우에 나타난다.

엉치척수신경으로부터의 자극의 유입이 없으면 방광은 부교감성 자극을 받지 못하기 때문에 엉치척수가 파괴되면 결과적으로 배뇨근(detrusor)은 이완 상태로 남게 되며, 방광벽 내에 있는 주름은 요도의 입구쪽에서 소변의 흐름을 차단하게 된다. 이러한 차단은 엉치척수 배뇨반사의 결핍과 연합되어 소변지체(urinary retention)를 일으키는 원인이 된다(그림 7-12).

무반사성 방광에서 일어나는 소변의 무절제를 실금(incontinence)이라 하며, over-flow 혹은 dribbling이라고 부른다. 실금은 방광 내에 압력이 충분하게 되었을 때 작은 양의 소변이 요도를 통해서 강제적으로 배출되는 현상이다. 하지만 많은 양의 소변은 방광 내에 여전히 남아있는 상태이다. 만일 인공적으로 소변을 배출해내지 않으면 방광은 심하게 팽창되게 된다.

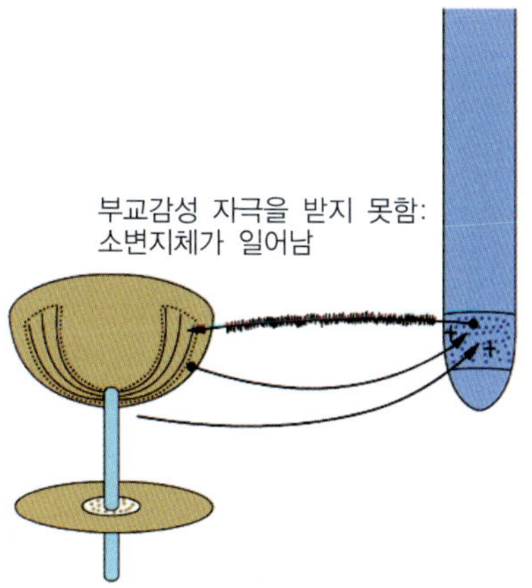

〈그림 7-12〉 무반사성 방광

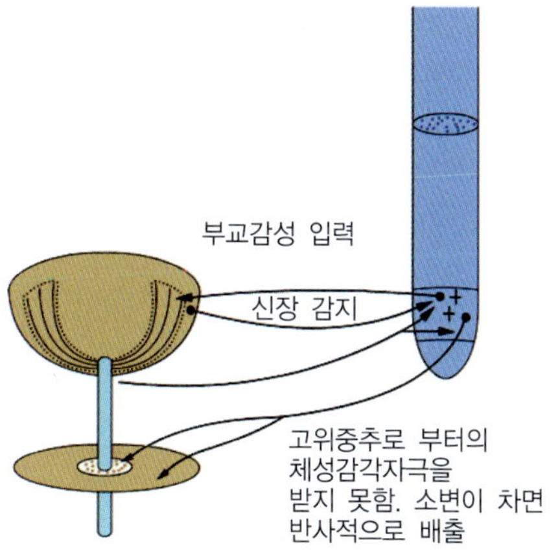

〈그림 7-13〉 반사성 방광

② **경직성 방광**(Spastic bladder, **자동성 방광** Automatic bladder)

경직성 방광은 반사성 방광(reflexive bladder)으로 반사궁이 건재해야 한다. 반사성 방광은 S2-S4 구획의 기능이 정상적이고 고위 수준으로부터 내려오는 입력은 붕괴된 척수손상 환자들에서 발견된다. 이들 조건이 충족되면 방광은 방광벽이 신장될 만큼 충분하게 소변이 모여지면 반사적으로 배출하게 된다(그림 7-13). 반사적으로 방광을 비우는 것은 두덩결합(치골결합, public symphysis) 위의 배를 쓰다듬거나(stroking), 압박(pressing), 톡톡 때리기(hitting)와 같은 자극에 의해서도 유발이 가능하며 넙다리 안쪽을 쓰다듬거나, 두덩털(음모, pubic hair)을 잡아당기는 것과 같은 동작에 의해서도 유발이 가능하다. 배뇨근의 지나친 수축 등으로 인하여 방광용적이 감소되면 동시에 방광내압이 상승하는 문제가 발생한다. 또 배뇨근의 비대(hypertrophy)나 방광벽의 비대가 일어나면서 바깥조임근(외괄약근, external sphincter)의 경련을 보이기도 하는데 척수의 완전 손상시에는 방광내압의 상승을 느끼지 못하게 되어 배뇨에 장애를 가져오게 된다.

③ **이완성 방광**(Flaccid bladder, **자율성 방광** Autonomous bladder)

아래운동신경세포 손상시에는 방광근이 지나친 이완으로 인하여 오줌이 차게 되면 방광이 계속 확장된다. 경직성 방광에서와는 달리 방광의 확장으로 방광의 용적이 증대되고 동시에 방광내압이 낮아지는 문제가 발생한다. 소아마비나 수막척수류(meningomyelocele), 척추사이원반 탈출증, 말총 손상, 배뇨반사중추의 손상시에 나타나는 이완성 방광은 샅근육(회음근, perineal muscle)과 바깥조임근(외괄약근)의 긴장이 감소되어 완전한 방광의 수축을 하지 못한다. 또 골반바닥근육(골반저근, pelvic floor muscle)의 이완은 요실금(incontinence)의 원인이 된다. 방광이 과다팽창되면서 방광벽에 손상을 입히고, 이와 동반하여 염증이 잘 일어날 수 있다.

이완성 방광은 발살바 기법(Valsalva maneuver)을 이용하여 복부내압을 증가시키거나 크레데 기법(Crede maneuver)을 이용하여 아랫배에 손으로 압력을 가하여 배뇨를 시킬 수 있다.

④ 방광훈련 프로그램

방광훈련 프로그램의 목표는 환자로 하여금 도뇨관(catheter) 없이 방광기능을 조절할 수 있도록 하는 것이다. 가장 빈번히 이용되는 방광훈련 프로그램은 간헐적 도뇨법(intermittent catheterization)이다. 이 훈련의 목표는 일정 수준 방광이 차면 규칙적이면서 예상 가능한 간격으로 반사적 방광 비우기를 확립하는 것이다. 이 프로그램은 하루 2,000 cc의 수분섭취량을 시간당 150 ~ 180 cc로 제한하고, 매 4 ~ 6시간마다 도뇨관을 삽입하여 배뇨시킨다. 방광벽의 자율능력, 자동능력이 생기면서 스스로 배뇨를 시작하게 되면 도뇨관 삽입의 배뇨는 그 횟수를 줄이며 도뇨관 없이 배뇨하여 잔뇨가 100 cc 이하(또는 방광용적의 10 ~ 15 %)가 되기까지 계속하여 환자가 스스로 배뇨할 수 있는 자립방광(independent bladder)이 되도록 훈련하는 방법이다.

(5) 창자기능장애(Bowel dysfunction)

신경인성 창자의 상태는 척수쇼크 이후 두 가지 형태로 전개된다. 척수원뿔의 상부 손상인 경우는 경직성 혹은 반사적 창자로 발전하고, 원뿔 혹은 말총손상의 경우는 이완성 혹은 무반사성 창자로 발전한다.

일반적으로 반사적 창자의 관리는 배변을 위해 좌약 사용과 손가락 자극기술이 요구된다. 손가락으로 항문조임근(항문괄약근, anal sphincter) 신장시 주름창자(결장, colon)의 꿈틀운동(연동운동, peristaltic movement)과 배변을 자극하게 된다. 무반사성 창자의 관리는 이용할 수 있는 근육과 손에 의한 배변기술에 달려 있다.

척수손상 환자의 창자 관리의 목표는 규칙적인 배변 패턴을 확립하는 것이다 이를 위해 식이요법, 수분 섭취, 배변 연화제, 좌약, 손가락으로 자극하기 그리고 도수 배변 등 다양한 방법이 활용된다.

(6) 성 기능장애(Sexual dysfunctions)

장기간의 신체적 장애는 성기능을 저하시키거나 퇴화시킨다는 생각은 잘못된 견해이다. 성 기능장애는 생리적 기능장애 및 감각, 운동손상으로 나타날 수 있다. 오늘날 척수손상 관리센터에서는 성 상담가를 따로 두어 구조화된 프로그램을 제공하고 있다. 이러한 프로그램의 공통적인 목표는 다음과 같다.

- 평가, 예후, 치료 및 상담을 포함한 직접적인 환자 관리
- 환자와 배우자의 교육
- 성에 관련된 문제를 다루기 위한 팀 구성원의 준비

① 발기

발기에는 반사성(reflexogenic) 발기와 심인성(psychogenic) 발기 두 가지 유형이 있다. 반사성 발기는 샅(perineum) 또는 음부(pudendum)에 대한 외적인 물리적 자극에 의해 발생하며 온전한 척수반사궁(S2 ~ S4)이 요구된다. 심인성 발기는 성욕을 유발하는 공상과 같은 인지활동을 통해서 발생하며 대뇌겉질로부터 등허리척수 또는 엉치척수를 통해서 중개된다.

Comarr 등의 연구에 의하면, 위운동신경세포손상 환자에서는 반사성 발기가 나타났고 아래운동신경세포 환자에서는 심인성 발기가 나타났다. 발기력은 불완전손상 환자가 완전손상 환자보다 더 양호하였으며, 위운동신경세포손상 환자가 아래운동신경세포손상 환자보다 더 양호하였다고 보고하였다.

② 사정(Ejaculation)

위운동신경세포 손상보다는 아래운동신경세포 손상에서, 상위 수준의 손상보다는 하위 수준의 손상에서, 완전 손상보다는 불완전 손상에서 사정능력이 더 양호하였다.

③ 오르가즘

오르가즘은 인지적이고 심리적인 활동이다. 여기에 비해 사정은 신체적 반응이다. 오르가즘과 척수손상과의 관련성에 대한 정보는 매우 부족한 실정이다. 이는 오르가즘의 정의가 미비하여 연구방법상 문제가 될 수 있고, 자료수집이 어렵기 때문이다.

④ 수정

척수손상 환자의 수정 능력은 상대적으로 떨어진다. 수정 능력이 낮은 이유는 정자생산

능력의 손상이 주된 원인이고, 2차적으로 사정할 수 있는 능력이 감소되었기 때문이다.

척수손상 후에 나타나는 여성의 성기능은 상대적으로 덜 손상되어 있어 위운동신경세포 손상 환자들에서는 반사궁이 온전하게 남아 있다. 그러므로 반사적 자극을 일으키면 질액의 분비, 음순의 확장, 음핵의 발기 등이 일어날 수 있다. 그러나 심리적인 반응은 상실되어 있다. 아래운동신경세포의 손상에서는 반대의 현상이 나타난다.

a. 월경과 피임

월경주기는 손상 후 3 ~ 6개월 정도의 무월경 기간이 있다가 불규칙적이고 양이 적은 생리가 나타나고 1년 이내에 대부분 정상 월경으로 회복이 된다. 하반신마비의 경우 패드를 사용하였을 때 발생하는 욕창을 매우 조심하여야 한다.

b. 임신과 출산

임신 중에는 가능한 최소한의 약물만 사용한다. 출산의 경우 대부분 제왕절개수술을 하여야 하는 것으로 알고 있으나 이는 잘못 알고 있는 것으로 보통의 제왕절개 수술을 하는 경우와 같다. 다만 배의 근육을 수축시킬 수 없는 경우, 태아를 분만하는 힘이 약하므로 분만의 시간이 길어질 수 있고 진공흡인술 등을 사용하여야 한다.

분만 시 자율신경반사의 항진이 나타날 수 있기 때문에 척추 마취나 경질막외 마취가 사용된다. 진통에 대한 감각저하로 미처 병원에 가기 전 집에서 분만하게 되는 위험한 상황에 빠질 수 있으므로 임신 28주부터는 매주 산전 진찰을 받아야 하며 산모가 자신의 배를 만져서 자궁 수축을 느낄 수 있도록 교육을 받아야 한다.

2) 척수손상 수준별 기능 및 증상

일반적으로 척수손상부위를 명시하는 방법은 골절 부위과 함께 정상적인 기능을 가진 손상받지 않은 가장 원위 신경뿌리분절을 나타내는 것이다. 정상적 기능이란 가장 원위 신경뿌리분절의 지배를 받는 근육들이 도수근력검사에서 fair+ 혹은 3+ 등급을 가져야 한다. 즉 기능적인 사용을 하기 위한 충분한 근력을 가지고 있어야 한다. 예를 들면 환자가 정상 C7 신경뿌리분절을 가지고 있다면(C7아래 감각과 운동기능 상실), 이 상태는 C7 완전 사지마비로 분류된다. 그러나 만약 일부 부분적인 감각과 근육기능이 C7 신경뿌리분절 이하에서 나타났다면(근력등급이 fair+ 이하) 이 손상은 C7 불완전사지마비로 분류된다. 비대칭적인 감각과 혹은 운동기능을 가진 사선적 손상에 대한 명시는 오른쪽 C6 완전마비와 왼쪽 C7 완전마비로 기록되며 C6(R)완전마비와 C7(L)완전마비로 단축해서 나타낼 수 도 있다.

척수손상 환자의 기능회복 예측은 일반적으로 신경학적 기능수준, 특히 운동수준에 따라 결정되나 같은 신경학적 기능수준을 가진 환자들이라도 그들 자신의 재활의지 등에 따라 결과는 현저하게 다를 수 있다. 손상의 위치에 따라 척수손상 환자들이 수행할 수 있는 기능적 목표는 다음과 같다.

(1) 신경학적 C1~C3 레벨

- 주요 근육: 얼굴, 목 근육
- 가능한 운동: 말하기, 씹기, 조금 들이쉬기, 불기
- 감각: 목 아래 감각 소실
- 반사: 모든 깊은 힘줄반사(DTR) 소실
- 기능수준 및 필요한 보조 기구

  ; 일상생활은 완전 의존 상태 – 인공호흡기 의존, 종일 보조자 필요

  ; 가벼운 스위치 작동, 가전제품 작동, 책장 넘기기, 호출버튼 누르기 가능 – 주위 정황에 적합한 조절 장치

  ; 이동 – 전동휠체어(sip-and-puff 조절기로 작동, 휴대용 호흡기, 몸통지지대 부착)

(2) 신경학적 C4 레벨

- 주요 근육: 목빗근(흉쇄유돌근, sternocleidomastoid), 등세모근(승모근, trapezius), 가로막(횡격막, diaphragm)
- 가능한 운동: 호흡, 어깨뼈(견갑골, scapular) 올림
- 감각: 가슴벽 앞위쪽의 감각 존재
- 반사: 팔 모두 소실
- 기능수준 및 필요한 보조 기구

  ; 제한적인 식사 동작 – 전동 팔꿉관절 보조기, 진동 굽힘근 혹은 경첩 손목 스프린트

  ; 타이핑, 책장 넘기기 – 머리 혹은 구강 막대, 불기와 빨기를 통해 조절하는(Sip and Puff Switch) 타자기

  ; 이동(transfer)과 침대활동, 피부 검사, 설인 호흡으로 기침 – 의존적

; 압력이완 – 등받이가 동력에 의해 뒤로 젖혀지는 휠체어

; 오락 – 머리 혹은 구강 막대

(3) 신경학적 C5 레벨

- 주요 근육: 위팔두갈래근(상완이두근, biceps brachii), 위팔근(상완근, brachialis), 위팔노근(상완요골근, brachioradialis), 어깨세모근(삼각근, deltoid), 가시윗근(극상근, supraspinatus), 마름근(능형근, rhomboid), 엎침근(회내근, pronator)
- 가능한 운동: 어깨관절 90° 벌림, 어깨관절 바깥돌림, 제한적인 어깨관절 굽힘, 팔꿈관절 굽힘, 팔꿈관절 뒤침
- 감각: 가슴 앞위쪽부위, 어깨에서 팔꿈관절 가쪽면까지의 감각 존재
- 반사: 위팔두갈래근힘줄(상완이두근건, biceps brachii tendon) 반사가 정상이거나 약간 감소
- 기능수준 및 필요한 보조 기구

  ; C4 환자가 할 수 있는 모든 일상생활 – 보조장구 착용시 도움이 필요하나 그 이후에 독립적으로 동작 수행 가능

  ; 이동 – 바퀴 손잡이가 달린 수동 휠체어, 팔 조절기가 달린 전동 휠체어

  ; 제한적 자조활동(씻기, 칫솔질, 치장하기) – 손목 스프린트

  ; 운전 – 손 조절기가 달린 밴(van), 시간제 보조자 필요

(4) 신경학적 C6 레벨

- 주요 근육: 가시아래근(극하근, infraspinatus), 작은원근(소원근, teres minor), 넓은등근(광배근, latissimus dorsi), 큰가슴근(대흉근, pectoralis major), 앞톱니근(전거근, serratus anterior), 노쪽손목폄근(요측수근신근, extensor carpi radialis), 원엎침근(원회내근, pronator teres)
- 가능한 운동: 어깨관절의 굽힘, 폄, 바깥돌림, 모음, 어깨뼈 벌림과 상방회전, 아래팔 엎침상태로 손목 폄
- 감각: 팔 전체 가쪽면과 엄지, 집게손가락에 감각 존재
- 반사: 위팔노근힘줄(완요골근건, brachioradialis tendon) 반사, 위팔두갈래근힘줄(상완이두근건, biceps brachii tendon) 반사 정상

- 기능수준 및 필요한 보조 기구
  ; 식사 동작 – 일반적인 커프, 적절한 식사 도구
  ; 옷 입고 벗기 – 반동(momentum)을 이용하여 옷입기가 가능함, 단추걸이 또는 지퍼끈을 사용하거나 옷을 개조해야 함
  ; 자조활동 – 일반적인 커프, 굽힘근 경첩 스프린트(flexor hinge splint)
  ; 침상활동, 배 압박시 기침, 대소변 관리, 피부검사, 압력 이완 – 독립적 수행
  ; 이동(transfer) – 미끄럼판 사용하면 독립적
  ; 휠체어 스포츠 – 제한적인 참여 가능

(5) 신경학적 C7 레벨

- 주요 근육: 긴엄지폄근(장무지신근, extensor pollicis longus), 짧은엄지폄근(단무지신근, extensor pollicis brevis), 손가락폄근(수지신근, extensor digitorum), 바깥근(외재근, extrinsic), 노쪽손목굽힘근(요측수근굴근, flexor carpi radialis), 위팔세갈래근(상완삼두근, triceps)
- 가능한 운동: 팔꿉관절 폄, 손목 굽힘, 손가락 폄
- 감각: 팔 가쪽면과 엄지, 집게손가락, 가운데손가락에 존재
- 반사: 위팔두갈래근힘줄(상완이두근건, biceps brachii tendon), 위팔노근힘줄(상완요골근건, brachioradialis tendon), 위팔세갈래근힘줄(상완삼두근건, triceps tendon) 반사 정상
- 기능수준 및 필요한 보조 기구
  ; 식사 동작, 옷 입고 벗기 – 독립적
  ; 이동 – 미끄럼판 없이 가능
  ; 운전 – 손 조절기기 달린 자동차, 휠체어를 차에 싣고 내릴 수 있음

(6) 신경학적 C8~T1 레벨

- 주요 근육: 손가락 굽힘근(천시굴근·심지굴근 flexor digitorum superficialis profundus), 자쪽손목굽힘근(척측수근굴근, flexor carpi ulnaris), 짧은엄지굽힘근(단무지굴근, flexor hallucis brevis), 긴엄지굽힘근(장무지굴근, flexor hallucis longus)
- 가능한 운동: 팔의 모든 근육 정상 지배

- 감각: 팔 안쪽면 이하의 감각 소실
- 반사: 팔의 모든 반사가 정상임
- 기능수준 및 필요한 보조 기구

 ; 일상생활 – 자조활동, 개인위생에서 독립적, 일부 보조도구 필요(욕조, 의자, 손잡이)

 ; 가사일 – 가벼운 가사일과 식사 준비 가능

 ; 일 – 건축물의 장애가 없는 건물에서 근무 가능

(7) 신경학적 T4~T6 레벨

- 주요 근육: 상부 갈비사이근(늑간근, intercostal), 척추주위근(paraveterbral muscle)
- 가능한 운동: 몸통 조절운동 향상, 예비호흡량 증가
- 감각: 젖꼭지 이하 부위의 감각 소실
- 반사: 팔 반사는 정상이나, 다리 반사는 소실
- 기능수준 및 필요한 보조 기구

 ; 일상생활 – 모든 면에서 독립적이다.

 ; 생리적 서기 – 기립 테이블 이용, 척추 보조기가 달린 무릎–발목 보조기

 ; 가사일 – 보조를 받으면 짧은 거리 보행이 가능함

 ; 휠체어를 타고 보도턱 오르기 – Wheelie 기법 사용

 ; 휠체어 스포츠 – 완전 참여 가능

(8) 신경학적 T9~T12 레벨

- 주요 근육: 아랫배근(하복근, lower abdomen), 모든 갈비사이근(늑간근, intercostal)
- 가능한 운동: 몸통 조절운동 향상, 지구력 운동 증가
- 감각: 배꼽 이하 소실
- 반사: 팔 반사는 정상이나, 다리 반사는 소실
- 기능수준 및 필요한 보조 기구

 ; 무릎–발목 보조기, 목발 혹은 보행기를 이용한 실내 보행 가능, 휠체어로 이동 가능

(9) 신경학적 L1~L4 레벨

- 주요 지배 근육: 두덩정강근(박근, gracilis), 엉덩허리근(장요근, iliopsoas), 허리네모근(요방형근, quadratus lumborum), 넙다리곧은근(대퇴직근, rectus femoris), 넙

다리빗근(봉공근, sartorius), 엉덩관절 모음근(hip adductors)
- 가능한 운동: 엉덩관절 굽힘, 엉덩관절 모음, 무릎관절 폄
- 감각: 넓적다리 부위 이하 소실로는 감각이 소실됨
- 반사: 무릎힘줄반사는 정상이나 아킬레스힘줄반사는 소실
- 기능수준 및 필요한 보조 기구
  ; 무릎-발목 보조기, 목발을 이용한 기능적 보행 가능, 휠체어 이동 가능

(10) 신경학적 L4~L5 레벨

- 주요 지배 근육: 엉덩관절 굽힘근(장요근, iliopsoas), 모음근(내전근, adductor), 넙다리네갈래근(대퇴사두근, quadriceps femoris), 앞정강근(전경골근, tibialis anterior), 안쪽뒤넙다리근(내측슬괵근, inner hamstring), 뒤정강근(후경골근, tibialis posterior), 긴발가락폄근(장지신근, extensor digitorum longus), 허리뒤근(요배부근, back muscle)
- 가능한 운동: 강한 엉덩관절 굽힘, 강한 무릎관절 폄, 약한 무릎관절 굽힘, 몸통 조절운동 향상, 방광 및 창자의 수의적 조절은 불가능함
- 감각: 종아리 가쪽면, 발의 발바닥면을 제외하고 감각이 정상임
- 반사: 무릎힘줄반사 정상, 아킬레스힘줄 반사 소실
- 기능수준 및 필요한 보조 기구
  ; 발목-발 보조기(AFO), 목발 혹은 지팡이를 이용한 기능적 보행 가능, 휠체어 이동 가능

(11) 신경학적 S1 이하 레벨

- 주요 지배 근육: 엉덩관절근, 무릎관절근은 정상이나 큰볼기근(대둔근, gluteus maximus), 장딴지근(비복근, gastrocnemius), 가자미근(soleus)의 약화, 발의 모음근 약화
- 가능한 운동: 엉덩관절과 무릎관절 동작 양호, 방광 및 창자의 수의적 조절 불가능
- 감각: 항문 주위(무감각증)를 제외한 다리감각 정상
- 반사: 무릎힘줄, 아킬레스힘줄반사 모두 정상
- 기능수준 및 필요한 보조 기구: 보조기를 착용한 보행 – 무릎발목 보조기(KAFO)

4 합병증 및 관리

1) 욕창(Decubitus ulcer)

1989년 NPUAP(The National Pressure Ulcer Advisory Panel)에서는 "인체의 특정 부위 중 흔히 뼈 돌출 부위에 해당하는 부분에 장시간의 압력으로 인하여 허혈, 세포 괴사 및 조직 괴사가 발생된 것"으로 규정하고 있다.

(1) 원인

욕창의 직접적인 발생 원인은 뼈의 돌출부와 연부조직 사이에 가해지는 지속적인 압박(32 mmHg 이상)이다. 지속적인 압박은 혈액순환을 방해하고 결과적으로 압박당한 조직에 산소결핍증(anoxia)이나 혈전증(thrombosis) 등을 유도하여 괴사에 빠뜨림으로써 욕창이 발생하게 된다. 욕창은 척수손상 환자의 25 ~ 85 %에서 발생하며 사망원인의 약 8 %를 점유하고 있는데, 이것은 같은 자세를 장시간 유지하여도 불쾌감이나 동통을 느끼지 못하기 때문이다.

압박 이외에 욕창을 일으키는 또 다른 요인들로는 영양불량이나 연부조직의 타박상, 피부의 침연(maceration), 피부의 심한 마찰, 조절되지 않는 근경련 등이 있으며, 2차적 감염은 이들의 진행과정을 더욱 가속시킨다. 감염은 외적 처치가 부적절하였을 때 흔히 발생

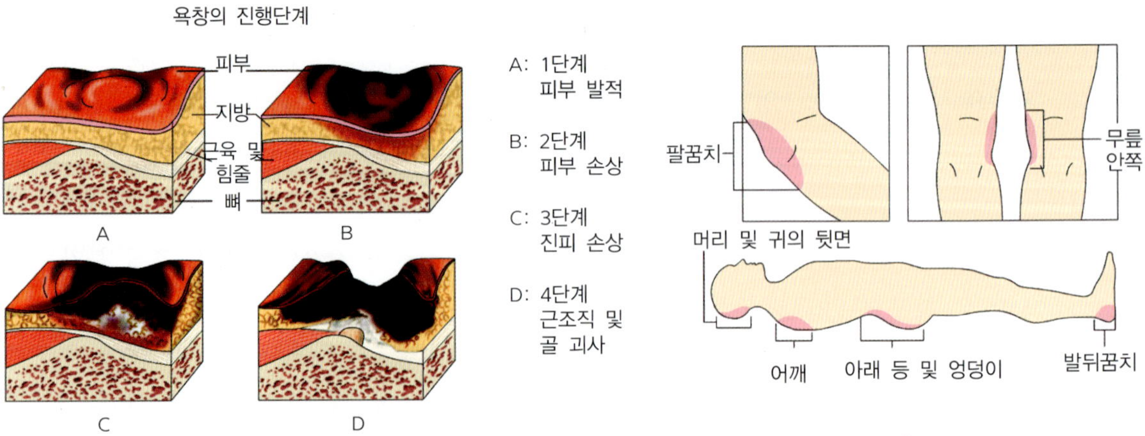

〈그림 7-14〉 욕창의 진행단계 및 호발부위

하며 윤활주머니(점액낭, bursa) 등을 잘 침범하여 심각한 계통적 질환으로 발전된다.

욕창을 방지하기 위해서는 조직에 장시간 압박이 가해지지 않도록 자세를 1 ~ 2시간마다 바꾸어 주는 것이 중요하며, 병원에서는 Circolectric bed를 사용하는 것이 바람직하다.

(2) 치료

욕창의 치료와 예방은 비슷한 요소들로 구성되어 있으며 일반적인 치료형태는 다음과 같다.

a. 가장 중요한 치료는 궤양부위의 압박을 완전히 제거하는 것이다

b. 영양 상태를 호전시킨다.

c. 단백질을 공급하여 질소대사에 균형을 유지하도록 한다.

d. 헤모글로빈(Hemoglobin)과 헤마토크릿(hematocrit)의 혈중치를 정상으로 유지하도록 한다.

e. 손상부위의 부종을 감소시키도록 한다.

f. 식사는 고칼로리(4,000칼로리), 고단백질(150 gm)식을 공급한다.

g. 궤양 부분은 하루에 적어도 1회씩 미량의 항생제를 탄 물이나 비누로 세척한다.

h. 괴사조직은 제거해야 하며 특히 괴사딱지(eschar)가 있으면 반드시 제거한다.

i. 창상이 너무 광범위하거나 깊으면 수술적 치료를 실시한다.

j. 허바드 탱크를 이용하여 치료할 때는 염수(brine solution: 5 %의 식염용액에 2.5 %의 황화마그네슘을 혼합한 용액)를 이용하여 94 ~ 98 ℉의 온도에서 1 ~ 30분 정도 치료한다.

2) 구축(contracture)

구축은 관절주위 구조물들이 장시간 지속된 단축으로 인하여 이차적으로 발생한다. 초기에는 근육조직내 변화가 발생하고 점차 관절주머니와 관절주머니 주위의 변화가 수반되며, 조직 변화가 초래되면 배가역적 손상이 발생한다. 능동적인 근육기능(active muscle function)의 소실은 반대편의 근육이 수축할 때, 근육군과 주위 구조들의 정상적인 교대신장을 제한한다. 경직성 마비에서는 정적자세에서 장기간 지렁받지 않는 근육이 단축으로 구축이 초래되고, 이완성 마비에서는 상대적으로 지속적인 관절자세를 유지하는 중력으로 인해 구축이 초래된다.

구축은 존재하는 강직의 패턴과 환자가 사용하는 체위변경 방법에 크게 영향을 받는다.

엉덩관절은 전형적으로 안쪽돌림과 모음을 포함한 굽힘 변형이 나타난다. 어깨관절은 초기의 자세 변위에 따라 굽힘 혹은 폄 긴장이 발생한다.

구축의 일반적인 원인은 의자차나 침상에의 잘못된 자세(그림 7-15), 운동마비로 인한 능동적 관절운동의 제한, 부적절한 치료, 중추성 강직 등이 있다. 관절구축이 발생하면 일상생활동작에 지장을 초래하게 되고, 재활을 방해하며 치료기간을 연장시키는 등의 문제점을 안고 있다. 특히, 무릎관절 및 엉덩관절, 발목관절의 아킬레스힘줄의 구축은 한 번 발생하면 이를 교정하는데 수개월이 걸린다. 따라서 관절구축의 치료는 척수손상 초기부터 마비된 부위의 수동적 관절운동을 실시해야 하며 적절한 자세 유지가 중요하다.

수동운동은 항상 다른 치료와 연합하여 시행되는 경우가 많은데 최대한의 교정을 유도하는 장시간의 수동신장(prolonged passive stretching)과 함께 연합하여 실시하는 것 등이 그 예이다. 장시간의 수동신장은 팔다리를 적당한 방법으로 고정하여 일정한 시간동안 유지하게 하는 방법인데 중요한 것은 정확한 교정자세이며, 고정된 팔다리는 압박을 피하기 위하여 적당한 보호를 해주어야 한다. 일반적으로 신장은 20 ~ 30분 정도 실시한다(그림 7-16, 7-17).

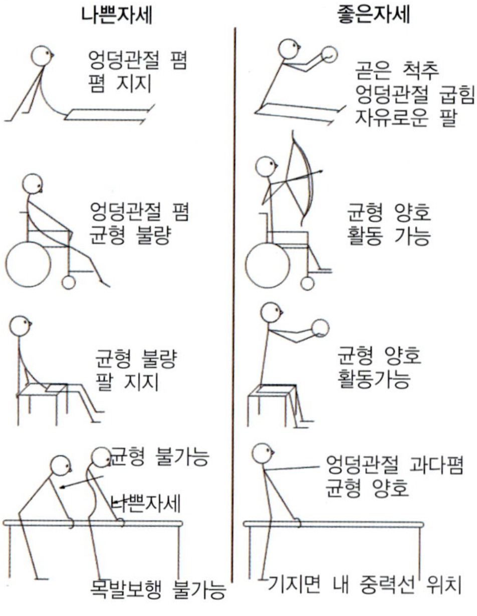

〈그림 7-15〉 좋은자세와 나쁜자세

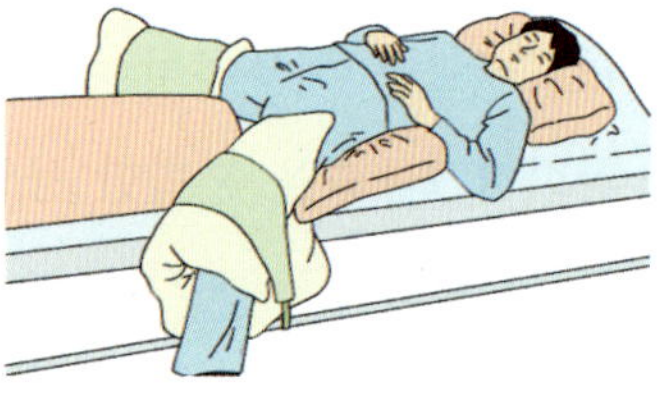
〈그림 7-16〉 엉덩관절 모음근 구축에 대한 장시간의 수동신장

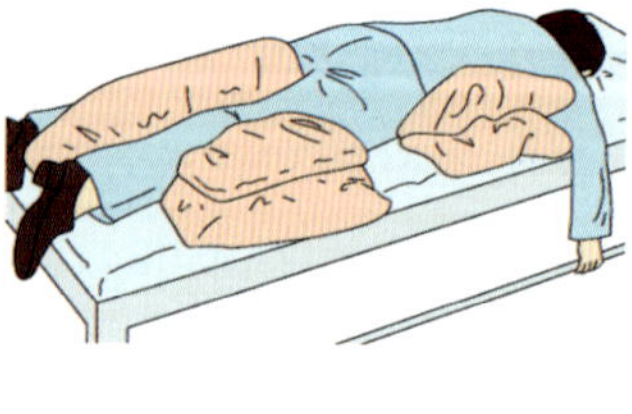
〈그림 7-17〉 엉덩관절 굽힘근 구축에 대한 장시간의 수동신장

3) 무용성 뼈엉성증(Osteoporosis of disuse)

척수손상 후 칼슘대사의 변화로 뼈무기질의 소실이 머리뼈를 제외한 전체 뼈대(골격, slceleton)에서 일어난다. 이러한 소실은 첫 4개월에 주로 골반뼈와 넙다리뼈 근위부에서 가장 빠르게 일어난다(그림 7-18). 손상 후 4 ~ 16개월에 계속해서 다리에서 뼈소실이 발생하고, 16개월에 뼈소실이 최대가 되어 이후에는 평형상태에 도달한다. 이로 인해 척수손상 후 경미한 외상에 의한 골절의 발생률이 높아지고, 2차적으로 전반적인 체력의 저하, 욕창의 위험성 증가, 독립적 일상생활장애 및 삶의 질을 낮추게 된다. 골절은 단순히 관절가동운동이나 이동 중 낙상으로 발생하기도 한다. 대부분의 골절은 넙다리뼈 원위부나 정강뼈의 근위부에서 발생한다.

뼈엉성증(골다공증, osteoporosis)의 치료에는 규칙적인 운동, 기립 훈련, 다리의 전기자극과 약물치료(tiludronate, bisphosphonate) 등이 있다.

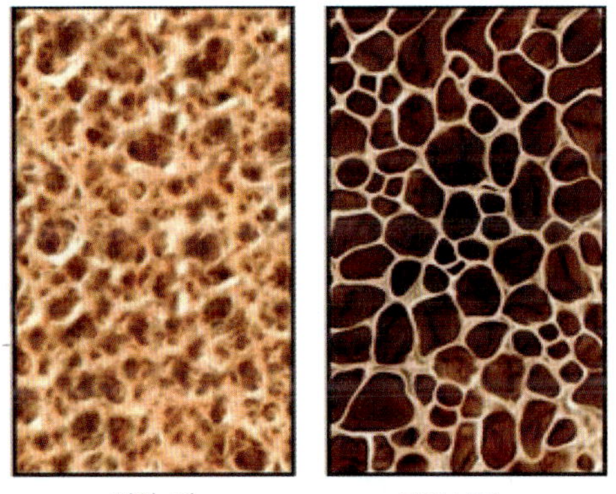

정상 뼈　　　　뼈엉성증

〈그림 7-18〉 정상인의 뼈밀도와 척수손상자의 뼈엉성증

4) 자율성 반사부전(Autonomic dysreflexia)

자율성 반사부전은 T6 이상 부위의 척수손상 환자에게서 발생하는 병리적인 자율성 반사이다. 교감신경에서 내장기관으로의 신경로는 대부분 T6과 L2 사이에서 나오므로 T6 이상 상부에 손상이 있을 경우 교감신경세포에 입력되는 흥분성 및 억제성 내림신경로가 상실된다. 대개 손상 후 수개월 후에 발생하는데 사지마비나 높은 수준의 하반신마비 환자의 약 85 %에서 발생한다고 보고하였다. 자율성 반사부전은 시간이 지날수록 발생빈도가 줄고 손

상 후 3년이 지나면 거의 드물다.

자율성 반사부전은 방광의 팽창, 급성 비뇨생식기의 감염, 곧창자(직장, rectum)의 팽창, 요로돌증(요로결석, urolithiasis) 욕창, 콩팥(신장, kidney) 장애, 통증수용체 및 환경적 온도 변화, 엉덩관절 수동신장 등에 의해 야기되며, 이 중 방광의 팽창이 가장 흔한 원인이다. 방광의 팽창이나 기타 손상부위 이하의 유해한 자극은 구심성 감각신경섬유를 경유하여 고립된 척수분절의 중간가쪽뿔(intermediolateral horn)에 있는 교감신경세포를 자극하게 된다. 자극된 교감신경세포는 척수손상으로 인하여 상부중추로부터 억제를 받지 못하게 되고 이에 따른 교감신경의 과다반응은 혈관수축을 야기시켜 혈압의 상승을 일으킨다. 혈압상승은 부동맥팽대(경동맥동, carotid sinus)에 있는 수용체를 통해 숨뇌(연수, medulla oblongata)에 있는 혈관운동중추로 전달되어 혈관수축중추를 억제하고 미주신경을 자극하게 된다. 그 결과 느린맥이 나타나고 손상부위 이상의 몸통과 얼굴에 혈관확장이 나타나게 된다(그림 7-19).

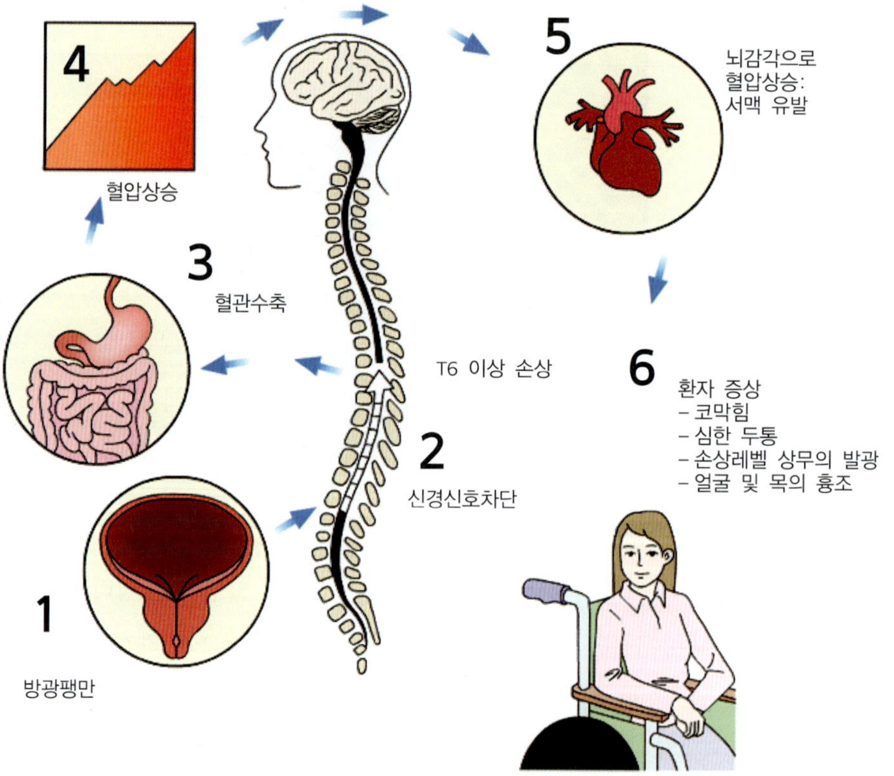

〈그림 7-19〉 방광팽만으로 유발된 자율신경 반사부전의 경로

자율성 반사부전의 증상으로는 갑작스런 고혈압, 두통, 시력 감퇴, 손상부위 이하의 혈관 수축, 척수손상부위 상부에서의 혈관확장(홍조), 발한과다, 느린맥, 근막힘(nasal stuffiness), 털세움(입모, piloerection) 등이 있다. 이 중 고혈압은 수축기혈압이 200 mmHg 이상까지 상승할 수 있으며 이로 인해 뇌증, 경련, 뇌실질내출혈이 일어날 수 있고 심한 경우 사망까지 이를 수 있는 응급상황에 빠지게 된다. 증상이 시작되면 치료사는 환자의 자율성 반사부전을 촉진시키는 자극요인들을 최대한 빨리 제거해야 한다. 보존적인 치료법이 성공적이지 못하면 약물치료(항고혈압 제제)가 사용된다. 자율성 반사부전이 발생하였을 때의 치료방법은 우선 환자를 안정시키고 머리를 올린 후 혈압과 맥박을 측정하여 증상이 조절되는 것을 관찰한다. 증상이 지속되면 가장 큰 원인인 방광에 대한 평가를 하여 방광의 팽창이 의심되면 도뇨를 시행한다.

5) 기립성 저혈압(Orthostatic hypotension)

기립성 저혈압은 수평자세에서 일어나 앉거나, 일어설 때 혹은 운동 중 혈압이 감소하는 현상을 말한다. AAS(The American Autonomic Society)와 AAN(The American Academy of Neurology)에 의하면 기립성 저혈압은 기립시 3분 이내에 수축기혈압이 20 mmHg 이상 또는 이완기혈압이 10 mmHg 이상 감소된 것으로 정의되고 있다. 이것은 교감신경의 혈관수축조절의 상실로 야기되며, 말초정맥 울혈과 내장혈액저류(splanchnic blood pooling)로 인한 근육긴장의 저하로 심화된다. 뇌혈류가 감소하고 심장으로 환류하는 정맥류가 감소되며, 어지럼증, 현기증, 갑작스런 기억상실 혹은 실신 등의 증상이 발생한다. 위 증상과 더불어 임파순환의 감소로 대칭적인 다리, 발목, 발의 부종이 이차적으로 나타난다.

이러한 현상을 예방하기 위한 기립성 저혈압의 관리에는 다음의 것들이 있다.

① 리클라인 휠체어(reclining wheel chair)나 경사대(tilt table)를 이용한 기립훈련을 단계적으로 실시한다. 경사대는 이동 및 보행훈련을 저해하는 기립성 저혈압의 극복과 몸통의 균형 및 협응체계의 개선, 뼈엉성증이나 요로감염 예방 등의 효과가 있다.

② 압박붕대 또는 탄력 양말을 착용한다.

③ 혈압상승을 위한 에페드린(ephedrine)이나 부종완화를 위한 이뇨제(diuretics) 등의 약물을 사용한다.

④ 수직자세에 대한 지구력 훈련으로 혈관운동의 안정성을 회복한다.

6) 깊은정맥혈전증(심부정맥혈전증, Deep venous thrombosis)

깊은정맥혈전증(DVT)은 혈관내 혈전(비정상적인 혈액덩어리)이 발달하면서 초래된다. 척수손상 이후 하지근육의 능동적 수축에 의해 제공되는 정상적인 펌핑(pumping) 기전이 소실되면 혈액의 흐름이 느려지고 국소부위에 트롬빈(thrombin)의 높은 농축을 유발하게 된다. 이것이 깊은정맥혈전증 형성에 기여하는 중요한 요인이다. 주요 위험인자로는 나이와 장기간의 압박 등이 있으며, 장기간의 압박은 혈관벽을 손상시켜 혈전 형성을 촉진시킨다. 부가적으로 혈관운동의 긴장도와 운동성의 소실은 깊은정맥혈전증의 가능성을 높이는 요인이다. 척수손상 후 첫 2개월 이내에 가장 빈발하며, 임상적으로 국소 종창(swelling), 홍반(erythema), 열을 동반한 염증이 나타난다.

깊은정맥혈전증의 관리는 예방에 중점을 둔다. 예방법으로는 항응고성 약물치료를 비롯하여 혈관 압박을 완하 하기 위한 체위 변경, 수동 관절가동범위운동, 탄력성 지지붕대의 착용, 정맥 순환을 촉진시키는 적절한 다리 자세유지 등이 있다.

7) 딴곳 뼈되기(이소성 골성화, Heterotopic ossification)

딴곳 뼈되기는 손상부위 이하의 연부조직에 신생 뼈조직이 형성된 것을 말한다. 척수손상 후 1 ~ 4개월까지 가장 많이 발생하나 때로는 1년 후까지 발생하기도 하며, 대개 엉덩관절과 무릎관절 같은 큰 관절의 인접부위에서 주로 발생한다(그림 7-20). 딴곳 뼈되기는 척수손상 환자의 16 ~ 53 %에서 발생하고 이들 중 20 %에서 재활치료에 많은 지장을 초래하는 것으로 알려져 있다. 정확한 병인론은 밝혀지지 않았지만 혈류 정체로 인한 조직의 저산소증, 비정상적인 칼륨대사, 국소적 압력 그리고 과도한 관절가동운동으로 발생된 미세외상 등 다양한 이론들이 원인으로 제시되어 왔다.

딴곳 뼈되기의 초기 증상은 관절가동범위 제한, 종창(swelling), 통증 그리고 관절주위의 국소 온감 등을 포함하며 이는 혈전성 정맥염의 증상과 유사하다. 관절가동범위의 제한은 체위변동, 이동 및 일상생활동작의 수행에 방해가 될 뿐만 아니라 욕창발생의 위험성을 증가시키고, 심한 경우 관절강직을 유발하기도 한다. 척수손상 환자에서 딴곳 뼈되기가 의심될 때는 깊은정맥혈전증, 봉와직염, 혈종 및 골절 등과 감별 진단이 필요하고, 초기 발병의 특징은 혈청 알카리성 인산효소(serum alkaline phophatase)수치의 상승과 방사선상 소견이 음성으로 나타난다. 기능적 가동범위를 유지하기 위해서는 초기 단계에서부터 관절가동범위운동과 함께 약물치료를 병행하는 것이 합리적인 접근 방법이다.

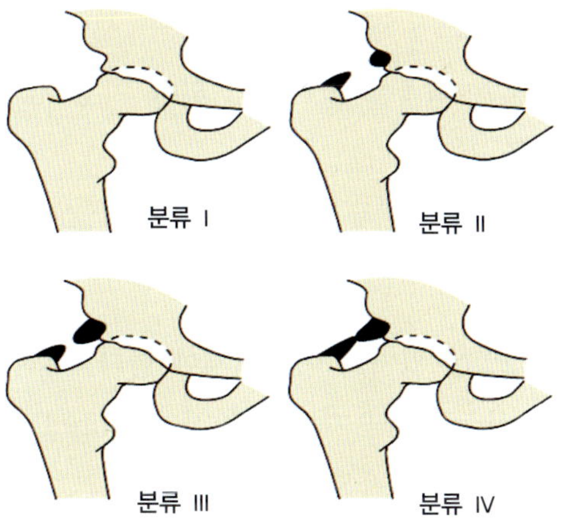

- 분류1: 연부조직 안뼈의 이질 세포군
- 분류2: 골반 또는 넙다리뼈 근위부의 뼈돌출부가 반대측 면과 사이에서 최소한 1 cm 정도로 자라상
- 분류3: 골반 또는 넙다리뼈 근위부의 뼈돌출부와 반대측의 사이가 1 cm 이하로 감소함
- 분류4: 그림과 같이 고관절부의 뼈가 교착되어 강직된

〈그림 7-20〉 엉덩관절 주위 딴곳 뼈되기에 대한 Brooker 분류

5 평 가

1) 호흡평가

척수손상자의 호흡 상태와 기능에 관한 상세한 검사는 필수적이며, 다음의 항목들을 평가한다.

① 호흡근의 기능; 가로막(횡격막, diaphragm), 배근육(복근, abdominalis), 갈비사이근(늑간근, intercostalis)의 근력과 근육긴장, 위축을 평가하고 호흡률을 기록한다.

② 가슴 확장; 겨드랑이와 칼돌기(검상돌기, xiphoid process) 부위의 둘레를 측정하며, 최대 날숨과 최대 들숨 사이의 차이를 기록한다. 정상적인 가슴 확장은 칼돌기 부위에서 약 6.4 ~ 7.6 cm이다.

③ 호흡 패턴; 호흡에 직접 사용되고 있는 근육과 그들의 기여도를 결정하는 것으로 가슴

과 배를 촉진하거나 관찰함으로써 평가한다. 환자가 이야기하거나 움직일 때 목에 있는 보조근의 활용과 호흡 패턴의 변화에 대해서 주의 깊게 관찰한다.

④ 기침; 기침은 분비물을 제거해준다. 기침이 제대로 안되는 경우에는 폐렴 등의 합병증을 방지하기 위하여 흡입을 해주어야 한다.

⑤ 폐활량(vital capacity); 폐활량 측정은 호흡근 약증을 알아내기 위한 기초자료로 활용된다. 초기에는 손에 잡고 측정하는 폐활량계를 사용한다.

2) 감각평가

피부감각, 심부감각, 연합된 겉질감각에 대한 세밀한 평가가 이루어져야 한다. 특히 고유수용성 반응뿐만 아니라 핀 찌르기 검사(pin-prick test)와 가벼운 촉각검사(light touch test)를 이용하여 피부분절(dermatome)과의 상응성을 평가한다. 불완전 손상의 경우에는 감각손상부위가 운동손상부위와 일치하지 않을 수도 있다.

3) 피부평가

피부검사는 시각적인 관찰과 촉진으로 구성된다. 특히 압력을 받기 쉬운 부위에 주의하면서 규칙적으로 환자의 전신을 관찰해야 한다(표 7-2). 과도한 압박에 대한 피부반응으로는 홍반, 국소적 온감 및 부종, 욕창 등이 있다. 피부손상 가능성을 증가시키는 피부 찰과상이나 타박상에 대해서 주의깊은 관심을 가져야 한다.

〈표 7-2〉 자세에 따른 신체 압박부위

바로 누운 자세	엎드려 누운 자세	옆으로 누운 자세
뒤통수	귀(머리 회전)	귀
어깨뼈	-	어깨
척추	-	큰돌기(great trochauter)
팔꿉관절	어깨(앞면)	종아리뼈머리(tibular head)
		무릎(무릎이 맞닿는 안쪽)
엉치뼈	엉덩뼈능선(iliac crait)	
꼬리뼈	남자 성기 부위	가쪽목사(lateral maleolus)
	무릎뼈(patellar)	안쪽복사(medial malleolus)
뒤꿈치	발등	(좌우 복사뼈가 서로 맞닿음)

4) 도수근력과 관절가동범위 검사

도수근력과 관절가동범위 평가는 표준화된 검사방법을 사용한다. 급성기에는 운동성이 제한되어 표준자세가 아닌 다른 자세를 필요로 하기 때문에 이 자세를 기록하여야 한다. 척추가 불안정한 경우 검사시의 움직임이 골절부위에 과도한 스트레스를 줄 수 있기 때문에 각별히 주의하여야 한다. 〈표 7-3〉은 척수손상 환자를 평가할 때 흔히 쓰이는 기능적 근지배수준(functional muscle innervation level)을 나타낸 것이다.

〈표 7-3〉 척수손상 환자의 근력검사를 위한 기능적 근지배수준

Spinal Level(척수레벨)		Muscle Innervation(근지배수준)
C1-C3	목빗근	Sternocleidomastoid - P
	척추부신경	Spinal accessories - P
	위등세모근	Upper trapezius - P
	가로막	Diaphragm - P(C3에서만)
C4	중간 등세모근	Middle trapezius - P
	앞, 중간 어깨세모근	Anterior, middle deltoid - Tr
C5	어깨세모근	Deltoids - F
	위팔 두갈래든	Biceps - P
	마름근	Rhomboids - P
	어깨안쪽/바깥쪽 돌림근	Shoulder internal/external rotators - P
C6	손목펌근	Wrist extensors - P/F
	위팔세갈래근	Triceps - Tr
	넓은 등근	Latissimus dorsi - Tr/P
	아래팔 엎침근	Forearm pronators - F
C7	위팔 세갈래근	Triceps - P/F
	손목 굽힘근	Wrist flexors - P/F
	손가락 굽힘근	Finger flexors - Tr/P
C8	내재근:손가락/엄지	Intrinsic : finger/ thumb - Tr/P
	외재근:손가락/엄지	Extrinsic : finger/ thumb - Tr/P
T1-T10	갈비사이근-분절성신경지배	Intercostals-Segmental innervation
T6-T12	배근-분절성 신경지배	Abdominals-Segmental innervation
L2	허리네모근	Quadratus lumborum - F
	넙다리빗근	Sartorius - P/F
	엉덩허리근	iliopsoas - P/F
	넙다리네갈래근	Quadriceps - Tr/P

Tr = palpable only 근수축만 가능한 상태(Trace muscle innervation): 촉진을 통해서만 검사 가능
P = 부분관절운동범위가 가능한 근력상태(Partial muscle innervation)
F = Full 전체관절운동범위가 가능한 근력상태(Full muscle innervation)

5) 깊은힘줄반사(심부건반사, Deep tendon reflex) 검사

깊은힘줄반사는 손상수준에 따른 근육긴장도를 평가하는 지표가 된다. 가장 일반적으로 평가되는 깊은힘줄반사 검사와 신경지배는 다음과 같다.

① 위팔두갈래근힘줄(상완이두근건, biceps brachii tendon) 반사 - C5, C6
② 위팔세갈래근힘줄(상완삼두근건, triceps brachii tendon) 반사 - C5, C7
③ 넙다리네갈래근힘줄(대퇴사두근건, quadriceps femoris tendon) 반사 - L2, L3, L4
④ 아킬레스힘줄(Achilles tendon) 반사 - S1, S2

6) 위운동신경세포 반사(상운동신경원 반사, Upper motor neuron reflex) 검사

(1) 바빈스키 반사(Babinski's reflex)

발바닥의 가쪽면을 따라 발뒤꿈치(종골, calcaneus)에서부터 엄지발가락 아래 부분까지 반사망치를 사용하여 자극한다. 위운동신경세포가 정상(음성반응)이면 발가락들을 모아 구부리거나 특별한 반응이 나타나지 않으나, 위운동신경세포에 병변이 있으면 엄지발가락이 폄되고 나머지 네 발가락이 굽힘되는 양성반응을 나타낸다(그림 7-21). 그러나 신생아에 있어서는 양성반응이 정상이며 출생 후 성장함에 따라 음성반응으로 이행한다. 출생 후 12 ~ 18개월 이후에도 양성반응이 출현하면 비정상이다.

(2) 오펜하임 반사(Oppenheim's reflex)

Oppenheim 검사는 Babinski 검사의 결과가 양성일 때 그것을 더욱 확실히 하기 위해서 실시하는 검사로, 오펜하임 징후를 유도하기 위하여 〈그림 7-22〉에서와 같이 검사자의 손가락으로 환자의 정강이뼈 능선(경골능, tibiail crest)을 따라 내려가면서 자극을 준다. 정상(음성)일 경우에는 반응이 없거나 통증을 호소하지만, 비정상(양성)일 경우에는 Babinski 검사에의 양성반응과 비슷한 반응을 나타낸다.

(3) 호프만 징후 검사(Hoffmann's test)

가운데 손가락의 손톱을 압박하면 엄지, 집게손가락, 가운데손가락이 굽힘되는 징후로, 정상일 경우에는 무반응이나 위운동신경세포의 병변이 있을 때는 이 징후가 나타난다(그림 7-23).

(4) 고환올림근 반사(거고근 반사, Cremasteric reflex)

넙다리의 안쪽면을 〈그림 7-24〉에서와 같이 자극하였을 때 고환올림근 수축에 의해 같은쪽의 음낭이 상방으로 올라가는 반사로 양측 고환올림근 반사가 모두 상실되면 위운동신경세포의 병변을 의심할 수 있으며, 한쪽만 소실되면 소실된 쪽의 L1과 L2 사이의 아래운동신경세포(하운동신경원, lower motor neuron) 병변이 있음을 알 수 있다.

(5) 망울해면체 반사(구해면체 반사, Bulbocavernosus reflex)

망울해면체 반사 검사는 제 2 ~ 4 엉치척수 반사중추와 이들의 원심성 및 구심성 음부신경을 포함한 전반사궁을 검사하는 방법으로 하부 엉치척수의 상태를 평가하기 위해 사용되고 있다. 일반적으로 망울해면체 반사 검사는 남성인 경우 손으로 음경의 귀두부(여성의 경우 음핵)를 압박하였을 때 항문조임근(항문괄약근, anal sphincter)에서 반사적 수축이 나타난다. 이 반사가 있으면 방광과 창자의 반사적 지배가 정상이라는 것을 의미한다(그림 7-25).

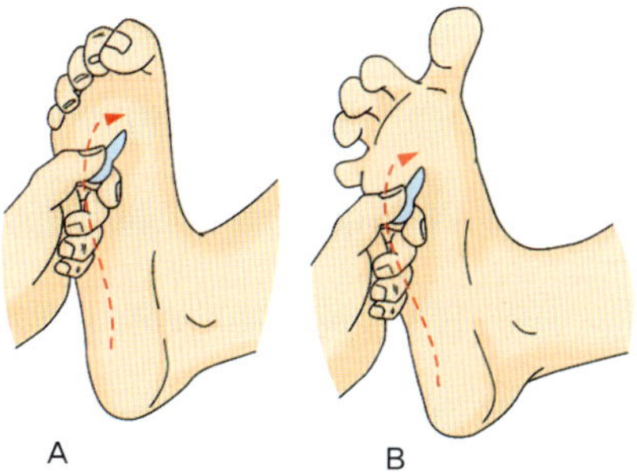

〈그림 7-21〉 Babinski 반사 검사
(A: 음성반응 B: 양성반응)

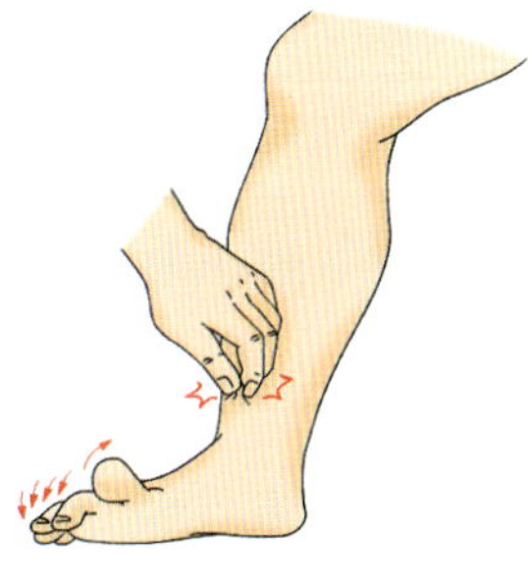

〈그림 7-22〉 Oppenheim 검사

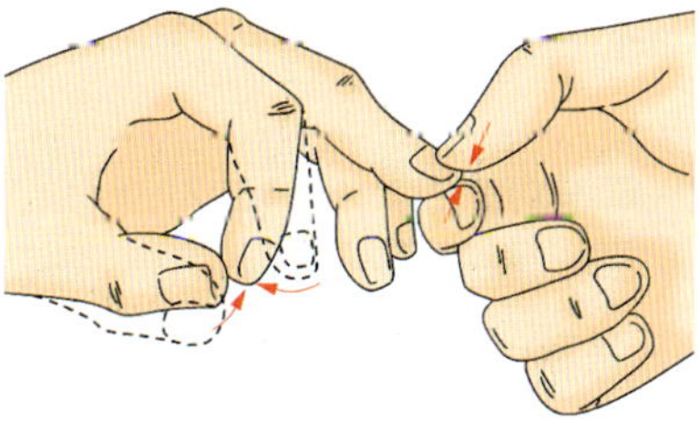

〈그림 7-23〉 Hoffmann 징후

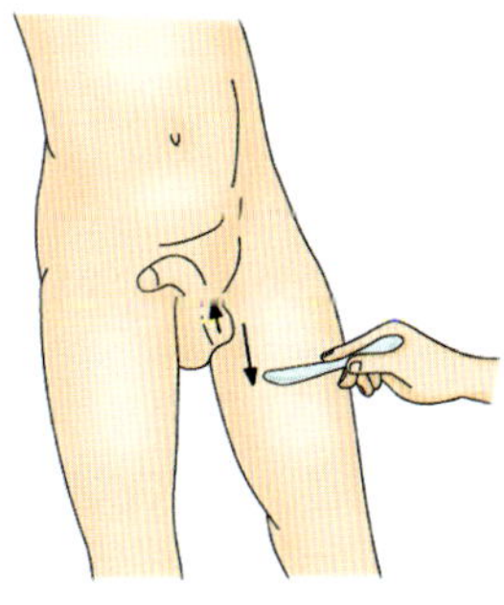

〈그림 7-24〉 고환올림근 반사

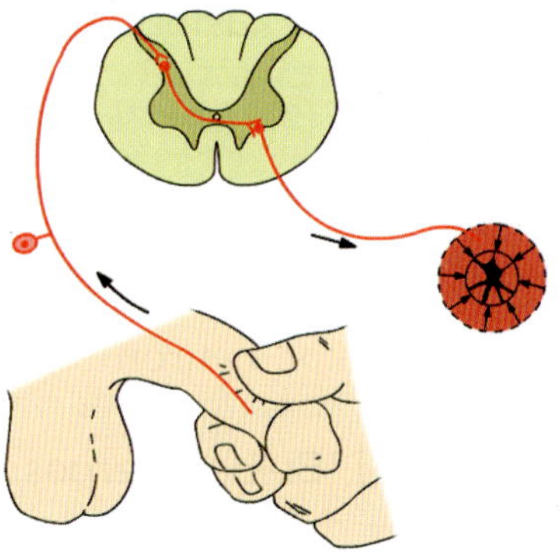

〈그림 7-25〉 망울해면체 반사

7) 척수손상자의 평가도구

치료영역에서 사용되는 장애에 대한 기능평가는 환자의 일상생활과 사회활동 등을 수행하는데 필요한 능력을 진단하는 방법으로 매우 중요하다. 이러한 기능평가도구는 한 시점에서 기능상태를 객관적으로 나타내어 치료팀 간의 정보교환이 가능할 수 있어야 하며, 변화된 기능상태를 연속적으로 반복 검사하여 치료의 효과와 보조의 필요성을 판단할 수 있어야 한다.

(1) 미국척수손상협회의 수정된 프랑켈 분류(Modified Frankel's classification scale)

프랑켈(Frankel) 손상 척도로 운동 및 감각기능의 손상 정도에 따라 A에서 E까지 5가지로 분류할 수 있다(표 7-4).

〈표 7-4〉 수정된 프렝켈 척도(Modified Frankel's classification scale)

Frankel 척도	손상 정도
A. 완전손상(Complete)	척수손상부위 이하의 모든 운동과 감각기능 상실
B. 불완전 손상, 감각만 있음(Sensory only)	운동기능은 완전한 마비이며 감각기능만 유지된 상태
C. 불완전 손상, 운동기능은 있으나 쓰기 어려움 (Motor useless)	운동기능은 남아있으나 기능적이지 못함
D. 불완전 손상, 운동기능 사용 가능함(Motor useful)	남아있는 운동기능이 기능적임
E. 회복(Recovery)	모든 운동과 감각기능이 정상적으로 회복된 상태. 비정상 반사가 있을 수 있음

(2) ASIA 장애 척도(American Spinal Injury Association Impairment scale)

미국척수손상협회(ASIA)에서 개발한 척수손상 환자의 신경학적 상태에 대한 평가 방법으로 척수손상의 정도를 정량화할 수 있다. ASIA 장애 척도에서는 척수손상을 5단계로 분류하고 있다(표 7-5, 그림 7-26).

〈표 7-5〉 ASIA 장애 척도(ASIS impairment scale)

Class		Dgree
A	완전손상 (Complete)	운동과 감각기능이 엉치뼈분절 S4-S5에 존재하지 않음
B	불완전손상 (Incomplete)	운동기능을 제외한 감각기능이 손상분절 이하에 존재하고 엉치뼈분절 S4-S5에 넓게 퍼져있음
C	불완전손상	운동기능이 손상분절 이하에 존재하고 손상분절 이하 주요 근육의 대부분이 등급 3보다 작은 근력을 가지고 있음(근력은 있으나 기능을 할 수 없다는 의미)
D	불완전손상	운동기능이 손상분절 이하에 존재하고 손상분절 이하 주요 근육의 대부분이 등급 3보다 큰 근력을 가지고 있음(기능을 할 수 있는 근력이 있다는 의미)
E	정상(Normal)	운동과 감각기능이 정상
임상 증상		
□ 중심척수증후 □ 전척수증후 □ 말총증후		□ 브라운 세카르 증후군(Brown-Sequard Syndrome) □ 척수원추증후

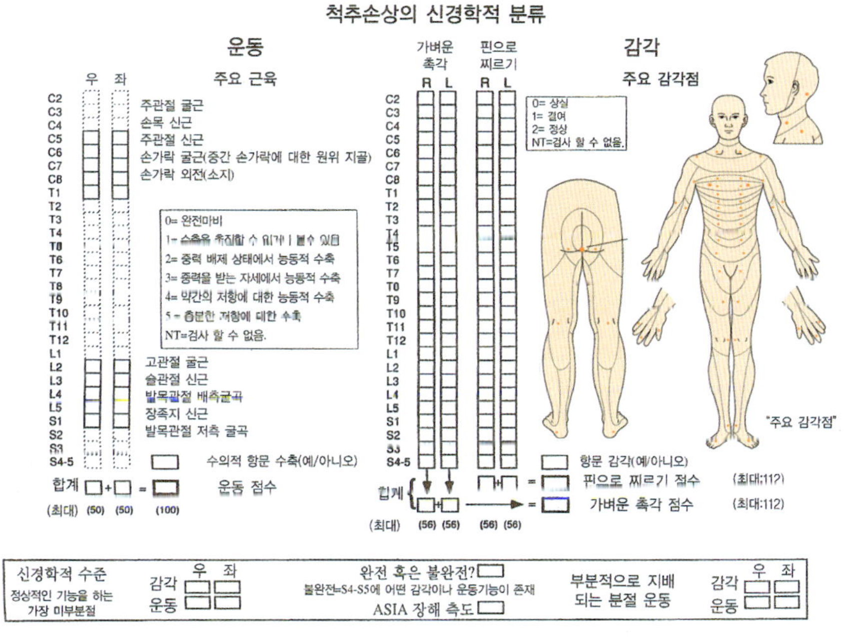

〈그림 7-26〉 ASIS의 운동 및 감각 검사지

(3) 척수 독립성 지수(SCIM Ⅱ, Spinal Cord Independence MeasureⅡ)

척수손상 환자를 위해 Catz 등(2001)에 의해 SCIM의 단점을 보완하여 개발된 일상생활활동 평가도구로 4가지 영역의 16항목으로 구성되어 있고 점수 범위는 0 ~ 100점 범위이다. 자조활동, 호흡과 항문조임근 조절, 이동의 세 영역으로 나눠고 점수가 20, 40, 40점으로 척수손상 환자에게 중요한 항목이 상대적으로 점수가 높게 되어 있다. 특히 사지마비와 하반신마비인지 여부에 따라 달라지도록 점수화 되어 있다(표 7-6).

(4) 수정된 바델지수(MBI, Modified Barthel Index)

Barthel과 Mahoney(1965)가 개발한 Barthel Index를 Shah 등(1989)이 수정, 보완하여 도입한 일생생활 평가도구로서 일상생활동작을 10개의 세부 항목으로 나누고 도움의 정도에 따라 5단계로 점수화하고 있으며 총점은 100점이다. 자조활동과 운동성에 대한 훈련시 지표가 되고 있지만, 기능적 변화와 방광기능을 민감하게 알 수가 없다(표 7-7).

(5) QIF(Quadriplegia Index of Function)

Glen 등(1980)이 Barthel Index를 개선한 평가도구로, 사지마비환자의 기능상 의미 있는 변화를 반영하도록 만들어졌으나, 사지마비라는 특정 상태에 대해서만 평가할 수 있다는 제한점이 있고, 이동 평가가 포함되지 않아서 하반신마비에는 적합하지 않다.

(6) 기능적 독립지수(Functional Independence Measure, FIM)

6가지 영역에 18항목으로 되어 있고, 총점은 126점이다. 대부분의 척수손상 환자의 인지가 정상수준인 것을 고려할 때, FIM의 평가항목에서 인지 점수는 35점으로 높은 비율을 차지하는 반면, 상대적으로 방광관리와 이동 항목은 각각 14점으로 낮은 비율의 점수를 갖고 있다. 재활영역에서 많이 사용되며 주로 신체적응 능력을 평가하고 신경심리학적 기능장애에 대한 평가는 부족한 편이다.

〈표 7-6〉 SCIM Ⅱ (Spinal Cord Independence Measure Ⅱ)

Name: Date: Age:

자조관리(Self-care)		
1. 식사(수저사용, 뚜껑열기, 음식 입으로 가져가기, 음료가 든 컵 잡기)		
	비경구나 위절제술이 필요한 경우 또는 입안으로 먹을 때 전체적인 도움이 필요하다.	0
	그릇과 손에 여러 보조도구를 사용하여 잘라놓은 음식을 먹을 수 있다: 컵을 쥐지 못한다.	1
	손에 한 가지 보조도구를 사용해서 잘라놓은 음식을 먹을 수 있다: 변형된 컵을 사용할 수 있다.	2
	보조도구 없이 잘라놓은 음식을 먹는다: 일반 컵을 사용할 수 있다: 용기 뚜껑을 열 때 도움이 필요하다.	3
	보조도구 없이 모든 작업을 독립적으로 수행한다.	4
2. 목욕(비누칠하기, 수도꼭지 조작, 씻기)		
상체	전체적인 도운이 필요하다.	0
	부분적인 도움이 필요하다.	1
	특별하게 환경을 변형해 주거나 보조도구를 사용했을 때 독립적으로 씻을 수 있다.	2
	특별한 환경이나 보조도구 없이 독립적으로 씻을 수 있다.	3
하체	전체적인 도움이 필요하다.	0
	부분적인 도움이 필요하다.	1
	특별하게 환경을 변형해 주거나 보조도구를 사용했을 때 독립적으로 씻을 수 있다.	2
	특별한 환경이나 보조도구 없이 독립적으로 씻을 수 있다.	3
3. 착탈의(옷 준비, 옷 입고 벗기)		
상의	전체적인 도움이 필요하다.	0
	부분적인 도움이 필요하다.	1
	특별하게 환경을 변형해 주거나 보조도구를 사용했을 때 독립적으로 수행할 수 있다.	2
	환경을 변형하거나 보조도구의 이용 없이 독립적으로 수행한다.	3
하의	전체적인 도움이 필요하다.	0
	부분적인 도움이 필요하다.	1
	특별하게 환경을 변형해 주거나 보조도구를 사용했을 때 독립적으로 수행할 수 있다.	2
	환경을 변형하거나 보조도구의 이용 없이 독립적으로 수행한다.	3
4. 세면과 꾸미기(얼굴과 손 씻기, 양치, 머리 빗기, 면도, 화장)		
	전체적인 도움이 필요하다.	0
	한 가지 과제만 수행한다(예: 얼굴과 손 씻기만 가능하다)	1
	보조도구를 이용하여 몇 가지 과제를 수행할 수 있다: 보조도구의 착탈에는 도움이 필요하다.	2
	보조도구를 이용하여 독립적으로 수행한다.	3
호흡과 조임근 조절		
5. 호흡		
	인공호흡기의 도움이 필요하다.	0
	기도삽입관과 부분적으로 인공호흡기가 필요하다.	2
	자발 호흡을 하나 기도삽입관 관리에 전체적인 보조가 필요하다.	4
	자발 호흡을 하나 기도삽입관 관리에 부분적인 보조가 필요하다.	6
	기도삽입관 없이 자발 호흡 가능하나 때때로 보조호흡기가 필요하다.	8
	보조도구 없이 완전히 독립적으로 수행한다.	10

6. 조임근 조절 – 방광		
	도뇨관 착용	0
	잔뇨량 100 cc 이상: 도뇨관이 없거나 보조에 의한 간헐적 도뇨관 착용	4
	잔뇨량 100 cc 이하: 배뇨기구를 이용하는데 도움이 필요하다.	8
	간헐적 자가 도뇨 관리	12
	잔뇨량 100 cc 이하: 배뇨시 도움이나 도뇨관이 필요 없다.	15
7. 조임근 조절 – 창자		
	부적절하며 불규칙적인 변실금이 있거나 또는 1회/3일 이하의 변비가 있다.	0
	적절하며 규칙적으로 배변을 하나 도움이 요구된다(예: 좌약의 도움). 매우 드문 변실금이 있을 수 있다(한 달에 한번 이하의 실수).	5
	보조처치 없이 규칙적으로 배변하다. 매우 드물게 변실금이 있을 수 있다(한 달에 한번 이하의 실수).	10
8. 용변처리 및 화장실 사용(회음부 위생관리, 옷 입고 벗기, 화장지나 기저귀 이용)		
	전체적인 도움 필요	0
	하의를 부분적으로 벗을 수 있다: 나머지 과제 수행시에는 전체적인 도움이 필요하다.	1
	하의를 벗고 뒤처리 하는데 부분적으로 참여할 수 있다: 옷입기/ 기저귀 정리시에는 도움이 필요하다.	2
	하의를 벗고 뒤처리가 가능하다: 옷입기/ 기저귀 정리시에는 도움이 필요하다.	3
	모든 과제를 수행할 수 있지만 보조도구나 개조된 환경이 필요하다(예: bars).	4
	독립적으로 수행할 수 있다(보조도구나 개조된 환경이 필요 없음).	5
이동(침상과 화장실)		
9. 침상동작과 욕창방지를 위한 동작		
	전체적으로 도움이 필요하다.	0
	침대에서 한쪽으로만 돌아누울 수 있다.	1
	양쪽으로 돌아누울 수 있으나 욕창방지에는 부족하다.	2
	욕창방지에 충분할 정도로 양쪽으로 돌아누울 수 있다.	3
	도움없이 침대에서 돌아눕고 일어나 앉을 수 있다.	4
	독립적으로 침상동작 가능: 앉은자세에서 몸을 들 수 있으나(push-up) 완벽하지는 못하다.	5
	독립적으로 침상동작 가능: 앉은자세에서 완벽하게 몸을 들 수 있다.	6
10. 이동동작(침대-의자차) (의자차 잠그기, 발판 올리기, 팔걸이 제거 및 조정, 이동, 발 옮기기)		
	전체적인 도움이 필요하다.	0
	부분적인 보조나 감독이 필요하다.	1
	독립적으로 수행할 수 있다.	2
11. 이동동작(의자차-변기-욕조) (변기형 의자차 사용시; 이동, 일반형 의자차 사용시; 의자차 잠그기, 발판 올리기, 팔걸이 제거 및 조정, 이동, 발 옮기기)		
	전체적인 도움이 필요하다.	0
	부분적인 보조나 감독이 필요하다.	1
	독립적으로 수행할 수 있다.	2
이동(실내와 실외)		
12. 실내이동(10 m 이내)		
	전체적인 도움이 필요하다.	0
	전동의자차가 필요하거나 수동의자차 조작시 부분적인 도움이 필요하다.	1
	수동의자차를 이용하여 독립적으로 이동한다.	2
	보행시 감독이 필요하다(보조기 유무와 관계 없음).	3

	워킹프레임이나 목발로 보행한다(swing).	4
	목발이나 두 개의 지팡이로 보행한다(reciprocal walking).	5
	한 개의 지팡이로 보행한다.	6
	다리보조기만 사용하여 보행한다.	7
	보조기 없이 독립 보행한다.	8
13. 중등도 거리 이동(10 ~ 100 m)		
	전체적인 도움이 필요하다.	0
	전동의자차가 필요하거나 수동의자차 조작시 부분적인 도움이 필요하다.	1
	수동의자차를 이용하여 독립적으로 이동한다.	2
	보행시 감독이 필요하다(보조기 유무와 관계 없음).	3
	워킹프레임이나 목발로 보행한다(swing).	4
	목발이나 두 개의 지팡이로 보행한다(reciprocal walking).	5
	한 개의 지팡이로 보행한다.	6
	다리보조기만 사용하여 보행한다.	7
	보조기 없이 독립 보행한다.	8
14. 실외이동(100 m 이상)		
	전체적인 도움이 필요하다.	0
	전동의자차가 필요하거나 수동의자차 조작시 부분적인 도움이 필요하다.	1
	수동의자차를 이용하여 독립적으로 이동한다.	2
	보행시 감독이 필요하다(보조기 유무와 관계 없음).	3
	워킹프레임이나 목발로 보행한다(swing).	4
	목발이나 두 개의 지팡이로 보행한다(reciprocal walking).	5
	한 개의 지팡이로 보행한다.	6
	다리보조기만 사용하여 보행한다.	7
	보조기 없이 독립 보행한다.	8
15. 계단 이동하기		
	계단을 오르내릴 수 없다.	0
	다른 사람의 도움이나 감독하에 적어도 3개 이상의 계단을 오르내릴 수 있다.	1
	손잡이, 목발, 지팡이를 이용하여 적어도 3개 이상의 계단을 오르내릴 수 있다.	2
	어떠한 도움이나 감독 없이 적어도 3개 이상의 계단을 오르내릴 수 있다.	3
16. 이동동작 : 의자차 – 자동차 (자동차로의 접근, 의자차 잠그기, 발판과 팔걸이 제거하기, 자동차로 이동, 의자차를 자동차에 넣고 꺼내기)		
	전체적인 도움이 필요하다.	0
	부분적인 도움이나 감독이 필요하다.	1
	보조도구를 사용하여 독립적으로 수행한다.	2
	보조도구 없이 독립적으로 수행한다.	3
합계	(max = 100, min = 0)	

〈표 7-7〉 MBI(Modified Barthel Index) 수정된 바델지수

Item	Unable to perform	Substantial help require(attem pts task but unsafe)	Moderate help required	Minimal help required	Fully independent	
Feeding	0	2	5	8	10	식사
Bathing self	0	1	3	4	5	목욕
Dressing	0	3	5	8	10	옷입고 벗기
Grooming/ personal hygiene	0	1	3	4	5	화장/ 개인위생
Toilet	0	2	5	8	10	뒤처리
Bowel control	0	2	5	8	10	대변
Bladder control	0	2	5	8	10	소변
Chair/bed transfers	0	3	8	12	15	의자/ 침대이동
Ambulation or Wheelchair (only if ambulation is 0)	0	3 or 1	8 or 3	12 or 4	15 or 5	이동 혹은 휠체어(오직 이동이 0 이라면)
Stair climbing	0	2	5	8	10	계단 오르기
Total score						
5점 척도	전혀 일을 수행할 수 없음	상당한 도움이 요구됨	중증도에 도움이 요구됨	최소의 도움이 요구됨	완전히 혼자 할 수 있음	10개 항목
평가 (Evaluation)	0 ~ 20	완전 의존(Totally depent)				
	20 ~ 61	상당한 도움 필요(Severely dependent)				
	62 ~ 90	중등도의 도움 필요(Moderately dependent)				
	91 ~ 99	약간의 도움 필요(Slightly dependent)				
	100	독립(Independent)				

6 치 료

1) 물리치료

(1) 호흡훈련

호흡관리는 환기(ventilation) 향상, 기침의 효율성 증가, 가슴 긴장(tightness)과 비효율적인 보상적 호흡 패턴의 방지를 목표로 한다. 각 환자들에 따라 다음의 치료를 적용할 수 있다.

① 심호흡운동: 가로막(횡경막) 호흡을 실시하며, 치료사는 들숨와 날숨동안 가벼운 압박을 적용할 수 있다.

② 혀인두호흡운동(glossopharyngeal breathing): 조금씩 들이 쉬거나(sipping) 혹은 한 입에 들이 쉬는(gulping) 패턴을 이용하여 반복적으로 훈련한다. 상위 목뼈손상 환자들에게 유용하다.

③ 공기 이동 연습(air shift maneuver): 환자 스스로 가슴을 확장하도록 하는 방법이다.

④ 기침 보조 훈련: 치료사는 기침과 분비물의 배설을 보조해 준다.

⑤ 신장: 가슴의 운동성과 탄성을 위해 가슴근육과 가슴벽 근육들을 신장한다.

(2) 침상자세(Positioning)

침대에서 자세교정은 골절부위의 정렬 유지뿐만 아니라 욕창과 관절구축을 방지하고, 팔다리 경직을 억제한다. 누워있는 경우는 대부분 2~4시간마다 제위변경을 필요로 하나 감각상실, 마비, 혼수상태, 부종환자는 2시간보다 더 자주 제위를 변경해야 한다.

① 옆으로 누운 자세(sidelying position)

등 뒤에 부드러운 큰 쿠션을 받쳐 자세가 편안하도록 하며, 골반 아래와 발목 아래에도 얇은 패드를 깔아 압력을 분산시킨다. 또한 다리 사이에 넓게 베개를 두어 무릎과 발목 관절의 압력을 방지한다(그림 7-17, a).

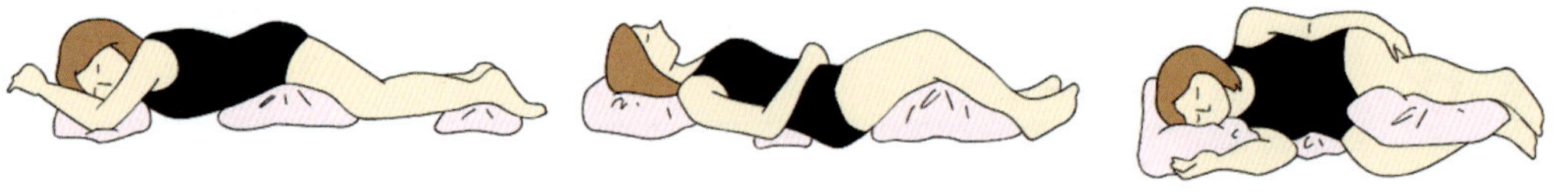

a. 엎드려 누운 자세　　b. 바로 누운 자세　　c. 옆으로 누운 자세

〈그림 7-27〉 올바른 침상자세

② 바로 누운 자세(supine position)

편안한 베개와 허리 아래에 패드를 위치하여 엉덩이 주위의 압력을 분산시키며, 등 근육의 단축을 예방한다. 무릎은 자연스러운 각도로 구부러지게 받쳐주며, 절대 무릎 아래가 눌리지 않도록 주의한다. 또한, 발아래를 받쳐주어 아킬레스힘줄의 단축을 예방한다(그림 7-27, b).

③ 엎드려 누운 자세(prone position)

가슴 아래에 베개를 두어 편안한 자세를 유지하고, 발을 들어올리거나 침대 밖으로 내려 발가락의 압력을 피하고 발목의 관절가동범위를 유지한다(그림 7-27, c).

(3) 수동관절운동

수동관절운동은 관절과 연부조직의 구축 형성을 최소화 한다. 또한 근육의 기계적인 탄력성을 유지하며, 혈관의 역동성과 혈액순환을 보조한다. 그리고 통증과 강직을 감소 및 억제시킨다. 관절운동이 금기증이 아닌 이상 척수손상 환자는 모든 범위의 관절범위운동과 선택적인 신장운동을 매일 실시하여야 한다. 각 관절의 가동운동은 근위부에서 원위부로 진행해나가며, 관절범위 전체를 여러 번 움직여 준다. 마비된 부위는 손상받기 쉬우므로 부드럽고 천천히, 그리고 율동적으로 실시하되 반드시 정상적인 패턴 안에서 이루어져야 한다. 근육과 힘줄, 인대, 근막 등에 대한 신장운동은 기능적 길이의 범위 내에서만 신장하여 과다신장이 일어나지 않도록 주의한다.

급성기 때 하반신마비(paraplegia) 환자의 몸통과 엉덩관절의 과도한 운동, 그리고 사지마비(quadriplegia) 환자의 목과 어깨관절의 과도한 운동은 금기이다. 무리한 관절운동은 엉덩관절이나 무릎관절에 딴곳 뼈되기(이소성 골화증, heterotopic ossification)와 인대 손상을 유발할 수 있으며 심하면 골절과 관절 탈구를 일으킬 수 있다. 모든 관절의 완전한 관절가동범위를 요구하는 것은 아니다. 예를 들면 자동적 손의 쥐기 양상(tenodesis grasp)을 위하여 손가락굽힘근은 약간 짧아야 하고, 아래 몸통 근육의 단축은 사지마비 환자의 몸통 안정성에 도움이 된다.

(4) 선택적 근력강화

잔존하는 모든 근육을 최대로 강화한다. 사지마비의 경우 앞어깨세모근, 어깨관절 폄근, 위팔세갈래근, 아래등세모근의 하부의 근력강화가 강조된다. 하반신마비의 경우 팔 근력의 증강은 목발보행이나 의자차 사용 혹은 이동을 위하여 필요하기 때문에 이들과 관계있는 근육에 대한 근력강화운동을 실시한다.

(5) 능동관절운동

능동보조운동부터 시작하여 능동운동으로 발전시켜 나아가야 하며, 환자 자신의 노력에 의해 스스로 할 수 있도록 지도한다.

(6) 선자세 세우기

환자는 전형적으로 자세성 저혈압을 경험하므로, 처음에는 침상머리를 들어올리거나 다리받침을 들어올리면서 점진적으로 세우는 것이 효과적이다. 새로운 자세에 적응하는 동안, 생체징후(vital sign)를 주의깊게 관찰한다. 정맥울혈을 방지하기 위해 복대나 탄력 스타킹을 사용할 수 있다.

(7) 기능적 전기자극(FES)

기능적 동작을 유발하는 근수축을 일으키기 위해 전기적 자극을 이용한다. 기능적 전기자극은 서거나 발을 떼는 동작, 운동 동작, 팔의 일상생활동작을 조절하는데 집중된다. 최근 몇 년 사이에 이 방법은 척수손상 환자에게 근육량과 뼈밀도를 유지하고 기능을 증진시키기 위한 방법으로 더욱 발전되고 있다.

2) 의학적 치료

(1) 응급처치

외상 이후 즉각적인 환자의 이송과 처치가 환자의 예후에 중요하게 작용한다. 환자를 이송하기 전에 척수손상의 증상에 대해 문진하거나 평가한다. 척수손상이 의심되면 척추의 능동적, 수동적 움직임을 모두 방지하기 위해 환자를 척추지지대나 전신지지대에 고정시키고,

목 보조기의 착용 등으로 척추의 정렬을 보호하여 환자를 안전하게 이송한다. 급성기 의학적 처치는 척추의 정렬을 회복하고 골절부위를 초기에 고정함으로써 더 이상의 신경학적 손상을 예방하는데 집중한다. 급성 척수손상이 있는 경우 손상 8시간 이내에 다량의 스테로이드를 투여하는 것이 환자의 회복에 도움을 줄 수 있으며, 전형적으로 도뇨관을 삽입하여 이차적 손상을 예방한다.

(2) 척추 고정

불안정한 목뼈 손상은 즉각적으로 고정시키고 조기에 견인하여 척추를 안정시켜야 한다. 목뼈견인을 위해 집게(tongs)나 할로 견인장치 등을 사용한다. 할로 장치는 초기의 집게와 회전프레임을 대체하는 것으로 목뼈 골절의 고정에 가장 많이 사용된다(그림 7-28). 이 장치는 장기간 안정에 따른 이차적 합병증을 감소시키고, 기립활동으로의 보다 빠른 진행을 허용하며, 재활 프로그램에 적극적으로 참여할 수 있게 한다.

등허리뼈에 불안정성이 있을 경우에는 환자 몸에 꼭 맞는 보조기로 고정하다. 뼈 이식을 한 경우 뼈유합이 이루어질 때까지 수술 후 약 3개월간 척추 외고정이 필요하다.

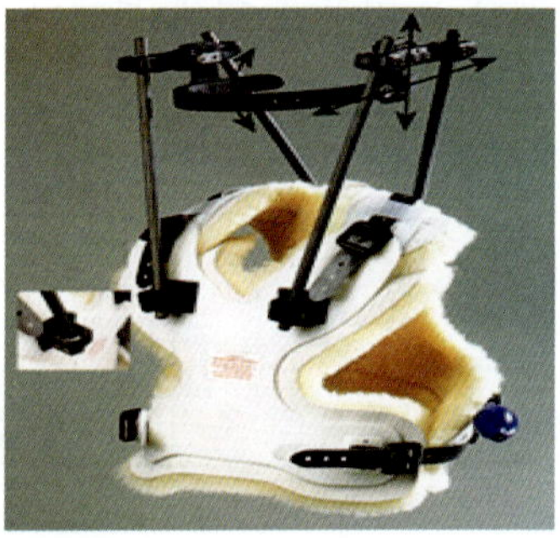

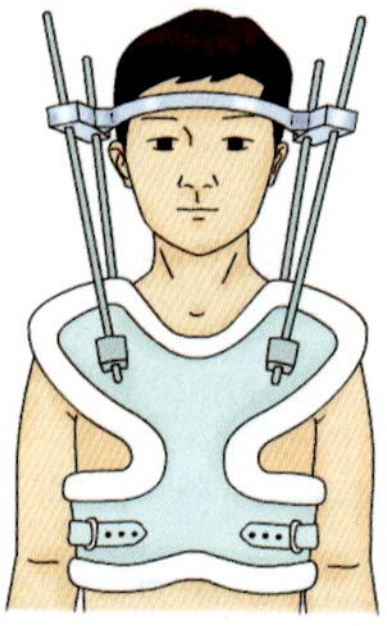

〈그림 7-28〉 목뼈 골절시 할로 고정보조기(Halo vest)

(3) 외과적 수술

수술은 점차 진행되는 신경학적 손상이나 개방성 상처로 인해 오염된 경우, 변형이 비수술적 방법으로 정복되지 않거나 환자가 비수술적 방법에 협조할 수 없는 경우에 필요하다. 수술 방법은 손상된 척추 및 척수 상태에 따라 다르지만 일반적으로 척수를 압박하고 있는 구조물을 제거하고 뼈의 정렬에 맞추어 기구나 뼈 이식 등을 통해 고정하는 것이다.

(4) 줄기세포 치료

비가역적으로 알려진 척수손상의 재생에 대한 배아줄기세포(ESCs)의 연구가 그 잠재성에도 불구하고 동물실험에서 종양 발생을 완전히 조절할 수 있는 접근법의 결여로 개발된 기술을 임상에 적용하기 위해서는 많은 장애물을 극복하여야 한다.

최근 인간배아 줄기세포를 활용해 쥐의 목뼈손상 치료에서 성공적인 팔다리 기능, 특히 앞다리의 회복을 확인함으로써 척수손상의 가장 큰 발생빈도인 목뼈손상으로의 임상 확대에 대한 희망의 의지를 보여주었다. 목뼈손상 1주 후 보행능력이 100 % 상실된 쥐는 치료 후 기존 능력의 97 %가 회복됨을 확인하였다고 한다. 이식된 줄기세포(인간배아줄기세포 유래의 희소돌기아교 전구세포)는 말이집 형성의 기초가 되는 희소돌기아교로의 분화, 환부의 운동신경 보호, 그리고 면역반응의 조절을 통한 유기적인 환경을 조성한 것으로 관찰되었다. 또한 미국에서도 배아줄기세포를 활용한 척수손상 치료임상이 시작될 전망이며 그동안 성체줄기세포와 유도만능 줄기세포(induced Pluripotent Stem Cell, iPS세포)에서 축적된 과학적 지식의 한계를 확인하고 이를 한층 더 세련된 재생의학으로 최적화할 수 있는 새로운 장이 열리게 되기를 기대한다.

[부록] 척수손상자의 일상생활동작훈련

척수손상 환자의 재활의 궁극적인 목표는 육체적, 정신적 능력을 최대한으로 개발하여 사회활동시 최대한으로 독립적인 역할을 수행할 수 있도록 하는데 있다. 그러므로 인간이 매일의 생활을 영위하는데 필요한 일상생활동작 훈련은 개인 자신이나 가정, 사회생활을 유지하는데 기본적으로 필요한 활동이다. 일상생활동작 훈련을 위해서는 우선적으로 현재의 수행능력을 평가해야 하며 이를 바탕으로 훈련계획을 세운다. 훈련계획을 잘 수행하기 위해서는 범위를 설정하는 것이 중요하다.

1 침상과 매트에서의 훈련

침상 및 매트운동의 목적은 근력, 운동성, 균형 및 속력을 발달시키고 침상이나 휠체어에서의 자조활동을 수행하기 위한 능력을 기르기 위해 시행한다.

1) 구르기(Rolling)

이 운동의 목적은 침상내 이동, 욕창을 방지하기 위한 자세변경 및 운동성을 증진시키기 위함이다.

2) 누운 자세에서 옆으로 이동

이 운동의 목적은 침상내 이동, 운동성 증진, 그리고 다리의 취급을 원활히 하기 위함이다. 이 운동의 선행운동은 구르기 동작이다.

3) 똑바로 누운 자세에서 일어나 앉기

이 운동의 목적은 도움 없이 일어나는 힘을 기르기 위함이며 양 팔로 상체 밀어올리기 운동과 침상 내에서 모든 일상생활동작을 위한 준비운동으로 꼭 필요한 운동이다. 이 운동의 선행운동은 옆으로 이동하는 동작이다.

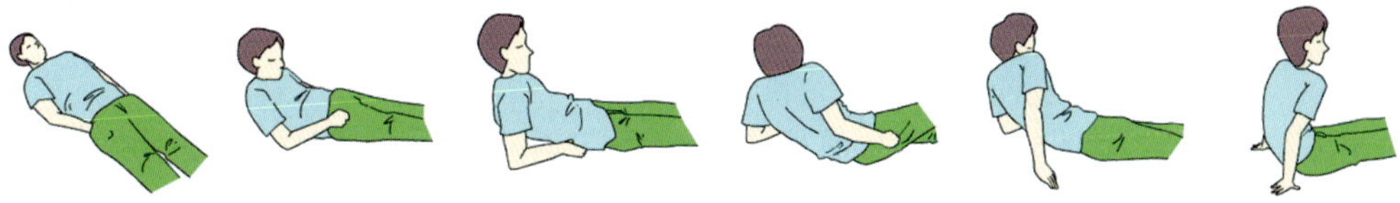

〈그림 7-부록〉 1

4) 앉은자세에서 균형 잡기

이 운동은 앉은자세에서 팔이나 몸통을 움직일 때 균형을 유지하기 위함이며 침상에서 모든 일상생활동작에 필요한 운동이다. 이 운동의 선행운동은 일어나 앉기 운동이다.

2 휠체어에서의 훈련

1) 앉은자세 균형 잡기

이 운동은 휠체어 활동 중 보조기 착용, 양말신기, 신발신기 등의 입기동작 및 휠체어의 발판 취급이나 휠체어 조절을 준비하기 위한 운동이다.

2) 팔로 상체 밀이올리기 운동

이 운동은 어깨 및 팔 근육의 근력상화를 위해 실시하며 이동 동작, 옷입기, 화장실 동작 및 목발보행을 위한 준비운동이다.

3) 디리 꼬고 앉기와 한 다리를 다른 다리의 무릎에 올려놓기

이 훈련은 다리를 옮겨서 휠체어에 앉거나 휠체어에 앉은자세에서 균형을 유지하는 데 필요한 능력을 기르기 위한 것이며 구두, 양말, 보조기 등을 신고 벗는데 필요한 동작이다.

3 이동 훈련

이동 훈련에는 기본적으로 매트에서 휠체어로 그리고 휠체어에서 매트로의 이동이 있으며 이를 자유롭게 할 수 있으면 그 외의 이동(자동차, 변기, 침상 등) 또한 할 수 있기 때문에 중요한 운동이다. 또한 휠체어에서 바닥으로 다시 바닥에서 휠체어로의 이동 등이 있다.

1) 의자차에서 바닥으로 이동하기

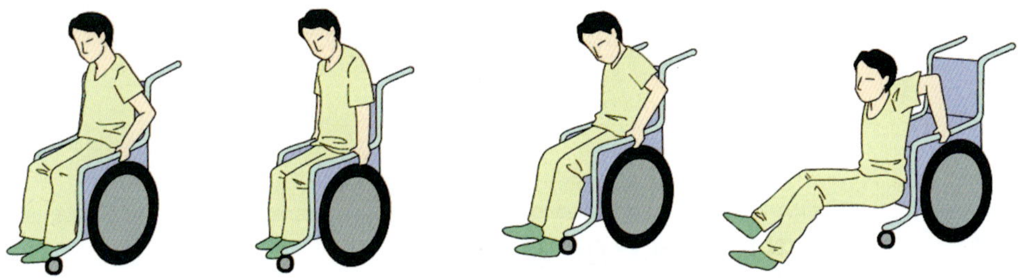

〈그림 7-부록〉 2

2) 바닥에서 의자차로 이동하기

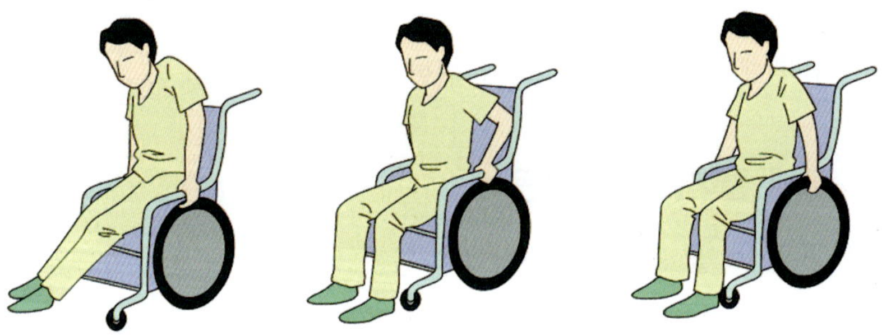

〈그림 7-부록〉 3

3) 의자차에서 침상으로 이동하기

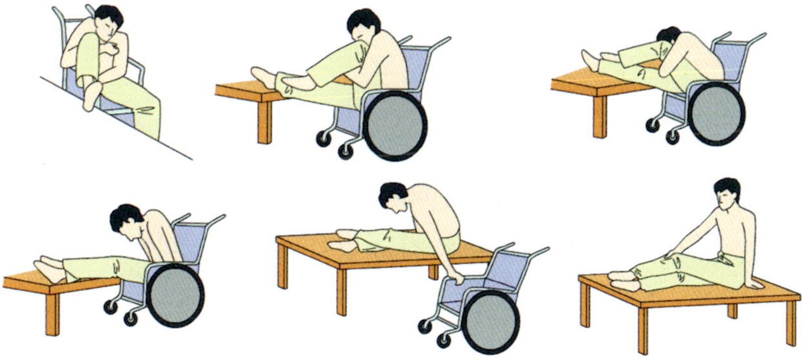

〈그림 7-부록〉 4

4) 의자차에서 욕조로 이동하기

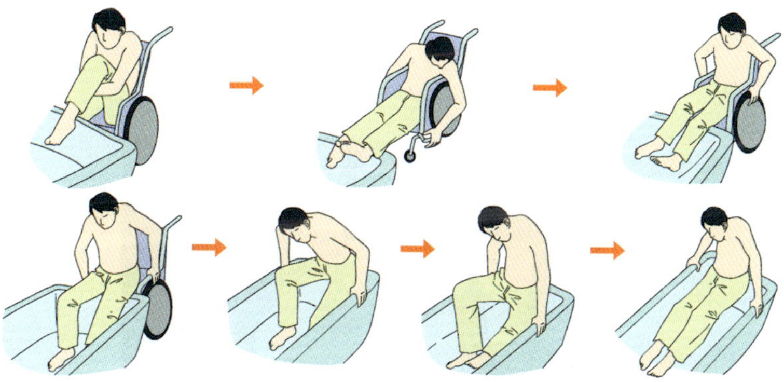

〈그림 7-부록〉 5

5) 의자차에서 자동차로 이동하기

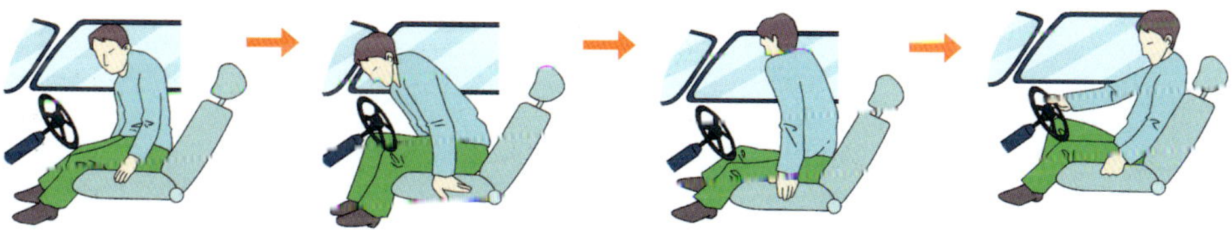

〈그림 7-부록〉 6

4 보행훈련

척수손상 환자가 보행시에는 정상인보다 에너지소모가 약 6배 많으므로 정확한 평가가 이루어져야 한다. 따라서, 에너지 효율면에서는 오히려 휠체어를 타는 것이 이로울 수도 있다. 그러나 환자수준에 맞는 보행훈련을 하는 것이 환자에게 의욕을 증진시키고 건강한 이미지를 줄 수 있는 중요한 기회가 될 수 있다.

1) 보행 전 훈련 프로그램

① 1 단계

하지마비 환자는 침상에서 걸터앉아 몸통의 균형을 잘 유지할 수 있어야 하며, 점차 머리, 팔, 몸통을 움직이면서 균형을 잡는 연습을 한다.

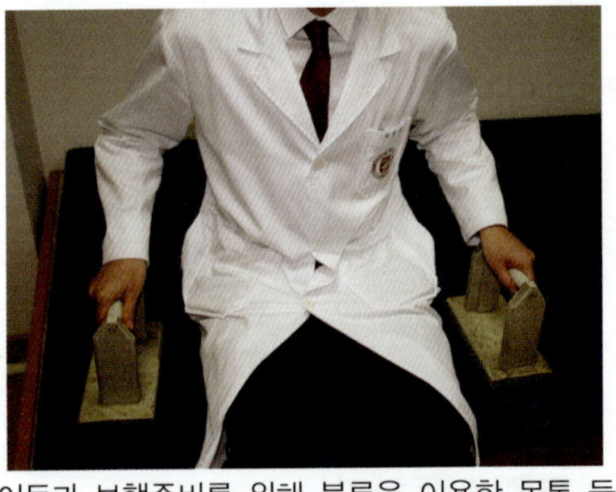

▸ 이동과 보행준비를 위해 블록을 이용한 몸통 들기

〈그림 7-부록〉 7

② 2 단계

앉은자세에서 공 던지기, 다리 움직이기, 다리를 슬링에 건채 엉덩이 들기(sitting lift)등을 연습한다.

③ 3 단계(네 발로 기기)

네발기기자세에서 체중 이동하기, 교대로 팔다리 들기, 네 발로 기기 등을 연습한다.

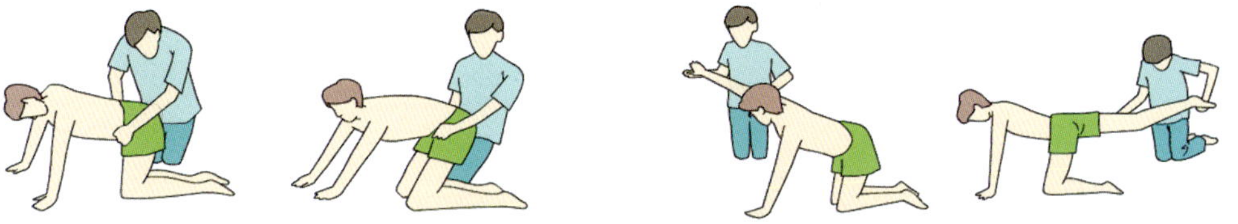

〈그림 7-부록〉 8

④ 4 단계

무릎으로선자세에서 균형 잡기 등을 연습한다.

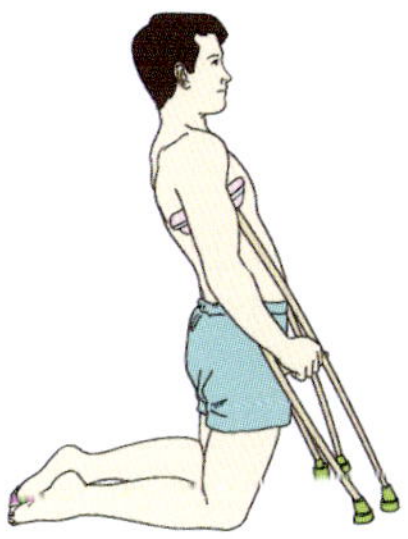

▸ 매트 목발을 이용한 무릎 선자세

〈그림 7-부록〉 9

⑤ 5 단계

선자세에서 다양한 연습을 한다.

2) 보행훈련 단계

① 목발을 짚고 의자차에서 일어서기

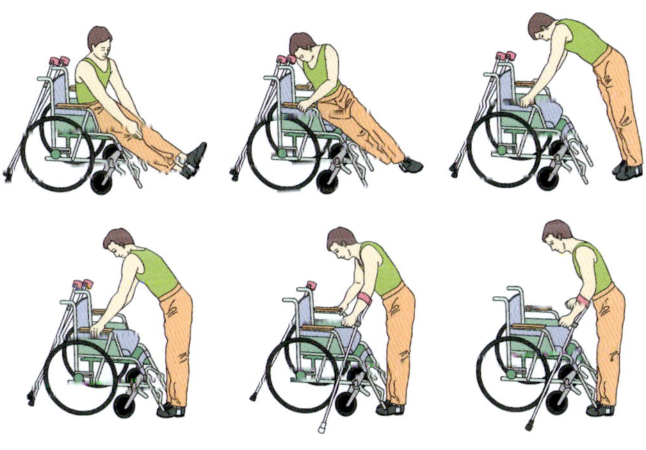

▸ 목발과 양측성 무릎관절-발목관절 보조기를 이용하여 의자차로부터 일어서기. 반대동작으로 다시 앉는다.

〈그림 7-부록〉 10

② 목발 균형 잡기

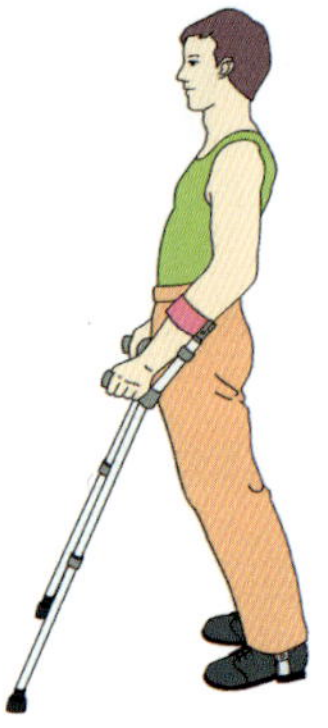

▸ 기립자세는 전방 Y인대에 의지하고 엉덩관절을 젖힘(과신전, hyperexterxion)으로써 유지된다.

〈그림 7-부록〉 11

③ 보행동작

4점, 2점, 유각보행(swing-to), 유각 통과(swing-through) 보행을 연습한다.

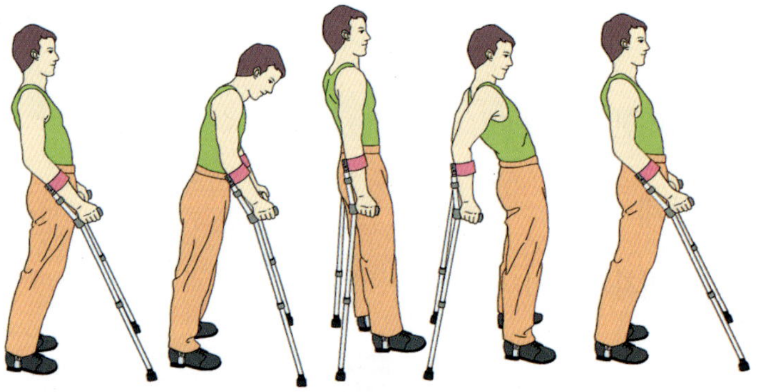

▸ 유각 통과(swing-through) 보행 패턴

〈그림 7-부록〉 12

④ 계단 뒤로 오르기(그림 7-부록) 13

⑤ 계단 앞으로 내려오기(그림 7-부록) 14

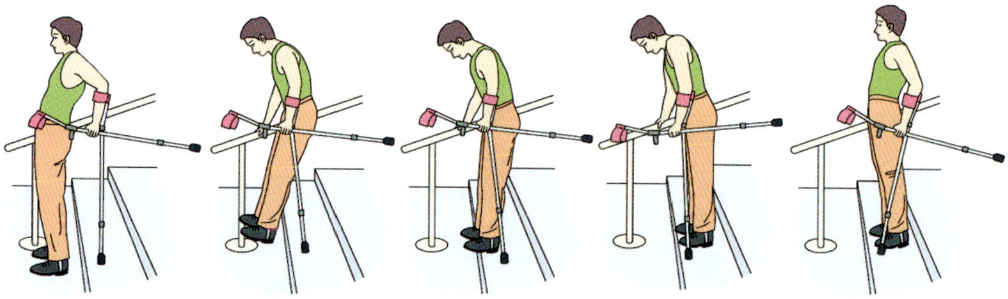

▸ 어깨관절을 내리누르고 팔꿉관절을 펴는 동안 머리와 몸통을 강하게 굽힌다.

〈그림 7-부록〉 13

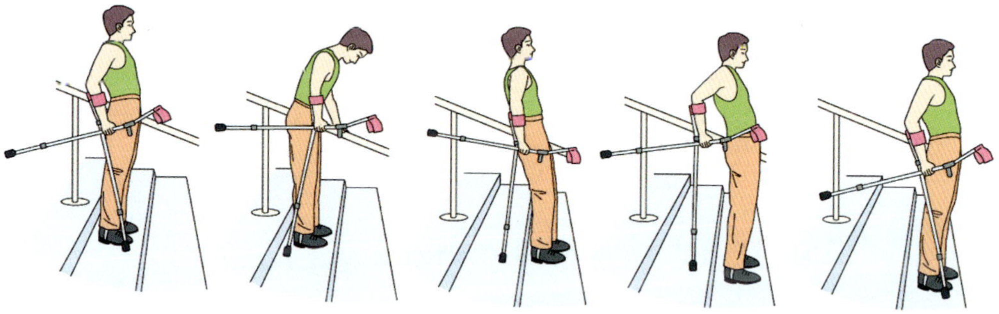

▸ 머리와 몸통을 먼저 굽히고 어깨관절을 내리누르고 팔꿉관절을 펴는 동안 곧바로 머리와 몸통을 강하게 편다.

〈그림 7-부록〉 14

⑥ 안전하게 넘어지기와 바닥에서 일어서기

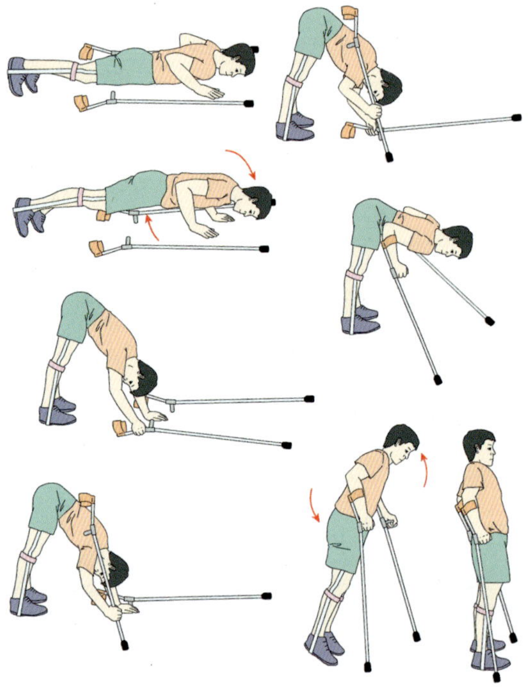

〈그림 7-부록〉 15

Ⅱ 척수 질환

chapter. 8 진행성 근위축증

chapter. 9 근위축성 가쪽 경화증

chapter. 10 후-소아마비증후군

chapter. 11 척수매독

chapter. 12 척수구멍증

chapter. 13 다발성 경화증

chapter 8

진행성 근위축증

1 개 요

진행성 근위축증은 척수앞뿔세포(척수전각세포, anterior horn cell)의 변성에 의한 것으로 전형적인 아래운동신경세포병변이고 진행성이며 치유가 불가능한 질병으로, 진행성 근력 약화와 마비, 근육 위축 등을 보인다. 이 질병의 말기에는 변성이 숨뇌(연수, medulla oblongata)와 같은 생명중추(vital centres)에까지 확장되어 숨뇌 마비(bulbar paralysis)를 일으켜 경우에 따라서 생명을 잃기도 한다. 분류는 〈표 8-1〉과 같다.

〈표 8-1〉 진행성 근위축증의 분류

형태	동의어	발병시기	유전양상	생존기간
제 1 형	Werdnig-Hoffmann	태아 ~ 생후 6개월	AR	7~18개월
제 2 형		생후 3개월 ~ 15년	AR	18~40년
제 3 형	Kugelberg-Welander병	생후 15년 ~ 60년	AR	정상적
제 4 형		생후 6개월 ~ 5년	AD	대체로 정상적
제 5 형		생후 25년 ~ 65년	AD	진단 후 약 20년

2 원 인

정확한 원인은 아직까지 불명확하며 남자에서 여자보다 많이 발생하고 중년기에 호발한다. 이띤 경우에는 정신적인 고민(mental worry)이 선행요인이 되기도 한다고 하는데, 염색체가 질환과 관련이 있으며 질병의 심한 정도는 유전자의 결손과 관련이 있는 것으로 알려져 있다.

경화성(sclerosis)의 변화가 있고 척수앞뿔세포의 변성이 피라미드로 통하여 상방으로 퍼져서 근육에 대한 지배를 상실함으로써 위축이 오고 마지막에는 변성이 온다.

3 임상 증상

일반적인 증상들은 다음과 같다.

① 첫 증상은 벌레근, 뼈사이근, 새끼두덩융기, 엄지두덩융기와 같은 손의 작은 근육들에 대한 약화와 위축이다.

② 환자의 손은 후에 갈퀴 모양의 변형을 나타낸다.

③ 위축은 점차적으로 아래팔근과 어깨근, 등근육까지 확산되고 등세모근 위섬유의 약화가 동반된다.

④ 일정한 시간이 지난 후 다리에서도 비슷하게 위축이 일어나는데, 발의 근육에서 먼저 일어나고 앞정강근, 종아리근 등이 침범된다. 경우에 따라서는 다리가 팔보다 먼저 침범되는 때도 있다.

⑤ 가로막과 갈비사이근의 마비로 인하여 호흡에 장애를 일으켜 치명적인 결과를 가져오기도 한다.

⑥ 반사는 점차적으로 소실된다.

⑦ 전기진단시 부분변성반응(partial reaction of degeneration)을 나타낸다.

⑧ 질병의 경과는 2 ~ 20년 정도이나 평균적으로 약 10년 전후이다.

〈표 8-2〉 근위축증과 근이영양증 비교

	근이영양증	근위축증
발생시기	유년기	청장년기
호발근육	몸쪽 근육군	먼쪽 근육군
이환근 분포	확산성	국소성
이환근 강직성	없 음	있 음
섬유속 수축	없 음	있 음
유전성	있 음	드 뭄

1) 유아성 근위축증

출생부터 호흡에 대한 도움이 필요한 전신적인 마비(제1형)에서부터 10대에서 20대에 천천히 경미한 진행성 근력 약화를 보이는 경우(제 3, 4형)까지 다양하다. 임상적 제 1 형인 베르드니히-호프만병(Werdnig-Hoffmann disease)에서는 약한 울음소리(feeble cry)와 젖빨기(sucking), 삼킴곤란 등을 보이며 대개 손가락과 발가락의 움직임을 제외한 전반적인 근육의 약화를 보이고, 호흡근의 침범으로 생후 2 ~ 3세경에 사망하는 경우가 많다. 임상적 제 2 형은 좀 더 만성적인 경과를 보이며, 후기에 발병하는 제 3 형인 쿠겔베르그-웰란더 증후군(Kugelberg Welander syndrome)은 서서히 진행하며 근위부의 근쇠약을 보이는데 특히 골반부분의 근육이 많이 약해지고 팔다리, 목, 척추근육의 이완 및 약화로 인하여 스스로 앉지도 못하고 양손을 의지하여 앉게 되기 때문에 frog child라고도 부른다.

증상이 진행될 경우 간혹 얼굴신경, 더부신경 및 혀인두신경이 침범되며 뇌줄기 운동신경세포가 함께 침범되면 얼굴이 같은쪽으로 평면화되고 입꼬리(구각, oral angle)이 늘어진다. 인두와 혀 뒤쪽의 지각기능 상실과 삼킴곤란(연하장애, dysphagia) 및 음성장애가 오며 머리를 제대로 유지하지 못한다. 신생아에서 목과 팔다리가 이완되어 아이를 안으면 머리와 팔다리가 밑으로 축 늘어지는 소위 봉제인형(rag doll)과 같은 모습을 보이며, 이를 무력아(floppy child)라고 한다. 또한 관절의 젖힘 또는 혀의 섬유성 연축도 동반된다.

2) 소아 및 성인형 근위축증

보통염색체 열성 유전(3형 근위 유전운동신경병)이 많으나 보통염색체 우성 유전(4형 소아 및 5형 성인 근위 유전운동신경병)도 있다. 보통 2 ~ 17세 때 발병하며 유병 기간은 2년에서 40년 이상까지 다양하고 주로 남자에서 발생한다.

임상적인 특징으로는 양측 다리 몸쪽부분과 골반부분 근력 약화가 진행되면서 팔과 어깨 주위 근력 또한 약화가 된다. 근육부분수축이 절반에서 있으며, 근생검상 질병이 만성적이어서 근육병의 양상을 보이기도 한다. 척수운동신경세포의 소실이 주 병리 소견이다.

진행성 척수근위축증(progressive spinal muscular atrophy = Aran-Duchenne syndrome)은 10대 청소년기 또는 성년기에 팔다리 먼쪽근이 서서히 약화되는데, 뼈사이근(interossei)의 위축으로 손가락 움직임이 원활하지 않게 된다. 반사는 점차적으로 소실되며 전기진단시 부분변성반응을 나타낸다. 배근육과 골반근육의 마비로 인한 소변저류 현상 또한 나타난다.

4 평 가

손가락의 떨림이나 손에 힘이 없는 어린이들을 보통 이 질환으로 의심한다. 유아성 근위축증은 혈청, 효소검사, 근전도 소견 및 근생검을 통한 병리조직학적 소견 등으로 진단이 가능하다. 혈액검사 결과, 화학적으로는 정상이나 혈청 크레아틴 키나아제의 활성은 보통의 약 1 ~ 2배이다. 근육 생체검사에서는 근육섬유 type 1과 2의 쇠약그룹이 일반적인 바둑판 모양의 반대모양으로 보여진다. 매우 각시고 큰 type 1의 섬유는 곳곳에 흩뿌려져 있는 양상을 보인다. 근전도에서 빈번한 섬유자발전위(세동전위), 근섬유속 연축, 증가된 진폭이 나타난다.

5 물리치료

진행성 근위축에 대한 치료의 목적은 수명은 단축된다 하더라도 생존해 있는 동안은 가능한 정상에 가깝도록 하여 큰 불편 없이 생활하도록 하는 것이다.

① 진행성 근위축증의 호전을 기대할 수 있는 치료는 없다.

② 물리치료를 실시했을 때 치료를 하지 않은 환자에 비해 진행이 좀 더 느리게 일어난다는 것은 의심의 여지가 없으나 진행 그 자체를 멈추게 할 수는 없다.

③ 치료의 가장 중요한 목적은 가능한 한 오랫동안 근력을 유지하게 하도록 하는데 있다.

④ 부목(splint)은 일반적으로 사용하지 않으며 밤이라 할지라도 착용시키지 않는다.

⑤ 관절의 수동운동을 초기부터 시작하여 근육의 마비로 인한 구축을 방지해야 한다.

⑥ 침대에 누워있을 때는 발등굽힘(배측굴곡, dorsiflexion) 상태가 유지되도록 지지해준다.

⑦ 혈액순환과 영양을 근육에 보조해주기 위하여 빠르고 가벼운 마사지를 실시해 준다.

⑧ 근육의 힘이 어느 정도 남아있을 때까지는 능동운동도 함께 시킨다. 그러나 피로가 나타나지 않는 범위 내에서 시킨다.

⑨ 경우에 따라서는 고유수용성 신경근 촉진법이 효과적이다.

⑩ 말기에는 현수기구를 사용한 운동이 효과적이다.

chapter 9 근위축성 가쪽 경화증 (Amyotroptric lateral Sclerosis)

1 개 요

근위축성 가쪽 경화증은 실제로 진행성 근위축증의 한 유형이다. 그러나 이 경우에는 변성의 시작이 피라미드로부터 일어나 척수 앞뿔과 신경뿌리로 하행한다는 점이 진행성 근위축증에서와 다른 점이다. 즉 근위축성 가쪽 경화증은 위운동신경세포 질병에서 시작하여 아래운동신경세포 질병으로 끝난다. 초기 경련성 마비가 수의적 근육에 발병하여 이후 근육위축과 반사항진 및 침범지배 근육들의 이완성 마비현상을 나타내는데, 미국에서는 루게릭 질환으로 알려졌다.

2 병 인

정확한 원인은 밝혀지지 않았으나 다음과 같은 가설이 있다.

첫째, 글루타민산 과잉설로 대량의 글루타민산에 의해 운동신경이 파괴된다는 설, 둘 째, 신경영양인자 결핍설로 신경을 성장시키거나 상처가 난 세포를 회복시키는데 필요한 영양성분이 결핍되어 운동신경이 파괴된다는 설, 셋째, 가족성/유전성으로 이 질환이 유전되는 경우는 극히 드물지만 이어받는 경우가 있다. 그 외에 바이러스 감염설, 환경오염으로 인한 중금속 축적설 등이 있다. 진행성 근위축증에서와 같이 정확한 원인은 밝혀져 있지 않으며 남자와 여자 모두에서 침범되고 25 ~ 50세 사이의 연령층에서 호발된다. 또 이것은 매독과는 무관한 것으로 알려져 있다.

3 병 리

병리적으로는 기본적으로 척수, 뇌줄기 그리고 대뇌겉질의 운동세포인 피라미드세포(pyramidal cell)의 변성과 뇌줄기운동신경세포(brain stem motor neuron)의 소실 및 척수의 가쪽 및 앞쪽 전달로의 2차적 변성이다. 또한 척수앞뿔세포를 침범하는 회색질 척수염과 유사하게 바이러스 침범에 의한다고 하나 확인되지 않았고, 독성물질의 유입 또는 흥분독성 및 자가면역의 결핍 등이 유력하다는 설이 있다. 그러므로 염증반응의 증거가 명확하지 못하고 혈관 주위에 약간의 침윤현상이 나타난다.

병변은 척수의 운동세포와 축삭이 가장 심하게 변성되며, 목(cervical) 척수와 허리(lumbar) 척수가 파괴의 정도가 심하다. 특히 뒷기둥(posterior column)을 제외한 척수의 광범위한 말이집의 탈락현상이 있고, 앞뿌리와 말초신경의 변화가 나타난다. 뇌줄기에서는 제Ⅶ, Ⅸ, Ⅹ, Ⅺ 뇌신경 핵의 소실 또는 척수 가쪽에 경화증 변형과 퇴행으로 위운동신경세포 증후군을 나타내고, 연이어 척수앞뿔세포의 변형으로 아래운동신경세포 증후군을 나타낸다. 대뇌겉질에서는 Bezt 세포의 수 감소와 변성변화가 나타난다.

4 임상 증상

① 이 질병에서는 먼저 손가락과 손에서 경련이 시작되어 팔로 퍼져서 반신마비와 비슷한 양상을 나타낸다.

② 척수앞뿔세포의 변성에 따라 매우 느리게 팔다리의 근육에 위축이 나타난다.

③ 반사는 처음에는 증가되었다가 점차적으로 감소되어 나중에는 소실된다.

④ 최종적으로 경련성이 소실되면서 이완성으로 대치되어 아래운동신경세포 병터의 증상을 나타낸다.

⑤ 감각증상은 현저하지 않으며 손에 저린감(numbness)이나 따끔따끔한 감각을 느끼지만 무감각증은 없다.

⑥ 후기에는 다리의 침범이 있으며 먼저 경련성이 나타나 팔에서와 같은 경과를 밟으면서 진행된다.

⑦ 다리에서의 반사는 팔에서와 비슷하며 발목 간대경련(ankle clonus)이나 Babinskis sign이 처음에는 강하게 존재하다가 점차적으로 약해져 마지막에는 상실된다.

⑧ 항문조임근(anal sphincters)은 침범되지 않는다.

⑨ 질병의 경과는 진행성 근위축증에서보다 짧아져 1 ~ 3년 정도이다.

⑩ 마지막 증상은 죽음으로 이것은 근위축성 가쪽 경화증과 연관되어 병발하는 폐염이나 숨뇌마비, 호흡 혹은 심장중추 등의 침범 때문이다. 나중에는 혀나 물렁입천장(soft palate)의 마비로 인하여 음식을 삼키기도 어렵게 되고 말이 불가능하게 된다.

5 진 단

일반적으로 환자가 호소하는 병력과 신경학적 진찰을 통하여 어느 정도 이 병을 의심할 수 있다. 근위축성 가쪽 경화증이 의심되는 경우 환자에게서 안구운동장애, 감각장애, 방광 및 항문장애, 또는 시능장애 여부를 꼭 확인해야 하는데, 이는 근위축성 가쪽 경화증에서는 이와 같은 증세가 동반되지 않기 때문이다.

6 치 료

근육위축 가쪽 경화증의 대부분 환자는 다음과 같은 3단계를 거치게 된다.

첫 번째 단계는 환자가 독립적인 단계로, 보행과 일상생활동작이 독립적이고 경한 근력 약화만이 있을 뿐이다. 이때는 관절운동범위의 운동과 적절한 근력강화운동이 필요하고, 조금 진행하면 보행과 일상생활동작 능력이 조금씩 감소하여 계단 보행에 어려움이 있든지, 선반에 물건을 올리기 힘들게 된다. 이 단계에서는 보조기를 사용하고 관절 구축이 발생하지 않도록 신장운동을 하며 침범되지 않은 근육의 선택적 근력강화운동을 시행한다. 여기서 더 진행될 경우 장거리 보행에 쉽게 피로해지므로 이 단계에서는 심호흡 운동이 추가되어야 하며 먼 거리 보행을 위하여 전동 의자차를 고려해야 한다.

두 번째 단계는 부분 독립 단계로, 보행이 불가능해지며 의자차에 의존한다. 그러나 팔을 이용한 일상생활동작은 어느 정도 독립성이 유지된다. 어깨 근육의 약화로 어깨 통증이 발생할 수 있으므로 어깨를 받칠 수 있는 보조도구와 어깨 통증을 위한 열과 마사지를 시행한다. 구축을 방지하기 위해 관절운동을 시행하고 등척성 운동을 시행하여 근력 약화를 예방한다. 더 나아가면 근력이 더 감소하여 팔을 이용한 일상생활동작도 도움이 필요하게 된다. 욕창 발생이 쉬우므로 물매트가 필요하다.

세 번째 단계는 완전의존 단계로, 침대에 국한되게 되며 구축을 방지하는 신장운동이 필요하다. 삼킴 곤란으로 연한 식이가 필요하며 튜브 식이를 요할 수도 있다. 호흡을 위하여 기도의 확보가 중요하며 기관절개술 및 호흡기계가 필요하다.

chapter 10

후-소아마비증후군 (Post-polro syndrome)

후-소아마비증후군(Post-polio Syndrome)

1 개 요

회색질척수염후증후군(post-polio syndrome, PPS)은 처음 소아마비 바이러스에 손상된 마비로부터 회복 후 10 ~ 40년 정도 마비적 잔류가 계속되는 병적상태를 말한다. 따라서 특징적으로 진행적인 근육 약화와 위축, 전신적 피로, 관절통, 열과 냉의 내성 감소, 삼킴곤란, 호흡곤란, 일반적인 척추 옆굽음증(측만증, Scoliosis)과 같은 골격계 변형 등을 경험하게 된다. 회색질척수염후증후군에서 발생하는 증상과 함께 진행성 근위축증(progressive muscle atrophy)이 함께 동반되면 이를 회색질척수염후근위축(post-polio progressive muscle atrophy, PPMA)이라고 한다. 따라서 매우 희박하지만 척수근육 위축(spinal muscular atrophy)이라던지, 근위축성 가쪽 경화증(amyotrophic lateral sclerosis, ALS) 같은 질환도 동반할 수 있다.

2 원 인

회색질척수염후증후군에 대한 원인은 아직 명확히 밝혀지지 않았지만 회색질척수염을 앓고 난 후 합병증으로 이행하는 과정에는 적어도 세 가지 즉, 운동단위의 기능부전, 근육골격계의 과다사용, 근육골격계의 비사용 등이 있는데 이들 중 하나 혹은 하나 이상이 서로 연합하여 작용할 수도 있다.

운동단위의 기능부전이 일어나는 명확한 원인에 대해서는 아직 모르지만 가능한 원인들에 대한 제시는 몇 가지가 있다. 첫째는 폴리오바이러스나 바이러스 조각들이 일부 잠복해 있다가 어떤 원인에 의해 재활성화 된다는 것이고, 둘째는 면역기전이 중요한 역할을 할 수 있다는 것이다. 그 증거로 일부 증상이 나타나는 환자들의 뇌척수액에서 증상이 나타나지 않은 사람들에서는 발견되지 않는 면역글로불린G 올리고클론띠(Ig G oligoclonal band)와 근육생검에서 림프구반응이 관찰되었다. 셋째는 회색질척수염 환자가 근육골격계를 과다사용하면 근육을 수축시키기 위해 대사요구량이 증가하고 앞뿔세포가 피로하게 되어 세포를 잃게 된다는 미성숙 대사손상의 가능성이다. 앞뿔세포와 근섬유의 피로 이외에도 일정한 근수축량을 유지하기 위해 필요한 정신적인 노력 즉, 중추피로가 원인이 될 수도 있다고도 알려져 있다. 그러나 이들 제시 역시 아직 확실한 증거라고 하기에는 여러 가지 측면에서 부족한 점이 많다.

3 임상 증상

1) 초기증상

피로, 근육과 관절의 통증, 대칭적 또는 비대칭적으로 근 약화가 거의 나타난다. 또한 새로운 근위축이 나타나는데 이를 후-회색질근육위축증(Post-polio Muscular Atrophy, PPMA)이라 한다. 일상생활동작 기능의 어려움, 보행, 계단 오르기, 옷입기 등이 어려워진다.

2) 부수적인 증상

① 호흡곤란

호흡근의 약화로 가로막(횡경막, diaphragm)과 가슴뼈(흉곽, thoracic)의 움직임이 감소되며, 심한 경우 호흡부전과 폐렴의 위험성이 커진다. 그리고 휴식기의 동맥 CO_2 레벨이 높아진다. 이 같은 환자는 거의 제한성 폐질환으로 유의하며, 신경근적인 문제가 많다.

② 수면장애

후-소아마비 환자의 경우 수면장애의 발생률이 높으며, 이는 여러 요인들에 의한 무호흡(apnea)에서 비롯된 것이며 주간에 호흡근육의 기능적 불량으로 야간혈중산소 결핍(nocturnal hypoxemia)이 증가된다.

③ 삼킴곤란

많은 후-소아마비 증후군 환자들의 숨뇌형 소아마비(bulbar polio)의 경우 일반적으로 먹기(eating)와 삼키기(swallowing) 곤란을 호소한다. 또한 심한 환자의 경우 진행적으로 말하기 등의 곤란 등으로 언어곤란 또는 쉰 목소리가 증가되며, 말이 약하고 불명확해진다.

④ 한랭의 내성 감소

팔다리가 한랭과 추위 노출에 약해진다. 이런 경우는 척수의 중앙-가쪽의 병변으로 혈관마비, 혈관의 울혈 그리고 열의 과도한 손실 등으로 나타난다.

⑤ 퇴행성 관절염

관절들의 생역학적 변화로 퇴행성 관절염이 증가된다.

⑥ 사회적 정신적 문제

장기간의 기능적 장애와 부정적 사고로 사회적·정신적 문제가 발생된다.

4 진 단

① 후-소아마비 증후군은 기본적으로 병력과 이학적 검사로써 필요하다.

② 이미 마비성 회색질척수염의 병력이 있어야 하고, 근전도 검사 등으로 병력 또는 특징적 잔류성 위축이 나타나야 한다.

③ 새로운 증상이 나타나기 전 소아마비에 대한 뚜렷한 안전성 기간이 있어야 한다.

④ 특히 운동신경세포 질환, 과사용 증후군 등과는 감별진단이 필요하다.

⑤ 근전도 검사상 급성기에는 탈신경 소견으로 섬유자발전위(fibrillation potential)와 양성극파(positive sharp wave)를 보인다.

⑥ 근전도 검사상 만성기에는 선행된 탈신경과 신경재지배(reinnervation)에 의한 거대 다상운동전위(giant polyphasic motor unit potential)와 최대 근수축 상태에서 전위의 간섭이 감소된 양상을 보이며 근육부분수축이 나타난다.

⑦ 단일섬유 근전도에서 신경원성 과민이 관찰되지 않는다.

⑧ 근육생검에서 과거 회색질척수염에 의한 만성 탈신경지배와 재신경지배, 능동탈신경지배 및 간질염증화로 림프액 유출이 특징적으로 관찰된다.

5 치 료

후-소아마비 증후군에 대한 치료 목표는 생활습관의 변경, 환측의 근육량의 증가, 피로에 대한 약물적 치료 그리고 특별한 합병증에 대한 치료 등이다. 따라서 진단적 의문시 신경학적 자문을 받도록 하며, 재활의 및 일반적 전문의들과의 재활과정의 팀워크를 형성하도록 한다. 특히 장애가 심하거나 신체의 역학적 기전이 불량스러울 경우 초기부터 운동방법, 보장구, 보조기구 등을 교육 및 처방한다.

1) 물리치료

임상에서 많은 물리치료사들이 후-소아마비 증후군 환자를 경험한다. 따라서 물리치료사는 많은 임상적 증상들과 생활습관을 수정하고, 보행과 에너지의 추정 같은 개념들을 사용해야 한다. 물리치료사는 어떤 장해 또는 약화된 신체로부터 움직임이 충분하다는 것을 알아내고 환자에게 안전한 운동 프로그램을 기록화하고 수정, 치료하여야 한다. 또한 호흡기에 대한 평가와 관리를 통하여 수면장애 또는 호흡기능불량을 치료할 수 있어야 한다.

2) 기타치료

정신-심리적 평가와 치료를 통한 우울증, 통증관리 그리고 생활습관 등에 대한 상담 등이 이루어져야 한다. 더불어 정형의사, 영양사, 그리고 사회사업가들과의 규칙적인 모임을 통해 환자에 대한 평가가 각 분야별로 이루어져야 한다. 언어치료사의 경우 삼킴작용과 언어의 문제점을 평가 및 치료하여 환자에게 도움이 되도록 하여야 한다.

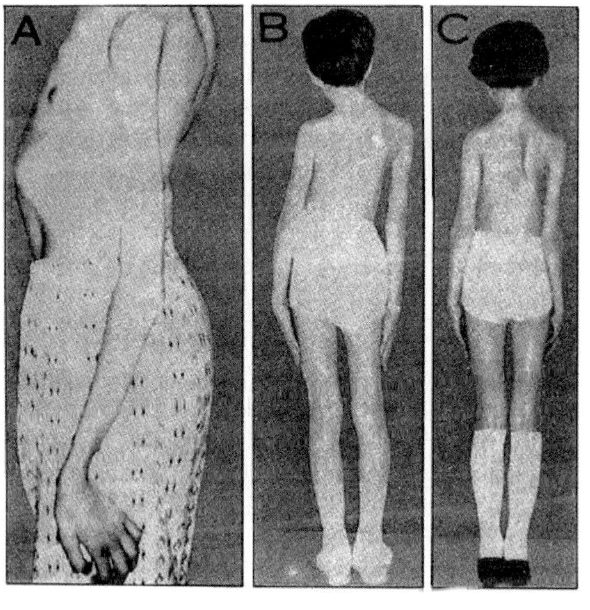

A. 왼쪽 팔과 척추의 마비
B. 마비로 인한 척추 옆굽음증
C. Harrington 견인기를 사용하여 교정한 후의 모습

〈그림 10-1〉 소아마비 후의 기형

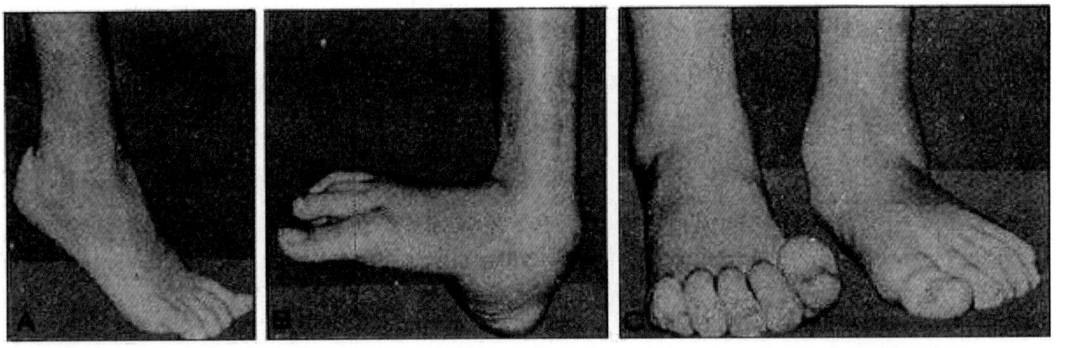

A : 마비성 꿈치들 건흰발
(첨족, equinus)

B : 마비성 발끝들림흰발
(종골족, talipes ealcaneus)

C : 마비성 안쪽들림흰발(내반족,
talipes varus)과 갈퀴발

〈그림 10-2〉 소아마비 후의 발목 기형

회색질척수염(소아마비, Poliomyelitis)

1 개 요

회색질척수염(Poliomyelitis)은 산발적 또는 유행성으로 발생하는 급성바이러스 질환으로 폴리오바이러스(poliovirus)가 원인균이며 척수의 앞뿔세포(전각세포, anterior horn cell)를 선택적으로 침범하여 운동마비를 일으키는 것이 특징이다. 척수염이지만 척수뿐만 아니라 대뇌, 소뇌 등에도 염증을 일으킨다. 이 바이러스는 엔테로바이러스(entcrovirus)의 일종으로 감염시 위창자길(gastrointestinal tract)장애가 발생한다. 아직 정확한 기전이 밝혀지진 않았지만 소수의 환자에서는 혈액을 타고 바이러스가 중추신경계를 침범하게 된다. 일단 급성기에서 회복되더라도 앞뿔운동신경세포들이 대다수 파괴되어 이들이 지배하고 있는 근육의 마비를 초래하게 된다. 회색질척수염은 급성앞회색질척수염(acute anterior poliomyelitis), 영아마비(infantile paralysis) 혹은 헤인-메딘병(Heine-Medin disease)이라고도 불리지만 우리나라에서는 일반적으로 소아마비라는 이름으로 더 많이 알려져 있다.

우리나라에서는 회색질척수염이 드물었으나 6.25 전쟁을 전후로 점차 발생빈도가 증가하였고, 특히 1950년대 후반부터 1960년대 초반에 이르러 폭발적인 증가가 있었다. 하지만 Salk와 Sabin에 의해서 예방접종이 개발된 이후 우리나라에서도 1958년부터 부분적으로 예방접종이 도입되었고, 1960년 초반부터 정부 차원에서의 대량 접종이 시행된 후부터 회색질척수염 발생률은 급격히 감소되었다. 따라서 현재 우리나라에서는 다시 드문 질환이 되었으며 대부분의 선진국에서는 희귀한 질병으로 등록되어 있다. 회색질척수염은 온화한 기후 지역에서 늦은 여름과 이른 가을에 유행하며 흔히 소아에서 마비형태가 잘 발생하는 급성질환이다.

2 원 인

회색질척수염은 폴리오바이러스가 척수의 앞뿔세포와 뇌줄기(brain stem)의 운동신경핵(motor nucleus) 부위를 선택적으로 침범하여 급성근육이완성마비(flaccid paralysis)를 일으키는 일종의 급성바이러스 감염병증이다. 폴리오바이러스는 피코르나바이러스(picornavirus)과의 엔테로바이러스(enterovirus) 속에 속하는 바이러스로 혈청형에 따라 면역학적으로 다른 제1형(Brunhilde type), 제2형(Lansing type), 제3형(Leon type) 등 세 균주(strains)가 있다. 이 중 제1형이 전마비성 회색질척수염의 85 %를 차지한다. 폴리오바이러스는 한 종류에 대한 면역성이 있다하더라도 다른 두 종류의 면역성에 교차반응(cross reaction)을 나타내지는 않는다.

폴리오바이러스는 세포 원형질 내에서 증식되는 작은 비낭포성 RNA 바이러스인 엔테로바이러스의 한 종류이기 때문에 바이러스가 입을 통해 유입되면 인두(pharynx), 편도(tonsil) 혹은 돌창자(ileum) 등에서 증식되고 임파결절들로 전파되면서 바이러스혈증을 일으킨다. 한편 이들 엔테로바이러스들이 신경계를 침범하기도 하는데 어떻게 해서 신경계에 침투하는가 하는 침투기전은 아직 불확실하다. 운동신경원은 바이러스가 배출하는 독성물질에 의해 직접 손상되거나 모세혈관의 투과성 증가에 의한 국소 부음(swelling), 출혈 및 허혈에 의해 간접적으로 손상되기도 하는데 신경계 침범은 보통 이 질병의 말기에 일어난다. 그 외 콕사키바이러스(Coxsackievirus) 및 에코바이러스(echovirus)들도 임상적으로 동일한 회색질척수염을 일으킬 수 있다.

3 임상 증상

임상 증상은 침범부위와 정도 및 병의 진행 시기에 따라 부전형, 수막형, 척수형, 숨뇌형, 뇌염형 등으로 나누고 질병의 경과와 증상에 따라 급성기, 회복기, 잔유기 등으로 나눈다.

1) 침범부위와 정도에 따른 분류

(1) 부전형(Abortive Type)

불현성 감염은 아니지만 중추신경계 증상은 없고 위장증상을 나타내는 경우와 감기증상을 나타내는 경우가 있으며 수 일간 계속된다.

(2) 수막형(Meningeal Type)

일반적으로 마비가 나타나지 않기 때문에 비마비형(nonparalytic type)이라고도 하는데, 부전형의 경과를 취하다가 이행되기도 하고 처음부터 시작되는 수도 있다. 수막 자극 증상과 수액의 변화가 주증상이며 수액의 백혈구 수는 25 ~ 500이고, 초기에는 호중구가 많고 80 %까지 차지하지만 곧 림프구가 많아지며 단백, 당은 정상이거나 다소 증가한다(부전형과 수막형을 묶어 비마비형이라고도 분류한다).

(3) 척수형(Spinal Type)

팔다리에 마비를 일으키기 때문에 마비형(paralytic type)이라고도 하는데, 침범부위에 따라 마비의 경과가 다르게 나타난다. 일반적으로 척수형은 부전형의 증상이 없어진 다음 5 ~ 10일이 지나면 다시 열이 나고 수막염 증상이 나타나지만 수막형과 다른 것은 침범된 척수의 신경지배를 받는 근육에 경련성 동통과 피부의 지각과민(hyperesthesia), 그리고 근섬유다발수축(fasciculation)이 나타난다는 것이다. 연령별 경과는 5세 미만에서는 한쪽 하지의 마비가 많고, 5 ~ 15세에서는 양쪽 하지마비가 그리고 어른에서는 양쪽 팔다리 및 호흡근 등의 마비가 많이 보인다. 또 침범된 척수 수준에 따라 마비 형태도 달라지는데, 목척수가 침범되면 어깨, 팔, 목 및 가로막의 마비가 생기며 등 척수가 침범되면 가슴, 윗배(명치), 갈비사이즈 등이 마비되어 호흡장애가 생기고(이 때 호흡중추의 마비와 달리 호흡은 규칙적이다), 허리척수에 침범이 오면 아랫배와 다리의 마비가 생겨 앉을 수 없게 되고 병적 반사도 나타난다.

(4) 숨뇌형(Bulbar Type)

숨뇌, 다리뇌, 중간뇌 등이 침범되며 침범된 부위에 따른 증상을 나타낸다. 어린이에서는 이러한 부위에 국한되는 경우가 많지만 어른은 척수와 같이 침범되는 경우가 많다. 상부 뇌신경핵(3, 4, 5, 6, 7, 8 뇌신경)이 침범을 당하면 시각신경의 부분마비와 동공장애들의 증상이 나타나고, 씹거나 입을 다물기 어려워지고 귀머거리가 되기도 한다. 하부 뇌신경핵(9, 10, 12 뇌신경)의 침범이 일어나면 삼킴장애와 콧소리가 생기고 물렁입천장 운동장애가 생긴다. 따라서 침과 음식물을 삼키기 어렵게 되어 이들이 기도를 막거나 혹은 성대문(glottis)의 경련과 성대 양쪽의 마비가 생겨 생명이 위험하게 될 때도 있다. 또 호흡 및 혈관운동중추인 숨뇌가 마비되면 가슴근육이나 가로막은 정상이라 하더라도 호흡의 이상이 생기며 호흡리듬이나 깊이가 불규칙하여지고 계속되는 무호흡과 과다호흡이 오랫동안 교대로 나타난다(Biot 호흡). 감염이 더욱 진행되면 호흡이 얕아지고 중간에 긴 무호흡이 생긴다. 초기에는 딸꾹질이 잘 나타나고 말기에는 산소를 주어도 호흡은 좋아지지 않고 체온, 맥박, 혈압이 올라갔다가 결국은 쇼크(shock)에 빠지는 경우가 많다. 순환작용을 조절하는 중추가 침범되면 입술은 분홍빛이 되고 피부는 불그레하여지지만 맥박은 매우 빠르고 혈압이 떨어진다. 병변이 진행되면 열이 나고 피부는 얼룩얼룩해지면서 끈끈하며 호흡은 얕아지고 정신이 혼미해져 쇼크에 빠지거나 사망하는 경우도 있다.

(5) 뇌염형(Encephalitic Type)

뇌에 병터가 생기더라고 증세가 없이 지나가기도 하지만 증상이 나타나면 일본뇌염 증상과 비슷한 증세를 나타낸다(뇌염형은 숨뇌형에 포함시키기도 한다).

2) 질병의 경과와 증상에 따른 분류

일반적으로 1 ~ 2주 정도의 잠복기를 거친 후 병의 경과와 증상에 따라 급성기, 회복기, 잔유기 등으로 나눈다.

(1) 급성기

급성기는 보통 1 ~ 4주간으로(Tidy는 4 ~ 6주간까지를 급성기라고 함) 전신증상과 뇌막증상을 나타낸다.

① 전신증상

수 일간 열이 지속되며 3일경에 최대에 이른다. 열이 계속되는 동안 두통, 맥박수의 증가, 구토, 설사, 변비와 같은 위장관 증상이 특징적으로 나타난다. 그러나 수일이 지나면 근육이 뻣뻣해지면서 심한 근육통과 함께 점진적인 이완성마비가 일어난다. 마비는 일반적으로 비대칭성으로 나타나고 다리가 상지보다 더 잘 침범된다. 비대칭성으로 배근육마비가 오면 Beevor징후(Beevor's sign)가 나타난다.

② 뇌막증상

욕지기(nausea), 구토, 목경직(neck stiffness), 경련(convulsion), 삼킴곤란과 같은 증상들이 나타난다.

(2) 회복기(Convalescent Stage)

발병한 지 6 ~ 12주가 경과되면 회복기라 하는데, 신경이 회복되는 시기이므로 물리치료가 매우 중요한 때이다.

(3) 잔유기(Residual Stage)

회복기가 지난 다음 만성기에 돌입한 시기로 일단 손상된 마비의 회복은 기대하기가 어렵다. 이 시기에는 근육의 불균형, 잘못된 자세, 팔다리 사용의 잘못, 연부조직의 구축 등으로 인하여 여러 가지 변형이 형성되는 시기이므로 이들의 예방에 주력해야 한다. 그리고 사회활동에 대한 계획도 세워 함께 추진하여야 한다.

4 치 료

1) 물리치료

급성기가 안정되었을 때 물리치료사는 환자가 안락하고 기능적으로 회복될 수 있도록 관절의 가동유지를 위한 가벼운 수동운동 및 통증완화를 위한 온열치료가 필요하다.

온습열의 경우 엘리자베스 케니의 치료법(sister Elizabeth kenny treatment)과 같이 광범위한 온습열의 폴리오 팩(polio pack) 적용이 필요하다.

마비된 관절과 근육의 변형에 대해 관절가동성 유지와 통증을 완화시킬 수 있도록 과도하지 않은 수동운동을 한다. 또한 신경기능을 활성화하기 위하여 협조운동이나 고유수용성 신경근 촉진법 등을 실시한다. 마비로 인한 근육의 불균형, 습관적인 이상 자세, 연부조직의 구축 및 성장에 따른 비정상적인 뼈 성장 등의 원인으로 여러 변형이 초래하므로 이에 따른 다양한 물리치료의 운동치료적 접근법과 보조기의 착용이 필요하다.

2) 의학적 관리 및 예후

(1) 급성기의 치료

급성기에는 주로 내과나 소아과에서 치료가 이루어지는데 전신적 염증 증상에 대한 보존적 치료가 주된 치료이다. 이 시기에는 환자의 침대를 약간 딱딱한 것으로 준비하여 바르게 눕힌 상태에서 절대안정을 시켜야 한다. 특히 다리 변형의 주된 요인으로 엉덩정강근막띠(장경인대, iliotibial band)가 작용하므로 다리를 바른 자세로 위치하게 하는 것이 중요하다. 일반적으로 자극에 대해 매우 민감한 반응을 보이기 때문에 보조기의 사용은 어렵다. 근육의 경직이 있을 경우 근이완을 위해 침범된 팔다리를 약간 굽혀서 안정(rest)시키는 것이 좋으며 동통감소를 위해 폴리오 팩(polio pack)을 이용해 습열을 가해준다. 숨뇌형에서는 특별히 호흡상태를 자주 관찰하고 필요할 경우 산소호흡기를 사용한다.

(2) 회복기의 치료

물리치료가 가장 중요한 시기로 근육의 강직이나 동통이 소실되면 곧 운동을 시작한다. 회복기 치료의 목표는 관절의 운동범위 유지, 구축방지, 운동감각의 유지, 순환증진, 근력증강 등에 있으므로 초기에는 경미한 수동운동을 실시하고 근력이 회복됨에 따라 보조운동, 능동운동, 저항운동 등의 순서로 발전시켜 나간다. 회복기 초기에 너무 과도한 운동을 시키면 근육의 회복력을 오히려 저하시킬 수 있으므로, 운동은 부드럽게 천천히 그리고 근력의 회복정도에 따라 서서히 저항을 증가시켜 나간다. 침범된 부위는 보통 반사(reflex)가 상실되면서 영양성 변화(trophic change), 팔다리의 창백 등이 나타나므로 이러한 증상들을 제거할 수 있는 치료계획을 세워 실시한다. 운동의 형태가 어떤 것이든 간에 치료를 실시하기 전에 온열치료를 실시해주는 것이 좋다.

하버드 탱크를 이용하여 전신욕을 실시할 때는 탱크의 물 온도에 유의하여야 하는데, 초기 회복시 소아마비 환자의 경우 처음에는 탱크의 온도가 98 °F가 되도록 조절하여 환자를 들어가게 한 다음 약 10분 정도 처방된 운동을 실시하면서 욕조의 온도를 102 °F까지 올린다(단 12세 미만의 어린이의 경우에는 100 °F까지만 올린다). 운동을 실시하고 나서는 치료부위에 교반기(agitator)를 적용하여 환자를 7 ~ 8분 정도 그대로 쉬게 하면서 온도를 다시 98 °F까지 낮춘다.

필요한 경우 침범된 개개의 근육이나 근육군에 전기자극치료를 실시하는데, 주로 앞정강근(전경골근, tibialis anterior)이나 넙다리네갈래근(대퇴사두근, quadriceps), 볼기근(gluteal muscle)등이 대상이 된다. 근 재교육을 목적으로 하는 전기자극치료는 단속평류 등을 이용한 단일근자극법이나 간섭전류를 이용한 근육군자극법 등이 유용한데, 일정한 횟수만큼 연축 혹은 강축을 유발하여 치료한다. 회복기 후반부에서는 보조기의 착용이 가능하나 보조기는 착용하였을 경우 확실한 이득이 있다고 판단될 때만 사용한다. 소아마비에서 보조기의 사용은 기립이나 보행시 지지력을 제공하거나 관절의 변형, 근육이나 인대의 신장을 방지하는데 목적이 있다. 앞정강근의 마비로 인하여 발처짐(foot drop)이 있을 때에는 발목관절 90° 후방정지(90° ankle posterior stop) 보조기를 착용하게 하고 근육의 마비로 발목관절 바깥굽은(외반, eversion) 변형이 있을 때에는 발목관절 바깥굽은 변형을 예방 또는 치료할 수 있는 보조기를 착용하게 한다.

넙다리네갈래근의 근력약화 여부를 물리치료사는 관심을 갖고 살펴보아야 하는데 근력약화가 있을 경우 넙다리네갈래근에 대한 적당한 근력증진 운동계획을 수립하여 환자가 피로해하지 않은 범위 내에서 지속적으로 실시한다. 그리고 습관적 행동에 의해 젖힌무릎(전반슬, genu recurvatum)이 일어나지 않도록 주의를 주어야 한다. 젖힌무릎이 발생할 경우 비정상적인 보행을 할 수 있다. 그리고 역시 근력의 불균형으로 인한 무릎관절의 굽힘 구축이 일어나지 않도록 주의한다.

(3) 잔유기의 치료

여러 가지의 정확한 검사 즉 근력평가나 관절가동범위, 연축, 단축 등을 실시한 다음 될 수 있으면 환자 자신이 가지고 있는 근력, 관절가동력 등을 중심으로 하여 능동적 운동이 일어날 수 있도록 해준다. 보조기는 가능하면 사용되지 않도록 하고 꼭 사용해야 할 경우라면 그 횟수나 의존도를 점차 줄여나가도록 한다.

회복기에 회복되지 않은 근육의 근력은 이 기간 동안에도 거의 회복되지 않으나 더 이상 위축이 일어나지 않도록 지속적인 운동을 시켜준다. 침상생활 등으로 인하여 사용하지 않음으로 해서 발생한 근력약화가 있을 경우에는 이들 근육에 대한 근력강화운동을 시킨다. 또 마비된 신체의 치료와 더불어 환자가 소속된 사회에 잘 적응할 수 있도록 정신적 격려를 해준다. 마비된 팔다리는 혈액순환이 원활하지 못하므로 추위에 노출되지 않도록 주의한다.

어떤 연부조직의 단축이나 구축으로 인하여 이미 변형이 고정된 경우에는 정형외과적인 수술을 실시하여 교정하게 되는데 다음과 같은 수술방법 등이 있다.

a. 엉덩관절의 경우 굽힘과 벌림 변형이 흔히 나타나는데 변형정도가 가벼운 경우 소우터(Soutter) 수술법 또는 컴포벨(Compobel) 수술법 등을 실시한다.

b. 무릎관절에서는 넙다리네갈래근의 마비로 특히 굽힘구축이 심해지며 젖힌무릎(전반슬, genu recurvatum)과 불안정성 관절이 나타나는데, 뒤넙다리근(슬건근, hamstring)과 넙다리빗근(봉공근, sartorius) 및 엉덩정강근막띠의 근이동술을 실시하고, 또한 젖힌무릎으로 인한 무릎관절의 변형시 정강뼈자름골술을 실시하기도 한다.

c. 발목관절에서는 아킬레스힘줄(achilles tendon)과 뒤쪽(후부, posterior region) 발목관절주머니의 구축으로 발바닥굽힘(첨족, plantar flexion) 변형이 나타나며, 이에 대한 수술적 방법으로는 아킬레스힘줄 연장술 및 뒤관절막 절제술을 시행한다. 발바닥근막(족저근막, plantar fascia)의 구축으로는 휜발(요족, pes cavus)이 흔히 나타나는데, 이는 발바닥근막절개술(plantar fasciotomy)을 실시한다. 또한 발(족부, foot)관절을 고정시키는 방법으로는 목말–발꿈치(거종, talocalcaneal)관절, 목말–발배(거주상, talonavicula)관절 그리고 발꿈치–입방(종골입방, calcaneocuboid)관절 등의 3개의 관절을 고정하는 삼중관절고정술을 많이 시행한다.

발 변형의 교정을 위한 수술법

- Yount's operation: 엉덩관절(hip joint)에 굽힘(flexion), 바깥돌림(외회선, external rotation)이나 벌림(외전, abduction)이 있을 때 사용하는 것으로 엉덩정강근막띠 절개술이 여기에 해당된다.
- Soutter operation: 엉덩정강근막띠 엉덩관절굽힘근의 엉덩뼈(장골, ilium) 부착부위를 뼈막(골막, periosteal)과 더불어 박리하여 원위부로 이동시키는 수술법이다.
- Lowman operation: 배근육(복근, abdominal muscle)의 마비로 인하여 배벽이 지나치게 팽창될 때 사용하는 것으로 넙다리근막(fascia lata)을 이식하는 수술법이다.
- Ober operation: 큰볼기근(대둔근, gluteus maximus) 마비시 척추 폄근을 이식하는 방법이다.

- Dickson operation: 큰볼기근(대둔근, gluteus maximus) 마비시 넙다리근막긴장근(대퇴근막장근, tensor fasciae latae)을 이식하는 방법이다.
- Legg operation: 중간볼기근(중둔근, gluteus medius) 마비시 넙다리근막긴장근을 이식하는 방법이다.
- 삼중관절고정술(triple arthrodesis): 발목관절 고정시 가장 빈번하게 사용하는 것으로 목말발꿈치관절(talocalcaneal joint)과 목말발배관절(talon avicular joint), 발꿈치입방관절(calcaneocuboid joint)을 동시에 유합시키는 방법이다.

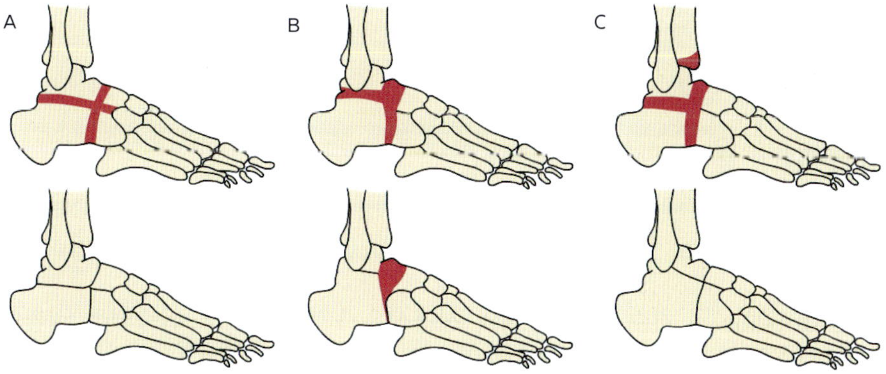

A. 삼중관절고정술　B. Hoke식 삼중관절고정술　C. pantalar고정술(범목말관절 고정술)

〈그림 10-3〉

5 소아마비의 예방접종

예방으로는 기본적으로 위생과 손씻기를 철저히 시행하여야 한다. 오늘날의 경우 예방접종이 매우 발달되어 폴리오 백신으로 생후 2개월부터 3회의 기초접종을 시작한다. 추구 접종은 4 ~ 6세(초등학교 입학전)에 1회 한다. 18개월의 접종은 1997년부터 추천하지 않는다. 주사용 불활성소아마비백신(inactivated polio vaccine, IPV)과 경구용 폴리오 백신(oral polio vaccine, OPV)으로 접종할 수 있다. 우리나라는 OPV만 사용하고 있지만 면역결핍 환자나 그 가족에 대해서는 OPV를 접종하여서는 안되고 IPV를 접종하여야 한다.

chapter 11

척수매독
(Tabes dorsalis Locomotor Ataxia)

1 개 요

'tabes dorsalis'는 척수 뒤쪽 부위의 신경섬유가 진행성으로 위축되는 질환이라는 의미를 갖고 있다.

척수매독은 운동조화운동불능(운동실조증, locomotor ataxia) 또는 진행성운동조화운동불능(progressive locomotor ataxia)의 한 형태이며, 뒤신경뿌리(척수후근, posterior nerve root)와 뒤신경절(후신경절, posterior ganglia) 그리고 널판다발(박속, gracile fasciculus)과 쐐기다발(설상속, cuneate fasciculus)의 진행성 변성을 수반하는 질환으로 주로 감각신경세포의 장애를 초래한다.

2 원인 및 발생빈도

주된 원인은 매독균(syphilis)의 침범 즉, 매독을 일으키는 트레포네마팔리둠(treponema pallidum)이며 흔치는 않지만 어떤 독소(toxin)가 원인이 될 때도 있다. 일반적으로 운동신경보다는 감각신경의 침범이 대부분이다.

일반적으로 남자와 여자의 발생 빈도는 4 : 1의 비율이며, 발병 나이는 35 ~ 50세 사이에서 호발한다.

3 임상 증상

1) 단계별 증상

(1) 조화운동불능이전단계(실조전단계, Pre-Ataxic Stage)

① 감각증상(Sensory Symptoms)

지각증상 중 중요한 것은 동통인데 이는 뒤신경부의 신경절, 갈비사이신경의 감각섬유 흥분 때문이다. 통증은 가벼운 동통(전격통증, lightning pain)으로부터 날카롭고 쏘는 듯한 통증(sharp, shooting pain)에 이르기까지 매우 다양하다. 경우에 따라서는 화상 또는 발의 작열통, 궁둥신경통(sciatica) 또는 가슴이나 배 주위의 수축성 통증(constricting pain)처럼 나타나기도 한다. 통증은 특히 몸통에 대하여 팔다리가 90°를 이루거나 몸을 끌어당겼을 때 심하게 나타난다. 발바닥에는 저린감(numbness)이나 지각이상(paresthesia)이 동반된다.

② 눈 증상(Eye Symptoms)

눈 증상 가운데 중요한 것들로는 다음과 같은 것들이 있다.

a. 아가일로버트슨동공(Argyll-Robertson pupil)

척수매독이나 뇌 매독 등에서 나타나는 현상으로 일정한 거리에 있는 어떤 점을 주시할 때 양쪽 눈이 모두 모음(내전, adduction)하여 양 눈의 시선이 주시점에서 교차되는 눈모음반사(폭주반사, convergence reflex)가 존재함에도 불구하고 빛에 대한 동공반사(빛반사)가 소실되는 것을 말한다.

아가일로버트슨동공의 특징

- 동공이 작고 불규칙하다.
- 동공이 정상 또는 비정상적으로 확대된다.
- 양쪽 동공의 크기가 동일하지 않다.
- 조절반사는 남아 있으나 빛에 대한 동공반사가 소실된다.
- 동공이 서서히 확대된다.

b. 겹모임(복시, diplopia)

이중시(double vision)라고도 하는데 외부의 물체가 이중으로 겹쳐서 보이는 현상을 말한다.

c. 눈꺼풀처짐증(안검하수증, ptosis)

눈돌림신경이 지배하는 위눈꺼풀올림근의 마비에 의한 것으로 윗눈꺼풀이 아래로 처져서 윗눈꺼풀을 들어올릴 수 없게 되는 것을 말한다.

d. 축동(miosis)

동공축소라고도 하는데 동공의 축소는 동공조임근의 수축 또는 동공활대근의 이완에 의해서 생긴다.

e. 시각상실(실명 blindness)

보통 시신경 마비가 원인이다.

f. 사시(squint)

한 눈의 시선이 목표를 바로 향하지 못하는 안구의 변위를 말한다. 사시에는 내사시, 외사시, 상사시, 하사시 등이 있으며 눈근육 마비로 생기는 것을 마비성 사시라 한다.

(2) 조화운동불능단계(실조단계, Ataxic Stage)

조화운동불능단계는 뒤기둥(후주)의 변성으로 근육과 관절감각의 인식(conscious) 상실이 일어나 병적 부조화(pathological incoordination) 혹은 조화운동불능이 일어나는 단계로 환자는 자신의 관절위치나 운동의 방향 혹은 운동의 범위 등을 눈으로 보지 않고서는 말할 수 없게 된다.

관절감각(joint sense)은 팔다리의 수동운동에 의해 검사되어지는데, 눈을 감은 상태에서 검사자가 환자의 팔다리를 움직이면서 관절의 위치가 현재 어느 지점에 있는지를 말하게 함으로써 검사할 수 있다. 또 근육 활동에 대한 감각의 상실효과는 환자에게 처음에는 눈을 감은 상태에서, 그리고 나중에는 눈을 뜬 상태에서 능동운동을 하게 한 후 관절의 위치나 감각여부 등을 질문함으로써 검사할 수 있다. 조화운동불능은 다음의 여러 징후에 의하여 좀 더 확실하게 알 수 있다.

① 롬베르그징후(Romberg's Sign)

척수매독 환자는 자신의 관절위치나 움직임의 방향 또는 범위 등을 눈으로 보지 않고서는 말할 수 없거나 인식하지 못하게 된다. 따라서 환자에게 눈을 뜬 상태에서 두 발을 모으고 서게 하면 서 있을 수 있지만 눈을 감은 상태에서 두 발을 모으고 서게 하면 기립자세를 유지하지 못하거나 넘어지는 징후로, 눈으로 보지 않고는 근육이나 관절감각에 의해 운동을 조절하지 못하는 현상을 말한다.

② 조화운동불능보행(실조보행, Ataxic Gait)

조화운동불능보행의 특징은 다음과 같은 것들을 관찰함으로써 알 수 있다.

a. 환자는 보행 시 비정상적으로 발을 높이 들고 힘을 많이 들여 앞쪽으로 움직여 발뒤꿈치를 무겁게 내려 놓는다.

b. 균형을 보조하기 위해 발의 지지 기저면을 넓혀 양 발의 간격을 넓게 떼어 놓는데 너무 가깝게 밀착시키면 넘어지는 경향이 있다.

c. 후기단계에 이르면 경우에 따라서는 어두운 곳에서 잘 걷지 못하게 되며 돌아서기(turning round)가 특히 어렵다.

d. 조화운동불능이 다른쪽에 비해 한쪽 다리에서 더 심하거나 긴장저하가 극도에 달하면 보행은 보다 나쁜 상태로 나타난다.

③ 감각변화(Sensory Change)

조화운동불능단계(실조단계)에서는 감각의 변화가 매우 현저한데 근육긴장저하증(저긴장증, hypotonia)이나 긴장없음증(무긴장증, atonia)은 근육과 관절의 감각상실 때문에 일어나는 것으로 근력의 상실과는 무관한 것이다. 또 팔다리에서는 여러 가지 이상 자세가 나타나게 되는데 이것은 관절운동범위를 비정상적으로 증가시켜 좌상 혹은 어긋남(탈구)을 유발하기 쉽다. 특히 긴장없음증 등을 동반한 환자는 갑자기 넘어지거나 주저앉게 되어 또 다른 손상의 원인이 되기도 하므로 주의를 요한다. 만약 발바닥에 지각이상이 이미 존재할 경우에는 상태가 악화되고 있음을 의미한다.

일반적으로 반사는 침범된 부위에서 상실되는데 이것은 뒤뿌리와 신경절에 있는 반사활(reflex arc)의 오름성 부위 파괴가 원인이다.

④ 영양성 변화(Trophic Change)

영양성 변화(Trophic Change)가 환자의 피부, 손톱, 뼈 그리고 관절 등에서 나타나는데, 발의 관통성 궤양(perforating ulcer)은 감각의 상실로 인하여 동통을 의식하지 못하기 때문에 환자가 소홀히 함으로써 흔히 발생하며, 뼈의 취약(brittle)으로 골절이 가벼운 외력에도 쉽게 발생한다.

⑤ 장기발작(Visceral Crisis)

조화운동불능단계의 또 다른 증상으로는 여러 장기에 동통과 함께 구토가 동반된 위 발작(gastric crisis), 발작성 기침, 호흡근 곤란을 동반한 후두경련, 곧창자경련, 방광경련 등이 있으며 방광에는 잔뇨가 있고 불완전한 조임근 조절 등이 존재한다.

⑥ 거짓곰지락운동(가성무정위운동, pseudoatheotosis)

팔의 조화운동불능은 손가락의 섬세한 움직임을 어렵게 만든다. 팔의 조화운동불능이 있는 경우 눈을 감게 하면 시각차단으로 인해 눈을 뜬 상태에서는 잘 조절하던 팔의 움직임을 조절하는 것이 어렵게 되어 손이 축 늘어지거나 떨어지게 된다.

⑦ 조임근조절장애(Sphincter Disturbance)

방광장애는 엉치신경뿌리(sacral roots)가 침범받았을 때 초기에 나타나는 증상이다. 하지만 허리신경뿌리(lumbar roots)가 침범받았을 때는 다리의 조화운동불능이 방광증상보다 먼저 일어난다. 일반적으로 환자는 배뇨의 어려움 또는 실금에 대한 증상을 호소하게 된다. 그리고 소변을 잘 배출하지 못함으로써 방광이 커지고 긴장없음증(atonic)이 나타난다.

⑧ 팔다리 및 몸통반사(The Reflex of the Limbs and Trunk)

팔다리 및 몸통반사는 뒤뿌리와 신경절에 있는 반사활의 오름성 또는 감각성 섬유들의 변성이 원인이다. 환자에게 나타나는 반사는 다음과 같은 임상양상을 나타낸다.

a. 무릎반사보다 발목반사가 먼저 침범된다.

b. 팔의 힘줄반사들은 보통 병의 이환초기부터 감소되기 시작다리만 완전한 소실은 다리의 힘줄반사가 소실된 이후에 일어난다.

c. 일반적으로 발바닥반사(plantar reflex)는 남아 있고 배근육반사(abdominal reflex)는 대체로 유지된다.

(3) 마비단계(Paralytic Stage)

환자의 여러 가지 증상들이 조화운동불능이전단계(실조전단계)나 조화운동불능단계(실조단계)에서보다 광범위하게 출현하여 보행을 하지 못한다든지 몸져 눕게 된다. 방광문제도 좀 더 심각해지고 방광염 혹은 신장질환 등을 초래해 이것 때문에 혹은 병발하는 다른 질병이나 폐렴 등에 의해 사망하는 경우도 있다.

4 평 가

1) 뇌척수액 매독반응 검사를 실시한다.

2) 매독반응 검사에서 양성인 경우 뇌척수액 내 백혈구의 증가, 단백량의 증가가 나타난다.

3) 혈청학적 검사를 실시한다.

4) 팔, 다리 및 몸통반사를 실시한다.

5 치 료

1) 일반적 치료

Wassermann반응(매독에 내한 혈액검사)이 계속해서 양성이면 원인이 되는 질병에 대한 충분한 치료를 하여야 한다. 이러한 치료는 될 수 있으면 조기부터 시작해야 효과적이다.

감염의 치료는 앞으로 침범할 수 있는 신경손상과 증상들을 줄일 수 있지만 현재의 신경손상을 회복시킬 수는 없다. 이러한 경우 대표적인 치료제는 페니실린 G(Penicillin G)주사요법을 보통 4시간 간격으로 10 ~ 14일간 투여한다. 만약 환자가 페니실린약물에 과민성을 보일 경우 에리스로마이신(erythromycin)을 투여한다. 척수매독 환자의 초기 증상인 통증을 조절하기 위해서는 진통제가 쓰이는데 진통제의 종류로는 아스피린, 약한 통증을 조절하기 위한 아세트아미노펜(acetaminophen), 항간질제인 카르바마제핀(carbamazepine) 등이 있다.

2) 회복과 재활

(1) 물리치료

조화운동불능단계(실조단계)에서 가장 중요한 일차적인 치료목표는 주된 증상 즉 조화운동불능을 감소시키는 치료이다. 그러므로 물리치료사는 환자의 근육감각이 약간이라도 남아 있으면 그것이 유지되도록 재교육에 많은 노력을 기울여야 한다. 이 때 만일 환자의 근육감각이 상실되었다면 시각이나 청각을 이용한 훈련을 시켜야 한다. 중요한 것은 근력의 상실은 그렇게 심하지 않기 때문에 운동의 일반적인 목적은 관절 및 근육의 감각유지에 있다. 그러므로 너무 강력한 운동은 필요하지 않다는 것이다.

여러 가지 치료와 동시에 환자의 전체적인 건강증진을 위한 치료도 병행해야 하는데 환자를 될 수 있으면 침대에 누워있지 않도록 하고 직장 등에 복귀하여 원래의 업무를 계속할 수 있도록 격려해준다.

어떤 운동이든지 환자가 피로를 느낄 정도로 실시해서는 안되며 마사지는 운동보다 효과적이지는 못하지만 가벼운 자극을 줄 수 있기 때문에 필요하다. 척수매독의 협조운동 증진을 위한 치료로는 Frenkel 운동이 가장 효과적인데 Frenkel 운동을 단독으로 실시하거나 여러 가지 자유운동과 연합하여 실시한다. 이 때 모든 운동은 천천히 그리고 리드미컬(slowly and rhythmically)하게 시행해야 한다. 일반적으로 운동은 침범되지 않은 팔다리로부터 시작하여 침범이 가벼운 팔다리, 그리고 침범이 심한 팔다리의 순서로 시킨다. 예를 들어 팔은 침범되지 않고 다리만 침범되었다면 먼저 팔에 재교육 운동을 시키고 나서 나중에 다리의 Frenkel 운동을 시킨다. 만일 근육긴장저하증(저긴장증)이 극도로 심하면 다리에 체중을 부하할 때 관절을 보호해 주어야 한다. 그리고 호흡운동과 몸통 운동들도 치료에 포함시킨다.

(2) Frenkel의 운동

① 개요

Frenkel의 운동을 통하여 다른 질병의 병발을 막고 효과적인 감각증진을 가져오게 하기 위해서는 환자에게 남아 있는 감각의 정도에 따라서 운동의 과정을 신중하게 결정하여야 한다. Frenkel 운동의 기본개념은 상실된 혹은 저하된 근육감각을 손상당하지 않은 다른 감각을 집중적으로 훈련하여 대체하려는 것이므로 환자의 집중과 정확한 운동 그리고 반복의 세 가지 요소가 무엇보다도 중요한다. 예를 들면 근육 감각이 완전히 상실되었을 때 시각을 통한 운동을 집중적으로 반복시킴으로써 잃어버린 감각을 대체하려는 것이 그것이다. 치료는 가능한 빨리 시작하는 것이 좋으며 조화운동불능단계에서는 좀 더 복합적인 운동이 가능하나 후기에는 처음에는 간단한 운동으로부터 시작하여 점차적으로 복잡하게 구성하여 나가야 한다.

② Frenkel 운동의 원칙

지시(commands)는 간단명료하게 하고 각 운동은 물리치료사가 숫자를 세거나 환자가 숫자를 세게 하여 전체운동을 구성하고 있는 개별운동 혹은 각 운동 세트를 환자가 완전히 습득할 수 있도록 한다. 운동은 쉬운 것, 단순한 것부터 시작하여 점차적으로 어렵고 복잡한 것으로 진전시켜 나가고 각 운동은 지루하지 않도록 다양성을 살려서 시행한다. 위에서 언급한 바와 같이 치료의 주된 목적이 관절이나 근육의 감각훈련에 있으므로 운동의 과정 중에서 심한 근육의 작용(strong muscle work)을 요구하는 운동은 포함시키지 않아야 하며 과정의 진전은 근력의 강도가 아닌 복잡성에 의하여 이루어져야 한다.

동작은 작은 범위보다는 전 범위에서 일어나도록 해야 하기 때문에 전 범위 운동이 작은 범위 운동보다 먼저 실시된다. 전 범위 운동을 시키더라도 정상적인 관절의 범위를 넘어서까지는 시키지 않아야 하는데 만일 정상범위를 넘는 운동을 시키면 인대의 결함이나 근육의 긴장저하 때문에 어긋남이나 신경병관절병증(Charcot joint)이 발생한다.

운동을 실시할 때 처음에는 빠른 속도로 그리고 좀 더 진전되면 느리게 시행한다. 운동은 천천히 하는 것이 빠르게 하는 것보다 더욱 많은 조절을 필요로 하기 때문이다. 처음에는 눈을 뜬 상태에서 운동을 시키고 나중에는 눈을 감은 상태에서 실시한다. 이 때 환자 개개인에 대한 주의가 특별히 필요한데 주의를 소홀히 할 경우 넘어지거나 관절에 손상을 당할 수 있기 때문이다. 휴식은 운동 중간 중간에 꼭 실시해야 하며 운동을 한 시간만큼 휴식을 취하게 한다.

치료계획을 세울 때는 환자의 일반적인 건강과 근육의 상태, 어떤 합병증이 없는가를 잘 파악하여 참고하여야 하며 운동은 매일 진전 상황을 기록하면서 신중하게 시킨다.

③ Frenkel 운동의 예

▶바로 누운 자세에서의 운동

환자를 표면이 매끄러운 침대 위에 눕게 한 다음 환자가 자신의 발을 잘 볼 수 있도록 고개를 충분히 들어주고 운동은 처음에는 간단한 것을 그리고 나중에는 점점 복잡하게 진행시켜 나간다. 간단한 운동과 좀 더 복잡한 운동의 예로는 다음과 같은 것들이 있다.

• 간단한 운동의 예

a. 발이 침대의 바닥에 닿은 상태에서 한쪽 다리를 굽힘 한 후 폄한다.

b. a.에서와 같은 자세에서 벌림 및 모음을 추가한 운동을 실시한 다음 폄한다.

c. b.에서와 같은 운동을 실시할 때 환자 스스로 일정한 순간에 수의적으로 정지하는 운동을 추가하여 실시한 후 폄한다.

d. c.에서와 같은 운동을 물리치료사의 요구에 의해 정지하였다가 폄한다.

위에 열거한 운동들을 양쪽 발을 교대로 3 ~ 4회 정도 실시하는데, 발은 근육긴장저하성(저긴장성) 앞정강근(전경골근)이 신장되지 않도록 등쪽굽힘을 유지한다. 물리치료사는 환자가 운동을 하는 동안 하나, 둘, 셋, 넷까지 센다. 운동의 후기에는 양쪽 발을 동시에 실시한다.

• 복잡한 운동의 예

a. 발을 침대에서 몇 인치 들어 올리면서 엉덩관절과 무릎관절을 (한쪽 다리만) 굽힘한 다음 폄한다.

b. 한쪽 다리의 발뒤꿈치를 다른쪽 다리의 무릎뼈(슬개골) 위에 놓았다가 원래 위치로 가져간다.

c. 환자 스스로 일정한 순간에 수의적 정지를 실시하면서 위의 운동을 한다.

d. 위에서의 운동을 물리치료사의 요구에 의해 정지하면서 실시한다.

e. 한쪽 발의 발뒤꿈치를 다른쪽 발의 정강이뼈(경골) 위에 위치하게 한 다음 거기에서 들었다가 옆으로 벌린 후 원위치하여 폄한다.

f. 한쪽 발뒤꿈치를 다른쪽 무릎 위에 위치하게 한 다음 다시 침대바닥에 내려놓고 다리

를 정강이뼈(경골)의 중간정도까지 펴한 후 다시 정강이뼈(경골) 위에 올렸다가 내리고 내린 상태에서 발목관절 부위까지 폄하여 잠시 유지한 다음 완전히 폄한다.

g. 발뒤꿈치를 무릎 위에 올려놓은 다음 정강이뼈(경골)을 따라서 발목관절까지 천천히 폄한다.

h. g에서와 같은 운동을 발목관절에서 무릎까지 다시 돌아온 후 폄한다.

i. 발뒤꿈치를 들어 올린 상태에서 양측 다리의 굽힘과 폄을 반복한다.

j. i.와 같은 운동을 반복하면서 일정한 순간에 정지를 실시한다.

k. 왼쪽 다리 굽힘상태에서 왼쪽 다리 벌림과 오른쪽 다리 굽힘을 동시에 실시한 다음 왼쪽 다리 모음과 오른쪽 다리를 폄하고 마지막으로 왼다리를 폄한다(좌우 교대로).

l. 왼쪽 다리 굽힘과 오른쪽 다리 벌림 및 굽힘을 동시에 실시한 다음 오른쪽 다리를 모음하고 운동이 끝날 때까지 발뒤꿈치가 바닥에 닿지 않도록 하면서 양측 발을 폄한다.

m. 물리치료사가 자신의 손을 환자의 한쪽 다리 여러 부위에 번갈아 위치하게 하면서 환자로 하여금 다른쪽 발뒤꿈치를 치료사의 손가락이 있는 곳까지 이동하게 한다.

n. m에서와 같은 운동을 실시하는데 이때는 물리치료사가 손을 정지해 있지 않고 움직인다. 그러면 환자는 물리치료사의 손이 움직이는 경로를 따라 그의 발뒤꿈치를 움직인다.

o. 오른쪽 발뒤꿈치를 폄상태에 있는 왼쪽 다리의 무릎 위에 올려놓은 상태에서 왼쪽 다리를 굽혔다 폈다 한다.

p. 오른쪽 발뒤꿈치를 왼쪽 무릎 위에 올려놓은 다음 왼쪽 무릎관절을 굽힘할 때 오른쪽 발뒤꿈치가 정강이뼈(경골)을 따라 발목관절까지 미끄러지듯 내려가게 하고 반대로 폄할 때는 무릎쪽으로 돌아오게 한다.

▶앉은자세에서의 운동

앉은자세에서 지면에 표시된 장소까지 발뒤꿈치를 끌어당겨 움직이는 동작이라든지 의자에서 앉았다 일어났다 하는 운동을 처음에는 눈을 뜬 상태에서 그리고 나중에는 눈을 감은 상태에서 실시한다.

▶선자세에서의 운동

이들 운동은 보행을 위한 재교육을 위해 실시하는데 약간 넓은 공간이 필요하며 〈그림 11-1, 11-2, 11-3〉과 같은 표지판을 사용하여 운동을 시킨다. 운동의 종류에는 다음과 같은 것들이 있다.

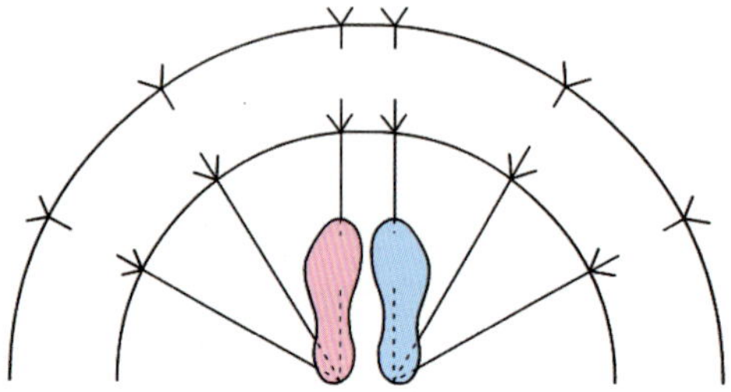

〈그림 11-1〉 앉은자세에서의 운동을 위한 표지판

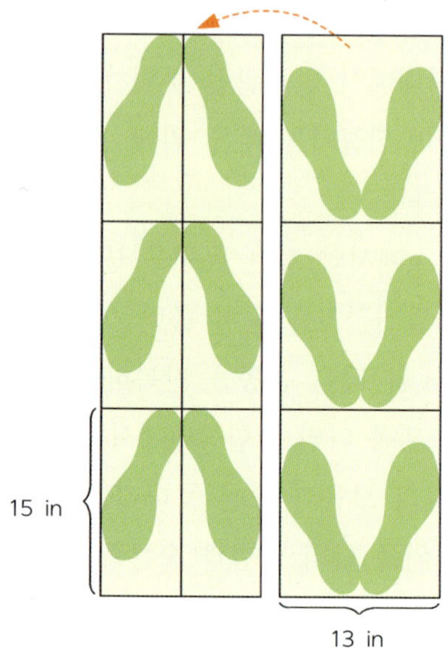

〈그림 11-2〉 척수매독 보행훈련을 위한 발자국 도형

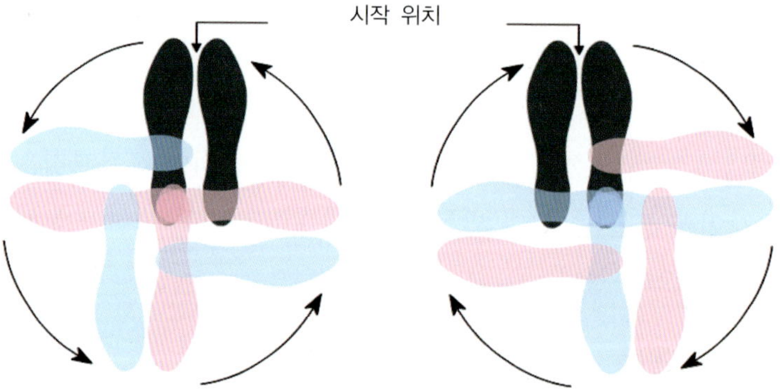

〈그림 11-3〉 척수매독의 turning round 훈련을 위한 발자국 도형

a. 가쪽으로 이동하는 보행을 실시한다.
b. 앞쪽으로 이동하는 보행을 실시한다.
c. 뒤쪽으로 이동하는 보행을 실시한다.
d. Heel to toe 보행을 실시한다.
e. 바닥 위에 그려진 발자국을 따라 보행을 실시한다(그림 11-2).

f. 바닥 위에 그려진 발자국을 따라 주위를 도는(turning round) 운동을 실시한다(그림 11-3).

g. 계단을 오르고 내리는 것과 같은 운동을 실시한다.

h. 마지막으로 팔과 함께 움직이는 보행을 시킨다.

chapter 12 척수구멍증 (척수공동증, Syringomyelia)

1 개 요

척수구멍증(척수공동증, syringomyelia)은 척수 중심부에 비정상적으로 물주머니 모양의 포낭(cyst)이 형성되어 물척수증(hydromyelia) 형태를 취하거나 선천성 또는 후천성으로 척수자체에 관 형태의 구멍을 형성하여 정상적인 뇌척수액(CSF)의 흐름에 문제를 일으키는 질환이다. 공동벽(cavity wall)에서는 신경아교 조직의 증식을 볼 수 있으며 기타 공동의 형성이 신경아교 조직의 붕괴 결과라고 볼 수 있는 소견들이 발견된다.

구멍은 C2 그리고 T9·T11에서 주로 형성되며, 시간이 경과하면서 위쪽으로는 숨뇌(숨뇌, medulla oblongata)나 다리뇌(간뇌, diencephalon)까지 연장되어 숨뇌구멍증(숨뇌공동증, syringobulbia)이 되고, 아래쪽에는 등뼈 또는 허리뼈 부위까지 확장된다.

만성적인 진행성퇴행질환(progressive degeneration disease)으로서 선천적 또는 후천적으로 나타나며 발생빈도는 남자에서 여자보다 약간 많거나 같고 공동부위에 해당하는 팔다리에서 척수 회색질 증상인 해리성 무감각증(dissociated anesthesia)과 팔의 근위축, 영양장애 등을 나타낸다. 주증상은 팔과 다리, 어깨, 등에 뻣뻣함(stiffness)과 통증, 약화, 온도감각저하, 두통과 같은 신경학적 문제를 일으킨다. 또한 방광과 대장의 조절능력, 성기능, 발한 기능에도 영향을 준다. 이 질환의 원인은 아직 잘 알려져 있지 않으며 임상적으로 매우 드물다.

2 병 인

척수구멍증은 척수의 중심부에 액체가 들어있는 구멍(fluid filled cavity, syrinx)이 생성되어 점차 넓어지는 질환으로, 대부분은 선천적이며 뇌척수막염, 종양, 외상 등과 동반되기도 한다. 증상은 척수의 중심부로부터 점차 주변부로 확산되며, 손상되는 구조는 앞백색질맞교차(전교련, anterior white commissure)이다. 이곳은 척수시상로(spinothalamic tract)가 교차되는 부분이다. 계속 진행되면 척수앞뿔(척수전각, anterior horn)과 가쪽겉질척수로(외측피질척수로, lateral corticospinal tract)가 손상되며 뒤기둥(후주, posterior column)은 잘 손상되지 않는다.

최초의 증상은 손상부위의 양측성 통각과 온도감각의 소실이며 손상되는 구조가 점차 늘어남에 따라 다른 여러 가지 신경증상이 동반된다. 척수 앞뿔의 손상은 손상부위에 아래운동신경세포 증후군(하위운동신경원 증후군, lower motor neuron syndrome)을 유발하고 가쪽겉질척수로의 손상은 손상부위 이하에 위운동신경세포 증후군(위운동신경원 증후군, upper motor neuron syndrome)으로 나타난다. 척수구멍증 초기의 감각 증상의 특징은 통각과 온도감각은 소실되나 위치감각이나 분별성 촉각은 소실되지 않는 것으로 이를 해리감각소실(dissociated sensory loss)이라고 한다.

3 원 인

척수구멍증은 척수의 중심부에 액체가 들어있는 구멍이 생성되어 점점 넓어지는 질환으로 정확한 원인은 아직까지 불명이나 보통 선천적 원인과 후천적 원인으로 나눌 수 있다. 척수구멍증의 병리학적 원인들은 주로 정상적인 뇌척수액의 흐름이 방해받거나 아예 흐름이 바뀌면 척수내부에 구멍이 생기고 척수손상 혹은 척수에 연결된 신경손상을 유발하게 된다.

1) 선천적 원인

뇌 혹은 척수의 발생과정에서 선천적으로 결함 및 기형이 발생한 경우이다. 선천적 원인에 대한 가설이 여러 가지가 있지만 흔히 Gardner의 유체역학이론(hydrodynamic theory)이 선천적 원인을 설명하는데 이용되고 있다. 이 이론은 머리척수기형으로 인해 제4뇌실로부터 소뇌숨뇌수조(대수조, cisterna magna) 쪽으로 뇌척수액 유출이 방해를 받게 되면 뇌척수액 압력이 높아지게 되고 이렇게 증가된 뇌척수액 압력이 열린 중심관(central canal)을 통해 전달됨으로써 중심관을 확장시킨다는 것이다. 이 가설은 중심관이 열려있는 환자에서는 설명이 가능하지만 중심관이 열려있지 않은 환자에서는 설명하기 어려운 단점이 있다. 따라서 최근에는 척수구멍증 자체는 어떤 병변에 따른 일차적 결과라기보다는 원래부터 척수구멍증이 기형적으로 발생된 선천적 결함일 것으로도 생각되고 있다.

2) 후천적 원인

일반적으로 외상, 종양, 경색, 출혈, 뇌막염 등으로 인해 척수가 손상되었을 때 유발될 수 있으며 또한 척수내 괴사와 흡수에 의한 샛길형성(누공형성, fistulization)이 원인이 되어 나타날 수도 있다.

4 임상 증상

척수구멍증의 임상 증상은 척수 중심부 안에서 진행성병변의 양상에 따라 차이가 있다. 발병 시기는 보통 잠행성이기 때문에 증상이 발견되기까지는 정확히 알 수 없다. 척수구멍증의 증상은 비정상적으로 형성된 구멍의 위치, 크기, 형태에 따라 다양하게 나타나는데, 이 세 가지 요소에 의해 임상 증상이 발현되는 시기와 나타나는 증상의 정도 그리고 예후가 결정된다.

1) 근약화 및 근위축

가장 초기에 나타나는 운동증상으로 척수 앞뿔세포의 압박 또는 파괴가 원인이 되어 근약화와 근위축이 나타난다. 주로 손의 작은 근육들에서 처음 나타나기 시작하는데, 이러한 증상은 양측으로 나타나거나 한쪽이 먼저 나타나고, 다른 한쪽이 나중에 나타나는 형태를 취한다. 병변부위가 확대됨에 따라 진행성 근위축증에서와 비슷하게 근약화와 근위축은 아래팔까지 퍼지며 나중에는 팔 전체, 어깨부위, 위갈비사이(상위늑간, upper intercostals)까지 영향을 미치게 되며 때때로 날개어깨뼈(어깨뼈, winged scapula)및 척주옆굽음증(측만증, scoliosis), 척주뒤옆굽음증(측후만증, kyphoscoliosis)이 나타나기도 한다. 병변부위가 더욱 확대되면 조화운동불능과 함께 촉각상실 그리고 아래쪽다리의 경련마비가 동반된다.

병변부위가 뒤가쪽 속질까지 확산되면 물렁입천장(연구개, soft palate), 인두, 성대의 위축 및 마비가 수반되며 때로는 후두그렁거림(후두협착음, laryngear stridor)이 나타나고 눈떨림(안구진탕증, nystagmus)도 나타난다. 하지만 빛에 대한 안구의 반사는 보존된다.

척수에서는 겉질척수로(피질척수로, corticospinal tract)의 압박이 근약화의 주된 원인이며, 이때는 약간의 강직이 동반된다. 힘줄반사들은 다리에서 비정상적으로 증가되지만 팔에서는 일찍 소실된다. 방광과 항문조임근(항문괄약근, anal sphincter muscle)이 침범되어 요실금이나 배변실금이 나타날 수 있다.

2) 감각장애

감각장애는 척수분절의 위치에 따라 관련 지배 부위에서 증상이 나타난다. 척수에 형성된 구멍이 목뼈와 등뼈 부위에 나타나면 주로 가슴 위쪽, 팔, 손, 손가락의 감각이 상실된다. 초기 감각상실의 특징은 통증과 온도에 대한 감각이 먼저 무뎌지거나 상실되지만, 같은 부위의 분별촉각(discriminative anesthesia)이나 고유감각(proprioception), 즉 진동감각, 근육감각, 그리고 관절위치감각은 그대로 남아 있다는 것이다. 이와 같은 감각장애를 해리마취(dissociated anesthesia) 또는 해리감각소실(dissociated sensory loss)이라고 한다(그림 12-1).

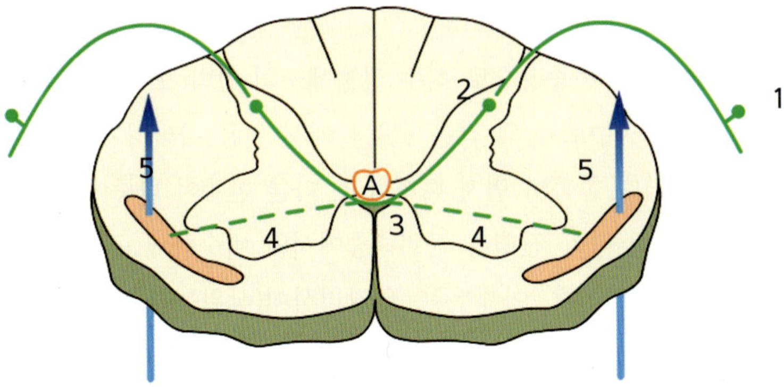

1. 척수신경절(spinal ganglion)
2. 뒤뿔(posterior horn)
3. 앞백색질맞교차(anterior white commissure)
4. 손상된 교차성 척수시상섬유(crossed spinothalamic fiber)
5. 척수시상로(spinothalamic tract)
A. 손상된 중심관(central canal)

〈그림 12-1〉

해리마취의 발생기전

공동이 처음 나타나는 부위는 대부분 앞백색질맞교차(전교련, anterior white commissure)부위로 이곳은 척수시상로가 교차되는 부위다. 즉, 통각과 온각은 오름가쪽척수시상로(ascending lateral spinothalamic tracts)를 통해 뇌로 전달되는데 앞백색질맞교차 부위에서 교차되어 올라간다. 따라서 이때 척수의 구멍이 생기면 앞백색질맞교차에 있는 통각과 온각을 전달하는 교차섬유들이 공동으로 인해 전달에 장애를 받게 되어 통각과 온각이 상실된다. 이에 반해 교차되지 않고 올라가는 분별촉각, 고유감각 섬유들은 반대측에 형성된 공동으로 인해 전달에 장애를 받지 않기 때문에 정상적으로 분별촉각이나 고유감각 전달을 수행하게 된다. 이렇게 해서 동일부위의 통각과 온각은 소실되는 반면 분별촉각과 고유감각은 보존되는 해리마취가 발생된다. 감각장애는 점차적으로 어깨와 등 그리고 다리 쪽으로 퍼진다.

3) 기형

척수구멍증과 연관된 기형은 발달성(developmental)으로 현재까지 알려진 것은 다음과 같다(그림 12-2).

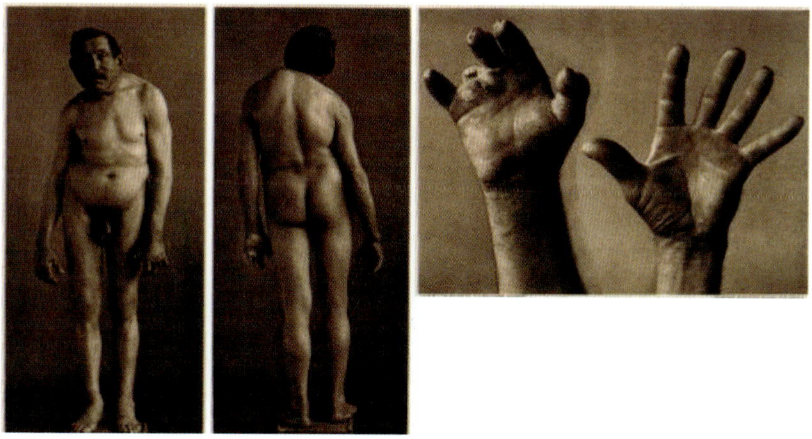

〈그림 12-2〉 척수구멍증과 연관된 기형
(출처 http://www.artandmedicine.com/curschl/plates/plate18.html)

척수구멍증과 연관된 기형

① 복장뼈 기형(deformities of the sternum)
② 척주뒤옆굽음증(kyphoscoliosis)
③ 유방 크기 차이
④ 양쪽 팔과 다리길이 차이
⑤ 손의 말단청색증(acrocyanosis)
⑥ 구부러진 손가락(curved fingers)
⑦ 야뇨증(enuresis)
⑧ 비정상적인 머리카락과 귀
⑨ 척추갈림증(spina bifida)
⑩ 머리뼈의 바닥부위 압박
⑪ 목뼈 융합(fusion)
⑫ 클리펠-파일증후군(Klippel-Feil syndrome)
⑬ 아르놀드-키아리 기형(Arnold-Chiari malformation)
⑭ 물뇌증(hydrocephalus): 전체 환자 중 약 25 %에서 동반
⑮ 휜발(pes cavus)

4) 영양성 변화

① 가장 초기의 증상으로써 특징적인 것은 해리성 무감각증인데 동통과 온도감각은 상실되나 같은 부위의 촉각이나 근육감각은 남아 있다.

② 척수앞뿔이 압박당하면 곧 근위축과 마비가 나타난다.

③ 진행성 근위축증에서와 비슷하게 마비가 손에서부터 시작하여 팔 그리고 몸통으로 확산되어 간다.

④ 좀 더 진행이 되면 조화운동불능과 함께 촉각이 상실되고 종아리의 경련성 마비가 동반된다.

⑤ 척수매독에서와 비슷하게 뼈와 관절에 영양성 변화가 일어난다. 영양성 변화로 인한 실질적인 비대가 인체 내의 모든 조직에서 나타나고 발현 형태는 한쪽다리 또는 몸의 전체 중에 한쪽면, 심지어는 혀에까지 이환된다. 전체 환자 중 20 %에서 뼈관절병증(뼈관절염, osteoarthropathy)인 신경병관절병증이 나타나는데 주로 어깨, 팔꿉관절(주관절, elbow joint), 목뼈가 가장 흔하게 영향을 받는 부위이다.

⑥ 합병증으로 척주옆굽음증(scoliosis)이나 척주뒤옆굽음증(kyphoscoliosis)이 발생한다.

5 진 단

1) 자기공명영상(Magnetic Resonance Imaging, MRI)

척수구멍증은 만성퇴행성 질환으로 서서히 진행되기 때문에 이환 초기단계에서는 일반적인 검사방법으로 정확하게 진단하기 어렵다. 따라서 다른 검사방법이 필요하게 되는데 대표적인 것으로 자기공명영상이 있다. 현재 자기공명영상은 척수구멍증 진단도구 중 가장 흔히 사용되면서 민감도가 높은 진단방법으로 척수 중심관에 존재하는 공동, 기형, 종양을 시각적으로 보여줌으로써 초기단계부터 정확하게 진단할 수 있는 장점이 있어 가장 많이 사용되고 있다(그림 12-3).

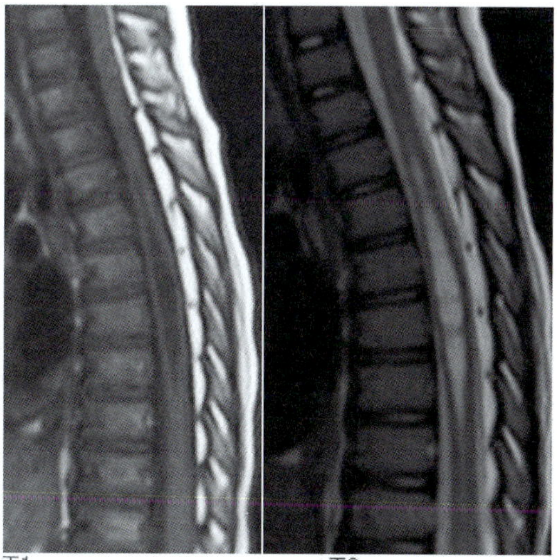

〈그림 12-3〉 척수구멍증의 MRI 영상

2) 전산화단층촬영(Computed Tomography, CT)

자기공명영상과 함께 종양, 물뇌증(수두증, hydrocephalus)과 같은 기형 그리고 척수가 넓어져 있는 상태, 거미막밑차단(지주막하차단, subarachnoid block) 등을 찾아내어 진단에 활용하고 있다. 자기공명영상보다 정확도가 떨어져 사용 빈도는 낮다.

3) 척수조영술(Myelography)

자기공명영상 검사가 용이하지 않을 때 실시하는 진단방법이다. 뇌척수액 공간으로 공기를 주입하는 공기척수조영술(air myelography)을 실시할 경우 확장된 부분을 허탈(collapse)시킬 수 있기 때문에 척수구멍증을 원발성 종양과 감별 진단할 수 있다. 척수막강 내에 조영제를 넣고 6시간 후에 전산화단층촬영을 하거나 자기공명영상검사를 하면 공동을 더 자세히 관찰할 수 있다. 최근 척수강조영술은 척수구멍증 진단에는 거의 사용되지 않는다.

4) 근전도검사법(Electromyography, EMG)

근육의 쇠약 정도를 측정하는 검사법인 근전도는 척수구멍증의 증상인 근위축 및 근쇠약의 정도를 확인할 수 있고 이를 바탕으로 확진하는데 도움을 줄 수 있다.

5) 허리천자(Lumbar Puncture)

척수내에 구멍이 형성되면 뇌척수액의 흐름이 방해를 받게 되어 비정상적인 뇌척수액압(cerebrospinal fluid pressure)이 형성되거나 척수내 출혈 또는 기타손상으로 인해 뇌척수액에 혈액이 섞이게 되는 경우가 나타날 수 있는데 이러한 두 가지 증상을 확인할 수 있는 방법으로 허리천자가 진단에 사용되고 있다.

6 치 료

1) 물리치료

척수구멍증 환자에게 나타날 수 있는 증상을 조절하여 악화되지 않도록 하는 것이 중요하다. 일반적인 치료 방법은 진행성 근위축증(progressive muscular atrophy)에서 다루었던 내용과 비슷하며 추가적으로 기형에 대한 치료와 상태가 심해져 조화운동불능이 나타나게 되면 프렌켈 운동을 실시한다.

일부 환자는 초기에 사지마비로 발현하여 오랜 기간 동안 양성의 경과를 취하다가, 약 절반이 휠체어에 의존하게 되므로 이와 관련된 일상생활동작 훈련을 실시한다.

2) 외과적 수술

외과적 수술법으로는 카테터(catheter), 배액관(drainage tubes) 등을 이용하여 공동 내의 액체를 뇌척수액공간 또는 복막내로 배액시키는 샛길절개술(누공절개술, syringotomy)과 뇌척수액이 정상적으로 흐를 수 있도록 해주는 지름술(단락수술, shunt operation) 또는 거미막밑공간 확장성형술 등이 있다.

외과적 수술의 목적은 구멍으로 인하여 협소해진 공간을 넓혀주는 것이다. 즉, 수술을 통해 부풀려진 구멍을 전체적으로 편평하게 만들거나 구멍주위, 즉 거미막밑공간을 넓혀 뇌척수액의 순환을 돕는 것으로 환자에게 나타나는 증상들을 어느 정도 개선시켜 제한적인 효과를 줄 수 있다. 그러나 수술 후 척수구멍증이 재발할 수 있기 때문에 추가적인 수술이 필요하다. 따라서 완전하게 수술이 성공하려면 오랜 시간이 걸린다. 일반적으로 증상이 나빠지지 않는 한 되도록 수술은 하지 않는다.

chapter 13

다발성 경화증 (Multiple Sclerosis)

1 개 요

다발성 경화증(multiple sclerosis)은 1868년 Dr. Jean Charcot에 의해서 질병의 임상적 양상 및 병리적 소견들이 정의되었는데, 그는 병변부위의 생검을 이용한 연구에서 딱딱해진 흉터 영역을 발견하고 이것을 경화반(sclerosis of plaques)이라고 하였다. 다발성 경화증은 병명에서 암시하고 있듯이 병변이 여러 곳에 산재성으로 흩어져 있으며, 중추신경계의 말이집탈락(탈수초화, demyelination) 질병으로서 주로 대뇌의 뇌실 주변영역, 뇌줄기(뇌간, brain stem), 소뇌의 소뇌다리(소뇌각, cerebellar peduncles), 뒤척수의 백색질 등에서 말이집(수초, myelin sheath)의 탈락이 나타난다. 탈락은 대칭성을 보이는 경향이 있으며 정맥 주변에 분포하고 림프구(lymphocytes)와 대식세포(macrophages), 혈장세포(plasma cells) 등을 포함하고 있다. 그러므로 다발성 경화증의 증상은 병변의 부위에 따라서 다양하게 나타난다.

2 병 인

정확한 원인은 아직까지 밝혀져 있지 않으나 미확인 효소(unidentified enzyme)나 바이러스가 신경조직을 침범하거나 혹은 어떤 대사결함 때문이 아닌가 생각되어지고 있다. 최근의 연구에서는 모세혈관의 결핍에 관심이 모아지고 있으며 이것에 의해 변성이 유발되는 것이 아닌가 생각하고 있다. 또 어떤 경우에는 유전적 요인이 작용하기도 한다고 하며, 많은 경우에 있어서 정신적 스트레스나 심한 피로가 신생 인자로 작용하는 것으로 생각되어지고 있다. 쇽(shock)이나 고열(장티푸스나 성홍열 등)도 이 질병을 촉진하는 것으로 보고되었다.

다발성 경화증은 20~40(평균적으로 30대)대의 젊은 층에서 일반적으로 시작되고 남자와 여자 모두에서 침범되며 여자가 남자보다 3 : 2 정도로 많이 발생한다.

다발성 경화증은 신경계의 여러 부위 염증의 작은 분산성 반점(scattered patches)과 함께 시작되는데 대부분의 경우 염증은 척수에서 처음으로 나타난다. 염증은 말이집을 생산하는 세포인 희소돌기아교세포(oligodendroglia)의 감소를 동반하기 때문에 축삭 자체의 상대적인 결핍과 함께 말이집(미엘린막, myelin sheath)이 파괴된다. 이 때 신경섬유의 말이집은 침범이 되지만 축삭은 거의 정상으로 남아있다. 말이집의 탈락이 일어나면 신경의 절연성이 상실되어 신경전도의 장애가 발생하여 여러 가지 증상을 일으키게 된다. 후기에는

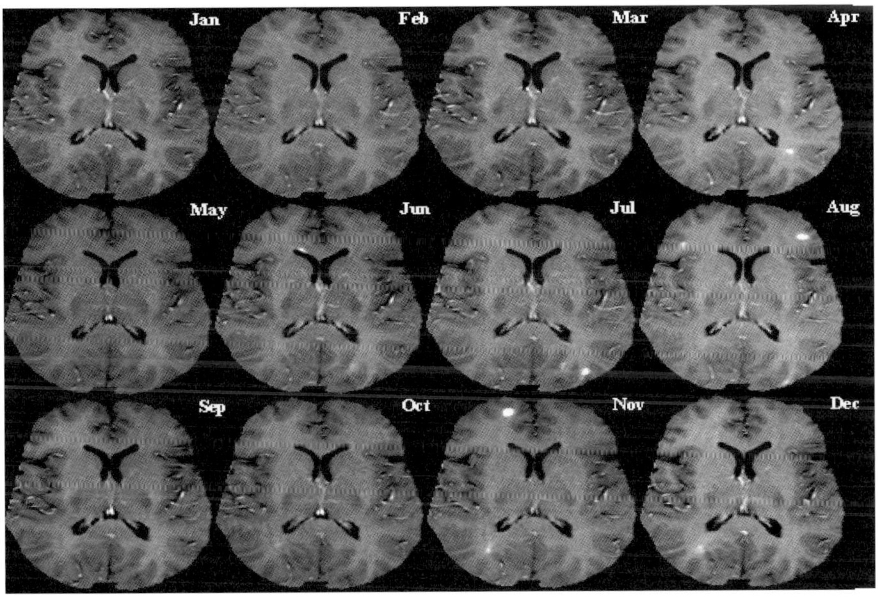

〈그림 13-1〉 같은 대뇌의 월별 간격 T1-MRI 사진. 흰색 반점은 활성 병변을 의미한다.
(출처 : Stevenfruitsmaak/Source: U.S. Brookhaven National Laboratory: Quantitation of Blood-Brain Barrier Permeability in MS Lesion Development/ Permission: Public domain, US gov.)

이들 염증성 반점이 변성을 일으키고 미엘린 껍질이 신경아교세포(신경교세포, neuroglial cell)에 의해 생성된 섬유성 흉터에 의해 대체되는데, 이것이 경화와 괴사를 가져와 결국 반(plaque)을 형성한다.

이 경화성 흉터는 대뇌, 소뇌, 숨뇌, 척수 등 대부분의 신경계를 침범하지만 생명중추는 침범하지 않는다. 다발성 경화증은 수년 동안 오랜 경과를 거치면서 서서히 진행되는데 증상이 시간을 따라 변화하기 때문에 초기에는 진단이 매우 어렵다(그림 13-1).

3 유 형

1) 재발-완화 다발성 경화증

완전히 회복되지 않거나 약간의 신경학적 징후나 증상들이 남아있고, 회복 후 후유증이 남아있는 상태로 재발의 시기는 병 진행의 결함에 의해 나타난다.

2) 1차적-진행성 다발성 경화증

발병부터 병이 진행되는 동안, 안정기 또는 증상의 완화가 없거나 간혹 안정기와 일시적인 증상완화가 나타나면서 점차적으로 악화되는 상태이다.

3) 2차적-진행성 다발성 경화증

가끔씩 재발과 약간의 증상완화를 보이면서 다양한 비율로 병이 진행되는 것으로 초기 재발-완화 다발성 경화증이 된다.

4) 진행성-재발성 다발성 경화증

뚜렷한 급성 재발없이 발병부터 꾸준히 진행되는 것으로 어떤 회복이나 증상완화가 있을 수도 또는 없을 수도 있는 상태이며 이는 40세 이후에 발병한 사람들에게 흔히 나타난다.

4 임상 증상

1) 눈 증상(Eye Symptoms)

다발성 경화증은 시각신경핵(nuclei of the optic nerve)이나 눈의 운동신경을 침범하는 질병이므로 눈 증상은 매우 중요한 진단적 가치가 있다. 눈 증상으로는 눈이 침침하다든지(blurred vision), 겹보임(복시, diplopia), 혹은 일시적인 시각상실(transitory blindness) 등이 있다. 겹모임은 눈돌림신경(동안신경, oculomotor nerve), 도르래신경(활차신경, trochlear nerve), 갓돌림신경(외전신경, abducent nerve)과 같은 뇌신경들이 숨뇌 내의 통로에서 말이집탈락(탈수초화, demyelination) 됨으로써 발생된다. 눈 증상들이 어떻게 몇 달 혹은 몇 년 이내에 그렇게 빨리 일어나는지에 대해서는 많은 경우에 있어서 아직까지 밝혀져 있지 않다.

후기단계에서는 눈떨림(안구진탕증, nystagmus) 또는 안진이라고도 하는 증상이 나타난다. 눈떨림은 안구의 율동적 운동으로써 흔들이는 방향에 따라 율동성 눈떨림, 수평눈떨림, 수직눈떨림, 회전눈떨림이란 이름을 붙인다. 눈떨림은 눈이 자연스러운 위치에 있을 때보다 가쪽을 응시할 때 잘 나타난다. 검사자가 손을 좌우로 이동하면서 환자에게 그것을 따라 눈동자를 움직여보라고 하면 정상적인 사람에서보다 눈을 좌우로 움직이는 속도가 느리다. 겹보임이 없으면서 안구운동의 장애가 발생하는 경우는 핵상부위나 핵사이연결부위(supranuclear or internuclear connection)가 손상될 때 발생한다. 이런 경우는 안쪽세로다발(medial longitudinal bundle)에 병변이 발생한 결과이며 보통 핵사이 눈근육마비(internuclear ophthalmoplegia)가 된다.

2) 언어장애

환사는 단어(word)의 모든 음절(syllable)을 분리해서 발음한다.

3) 운동장애

초기에는 척수증상(Spinal Symptoms)이 보통 맨 처음에 나타나는데 다리가 주로 침범된다. 다리의 약화 때문에 환자는 고통을 당하게 되고 경련성이 나타나게 된다. 환자는 보행을 할 때 피로를 쉽게 호소하고 피로하면 한쪽 다리를 끈다. 어떤 환자에 있어서는 이 단계에서 한쪽 혹은 양쪽 팔다리에 문제가 발생하기도 한다. 손과 손가락의 세련된 운동이 침범되고 사용을 별로 하지 않으며 동작이 어설프다. 반사는 일반적으로 증가되고 발목간대경련이나 Babinski sign이 존재한다. 모든 경우에 있어서 근력의 저하가 나타난다.

후기단계에서는 한정된 경련성의 발달이 나타나는데 경련성은 일반적으로 한쪽 다리에서 더 심한데, 반신마비나 하반신마비에서와 비슷하게 폄상태에서 경련성이 있다. 질병의 말기에는 뇌가 실제로 척수에서 분리된 것처럼 되어 반사활이 전체적인 지배를 하고 되고, 다리에서 보호반사가 나타나 양측 다리에서 굽힘이 일어난다.

4) 조화운동불능과 보행장애

(1) 조화운동불능

환자가 운동을 시작하려할 때 활동떨림(Intension Tremor)이 일어나 운동을 하는 동안 악화되고 운동을 중단하면 사라진다. 진단은 환자에게 코를 만져보라든지 아니면 귀를 만져보라는 지시에 의해 간단히 할 수 있다. 떨림은 일반적으로 한쪽 팔이나 다리에 더 심하다. 또한 신경계의 손상부위에 따라 조화운동불능이 나타나는데 정도는 다르며 경우에 따라서는 경련성과 조화운동불능이 혼합되어 나타나기도 한다.

(2) 보행장애

보행은 반신마비 보행이나 대뇌 하반신마비(cerebral paraplegia)에서처럼 가위걸음 혹은 조화운동불능 보행을 나타낸다. 또한 척수매독 혹은 소뇌성 조화운동불능에서와 같이 비틀거리거나 불안정하다.

5) 감각장애

감각장애는 보통 없거나 경하며 척수뒤기둥(후주, posterior column)의 병변인 경우에는 진동감각과 관절위치감각이 상실된다. 하지만 많은 경우에 있어서 감각의 상실보다는 운동감각의 상실이 있다.

6) 인지와 행동장애

인지적 변화에서 정신착란(insanity) 발생은 의심이 없으나 말기에는 이상행복감(다행증, euphoric)이 된다. 행동장애는 이상행복감과 같이 가끔 가벼운 의식장애 및 운동 불안이 따르고 행동이 어린아이 같은 점이 있다.

7) 방광과 곧창자장애

방광과 곧창자(직장, rectum)의 일시적인 조절기능 상실을 가져오며 전체 환자의 54~78%에서 볼 수 있다. 일부 환자에서는 조임근의 상실이 현저하게 되어 마지막에는 완전한 요실금(incontinent)이 된다. 위의 모든 증상들은 2차적 침범이 일어날 때까지 지속되다가 점차 약해진다.

8) 피로

환자의 피로는 빈번하게 나타나며, 만성피로 또는 과도한 육체적 활동, 불안감, 근력의 쇠약, 타박상과 체온의 상승 등에 의한 잦은 피로감을 호소하게 된다.

9) 영양성 변화

영양성 변화는 현저다리 않으나 경우에 따라서 피부가 건조(dry)해지고 욕창을 보이는 경향이 있다. 이것은 나중에 말기 합병증의 한 형태가 된다.

10) 기타

소뇌 증상과 더불어 뇌줄기 장애로 인한 안구운동의 이상, 삼차신경통, 얼굴마비, 어지러움과 삼킴장애(dysphasia) 등이 나타나기도 한다.

5 예 후

환자들 중 극소수의 일부는 병의 결과로 사망에 이르기도 한다. 증상의 발병 후 25년 후까지 생존하는 환자의 75 %에서 평균수명은 감소되지 않았다고 한다. 폐렴이나 방광 감염, 재발성 피부궤양 등의 합병증이 발병되면 수명의 단축이 발생할 수도 있다.

초기와 재발-완화 다발성 경화증은 대개 좋은 예후를 갖는데 비해, 진행성-다발성 경화증의 경우 일반적으로 예후가 더 안 좋다. 또한 40세 이후에 발병하는 경우에는 흔히 진행성-재발 단계로 진행이 되며 장애는 증가된다. 하지만 모든 환자의 결과가 반드시 일치하지는 않는다.

6 진 단

다발성 경화증은 중추신경계의 여러 부위가 침범되기 때문에 신경학적인 그리고 기능적인 손상의 정도를 알기 위해서는 주의 깊은 관찰이 필요하다. 그리고 치료가 진행 중일 때는 일정한 간격으로 반복적인 평가가 필요하다. 다발성 경화증의 신경학적 평가에는 Kurtzke의 척도가 일반적으로 사용되고 있다. 평가방법은 기능적 체계를 기준으로 하여 환자에게 나타난 증상을 등급화하고, 이것을 EDSS(expanded disability status scale)에 적용하여 장애의 정도를 평가한다. 예를 들면 기능적 체계(FS)에서 등급2를 나타내는 환자는 EDSS단계 2.5로 분류 한다(부록 1, 2 참고).

7 치 료

1) 물리치료

(1) 관절가동범위 유지를 위한 물리치료

다발성 경화증 환자는 오랜 기간 침상에서 생활하는 경우가 많기 때문에 관절의 가동성에 제한을 가져오는 경우가 많다. 관절가동범위의 제한을 예방하기 위해서는 하루 몇 차례의 이완수동운동을 실시해야 한다. 이러한 운동은 물리치료사가 계속적으로 수행할 수가 없기 때문에 가족이나 간호사, 그리고 환자 돌보미에게 교육을 시켜 함께 치료에 참여할 수 있도록 하는 것이 효과적이다. 환자가 능동적으로 운동이 가능할 경우에는 능동운동을 통하여 환자 스스로 운동을 함으로써 약화된 주동근을 강화하고 변형이나 반사의존적 운동을 제한하게 한다.

특정근육의 단축이 있으면 고유수용성 신경근 촉진법(PNF)의 유지-이완 기술(hold-relax technique)을 적용함으로써 신경생리학적인 억제기전을 통하여 관절가동범위를 증가시킬 수 있다. 그러나 관절주머니(관절낭, articular capsule)의 단축이 있는 경우에는 관절가동운동(joint mobilization)을 이용하여 치료한다. 만일 근육의 경련성 때문에 관절가동범위에 제한이 있으면 치료 전에 경련성의 억제를 유도하는 치료를 먼저 실시한다.

한편 구축이 고정된 경우에는 신장운동을 실시하는데 이때는 추를 이용하여 낮은 강도로 지속적인 신장을 실시하는 것이 효과적이다.

(2) 근력강화를 위한 물리치료

근력의 약화는 환자마다 아주 다양하기 때문에 치료도 약화의 정도에 따라 운동 프로그램을 다르게 적용해야 한다. 환자는 아주 쉽게 피로를 느끼기 때문에 적은 양의 에너지를 소모하면서도 가장 큰 목표를 성취할 수 있도록 해야 한다. 운동은 피로가 가장 적은 아침 시간에 하는 것이 좋고, 운동의 중간에는 휴식시간을 충분히 갖도록 한다. 그리고 한꺼번에 많은 운동을 하기 보다는 규칙적으로 운동을 하는 것이 좋다. 삼킴장애나 호흡근의 문제는 언어장애와 호흡기의 감염을 일으킬 수 있기 때문에 물리치료사는 호흡근에 대한 평가에도 신중을 가해야 한다. 왜냐하면 호흡근에도 경련성이나 조화운동불능 혹은 약화가 나타날 수 있기 때문이다. 호흡근의 치료에는 가로막 호흡, 저항성 호흡운동, 효과적인 기침 그리고 체위배출법 등이 포함된다. 언어장애는 언어치료사와 함께 협조하여 치료한다.

(3) 감각장애에 대한 물리치료

감각장애가 있는 환자는 감각이 둔하거나 상실된 부위에 욕창이 발생하지 않도록 초기부터 관리를 잘해야 한다. 피부는 건조하고 깨끗하게 유지하고, 양질의 단백질과 물을 많이 섭취시키며, 하루에 두 번 이상 피부를 관찰한다. 장기간의 침상생활이나 의자차를 사용하는 환자일 경우에는 침상에서는 약 2시간마다, 그리고 의자차에서는 15분마다 환자의 자세를 변경해야 한다. 그리고 옷은 통풍성이 좋은 부드럽고 가벼운 것이 좋다. 감각장애가 있는 환자는 어느 질환에서나 마찬가지이지만 다발성 경화증에서도 역시 온열치료시 특히 주의를 요한다.

(4) 경련성에 대한 물리치료

경련성에 대한 기전은 원인에 따라 매우 다양하지만 어느 경우에나 대부분 근방추의 활동과 관계가 깊다. 경련성을 이해하기 위해서는 광범위한 신경계의 작용에 관한 이해가 선행되어야 하므로 여기에서는 다발성 경화증과 관계된 물리치료기술들에 관해서만 간단히 설명하고자 한다.

냉습포나 얼음물 마사지와 같은 한냉을 국소적으로 사용하면 근육 혹은 신경의 전도지연이 일어나 근방추의 활동을 억제시킴으로써 경련성의 감소가 일어난다. 냉치료에 의한 경련성 감소효과는 비교적 장시간 지속되기 때문에 환자는 경련성으로부터 해방된 상태에서 자유로운 운동을 경험할 수 있게 된다.

한편 적절한 전기치료가 근육의 경련성을 감소시킬 수 있다고 하는 많은 보고서들이 있는데, 주로 상반억제(reciprocal inhibition)의 기전을 이용한 전기치료가 경련성이나 간대경련(clonus)을 감소시키는데 사용된다. 특히 발목관절에서 간대성 경련(ankle clonus)이 있는 경우 보행 장애를 초래하는 경우가 많은데 이때 종아리신경(비골신경, peroneal nerve)의 자극이 효과를 볼 수 있다. 이러한 치료를 위해서는 반사활과 반사활에 연결된 분절과의 관계를 정확히 이해하는 것이 필수적이다.

많은 경우 과긴장의 패턴이 근위부로부터 기시하는 경우가 많으므로, 몸통과 몸쪽의 발달학적 활동(development activity)을 강조하여 운동시키는 것도 경련성을 감소시킬 수 있는 좋은 방법이 될 수 있다. 이때 가능하면 반사의존적 자세(reflex-dependent posture)는 피하도록 한다.

(5) 조화운동불능에 대한 물리치료

조화운동불능의 감소를 위해서는 몸쪽 근육의 긴장성 유지(tonic holding)와 협력수축(cocontraction)을 촉진하는 것이 효과적이다. 몸쪽 근육의 긴장성 유지와 협력수축을 강화하는 운동으로는 팔꿉자세(prone on elbow), 앉은자세(sitting), 네발자세(quadruped), 무릎자세(kneeling), 수정된 발바닥 걷기(modified plantigrade) 그리고 선자세(standing)와 같은 자세들에서 항중력 자세를 취하도록 하거나, 몸쪽 근육의 협력수축과 긴장성 유지를 자극하는 기술들을 적용할 수 있다. 조화운동불능이 심할 경우 느린 역전기술(slow reversal technique)을 적용하면서 관절의 운동범위를 서서히 넓혀간다. 증상이 호전되면 조절된 가동운동(controlled mobility activity)을 적용하고, 마지막 단계에서는 근위부의 안정성이 유지되면서 원위부의 운동이 일어나는 기술(skill)을 적용한다.

한편 고유수용성감각의 상실이 동반된 소뇌성 조화운동불능 환자는 Frenkel의 운동이 도움이 될 수 있다. 그러나 이 운동은 시각과 청각의 집중력 그리고 조절이 상당히 필요하기 때문에 모든 다발성 경화증 환자에게 적용할 수는 없고 시각과 청각의 기능이 이 운동에 반응할 수 있는 환자에게 효과적이다.

(6) 보행훈련

다발성 경화증 환자의 보행에 영향을 미치는 인자들은 균형감각의 감소, 팔다리 근력의 약화, 간대성 경련(clonus), 감각상실, 경련성, 조화운동불능 등이 있다. 바른 보행을 위해서는 우선 정상적인 자세긴장(normal postural tone)의 회복이 필요하며, 처음부터 정확한 보행패턴을 확립하도록 노력해야 한다. 선자세의 유지와 원활한 보행을 위해서 물리치료사는 보행을 시키기 전에 매트에서 균형훈련이나 보행에 필요한 근육들에 대한 근력증강운동 그리고 근육 상호간의 협조운동을 충분히 시켜야 한다. 그리고 기립자세에서는 적절한 체중이동, 몸통의 돌림(회선, rotation), 지지 기저면의 확보운동을 시키고 보행시는 조절된 전진이 일어나도록 한다.

2) 약물치료

다발성 경화증 치료는 크게 고용량 스테로이드로 대표되는 급성기 치료와 장기적인 질병완화 치료(disease modifying therapy), 그리고 대증요법(symptomatic therapy)으로 나눌 수 있다. 무엇보다 반복되는 재발 및 장애를 줄이는 장기적인 질병완화 치료가 중요한데, 다발성 경화증은 자가면역기전이 주요 기전이라는 사실에 근거하여 스테로이드(steroid)와 면역억제제가 주로 사용된다. 장기적인 질병완화 치료제로는 베타 인터페론(Beta Interferon)과 글라티라머 아세테이트(Glatiramer acetate)가 있다.

[부록 1] 다발성 경화증에 대한 환자평가의 종합장애상태척도

기능적인 시스템(Functional System)	
피라미드 기능(Pyramidal Function)	
0	정상
1	장애 없는 비정상적인 징후
2	약간의 장애
3	경하거나 중정도의 하반신불완전마비, 반신바미 혹은 심한 홑팔다리마비
4	두드러진 하반신불완전마비, 반신마비; 중정도의 사지마비; 혹은 홑팔다리
5	하반신불완전마비, 반신마비, 혹은 두드러진 사지마비
6	사지마비
V	알 수 없다.
소뇌기능(Cerebellar Function)	
0	정상
1	징애없는 비정상적 징후
2	경한 조화운동불능(ataxia)
3	중정도의 몸통이나 팔다리 조화운동불능(ataxia)
4	심한 조화운동불능, 모든 팔다리
5	조화운동불능으로 인한 협응능력을 할 수 없다.
V	알 수 없다.
X	테스트할 때 약증이 방해되면(grade 3 또는 more on pyramidal) 각각의 숫자가 여러모로 사용된다.
뇌줄기기능(Brainstem Function)	
0	정상
1	증상만 있음
2	중간의 눈떨림 혹은 다른 경한 장애
3	심한 눈떨림, 두드러진 눈 주위의 약증, 다른 뇌신경의 중간 장애
4	두드러진 구음장애 혹은 다른 두드러진 장애
5	삼키거나 말하는 것에 대한 장애
V	알 수 없다.
감각기능(Sensory Function)	
0	정상
1	떨림 혹은 그림-쓰기 감소, 한쪽 혹은 양쪽 팔다리
2	촉각, 통증, 위치감각의 경한 감소, 한쪽이나 양쪽의 중간의 떨림 감소, 세 부분이나 모든 팔다리의 떨림 감소
3	촉각, 통증, 위치감각의 중간 감소, 특히 한쪽 혹은 양쪽 팔다리의 떨림 손실; 촉각 혹은 고통의 경한 감소, 부분이나 팔다리의 고유수용성감각의 감소
4	촉각, 통증, 고유수용성의 손실의 중간의 감소, 단독적이거나 연관적이거나, 한쪽이거나 양쪽이거나; 양쪽 팔다리보다 촉각, 고통은 중간의 감소가 더 일어나고, 고유수용성감각은 심한 감소가 일어난다.

5	한쪽 혹은 양쪽의 팔다리 감각의 손실; 머리 밑 부분의 전체의 촉각, 통각, 고유수용성감각이 중간의 감소가 일어난다.
6	머리 밑으로 거의 감각손실
V	알 수 없음.
내장과 방광기능(Bowel and Bladder Function)	
0	정상
1	경한 비뇨기의 배출 지연, 못 참음, 잔류생성
2	장과 쓸개의 중간의 배출 지연, 못 참음, 잔류생성 혹은 비뇨기의 실금
3	빈번한 비뇨기적 실금
4	계속적인 catheter 사용 대부분
5	방광기능 상실
6	내장과 방광기능의 상실
V	알 수 없다.
시각기능(Visual Function)	
0	정상
1	암점을 가지고 있는 시각적 정확성이 20/30보다 좋다.
2	암점을 가지고 있는 안 좋은 눈의 최대 시각적 정확성은 20/30～20/59이다.
3	큰 암점을 가지고 있거나 시야가 중간보다 작다. 그러나 최대 시각적 정확성은 20/60～20/99이다.
4	시야가 두드러지게 감소하거나 최대 시각적 정확성이 20/100～20/200; 20/60의 좋은 눈의 최대 시각적 정확성은 +3grade 이다.
5	20/200 보다 안 좋은 최대 시각적 정확성; +4grade는 20/60 혹은 그 이하보다 좋다.
6	+5grade는 20/60 혹은 이하보다 좋다.
V	알 수 없다.
X	측두의 창백한 모습으로 0～6까지 점수를 나타낼 수 있다.
뇌기능(Cerebral Function)	
0	정상
1	오직 기분적인 변화
2	정신기능의 경한 감소
3	정신기능의 중간의 감소
4	정신기능의 두드러진 감소
5	치매 혹은 만성적인 뇌증후군-심각한 혹은 무능력한
V	알 수 없음.
다른 기능(Other Function)	
0	정상
1	MS와 관련된 다른 어떠한 신경학적 결과
V	알 수 없다.

(출처 : 다발성 경화증에 대한 환자평가의 종합장애상태척도: 강순희 등. 오설리반 & 슈미츠 질환별 물리치료 개정 4판. 영문출판사. 2007.)

[부록 2] 종합장애상태척도(Expanded Disability Status Scale ; EDSS)

주석 1: EDSS 단계 1.0에서 4.5는 반전보행이 가능한 환자를 가리키며, 정확한 단계 수는 기능적 시스템(FS) 점수를 설명하였다. EDSS 단계 5.0에서 9.5는 이동 손상을 나타내고, 기능적 시스템 점수와 같은 가치를 제공하였다.	
주석 2: 최소한 하나의 FS 중 적어도 한 단계가 동일한 방향으로 변화가 없다면 EDSS는 1.0단계로 변경해서는 안된다. 각 단계(예, 3.0∼3.5)는 여전히 DSS 척도 대응치의 일부분이다(즉, 3).	
3.0에서 3.5까지의 진전은 DSS점수 3에 해당된다.	
0	신경학적 검사 정상(FS의 모든 등급 0)
1.0	장애 없음, 하나의 FS에서 최소 징후(즉, 등급 1)
1.5	장애 없음, 하나 이상의 FS에서 최소 징후(FS 등급 1 이상)
2.0	하나의 FS에서 최소 장애(하나의 FS 등급 2, 기타 0 또는 1)
2.5	두 개의 FS에서 최소장애(두개의 FS 등급 2, 기타 0 또는 1)
3.0	완전한 보행이 가능다리만 하나의 FS에서 중등도 장애(하나의 FS 등급 3, 기타 0 또는 1) 또는 셋 혹은 네 개 FS에서 경미만 장애(셋 또는 네 개의 FS 등급 2, 기타 0 또 1)
3.5	완전한 보행이지만 하나의 FS에서 중등도 장애(한 등급 3) 및 하나 혹은 두 개의 FS 등급 2; 또는 두 개의 FS 등급 3; 또는 다섯 개의 FS 등급 2(기타 0 또는 1)
4.0	하나의 FS 등급 4(기타 0 또는 1)로 이루어진 상대적으로 심각한 장애에도 불구하고 없어 완전보행, 자급자족, 하루에 약 12시간씩 걷다가 삐거나 또는 이전 단계의 제한을 넘어서는 낮은 등급의 연합; 도움없이 걸을 수 있거나 또는 500 m에서 휴식
4.5	도움없이 완전 보행, 하루의 대부분을 걸어다님, 하루종일 일할 수 없다. 한면에 전체 활동에 약간의 제한이 있거나 최소한의 보조도구기 필요하다. 하나의 FS 등급 4(기타 0 또는 1)로 이루어진 상대적으로 심각한 장애를 특징짓거나 또는 이전 단계의 제한을 넘어서는 낮은 등급의 연합; 도움없이 걸을 수 있거나 또는 300 ∼ 에서 휴식
5.0	도움없이 보행 또는 200 m에서 휴식 ; 전체 일상생활동작을 손상시킬 만큼 심각한 장애 (예, 특별한 준비없이 하루종일 일함): (보통 FS 대응치는 단 하나의 등급이 5이며, 기타 0 또는 1: 또는 단계 4.0)
5.5	도움없이 보행 또는 약 100 m에서 휴식 ; 전체 일상생활동작을 방해할 만큼 심각한 장애: (보통 FS대응치는 단 하나의 등급이 2이며 기하 0 또는 1이다: 혹은 단계 4.0을 넘어서는 낮은 등급과 연장된다)
6.0	약 100 m를 휴식없이? 휴식하면서 걸을 때 간헐적 혹은 일측성의 지속적인 보조도구(지팡이, 목발, 부목)와 필요하다; (보통 FS 대응치는 두 개 이상의 FS 등급 3의 연감된다)
6.5	휴식없이 약 200 m를 걸을 때 지속적인 양측성 보조도구(지팡이, 목발, 부목)가 필요하다 (보통 FS 대응치는 두 개 이상의 FS 등급 3+와 연합된다)
7.0	도움이 있어도 약 5 m 이상을 걸을 수 없다, 근본적으로 휠체어에 제한 ; 표준 휠체어로 스스로 움직이고 혼자 이동한다. 하루의 약 12시간을 휠체어로 움직인다(보통 FS 대응치는 하나 이상의 FS 등급 4+와 연합된다; 매우 드물게 피라미드 기능은 단독으로 등급 5이다).
7.5	몇 단계 이상 실행할 수 없다; 휠체어에 재한, 이동에 도움 필요; 스스로 움직이지만 하루종일 표준 휠체어에서 행동할 수는 없다; 전동휠체어가 필요하다.(보통 FS 대응치는 하나 이상의 FS 등급이 4+와 연합된다).
8.0	근본적으로 침상 또는 의자에 제한되거나 혹은 휠체어에 태우고 다닌다. 그러나 하루의 대부분을 침대에서 일어날 수 있다. 자기관리기능이 많이 유지된다; 일반적으로 팔은 효과적으로 사용할 수 있다(보통 FS 대응치는 몇몇 시스템에서 등급 4+와 연합된다).
8.5	근본적으로 하루의 대부분이 침대에 제한됨; 팔의 일부분을 효과적으로 사용할 수 있다; 일부 자기관리기능이 유지된다(보통 FS 대응치는 몇몇 시스템에서 일반적으로 4+와 연합된다)
9.0	무력한 침상 환자; 의사소통 및 먹기 가능(보통 FS 대응치는 대다수 등급이 4+와 연합된다)
9.5	전반적으로 무력한 침상 환자; 효과적으로 의사소통 또는 먹기/삼킴 불가능(보통 FS 대응치는 거의 모든 등급이 4+와 연합된다).
10.0	사망

(출처 : 종합장애상태 척도(Extended Disability Status Scale; EDSS): Kurtzke JF(1983). "Rating neurologic impairment in multiple sclerosis: an expanded disability status scale (EDSS)." Neurology 33(11): 1444-52.)

Ⅲ 말초신경질환

chapter. 14 말초신경질환의 서론

chapter. 15 팔 말초신경질환

chapter. 16 다리 말초신경질환

chapter. 17 얼굴신경마비

chapter. 18 Guillani-Barre 증후군

chapter 14 말초신경질환의 서론

1 개 요

1) 구조

말초신경은 자극전도의 방향에 따라 날 신경(운동신경, efferent or motor nerve)과 들 신경(감각신경, afferent or sensory nerve)으로 나누며, 몸 기관(somatic organs) 뿐만 아니라 내장, 혈관, 선 등과 같은 내장기관에도 연결되어 있는데, 이를 뇌척수 신경계(cerebrospinal nervous system)와 자율신경계(autonomic nervous system)로 대별한다. 전자는 뇌신경과 척수신경으로 나누고, 후자는 교감신경과 부교감신경으로 나누는데 이들은 서로 길항작용(antagonistic function)을 하면서 적절한 협조로서 생명현상을 생리적으로 유지해간다.

2) 기능

신경조직은 고유신경 성분인 신경세포(neuron)와 신경아교세포(neuroglia)로 나누어지며, 신경세포는 신경작용을 하고 신경아교세포 지지조직, 식작용, 영양세포 등의 역할을 한다. 신경원의 돌기 가운데 한 개의 길다란 돌기를 축삭돌기(axon) 또는 신경돌기(neurite)라고 하며, 이는 흥분을 세포체에서 운동갈래로 보낸다. 그리고 나머지 몇 개의 비교적 짧은 돌기들은 가지돌기(수상돌기, dendrite)라 하며 흥분을 세포체쪽으로 감각갈래로 보낸다.

신경섬유는 관습상 축삭 자신이거나 또 축삭의 주위를 싸고 있는 말이집(수초, myelin sheath)과 신경집(neurilemma, Schwann's sheath)을 포함해서 신경세포체의 계속으로 신경섬유의 본질적인 부분이므로 중심에 있다. 말이집은 축삭을 싸고 있는 특유한 유지방체인 피막이며 일정한 간격을 두고 단절되어 있는데, 이곳을 Ranvier절이라고 하고 이곳에서 곁가지(collateral axon) 나간다. 말이집은 굴광성이 있기 때문에 광학 현미경으로는 동질성인 백색관으로 나타나며 말이집이 없는 축삭은 회백색으로 보인다. 신경집은 Schwann 세포로 싸인 얇고 투명한 피막으로서 이는 중추신경계의 신경아교세포(neuroglial cell)에 해당하는 것이다.

말이집은 축삭에 대한 전기석 절연 장치와 같이 작용하며 Schwann 세포에서 만들어지고 축삭의 시작 부분과 Ranvier절 그리고 종말 종지부에는 없다. 또 Schwann 세포는 발

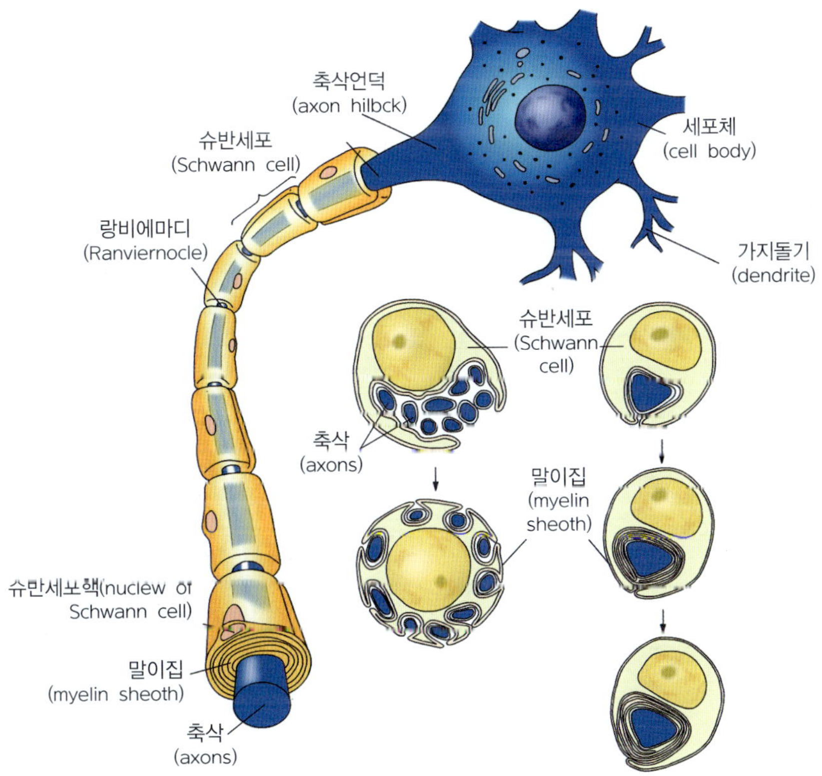

〈그림 14-1〉 유수신경원의 형태

초신경 축삭의 영양과 말이집 형성에 관여하며 신경재생에 있어서 중요한 역할을 한다. 그러므로 Schwann 세포가 없는 신경섬유는 손상시 재생이 어렵다.

이미 설명한 바와 같이 축삭이 말이집과 Schwann 세포막에 싸여 말초신경의 기본단위인 신경섬유를 형성하는데 〈그림 14-2〉에서 보인 바와 같이 이들 신경섬유다발 몇 개를 싸고 있는 막을 신경속막(신경내막, endoneurium)이라고 한다. 신경속막에 싸인 다발 몇 개는 다시 신경다발막(신경주막, perineurium)에 의해 둘러싸이고, 이들 신경다발막 다발 몇 개가 다시 신경바깥막(신경외막, epineurium)에 싸여 우리가 육안으로 볼 수 있는 말초신경이 된다. 신경다발막은 뇌와 척수의 연질막(pia mater)의 계속이며, 신경바깥막은 경질막(dura mater)의 계속이다. 신경다발막의 기능은 삼투장벽을 이용하여 신경섬유 다발 내의 양압을 유지하고 내포된 신경조직의 구조적 형태를 유지하게 하는데 있으며, 신경바깥막은 림프관과 혈관을 수용하고 말초신경 단면의 25 ~ 30 %를 차지하고 있다.

말초신경에 있어서도 지각성 뇌척수 신경세포체는 중추신경에 가까운 곳에 있는 신경세포의 집단, 즉 지각신경절(sensory ganglia)에 있고, 또 자율신경계에서는 말초의 효과기(effector)로 주행하는 신경섬유를 내는 신경절, 즉 자율신경절(autonomic ganglia)이 있다. 말초신경은 말초로 감에 따라 분지하나 인접한 신경섬유들 사이에 연락이 있을 때 이를 연결(문합, anastomosis)이라고 한다. 또 다수의 신경 사이에 다수의 연결(문합,

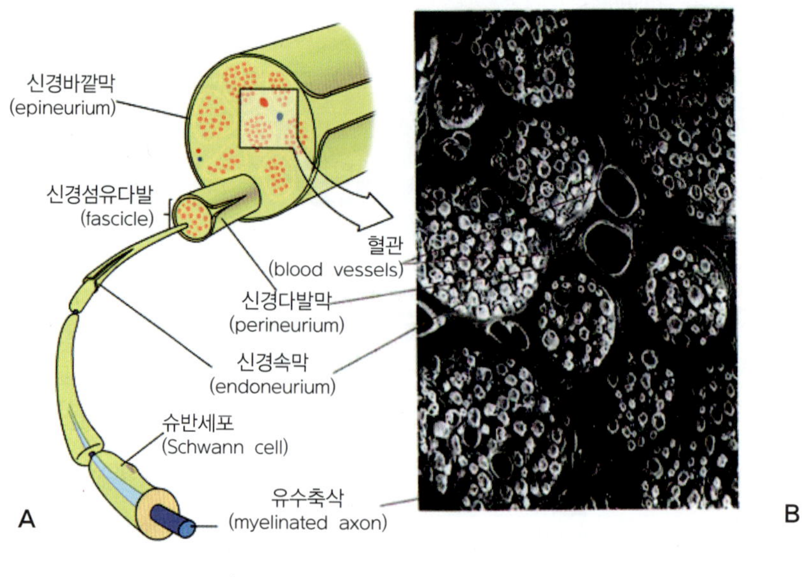

〈그림 14-2〉 유수신경원의 구조

anastomosis)이 이루어지고 그물얼기(망상총)를 이룰 때는 신경얼기(신경총, nervous plexus)라고 하며 특히 자율신경계에서 뚜렷하다.

2 말초신경손상의 분류

신경손상은 일반적으로 Seddon과 Sunderland의 분류법이 많이 사용된다.

1) 세돈(Seddon)의 분류

(1) 신경차단(Neurapraxia)

① 병리적 변화

신경차단(neurapraxia)은 신경 타박상(contusion)이나 압박, 가벼운 견인 등으로 인하여 축삭의 차단이 없는 상태에서 일시적인 전도장애가 일어난 것으로 직경이 큰 신경에서 흔히 볼 수 있으며 다음과 같은 특징들이 있다.

신경차단의 특징

- 병변이 특정 신경구획(isolated nerve segment)에 국소적으로 나타난다.
- 축삭의 연속성(axonal continuity) 상실이 없다.
- 왈러 변성(Wallerian degeneration)이 나타나지 않는다.
- 운동마비가 주로 나타나고 감각마비는 상대적으로 약하다.
- 신경전도가 국소적으로 차단되나 원인이 제거되면 회복이 빠르고 거의 완전회복이 가능하다.
- 전기진단시 비변성 반응(nondegenerative response)을 나타낸다.
- 회복시간은 수 주에서 수 개월까지 손상정도에 따라 다양하다.

② 임상적 증상

a. 신경 손상지점 끝부분(원위부, distalis)의 근육강도가 감소되거나 상실된다.

b. 신경 손상지점 끝부분의 특정 부위 감각이 감소되거나 상실된다.

c. 손상부위를 가로지르는 신경전도속도가 느려지거나 상실된다.

d. 손상부위 위나 아래에서 측정한 신경전도속도는 정상이다.

e. 근전도상에서는 세동전위(fibrillation potentials)나 양성극파(positive sharp waves)의 출현 없이 운동단위 간섭패턴(motor unit interference patterns)의 감소나 결핍이 나타난다.

③ 치료

a. 손상된 부위의 관절가동성을 유지해야 한다.

b. 침범된 근육에 수의적인 기능이 남아 있으면 근력을 강화하도록 해야 한다.

c. 무용성 위축(disuse atrophy)을 방지하기 위하여 전기적 자극을 실시한다.

d. 어떤 기능을 보호하기 위하여 필요할 경우 보조기를 사용한다.

e. 감각이 상실된 부위의 손상을 방지하기 위하여 손상부위를 보호하는 방법을 알려주고 환자에게 주의점을 설명해 준다.

(2) 축삭절단(Axonotmesis)

① 병리적 변화

신경속막 결합조직(endoneural connective tissue)이나 Schwann 세포의 손상 없이 신경세포 축삭(nerve cell axon)이 차단된 상태, 즉 축삭질(axoplasm)과 말이집의 연결이 끊어진 상태를 말한다. 축삭절단(axonotmesis)이 있으면 다음과 같은 특징들이 나타난다.

축삭절단의 특징

- 손상부위에서 완전한 축삭전도 장애가 나타난다.
- 왈러 변성(Wallerian degeneration)이 손상부위 이하와 손상부위로부터 근위부로 한 Ranvier절까지의 사이에서 일어난다.
- 손상 후 3 ~ 4일 정도가 지나면 손상부위로부터 먼쪽으로 신경전도의 상실이 일어난다.
- 신경속막(신경내막, endoneurium)이 건재하므로 재생은 일반적으로 아주 만족스럽다.

- 회복에 소요되는 시간은 신경말단부에서 신경 손상부위까지의 거리에 따라 좌우된다. 축삭의 재생은 보통 하루에 1 ~ 4 mm/day 정도이다.

② 임상적 증상

a. 신경 손상지점 끝부분의 근육강도가 감소되거나 상실된다.

b. 신경 손상지점 끝부분의 특정 부위 감각이 저하되거나 상실된다.

c. 신경전도속도 검사시 손상 끝부분의 운동신경과 감각신경의 반응이 상실된다.

d. 손상이 부분적이면 감각신경과 운동신경의 진폭(amplitude)이 감소되고 운동신경의 전도속도가 손상부위에서 지연(delay)된다.

e. 손상 후 2 ~ 3주 정도가 지나면 근전도상에 손상 근섬유와 관련된 세동전위(fibril-lation potential)와 양성극파(positive sharp wave)가 나타난다.

③ 치료

a. 침범된 부위의 관절 가동성을 유지한다.

b. 침범된 근육에 수의적 기능이 남아 있으면 근력을 강화하도록 한다.

c. 탈신경 위축(denervation atrophy)을 지연(delay)시키기 위하여 전기자극을 실시한다.

d. 기능의 보호를 위하여 필요할 경우 보조기를 사용한다.

e. 감각상실 부위를 보호해 주고 환자에게 교육을 실시하여 추가 손상을 당하지 않도록 한다.

(3) 신경절단(Neurotmesis)

① 병리적 변화

전체 신경섬유와 섬유를 싸고 있는 모든 막이 단절된 손상으로 신경손상 중 가장 심한 상태이다. 신경절단(neurotmesis)에서는 다음과 같은 특징을 나타낸다.

신경절단시의 특징

- 왈러 변성(Wallerian degeneration)이 손상부위 이하와 손상부위로부터 근위부로 한 Ranvier절까지의 사이에서 일어난다.
- 손상 후 3 ~ 4일 정도가 지나면 손상지점으로부터 근위부로의 신경전도의 상실이 일어

난다.

- 손상신경으로부터 지배받는 근육이 완전히 마비되고 손상 2주를 경과하면 전기자극에 반응이 소실되면서 근전도상에 전형적인 변성 변화(degeneration change)의 소견을 보인다.
- 자율신경구역(autonomous zone)에 감각이 소실되고 모든 신경전도가 차단된다.
- 칼이나 유리에 신경이 완전히 절단된 경우나 견열 손상, 장기간의 국소 지혈증, 고농도의 화공약품 주입 등에서도 볼 수 있다.
- 예후는 신경손상 중 가장 불량하며 수술시기, 수술방법 등에 따라 많은 영향을 받는다.

② 임상적 증상

축삭절단에서와 거의 동일하다.

③ 치료

축삭절단에서와 거의 동일하다.

2) 선덜랜드(Sunderland)의 분류

(1) 제1도 손상(First-degree Injury)

① 가벼운 압박(minor compression)에 의한 것으로 신경은 완전히 보존된 상태이다.
② 왈러 변성(Wallerian degeneration)은 나타나지 않는다.
③ 신경속집(신경내초, endoneurial sheath)은 정상이다.
④ 일시적인 생리적 전도차단(physiological conduction block)이 외상부위에서 나타난다.
⑤ 병변의 위나 아래 부위에서의 전도는 정상이다.
⑥ 자발적인 회복이 가능하고 완전하게 회복된다.
⑦ 통각이나 교감신경의 기능은 보통 정상이다.
⑧ 일반적으로 감각기능보다는 운동기능의 손상이 현저하다.
⑨ 손상 근위부와 원위부 근육의 운동기능이 동시에 회복되는 특징을 가지고 있다.
⑩ 제1도 손상은 Seddon의 신경차단에 해당한다.

(2) 제2도 손상(Second-degree Injury)

① 신경속막이 어느 정도 보존된 상태에서 축삭의 손상이 발생한 것으로 중등도의 압박(moderate compression)에 의해 발생한다.

② 왈러 변성(Wallerian degeneration)이 손상부위 이하와 손상부위로부터 한두 개의 결절에서 진행된다.

③ 신경속집(endoneurial sheath)은 정상이다.

④ 일시적인 신경섬유의 손상이다.

⑤ 병변의 위나 아래에서의 신경전도속도는 정상이다.

⑥ 손상신경 신경속집(endoneurial sheath)에서의 재생에 의해 신경축삭의 회복이 자발적으로 완전 혹은 약간 불완전하게 회복된다.

⑦ 불완전하게 회복이 일어나면 신경근 재훈련(neuromuscular retraining)이 필요하다.

(3) 제3도 손상(Third-degree Injury)

① 신경다발막이 보존된 상태에서 축삭과 신경속막이 손상된 것으로 신경은 단지 일부만 보존되어 있다. 보통 심한 압박에 의해서 발생한다.

② 왈러 변성(Wallerian degeneration)이 나타난다.

③ 심한 신경속집(endoneurial sheath)의 손상이 있다.

④ 신경섬유손상의 정도에 따라 신경연속성(continuity)의 일시적 혹은 항구적인 상실이 남는다.

⑤ 신경속막 내의 흉터조직(반흔조직, scar tissue)이 신경다발(nerve bundle)을 가로질러 형성되어, 재생되는 축삭의 진행을 방해하는 섬유장벽과 같이 작용하여 다양한 형태의 운동 및 감각신경의 장애를 남긴다.

⑥ 재생되는 축삭의 자발적인 교차지배(spontaneous cross-wiring)로 인해 손상 신경이 가지고 있던 본래의 신경내관(endoneurial tube)이 더 이상 존재하게 되지 않아 여러 가시 장애를 가져오게 되는데, 장애에는

a. 연합 혹은 해리성 신경통 및 고통(associated or disassociated neuralgia and discomfort)과 낮은 운동기능(low motor function)의 결과로 인해 감각과 운동신경의 기능적 혼동이 일어난다.

b. 느리고 섬세한 운동조절(slow, fine motor control)의 기능저하와 빠른 피로로 저역

치 및 고역치 운동신경세포의 장애가 발생한다.

c. 협조운동의 장애와 낮은 운동기능 그리고 부적절한 혹은 불수의적인 운동기능에 의해 공동운동이 발생할 수 있다.

(4) 제4도 손상(Fouth-degree Injury)

① 아주 심한 손상으로 신경바깥막과 신경다발막의 일부만 보존된다.

② 왈러 변성(Wallerian degeneration)이 나타난다.

③ 신경속집(endoneurial sheath)의 파괴가 있다.

④ 신경섬유의 손상 정도에 따라 신경연속성의 부분적 상실이 일시적 또는 항구적으로 나타나게 된다.

⑤ 흉터조직이 신경다발을 가로질러 형성되어 재생되는 축삭의 진행을 막게 된다.

⑥ 재생되는 축삭의 자발적인 교차지배는 제한된다. 왜냐하면 심한 파괴 잔재(debris)와 흉터 때문에 극도의 협조 장애가 나타나고 기능이 전혀 없기 때문이다.

⑦ 신경근 재훈련은 손상 잔재의 외과적 제거와 연결(문합, anastomosis)수술 후에 실시된다.

⑧ Tinel 징후는 나타나지 않고 예후도 불량하다.

(5) 제5도 손상(Fifth-degree Injury)

① 신경이 완전히 절단된 상태이다.

② 절단된 틈 사이에 간격이 생겨 적절한 수술 없이는 회복이 불가능하다.

③ 가장 좋은 방법은 미세수술을 통하여 병변부위의 청결과 신경다발의 재접합을 시도하는 것이다.

④ 신경근 재훈련은 모든 수술이 끝난 후에 실시한다.

3 말초신경변성의 종류

1) 왈러 변성(Wallerian Degeneration)

축삭이나 가지돌기(수상돌기, dendrite)가 세포체와 연결이 절단되면 절단부보다 먼부위인 말초부는 변성하여 소실되나 세포체에 가까운 부분은 정상이다. 이 현상을 Wallerian 변성이라 하고 이 변성은 포유동물에서 빨리 일어난다. 축삭은 팽대하고 이어서 분절한 후 소실한다. 말이집은 절단 후 지방과립으로 변성되는데 절단 2~3주 후에 Marchi 염색법에 의해 특이적으로 염색되나 그 후 소실된다. 이것은 전도로 결정에 많이 이용된다(그림 14-3).

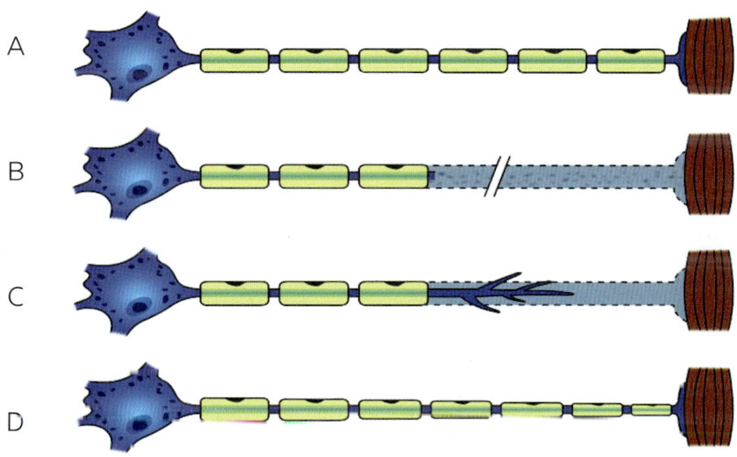

A. 성상석인 유수신경심유
B. 축삭의 연속성이 국소적으로 장애를 받은 상태[손상 근위부에서는 축삭과 세포체의 구간종창(somal swelling), 염색질 용해(chromatolysis) 그리고 핵의 확장과 유주(nuclear enlargement and migration) 반응이 일어난다: 손상 원위부에서는 축삭과 축삭의 말이집에서 Wallerian 변성이 일어나고 근섬유는 급속도로 위축된다.
C. 근위부 축삭에서는 새로운 축삭 가지들(new axonal branches)이 돌출되는데 이들 중 하나가 재접속에 성공하고 나머지는 변성된다.
D. 재생이 완전하게 일어난 상태로 얇은 축삭과 짧은 절 간격(shorter internodal segment)이 보인다.

〈그림 14-3〉 Wallerian 변성

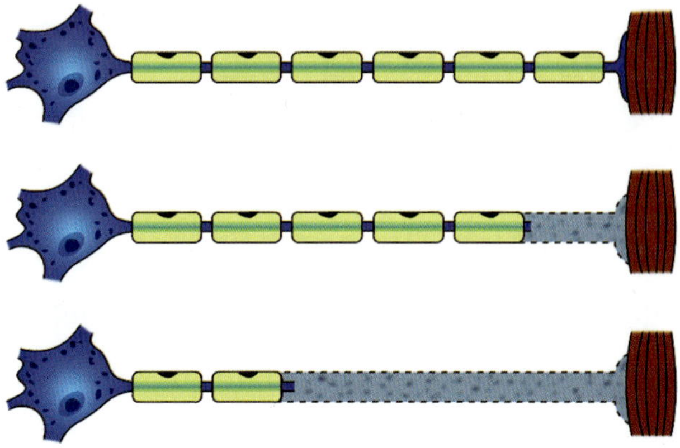

A. 정상 유수신경섬유
B와 C. 축삭변성이 축삭의 말초부로부터 근위부로 진행되고 있다. 변성이 세포체까지 확장되어 세포사 (cell death)가 발생한다.

〈그림 14-4〉 역행변성

2) 역행변성(Retrograde Degeneration)

축삭이 절단되었을 때 신경세포에 나타나는 변화로서 핵이 위축되고 Nissl소체의 분절 및 염색질 용해(chromatolysis)가 일어난다. 이 염색질 용해는 보통 절단 후 6 ~ 10일에 뚜렷하다. 이 현상도 신경손상의 감별 및 전도로 결정에 도움이 된다(그림 14-4).

3) 연접횡단 변성(Transynaptic Degeneration)

축삭이 절단되면 연접을 넘어 그 다음 신경세포에 염색질 용해가 일어나는 변성을 말하는데 국한된 부분에서만 일어나며 시각 전도로에서 잘 나타난다.

4 손상신경의 재생

손상된 신경의 재생은 매우 제한적인데 손상된 신경의 형태와 손상의 정도가 신경의 재생에 가장 큰 영향을 미친다. 축삭의 재생 성장속도는 사람에 따라 다르지만 다리만 일반적

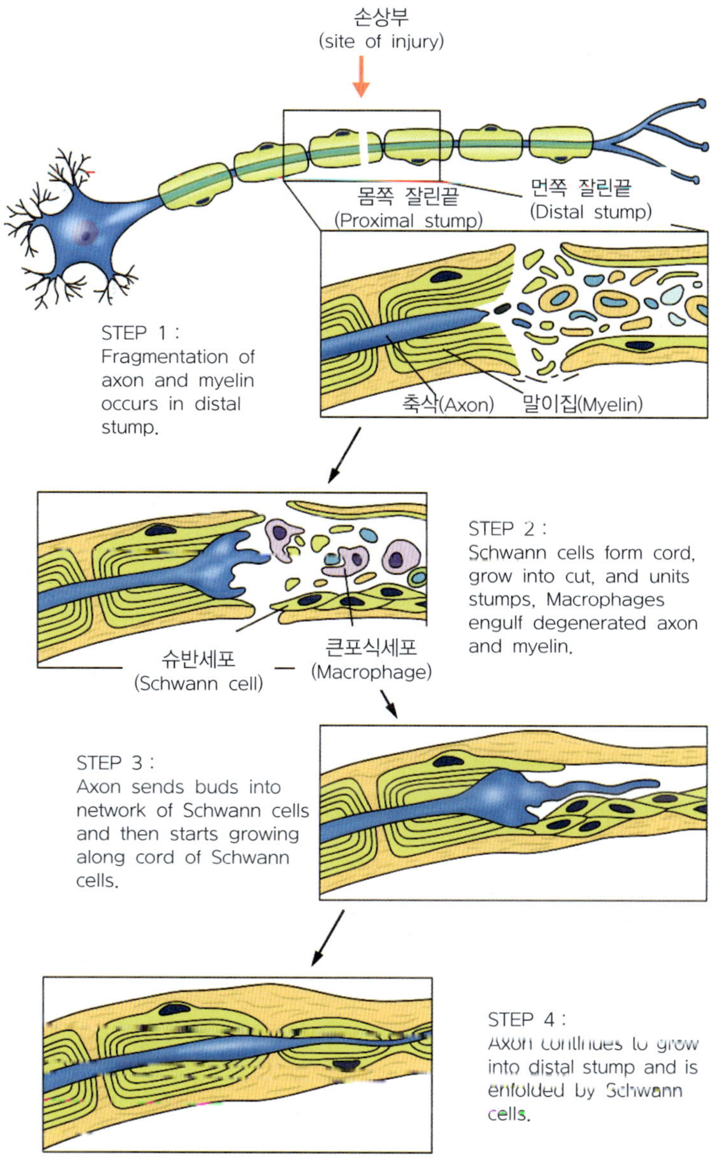

〈그림 14-5〉 손상 후 신경의 재생과정

으로 하루에 1 ~ 4 mm 정도이다. 보통 굵고 말이집이 두꺼운 신경이 가늘고 얇은 막의 신경보다 회복기능이 불량하며, 통각신경의 회복이 가장 빠르고 다음으로 촉각, 고유수용기 등에 대한 신경의 회복이며 운동신경의 회복이 가장 늦고 불완전하다.

단절된 축삭이 원위부와 연결되어 재생이 되면서 하방으로 증식해 나가는 도중에 신경이 재생되는 부위를 가볍게 두드릴 때 과민감각을 보이는데 이를 Tinel 징후라 한다. 이 때 감각신경의 경우 불완전하고 비정상적인 감각의 재생은 작열통(causalgia)이라는 증상을 나타낼 수도 있다.

신경의 회복은 환자의 연령이 어릴수록 그리고 신경말단부와 손상부위와의 거리가 짧을수록 회복이 잘 된다. 또 단순히 신경만 손상 받은 경우보다는 주위 연부조직 손상이 동반되었을 때 예후가 더 나쁘다. 손상 후 경과된 시간이 회복에 영향을 미치며 신경봉합의 수기 기술에 따라 회복결과가 달라진다. 인체의 말초신경 가운데서 궁둥신경(좌골신경, sciatic nerve)의 예후가 가장 나쁘다.

5 신경손상의 검사법

말초신경의 손상을 진단하고 회복상태를 검사할 때 각 신경에 따른 고유부위의 감각검사, 기능검사 등 이학적 검사도 중요다리만 검사기기를 이용한 여러 가지 검사법이 많이 이용된다. 이들 검사법은 전기자극을 이용한 것들이 대부분이다.

1) 신경전도속도 검사(Nerve Conduction Velocity Test)

피부를 통한 신경주행의 전기자극으로 해당 신경의 자극전도를 검사하여 손상부위를 알 수 있다. 즉 신경이 절단되면 처음 18 ~ 72시간까지는 절단 끝부분에도 정상적인 전도기능을 유지하고 있으나 72시간이 지나면 이러한 자극전도기능이 소실되므로 각 부위에 따라 전도속도를 계측함으로써 손상부위를 예측할 수 있다. 또한 전도기능이 감퇴되어 나타날 때는 특정부위에 신경압박 증세를 의심할 수 있다. 따라서 신경전도 검사는 압박신경병증(compression neuropathy)의 진단에도 많은 도움이 된다.

2) 근전도 검사(Electromyography Test)

근전도 검사를 통하여 근육의 신경지배 차단 유무를 쉽게 알 수 있고 또한 신경전도 검사로 손상부위도 어느 정도 판별할 수 있다. 말초신경의 절단 직후에는 근전도 검사에서 정상적인 기록을 보인다.

절단 5 ~ 10일 후에 초기 신경차단 변화가 나타나기 시작하고 7 ~ 14일 사이에 Wallerian 퇴행성 변화가 진행되는데 이때 탈신경 전위(denervation potential)나 세동전위(fibrillation potential)가 나타나지 않으면 이는 예후가 양호한 것으로 생각할 수 있다. 근육이 신경회복을 얻게 되면 근전도상에 고다상성 운동단위 전위(highly polyphasic motor unit potential)가 나타난다. 그러나 근전도 검사는 정확한 손상의 정도나 부위를 판별하기 힘든 단점이 있다.

3) 신경자극 검사(Nerve Stimulation Test)

신경자극 검사에는 질적검사와 양적검사가 있는데 질적검사로는 변성반응검사(R-D test)가 있으며 양적검사에는 시치검사(chronaxie test)와 강시곡선(S-D curve)이 있다.

4) 피부저항 검사(Skin Resistance Test)

피부저항 검사도 자율신경의 차단 유무를 평가하는 한 가지 방법이다. 즉 피부에 땀이 없으면 전류 통전시 피부저항이 커진다. 이러한 피부저항의 비교로 신경손상 및 회복상태를 알 수 있다. 피부저항 검사에는 Richter dermometer를 사용한다.

5) 티넬 징후(Tinel's Sign)

티넬 징후는 손가락이나 진단용 고무망치로 손상 받은 신경의 경로를 따라 가볍게 타진할 때 나타나는 징후인데 손상부위를 타신시 신경재생이 있을 경우 찌리는 순간적인 저린 감각(tingling sense)을 손상신경의 주행 경로를 따라 느낄 수 있다. 신생 축삭의 今식이 원위부의 신경내관(endoneural tube)을 따라 진행되면서 말이집의 재생이 불완전하여 나타나는 현상이므로 티넬 징후 양성은 신경재생의 한 징후로 볼 수 있다. 그러나 이는 절대적인 신경재생을 의미하는 것은 아니나.

6) 발한 검사(Sweat Test)

말초신경 내의 교감신경섬유는 기계적인 외상에 가장 오래 견딘다. 자율신경구역(autonomous zone)에 발한이 있으면 최소한 완전절단은 아님을 알 수 있다. 즉 교감신경의 기능은 어느 정도 잔존하고 있음을 의미한다. 발한 유무는 확대경으로 피부의 땀샘에서 발한 현상을 관찰하거나 요오드 전문반응(iodine starch test) 또는 닌하이드린 검사(ninhydrin test)로 쉽게 식별할 수 있다. 절단신경의 봉합 후 재생 과정에서도 교감신경이 가장 먼저 회복되므로 발한 반응은 신경회복의 초기 현상으로 어느 정도 예후를 암시해준다.

7) 주름 검사(Wrinkle Test)

손상 받은 신경이 지배하는 피부 부위를 더운 물에 담그면 신경기능이 남아 있거나 회복이 있는 경우는 피부로부터 발한이 되므로 피부에 주름이 생기나, 신경기능이 마비되어 있거나 회복이 없는 경우는 피부의 영양성 변화(trophic change)로 인하여 발한이 되지 않아 주름이 생기지 않는다.

8) 기타

지금까지 설명한 검사법 이외에도 2점 식별검사법(two point discrimination test), 접촉검사, 압박검사, pick up 검사 등이 있는데 이들은 주로 팔에서 신경회복 상태를 조사하는데 많이 사용된다.

6 말초신경손상의 임상 증상

1) 운동기능장애

신경의 손상을 받으면 지배를 받던 근육은 이완성 마비(flaccid paralysis)를 보이며 빠르게 위축이 발생하여 변성이 진행되며, 반사도 소실된다. 4 ~ 7일이 경과되면 전기자극에 대한 근육의 반응도 중단되며, 10일 이후에는 전기자극에 대하여 약하게 반응하며, 정상 신경 지배의 근육보다 더 큰 강도의 전기자극을 주어야 반응이 나타난다. 따라서 손상의 정도에 따라 다양하게 근육의 쇠약이나 마비로 인한 근육의 미사용 등이 발생하여 근력의 감소로 계단을 오르기 어렵거나 머리를 빗는 동작 등의 일상생활동작에 장애를 동반하게 된다. 또한 경련(cramp)으로 인한 고통이나 근육의 섬유다발수축(속상수축, fasciculation) 등이 나타나기도 한다.

2) 감각기능장애

정상 신경지배를 받던 부위의 피부감각이 소실되고, 이 주위에 인접한 감각신경과 지배 구역이 중복되어 부분적인 감각소실이 동반된다. 이러한 손상은 감각변화의 음성현상(negative phenomenon)의 출현 즉, 비정상적인 감각의 감소, 큰 유수신경섬유가 주로 파괴되는 질환으로 촉각, 고유감각 및 입체감각인지(stereognosis)에 대한 지각 감소 등이 나타난다. 작은 무수신경섬유가 주로 파괴되는 질환에서는 통증 및 온도감각 소실 등이 초래되어 결과적으로 무통성 화상 또는 외상이 초래된다.

양성현상(positive phenomenon)으로는 큰 유수섬유 질환에 의해 말초 원위부에 이상감각(paresthesia)이 초래되어 말초신경 분포영역에 바늘로 찌르는 듯한 감각(pins & needles' sensation)을 느끼게 된다. 작은 무수섬유의 질환인 경우에는 비정상적으로 증가된 감각 또는 이상감각의 동반, 접촉에 대한 감각이상, 과민감각 및 타는 듯한 감각, 바늘에 찔린 듯한 감각 등의 통각과민(hyperalgesia)이 나타난다.

3) 힘줄기능장애

마비나 근력의 쇠약 등으로 인한 움직임의 감소는 이차적으로 결합조직의 변화를 동반하게 된다. 이러한 변화는 힘줄집(건초, tendon sheath)의 비대나 섬유유착(fibrotic adhesion) 등이 자주 나타나게 되며, 이로 인한 관절가동범위의 제한이나 약화, 관절 안정성의 결여로 관절 표면의 손상을 야기시킨다. 또한 뼈의 구조에 변화로 뼈밀도의 감소와 골절 발생률이 증가한다.

4) 감각성 조화운동불능

손상된 신경지배 부위의 감각소실과 근육의 마비로 균형감각의 결여나 부자연스러움으로 인한 보행의 실조나 어지러움 등이 나타나기도 한다.

5) 변형

말초신경의 손상은 손상의 정도에 따라 사지의 근육에 영향을 미치고 근육의 변성은 관절의 균형을 깨뜨리게 되어 결국 기형(deformity)이나 구축을 동반한 이차적 변형과 영양성 변화(trophic change)가 나타난다. 따라서 근육의 작용과 기능을 잘 파악하여 변형의 예방과 무용성 위축의 방지, 기능 보호를 위한 보조기의 사용과 손상부위의 보호 및 치료에 중점을 두어야 한다.

7 말초신경손상의 치료

신경손상의 치료는 크게 보존적 치료(물리치료 포함)와 수술적 치료로 생각해 볼 수 있는데 개방성 상처를 동반한 경우에는 상처의 처치와 함께 신경손상의 정도를 정확하게 검사한 후 신경봉합을 하게 된다. 그러나 비개방성 손상의 경우에는 자연회복의 가능성과 시험적 탐색(surgical exploration)의 필요성 유무를 잘 판단하여 치료방법을 최종 결정한다.

1) 보존적 치료

신경손상의 정도가 비교적 경미하여 자연회복의 가능성이 있는 경우 보존적 치료의 적응증이 된다. 즉 신경이 불완전하게 단열되었거나 압박에 의해 생리적 차단이 발생한 경우 등이 여기에 속한다. 보존적 치료로 방향을 결정하였을 때는 일정한 간격으로 신경전도속도나 근전도검사 그리고 여러 가지 임상검사 등을 통하여 손상된 신경과 사지 기능의 회복정도를 평가하고 관찰하는 것이 필요하다.

보존적 치료시 중요한 것은 물리치료를 병행하는 것인데 물리치료사는 신경의 완전한 회복이 일어날 때까지 관절의 운동범위를 유지하고, 변형을 방지하며, 근육의 위축을 예방하는데 주력해야 한다. 특히 저주파를 이용한 전기자극치료는 초기 근위축을 예방하고 혈액순환을 촉진할 뿐만 아니라 근육의 조직학적 변화를 지연시키거나 방지하는데 도움이 된다. 온열을 이용한 치료도 순환의 촉진을 통해 도움을 줄 수 있는데 이때는 감각마비 유무를 꼭 확인하여야 한다. 변형 방지를 위한 부목이나 보조기는 가능하면 착용한 상태에서도 운동이 자유로운 역동적 보조기를 선택한다.

2) 수술적 방법

신경이 완전절단 되었거나 손상의 정도가 심하여 자연적인 회복을 기대하기 어려울 때는 수술적 방법에 의한 신경봉합술(neurorrhaphy)을 시행하여야 한다.

신경봉합에는 1차 봉합, 2차 봉합, 신경이식 등이 있는데 1차 봉합은 손상이 경하거나 손상 후 6시간 이내이고 감염의 염려가 없을 때 많이 시행한다. 2차 봉합은 상처가 어느 정도 치유된 후인 2 ~ 3주 후에 시행하는 방법이다. 신경이식을 시행할 경우에는 자가신경이식이 좋다.

신경을 봉합하는 방법에는 어느 부위를 어떻게 연결하는가에 따라 신경바깥막봉합(epineurial suture), 신경다발막봉합(perineurial suture), 신경바깥-다발막봉합(epi-perineurial suture) 등이 있다.

신경의 봉합시에는 신경에 공급되는 혈관의 보존, 과도한 신경박리 금지, 긴장 방지 등에 유의해야 한다. 신경봉합 후 고정기간은 팔에서 보통 약 4주, 궁둥신경은 약 6주간이다. 이 기간이 지나면 서서히 관절운동을 시작한다.

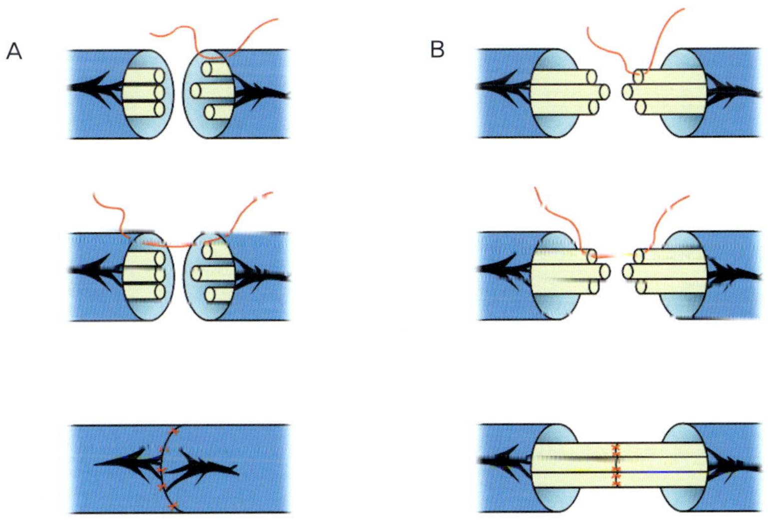

A. 신경바깥막봉합　　B. 신경다발막봉합

〈그림 14-6〉 신경봉합의 방법

chapter 15 팔 말초신경질환

1 Erb 마비(Erb's Paralysis)

1) 개요

Erb 마비는 분만마비(obstetric paralysis) 가운데 가장 흔한 형으로 출생시 어깨와 머리 사이의 비정상적인 견인에 의해 주로 발생하며 위팔신경얼기(상완신경총, brachial plexus)의 위신경뿌리(upper roots)인 C_5와 C_6가 단독 혹은 공동으로 손상된다. 이것은 출생 후에도 비슷한 외력이 같은 부위에 주어지면 발생할 수 있고, 마지막 목뼈(경추, cervical spine)에 부착하는 갈비뼈(늑골, rib)의 가로돌기(횡돌기, transverse process)가 과도하게 신장되어도 발생할 수 있다(그림 15-1).

2) 임상 증상

(1) C_5 신경뿌리 손상시 임상 증상

① 운동결함이 마름모근(능형근, rhomboids), 어깨세모근(삼각근, deltoid), 가시위근(극상근, supraspinatus), 가시아래근(극하근, infraspinatus), 작은원근(소원근, teres minor), 위팔두갈래근(상완이두근, biceps brachii), 위팔래근(상완근, brachialis), 뒤침

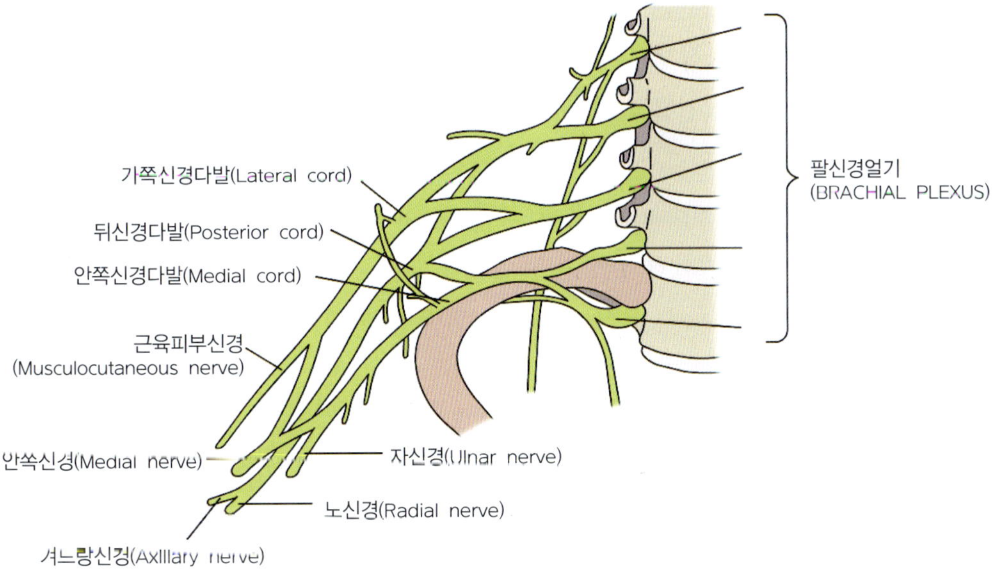

〈그림 15-1〉 위팔신경얼기와 주위 구조물과의 관계

근(회외근, supinator) 등에 나타난다.

② 감각상실은 가볍고, 있을 경우 바깥쪽 어깨부위와 위팔(lateral shoulder and upper arm)에 나타난다.

③ 위팔두갈래근(상완이두근, bicpes brachii)의 깊은힘줄반사(심부건반사, deep tendon reflex)가 상실되거나 감소된다.

④ 통증이 흔히 안쪽 어깨뼈(견갑골)나 어깨부(medial scapular or shoulder)에 방사된다.

⑤ 목뼈(경추, cervical spine)를 돌림(회전, rotation)하거나 침범된 측(involved side)으로 폄(신장, extension)하면 증상이 재현된다.

(2) C_6 신경뿌리 손상시 임상적 증상

① 운동결함이 어깨세모근(삼각근, deltoid), 위팔두갈래근(상완이두근, bicpes brachii), 위팔노근(상완요골근, brachioradialis) 그리고 손목관절의 노쪽손목폄근(radial wrist extensor)들에서 나타난다.

② 감각상실이 노뼈측 아래팔(요측 전완, radial forearm)과 노뼈측 손등(radial dorsal hand)을 따라 나타난다.

③ 위팔두갈래근(상완이두근, bicpes brachii)이나 위팔노근(상완요골근, brachio-radialis)의 깊은힘줄반사(심부건반사, deep tendon reflex)가 상실되거나 감소된다.

④ 통증이 흔히 어깨뼈(견갑골)와 아래팔 노뼈측 등쪽(전완 요골측 배부, dorsal radial forearm)을 향하여 방사된다.

⑤ 목뼈(경추, cervical spine)를 돌림(회전, rotation)하거나 침범된 측(involved side)으로 폄(신장, extension)하면 증상이 재현된다.

(3) 팔의 자세

① 어깨뼈부(견갑부, scapular)가 모음(내전, adduction)된다.

② 아래팔부(전완부, forearm)는 심하게 엎침(회내, pronation)이 된다.

③ 팔은 안쪽돌림(내회전, inward rotation) 된다.

④ 팔은 보통 몸통 가까이에 늘어뜨린 상태가 된다.

⑤ 일반적으로 손목관절 이하는 침범되지 않는다.

⑥ 웨이터 팁 자세(waiter tip position)가 된다(그림 15-2).

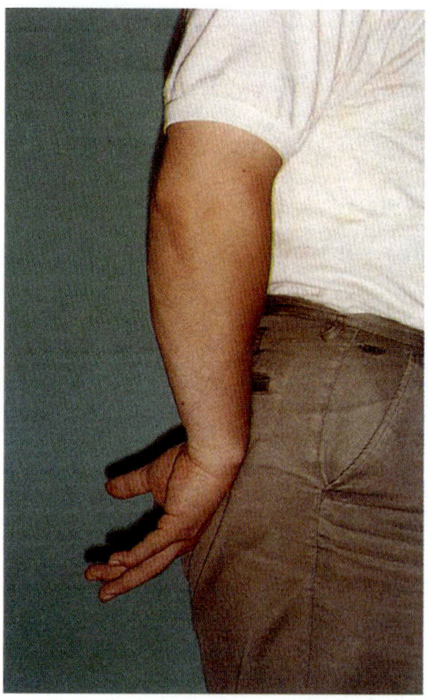

〈그림 15-2〉 웨이터 팁 자세

3) 치료

(1) 물리치료

① 지지(support)

어린이의 경우 보통 air-plane 부목 등을 사용하여 고정하는데 출생 후 약 3 ~ 6개월이면 대부분 회복된다. 갑작스러운 외력에 의해서 손상을 당한 성인의 경우도 벌림(외전, abduction)자세에서의 치료를 실시하지만 보통 돌림마비(회선마비, circumflex palsy)에서 사용하는 것과 같은 삼각끈(sling)을 많이 이용한다. 보조기는 어깨관절 벌림(외전, abduction) 및 바깥돌림(외회전, external rotation), 팔꿉관절 굽힘(굴곡, flexion), 아래팔 뒤침(회외, supination), 손목관절 폄(신전, extension)자세로 팔을 어깨관절 높이에서 고정한다(그림 15-3).

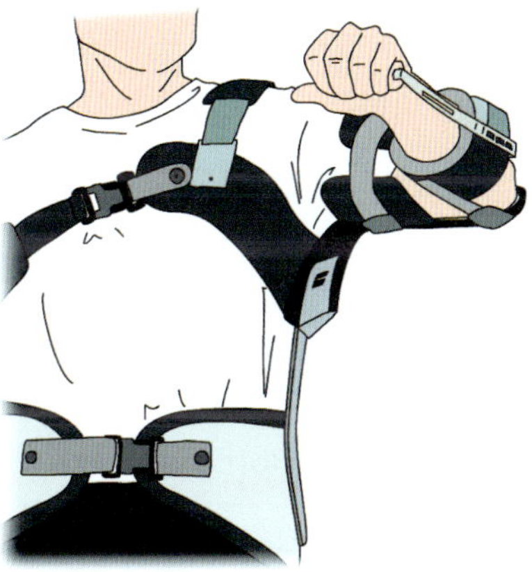

〈그림 15-3〉 Air plane 부목

② 전기자극

손상신경을 자극할 때는 자극시간을 효과적으로 조절할 수 있는 직각파(rectangular wave)를 사용하는 것이 좋다. 그러나 파형보다 중요한 것은 각각의 신경 혹은 근육을 자극하는 통전시간이다. 일반적으로 완전 변성근(fully denervated muscle)은 50 ~ 10 msec 정도가 만족할 만하다. 파형과 자극시간 외에 손상신경이나 근육을 자극할 때 또 다른 중요한 요소로는 주파수(frequency)가 있다. 근육의 강축을 유발하고자 할 때는 주로 50 ~

200 impulses의 강축전류(tetanizing current)를 사용하나 단일근육 자극시는 단속평류를 이용한다. 자극은 마비가 온 근육들을 정확히 평가하여 실시해야 한다. 보통 Erb's point를 이용한 강축전류 치료나 단속평류를 이용한 치료가 효과적이다. 일반적으로 위팔신경얼기(상완신경총, brachial plexus)의 손상은 회복시간이 길기 때문에 꾸준히 치료를 실시해야 하며 늦은 경우에는 2 ~ 3년까지도 걸린다.

③ 운동치료

구축의 방지를 위하여 마비되어 있는 동안에는 손가락, 손목관절, 팔꿉관절, 어깨관절 등에 수동운동을 실시하여 관절가동범위를 확보하고 근력을 유지시킨다. 그리고 근력이 약간 돌아오면 근력의 정도에 따라 근재교육 운동을 시킨다. Erb 마비에서는 어깨관절 벌림(외전, abduction)과 바깥돌림(외회전, external rotation), 팔꿉관절 굽힘(굴곡, flexion) 기능이 약화되므로 특히 이들 기능의 회복에 관심을 가져야 한다.

벌림근(외전근, abductors)의 운동은 처음에는 환자를 부드럽고 매끄러운 침대 위에 눕게 한 자세에서 팔을 옆으로 벌리는 운동으로부터 시작한다. 앉은자세에서 치료를 실시할 때는 미끄럼 판(sliding board)을 준비하는 것이 필요하다. 성인은 정적운동(static movement)으로부터 시작하여 능동보조운동, 자유운동, 저항벌림(저항외전, resisted abduction) 운동의 순서로 발전시켜 나가는데 결코 팔을 어깨높이 이하로 내려서는 안된다.

어깨관절 바깥돌림근(외회전근, external rotators)과 팔꿉관절 굽힘근(굴곡근, flexors)은 환자의 여러 가지 자세와 물리치료사의 보조 혹은 저항을 이용하여 운동을 시킨다. 후기에는 활차를 이용한 보조 또는 저항운동이나 기타 각종 근력증강운동을 실시한다.

(2) 정형외과적 치료

상태가 아주 경한 경우를 제외하고는 물리치료만 가지고 완전한 회복을 기대하기 어려운 경우가 많은데 어린이가 어느 정도 성장하면 잔존하는 팔의 변형이나 구축에 대하여 수술적 교정을 실시하여 준다. 그러나 손상신경에 대한 수술적 치료는 거의 적응증이 되지 않는다.

Fairbank's 수술법은 어깨밑근(견갑하근, subscapularis m.)과 부리위팔인대(오훼상완인대, coracohumeral ligament)를 분리하는 수술법으로 가장 많이 이용되고 있으며 관절주머니(관절낭, articular capsule)를 개방(open)하여 위팔뼈머리(상완골두, head of humerus)의 위치를 바로 잡아주는 수술법도 있다.

2 Klumpke 마비(Klumpke's Paralysis)

1) 개요

Klumpke 마비는 몸통과 팔 사이가 어떤 원인에 의해 심하게 견인될 때 C_8과 T_1 신경뿌리가 손상을 당하여 일어난다. Erb 마비를 upper arm형이라고도 하는데 Klumpke 마비는 lower arm형에 속하며 Erb 마비보다 흔하지 않다.

2) 임상적 증상

만일 C_8과 T_1 신경뿌리 모두가 손상을 입었다면 손의 모든 내재근(intrinsic muscle)과 손목관절 및 손가락의 긴굽힘근(장굴근, long flexor)들의 마비와 위축이 나타난다. 개개의 신경뿌리가 손상을 입었을 때는 다음과 같은 증상들이 나타난다.

(1) C_8 신경뿌리 손상시 임상적 증상

① 운동결함이 긴엄지굽힘근(장무지굴근, long thumb flexor), 손부내재근(수부내재근, hand intrinsics), 자쪽손목굽힘근과 폄근(척측수근굴근과 신근, ulnar wrist flexor & extensor)에서 나타난다.

② 감각상실이 4번째, 5번째 손가락 위와 자뼈쪽 아래팔(척골측 전완, ulnar forearm)에서 나타난다.

③ 통증이 흔히 자뼈쪽 손부(척골측 수부, ulnar hand)로 방사된다.

④ 목뼈(경추, cervical spine)를 돌림(회선, rotation)하거나 침범된 측으로 폄(신전, extension)하면 증상이 악화된다.

(2) T_1 신경뿌리 손상시 임상적 증상

① 운동결함이 때에 따라서는 손의 내재근에 한정된다.

② 감각상실이 안쪽위팔(내측상완, medial upper arm)을 따라 나타난다.

③ 통증은 흔히 겨드랑(액와, axilla)과 안쪽 위팔에 나타난다.

④ 제 1 등뼈(흉추, thoracic spine) 주위에 있는 목뼈(경추, cervical spine) 교감신경

계가 손상을 받으면 드물게 Horner증후군이 나타나는 경우도 있다.

⑤ 목뼈(경추, cervical spine)를 돌림(회전, rotation)하거나 침범된 측으로 폄(신전, extension)하면 증상이 악화된다.

(3) C_1과 T_1 신경뿌리 동시 손상시 임상적 증상

① 운동결함이 손의 모든 내재근과 손목관절 및 손가락의 긴굽힘근(long flexor)에서 나타난다.

② 손허리손가락관절(중수지절관절, metacarpophalangeal joint)과 엄지의 폄 기능을 제외한 모든 기능이 손에서 상실된다.

③ 아래팔 엎침(회내, pronation)은 어느 정도 가능하다.

④ 감각상실이 C_1과 T_1이 지배하는 영역에 동시에 나타난다.

⑤ 손의 자세는 자신경(척골신경, ulnar nerve) 마비와 정중신경 마비가 동시에 일어난 것과 비슷한 형태가 된다.

3) 치료

(1) 물리치료

① 지지(support)

정중신경과 자신경(척골신경, ulnar nerve)에서 사용하는 opponens 부목과 knuckle bender를 혼합한 특수 형태의 보조기를 사용하여 다음과 같은 자세에서 지지한다(그림 15-4).

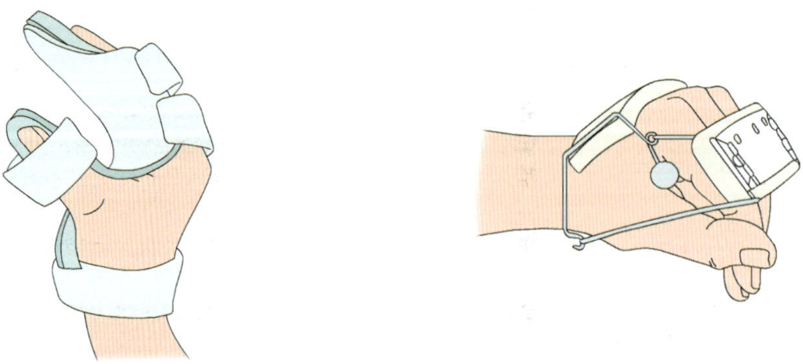

〈그림 15-4〉 opponens 부목과 kunckle bender 부목

▶ 지지자세

• 손가락의 손허리손가락관절(중수지절관절, metacarpophalangeal joint): 굽힘
• 손가락의 지절관절: 폄 혹은 약간의 굽힘
• 엄지: 벌림과 모음의 중간상태에서 반전과 굽힘
• 손목관절: 약간의 굽힘

② 운동치료

근력이 없는 초기 상태에서는 대부분 수동운동으로 주어진다. 엄지와 손가락의 굽힘운동은 손목관절 중위자세에서 실시하고 손가락의 벌림과 모음운동도 함께 실시한다. 엄지의 반전운동(opposition)은 가장 중요한 운동이므로 꼭 실시해야 하고 벌림과 모음운동도 함께 시킨다. 손목관절은 주로 굽힘운동이 주어진다.

③ 전기치료 및 근재교육

자신경(척골신경, ulnar nerve) 혹은 정중신경(median nerve) 마비에서의 치료와 거의 비슷하다. 한 가지 잊지 말아야 할 것은 손의 재교육시 엄지맞섬근(무지반전근, opponens pollicis)의 중요성을 강조하는 것이다.

3 긴가슴신경(장흉신경, long thoracic nerve) 마비

1) 원인

긴가슴신경(장흉신경, long thoracic nerve)은 앞톱니근(전거근, serratus ant.)을 지배하는 신경으로 무거운 물건을 어깨로 지거나 수술시 사고와 같은 외상에 의해 신경을 다쳐 일어난다(그림 15 5).

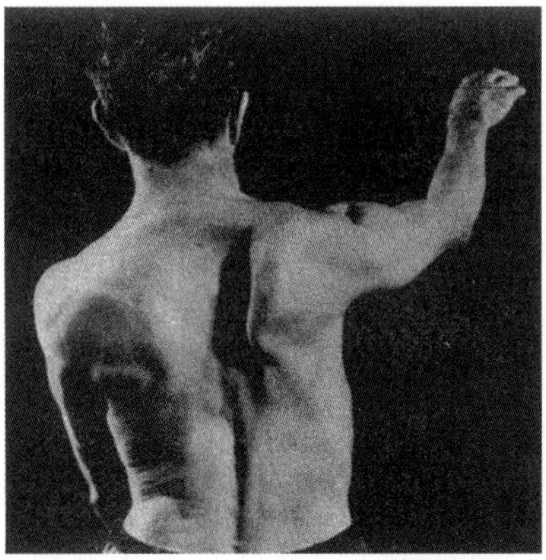

〈그림 15-5〉 날개어깨뼈

2) 증상

① 환자가 어깨관절을 굽힘하면 날개어깨뼈(익상어깨뼈, winging scapular)가 관찰된다.

② 앞톱니근(전거근, serratus anterior)의 약화로 어깨뼈 운동역학(scapular mechanics)이 변화된다.

③ 주로 어깨뼈의 아래각(하각, inferior angle) 돌출이 심하다

④ 어깨관절의 굽힘력과 벌림력이 약화된다.

⑤ 감각의 상실은 없다.

⑥ 깊은힘줄반사(심부건반사)의 소실은 없다.

⑦ 근전도 검사시 앞톱니근(전거근, serratus ant.)에서

a. 세동전위(fibrillation potential)와 양성극파(positive sharp wave)가 보인다.

b. 운동단위 간섭패턴(motor unit interference patterns)의 감소가 나타난다.

3) 치료

① 수동운동으로부터 능동운동에 이르기까지 초기부터 운동을 실시하여 어깨관절동작을 유지해야 한다.

② 어깨관절 보조동작(shoulder accessory motions)의 유지를 위하여 빗장뼈(쇄골, clavicle)와 어깨뼈에 정형물리치료(가동운동, mobilization)를 실시하는 것이 유익하다.

③ 운동시 어깨뼈 역학의 변화로 인한 2차적 어깨의 충돌증후군(shoulder impingement

syndrome)이 나타나지 않도록 주의한다.

④ 운동은 수의적 활동(voluntary activity)이 시작되자마자 곧 실시한다.

⑤ 어깨뼈 안정근(scapular stabilizer)을 운동시켜 앞톱니근(전거근, serratus ant.)의 기능적 강화를 도모한다.

⑥ 전기적 자극은 별로 도움이 되지 않는다.

⑦ 필요한 경우 보조기로 어깨뼈의 운동을 제한시키고 앞톱니근(전거근, serratus ant.) 강화운동 등을 실시한다.

⑧ 어깨뼈의 후방돌출이 심하면 어깨뼈의 아래각(하각, inferior angle)을 가슴벽(흉벽, thoracic wall)에 고정시키는 수술을 할 수 있다.

4 겨드랑신경 마비(액와신경 마비, Axillary Nerve Paralysis)

1) 원인

겨드랑신경 손상은 어깨관절 탈구나 위팔뼈 골절, 겨드랑 목발(axillary crutch)에 의한 압박, 어깨관절의 갑작스러운 과다젖힘(과신전, hyperextension) 등과 같은 외상에 의해 발생한다(그림 15-6).

2) 임상적 증상

① 환자는 어깨관절 굽힘과 벌림, 바깥돌림력의 약화를 호소한다.

② 어깨관절 통증(shoulder pain)이 있나.

③ 어깨세모근(삼각근, deltoid)과 작은원근(소원근, teres minor)의 기능상실 혹은 약화가 일어난다.

④ 감각상실이 가쪽 어깨부(lateral shoulder)에 있을 수 있다.

⑤ 위팔두갈래근(상완이두근, biceps brachii)이나 위팔노근(상완요골근, brachioradialis), 위팔세갈래근(상완삼두근, triceps brachii)의 깊은힘줄반사(심부건반사)는 정상이다.

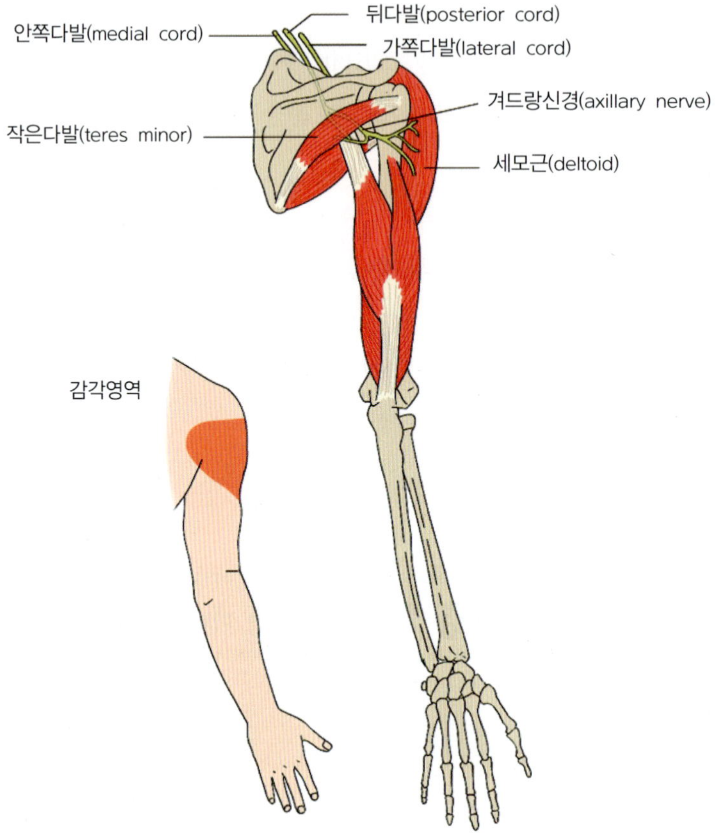

〈그림 15-6〉 겨드랑 신경병증

⑥ 어깨세모근(삼각근, deltoid)의 위축이 나타난다.

⑦ 근전도검사시 어깨세모근(삼각근, deltoid)과 작은원근(소원근, teres minor)에서

a. 세동전위와 양성극파가 보인다.

b. 운동단위 간섭패턴(motor unit interference patterns)의 감소가 나타난다.

⑧ 운동신경 전도속도 검사시 원위운동 잠복시(distal motor latency)의 결핍 혹은 감소가 일어난다.

3) 치료

① 모든 평면에서의 어깨관절 운동을 수동운동으로부터 능동운동까지 실시한다.

② 어깨관절 보조동작(shoulder accessory motions)의 유지를 위하여 빗장뼈(쇄골,

clavicle)와 어깨뼈에 정형물리치료(가동운동, mobilization)를 실시하는 것이 유익하다.

③ 수의적 활동이 나타나자마자 곧 어깨세모근(삼각근, deltoid)과 작은원근(소원근, teres minor)에 대한 근력증강운동을 실시한다.

④ 근력증강을 위한 전기치료를 초기부터 실시하는 것이 도움을 줄 수 있다.

⑤ 초기 운동시 어깨의 충돌증후군이 나타나지 않도록 자세에 주의한다.

⑥ 초기 단계에서 어깨끈(sling)을 사용하는 것이 도움을 줄 수 있다.

⑦ 온습포나 냉치료, 통증감소를 위한 전기치료 등이 도움을 줄 수 있다.

5 노신경 마비(요골신경 마비, Radial Nerve Paralysis)

1) 원인

노신경(요골신경, radial nerve)은 위팔뼈 몸통(간부, shaft)의 나선상 고랑(spiral groove)에 길게 바싹 붙어 있기 때문에 신체에서 흔히 손상을 받기 쉬운 신경 중의 하나이다. 손상기전은 위팔뼈 몸통이나 관절융기위(과상부, supracondylar) 골절(위팔뼈 중간 혹은 하 1/3 부위 골절)시 생긴 날카로운 골절편이나 이차적인 연부상흔 혹은 가골에 의하여 손상을 받거나 목발 같은 물체에 의한 압박으로 일시적인 손상을 받을 수 있다(그림 15-7).

2) 임상 증상

마비와 위축의 형태는 손상부위가 어느 수준(level)인가에 따라 달라진다.

(1) 겨드랑 부위에서 손상을 당했을 때

① 노신경(요골신경, radial nerve)이 지배하는 모든 근육에 마비 혹은 약화가 일어난다.

② 감각상실이 노측 손등(dorsal radial hand)에 나타난다.

③ 위팔노근(상완요골근, brachioradialis)과 위팔세갈래근(상완삼두근, triceps brachii)의 깊은힘줄반사(심부건반사)가 상실된다.

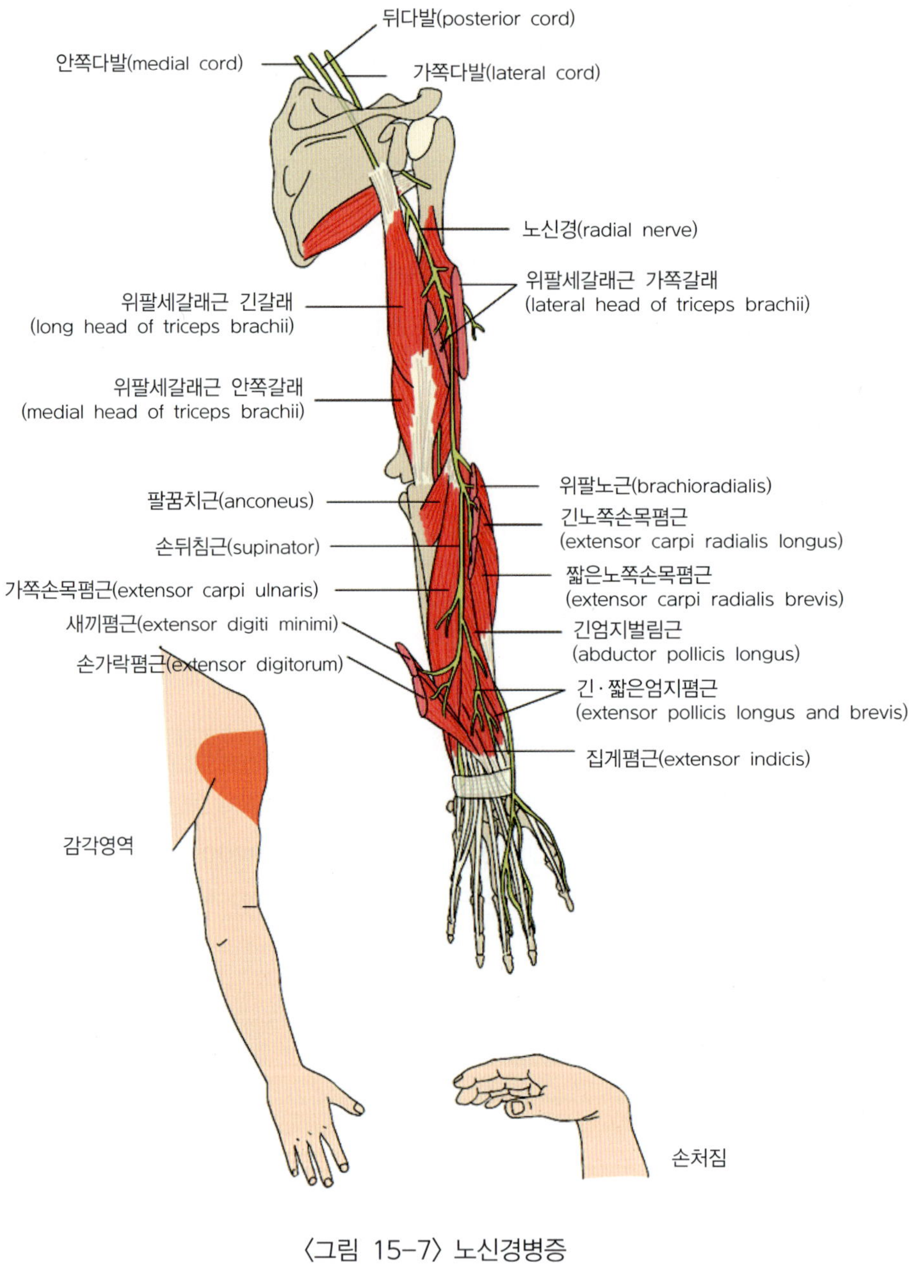

〈그림 15-7〉 노신경병증

④ 손가락과 손목관절, 팔꿉관절의 폄기능 상실이 나타나고 기능상실의 정도에 따라 손목관절의 굽힘변형이 다양하게 발생한다.

⑤ 겨드랑부위에서 Tinel's sign이 있을 수 있다.

⑥ 근전도검사시 노신경(요골신경, radial nerve)이 지배하는 모든 근육에서

a. 세동전위와 양성극파가 나타난다.

b. 운동단위 간섭패턴의 감소가 일어난다.

⑦ 운동신경 전도속도 검사에서

a. 노신경(요골신경, radial nerve)이 지배하는 근육으로부터의 반응이 없거나 진폭의 감소가 일어난다.

b. 운동반응이 건재하다면 손상부위에서 운동신경 전도속도의 부분적 지연(segmental delay)이나 완전한 차단(complete block)이 일어난다.

c. 노뼈 감각신경(요골 감각신경, radial sensory nerve)의 진폭이 감소하거나 결핍된다.

(2) 위팔나선고랑(humeral spiral groove)에서 손상을 당했을 때

① 노신경(요골신경, radial nerve)이 지배하는 먼쪽부분(원위부, distal) 근육들과 위팔노근(상완요골근, brachioradialis)의 기능이 상실되거나 약화된다.

② 위팔세갈래근(상완삼두근, triceps brachii)의 기능감소(sparing)가 있다.

③ 손가락과 손목관절의 폄기능이 상실된다.

④ 감각상실이 노측 손등(dorsal radial hand)에 나타난다.

⑤ 위팔노근(상완요골근, brachioradialis)의 깊은힘줄반사(심부건반사)는 상실되나 위팔세갈래근(상완삼두근, triceps brachii)의 힘줄반사는 정상이다.

⑥ 나선상 고랑(sprial groove)에서 Tinel's sign이 나타날 수 있다.

⑦ 근전도검사에서 노신경(요골신경, radial nerve)이 지배하는 먼쪽부분(원위부, distal part) 근육들로부터 위팔세갈래근(상완삼두근, triceps brachii)까지

a. 세동전위와 양성극파가 나타난다.

b. 운동단위 간섭패턴의 감소를 보인다.

⑧ 운동신경 전도속도 검사에서

a. 노신경(요골신경, radial nerve)에 의해 지배되는 먼쪽 근육들로부터 위팔세갈래근(상완 삼두근, triceps brachii)까지 반응이 없거나 진폭 감소가 일어난다.

b. 운동반응이 건재하다면 나선상 고랑에서 운동신경 전도속도의 부분적 지연

(segmental delay)이나 완전 차단(complete block)이 일어난다.

c. 노뼈 감각신경(요골 감각신경, radial sensory nerve)의 진폭이 감소하거나 결핍된다.

(3) 근위부 아래팔에서 손상을 당했을 때

① 먼쪽(원위, distal) 노쪽손목폄근(요골측 수근신근, extensor carpi radialis)과 뒤침근(회외근, supinator) 같은 근육들의 기능약화나 상실이 있다.

② 감각상실은 없다.

③ 위팔세갈래근(상완삼두근, triceps brachii)과 위팔노근(상완요골근, brachioradialis)의 깊은힘줄반사(심부건반사)는 정상이다.

④ 손가락 폄과 자뼈쪽 손목 폄의 기능상실이 있다.

⑤ 노뼈머리(요골두, radial head) 주위의 아래팔부 노신경(요골신경, radial nerve) 위에서 Tinel's sign이 있을 수 있다.

⑥ 부분적 손상일 경우 휴식시의 손 모양이 자신경(척골신경, ulnar nerve) 마비시의 갈퀴손(claw hand)과 비슷하다.

⑦ 통증이 테니스 팔꿉관절에서와 비슷하게 나타난다.

⑧ 근전도검사시 먼쪽 뒤침근(원위 회외근, distal supinator)까지 노신경(요골신경, radial nerve)의 뒤뼈사이가지(후골간지, posterior interosseous branch)에 의해 지배받는 모든 근육들에서

a. 양성극파와 세동전위가 나타난다.

b. 운동단위 간섭패턴의 감소가 일어난다.

⑨ 운동신경 전도속도 검사에서

a. 먼쪽 뒤침근(원위 회외근, distal supinator)까지 노신경(요골신경, radial nerve)의 지배를 받는 근육들로부터의 반응이 없거나 진폭이 감소된다.

b. 운동반응이 건재하다면 노뼈머리(요골두, radial head) 부위의 노신경(요골신경, radial nerve)에서 운동신경 전도속도의 지연이나 완전 차단이 일어난다.

c. 노뼈 감각신경(요골 감각신경, radial sensory nerve)의 반응은 정상이다.

(4) 노신경(요골신경, radial nerve)의 표피감각지 병변일 때

① 노뼈측 손등(dorsal radial hand)에 감각상실이 있다.

② 운동기능의 상실은 없다.

③ 깊은힘줄반사(심부건반사)의 상실도 없다.

④ 노뼈 감각신경(요골 감각신경, radial sensory nerve) 위에서 Tinel's sign이 나타날 수 있다.

⑤ 근전도는 정상이다.

⑥ 운동신경 전도속도 검사에서

a. 노뼈 감각신경(요골 감각신경, radial sensory nerve)의 원위 잠복시의 결핍이나 시연이 나타난다.

b. 감각신경이 반응이 있다면 진폭의 감소가 일어난다.

3) 치료

(1) 물리치료

① 지지(support)

노신경(요골신경, radial nerve) 마비시는 cock-up 부목을 사용하여 다음과 같은 자세에서 지지한다(그림 15-8).

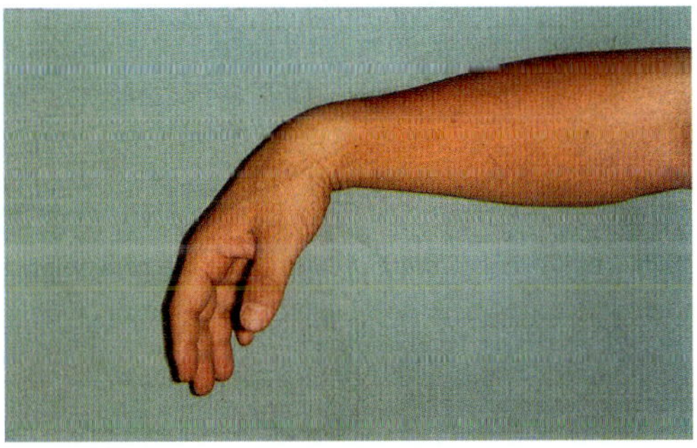

〈그림 15-8〉 노신경마비에서 나타난 손하수

▶지지자세

- 손목관절: 완전 폄 혹은 거의 완전 폄에 가까운 위치
- 손허리손가락관절(중수지절관절): 과다젖힘(과신전, hyperextension)이 아닌 상태의 폄 위치
- 기타 손가락의 관절: 자유롭게
- 엄지: 벌림과 폄 위치(그림 15-9, 15-10)

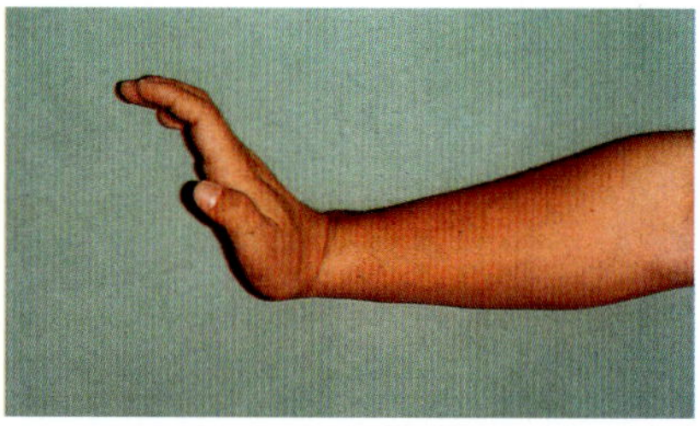

〈그림 15-9〉 노신경 마비시의 부목자세

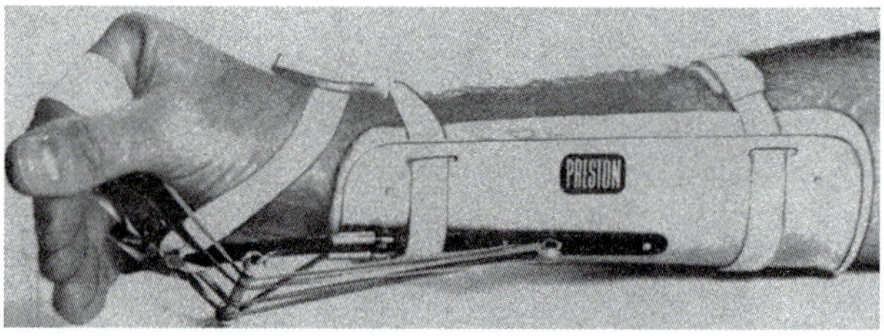

〈그림 15-10〉 Cock-up 부목

② 전기치료

초기 전기치료는 근육의 수축성(contractility) 유지와 탈신경 위축(denervation atrophy), 무용성 위축(disuse atrophy)의 지연을 위해서 매우 중요한데 자극의 변수는 근육의 변성 혹은 지배에 따라 달라진다. 또 전기치료는 초기 근력강화에도 매우 유용한데 운동신경을 자극하고자 할 때는 비활성전극을 근나선상고랑(musculospiral groove) 위에 배치하는 것이 가장 좋은 방법이며, 뼈사이막(골간막, interosseous membrane)을 통하여 나오는 신경을 자극할 수도 있다. 개개의 근육을 자극할 때는 단일근육 자극법을 이용한다. 위팔뼈(상완골, humerus) 아래 1/3 부위에서 손가락이나 엄지까지 신경회복에는 18개월 정도 소요된다.

③ 운동치료

손상 직후에는 통증감소를 위한 치료에 주력하고 굽힘구축을 방지하기 위하여 손목관절과 손가락의 완전한 수동 폄운동과 엄지의 폄운동을 실시한다(그림 15-11). 특별히 손목관절과 손에서는 정형물리치료에서 실시하는 복합운동기술(component motion techniques)과

집단기술(gross techniques)을 함께 사용한다. 운동의 진전은 손상된 신경이나 힘줄, 인대의 외과적 수술에 의한 회복 정도에 따라 결정한다.

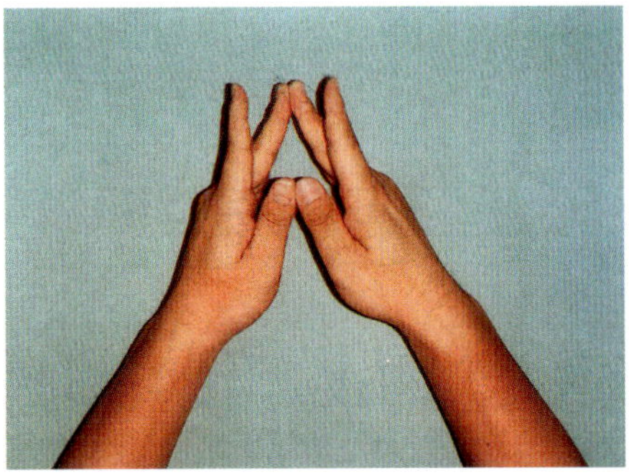

〈그림 15-11〉 손가락 폄운동의 예

후기 단계에서는 손목관절의 경직에 대한 신장운동을 실시하고 손가락이나 손목관절의 폄운동을 다양한 방법에 의해 시행한다.

(2) 외과적 치료

보존적 치료로 상태가 호전되지 않을 때 수술적 치료를 한다. 수술적 치료로는 신경 자체의 신경박리술(neurolysis) 혹은 봉합술을 시행하는데 좋은 결과를 보여준다. 신경기능의 영구 손상시에는 힘줄 전이술을 이용하여 손목(수근, wrist)의 기능을 회복시킨다.

6 정중신경 병변(Median Nerve Lesions)

1) 개요

정중신경의 손상원인 중 흔한 것으로는 위팔뼈 위관절융기(상과, epicondyle) 골절 후 동반된 이차적인 합병증이나 관통 자상에 의한 신경손상이 있다. 또한 Volkmann 저혈성 구축 등 아래팔부의 상흔이나 원엎침근(원회내근, pronator teres)에 의한 압박에 의해서도 가능하며 colles 골절 혹은 반달뼈(월상골, lunate)의 전방탈구로 손상을 받을 수 있으며 정중신경이 통과하는 손목관절 부위의 손목굴(수근관, carpal tunnel)이 골절이나 힘줄활막염(건초염, tenosynovitis), 윤활막염(활액막염, synovitis) 등으로 압박받게 되면 손목굴증후군(수근관증후군, carpal tunnel syndrome)을 일으키면서 정중신경이 손상을 당하게 된다(그림 15-12).

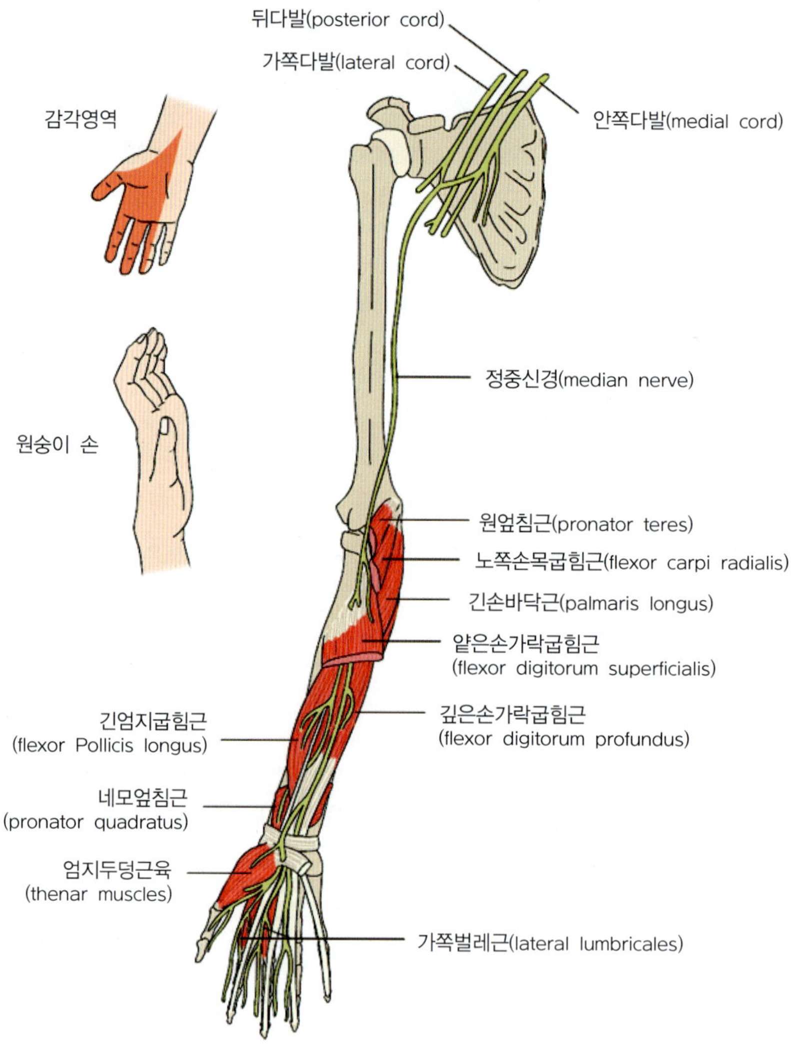

〈그림 15-12〉 정중신경병증

2) 임상 증상

(1) 위팔(상완, upper arm)에서 손상을 당했을 때

① 원엎침근(원회내근, pronator teres)을 포함하여 정중신경이 지배하는 모든 근육들에서 기능상실과 약화가 있다.

② 엄지두덩(무지구, thenar eminence) 및 정중신경이 분포하는 모든 부위에서 감각상실이 있다.

③ 정중신경이 지배하는 아래팔과 엄지 근구조물(thenar musculature)에 위축이 있다.

④ 엄지반전(thumb opposition), 집게손가락 굽힘(시지 굴곡, index finger flexion), 먼쪽엄지굽힘(원위 무지 굴곡, distal thumb flexion), 노뼈측 손목관절 굽힘(요측 수근관절 굴곡, radial wrist flexion), 아래팔 엎침(전완 회내, forearm pronation)의 기능상실이 있다.

⑤ 위팔(상완, upper arm)에 있는 정중신경을 따라 Tinel 징후가 나타날 수 있다.

⑥ 위팔세갈래근(상완삼두근, triceps brachii)과 위팔두갈래근(상완이두근, bicpes brachii), 위팔노근(상완요골근, brachioradialis)의 깊은힘줄반사는 정상이다.

⑦ 집게손가락과 가운데손가락의 손허리손가락관절(중수지절관절, MCP joint)이 가볍게 과다폄(과신전, hyperextension) 되고 엄지는 집게손가락 옆에 위치하게 된다.

⑧ 근전도검사시

a. 정중신경이 지배하는 모든 근육들에서 양성극파와 세동전위가 나타난다.

b. 원엎침근(원회내근, pronator teres)을 포함하여 정중신경이 지배하는 모든 먼쪽 부분 근육들에서 수의적 운동단위 간섭패턴의 결함 혹은 감소가 있다.

⑨ 운동신경 전도속도 검사에서

a. 정중신경이 지배하는 근육들에서 운동반응이 감소하거나 결핍된다.

b. 정중신경 감각반응이 감소하거나 결핍된다.

c. 운동신경 반응이 존재하다면 병변부위에서 운동신경 전도속도의 완전차단(complete block)이나 구간지연(segmentally delayed)이 있다.

(2) 팔꿉관절 주위에 병변이 있을 때

① 정중신경이 지배하는 먼쪽 근육들과 원엎침근(원회내근, pronator teres)에서 기능약화나 상실이 일어난다.

② 엄지두덩(무지구, thenar eminence)을 포함하여 정중신경이 지배하는 부위에서 감각상실이 있다.

③ 엄지반전(thumb opposition)이나 노뼈측 손목관절굽힘(radial wrist flexion), 먼쪽엄지굽힘(distal thumb flexion), 집게손가락굽힘(index ginger flexion)과 같은 기능의 상실이나 결함이 있다.

④ 아래팔 엎침(전완 회내, forearm pronation)은 약화가 있을지도 모르지만 기능적으로는 정상이다.

⑤ 저항성 아래팔 엎침에 의해 증상이 악화된다.

⑥ 원엎침근(원회내근, pronator teres) 위에 압통점(tenderness point)이 있다.

⑦ 정중신경에 의해 지배되는 먼쪽 아래팔근육부터 원엎침근(원회내근, pronator teres)까지, 그리고 엄지두덩에 위축이 발생한다.

⑧ 위팔두갈래근(상완이두근, biceps brachii), 위팔세갈래근(상완삼두근, triceps brachii) 그리고 위팔노근(상완요골근, brachioradialis)의 깊은힘줄반사는 정상이다.

⑨ 손의 자세는 위팔 정중신경 병변에서와 같다.

⑩ 원엎침근(원회내근, pronator teres) 위에서 Tinel 징후가 나타날 수 있다.

⑪ 근전도검사시 정중신경이 지배하는 먼쪽 근육들로부터 원엎침근(원회내근, pronator teres)에 이르기까지

a. 양성극파와 세동전위가 모든 근육에서 출현한다.

b. 수의적 운동단위 간섭패턴의 감소나 결핍이 나타난다.

⑫ 운동신경 전도속도 검사에서

a. 정중신경이 지배하는 먼쪽 근육에서부터 원엎침근(원회내근, pronator teres)에 이르기까지 운동반응이 감소하거나 결핍됩니다.

b. 정중신경의 감각반응이 감소되거나 결핍된다.

c. 운동반응이 존재한다면 병변부위에서 운동신경 전도속도의 구획별 지연이나 완전한 차단이 일어난다.

(3) 앞뼈사이신경(전골간신경, Anterior Interosseous)의 병변

① 긴엄지굽힘근(장무지굴근, flexor pollicis longus), 깊은손가락굽힘근(심지굴근, flexor digitorum profundus), 집게손가락굽힘근(시지굴근, index finger flexor), 긴 손가락굽힘근(장지굴근, long finger flexor), 네모엎침근(방형회내근, pronator quadratus)

등의 기능약화나 상실이 있다.

② 감각상실은 없다.

③ 먼쪽 아래팔 노뼈측 손바닥(원위 전완 요골장측, distal radial volar forearm)의 함몰(hollowing)과 함께 가시위축(visible atrophy)이 있을 수 있다.

④ 엄지와 집게손가락을 이용하여 'O'형을 만들 수가 없다.

⑤ 환자는 최근에 발생한 몸쪽(근위, proximal) 아래팔부 통증에 대한 병력을 가지고 있다.

⑥ 위팔두갈래근(상완이두근, bicpes brachii), 위팔세갈래근(상완삼두근, triceps brachii), 위팔노근(상완요골근, brachioradialis)의 깊은힘줄반사는 정상이다.

⑦ 근전도검사시 앞뼈사이신경(전골간신경, anterior intcrosscous)이 지배하는 근육들에서

a. 양성극파와 세동진위가 출현한다.

b. 수의적 운동단위 간섭패턴의 감소나 결핍이 있다.

⑧ 운동신경 전도속도 검사에서

a. 앞뼈사이신경(전골간신경, anterior interosseous)이 지배하는 근육들의 운동반응 감소나 결핍이 있다.

b. 앞뼈사이신경(전골간신경, anterior interosseous) 원위 잠복시의 지연이나 결핍이 있다.

c. 정중신경의 감각반응은 정상이다.

d. 엄지두덩근(thenar m.)까지 정중신경의 전도속도도 정상이다.

(4) 손목에 병변이 있을 때

① 손의 첫 세 손가락(first three fingers)의 약화나 감각둔화(numbness), 감각이상(paresthesia), 그리고 통증이 있다.

② 환자는 팔꿉관절이나 어깨부까지 방사되는 통증을 호소한다.

③ 수면이나 운전 혹은 나이씽과 같은 동작을 할 때 증상의 악화가 일어난다.

④ 손을 흔들거나(shaking hand), 손이 매달려 있을 때(dangling hand), 그리고 손가락을 사용할 때는 증상이 완화된다.

⑤ 엄지 벌림 각도가 감소되고 엄지 벌림의 기능약화나 상실이 있다.

⑥ 정중신경이 분포하는 손가락에서 감각상실이 있다. 그러나 엄지두덩근 위의 감각은

정상이다.

⑦ Phalen 검사시 양성으로 나타난다.

⑧ 손목굴(수근관, carpal tunnel) 위에서 Tinel 징후가 나타날 수 있다.

⑨ 엄지두덩근의 약화가 있다.

⑩ 위팔두갈래근(상완이두근, biceps brachii), 위팔노근(상완요골근, brachioradialis), 위팔 세갈래근(상완삼두근, triceps brachii)의 깊은힘줄반사는 정상이다.

⑪ 근전도검사시 정중신경이 지배하는

a. 엄지두덩근에서 양성극파와 세동전위가 출현한다.

b. 손의 내재근에서 수의적 운동단위 간섭패턴의 감소나 상실이 있다.

⑫ 운동신경 전도속도 검사시

a. 엄지두덩근의 운동반응이 감소된다.

b. 손목에서 정중신경을 자극할 때 긴 원위운동 잠복시가 나타난다.

c. 손가락까지 정중신경 감각반응의 크기가 감소된다.

d. 손목에서 정중신경을 자극했을 때 긴 원위감각 잠복시가 나타난다.

e. 손목 위의 정중신경 운동전도속도는 정상이다.

▶Phalen의 검사

Phalen의 검사는 손목굴증후군(수근관증후군, carpal tunnel syndrome)에 대한 증상 유발검사로 양쪽 손목관절을 굽힘시킨 다음 손등이 서로 마주보도록 맞댄 상태에서 최대한의 굽힘이 일어나도록 손등을 서로 밀면서 몇 초 동안 있으면 정상인 쪽에서는 아무런 통증이 없으나 손목굴증후군이 있는 쪽에서는 손가락(수지, finger)의 타진통(tingling pain)이 나타난다(그림 15-13).

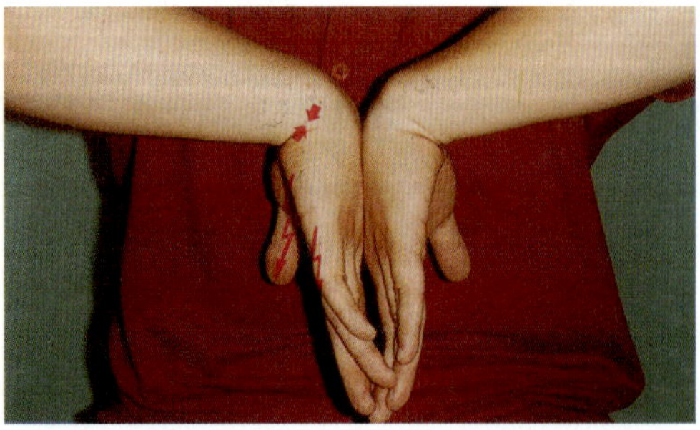

〈그림 15-13〉 Phalen의 검사

3) 치료

(1) 외과적 치료

단순한 손상인 경우는 일차 봉합술을 시행하고 외상성 신경증인 경우는 신경박리술로 충분할 수 있다. 수술을 실시해도 신경회복은 완전하지 않으나 자신경(척골신경, ulnar nerve)의 봉합수술 결과보다는 양호하다. 손목굴증후군에서는 손목부목이나 스테로이드 국소주입 또는 손목굴 절개술 등으로 좋은 결과를 얻을 수 있다. 심한 마비시는 힘줄 전이술이 도움이 된다.

(2) 물리치료 및 보존적 치료

① 지지

손상이 아래팔부보다 아래이면 손목관절과 노자관절(요척골관절, radioulnar joint)이 자유롭게 운동할 수 있도록 해주고 손목굴증후군이 있을 때는 손목 보조기(wrist splint)를 활동하는 동안과 밤에 착용하도록 한다. 정중신경 마비시는 일반적으로 opponens 부목을 사용하여 다음과 같은 자세에서 지지한다(그림 15-14).

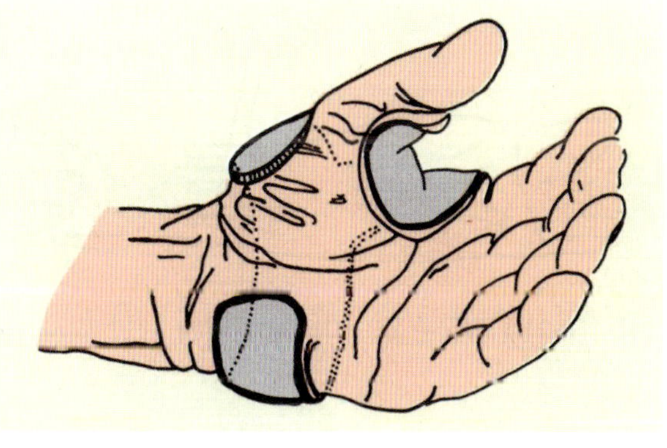

〈그림 15-14〉 Opponens 부목

▶ 지지자세

엄지: 반전과 벌림

손가락: 약간의 굽힘

손목관절: 약간의 굽힘

아래팔: 엎침

② 전기치료

전기자극은 근육섬유의 수축성 유지와 변성위축이 일어나는 것을 지연시키는데 효과가 있다. 전기적 자극의 변수들은 근육변성의 정도에 따라 매우 다양하다.

③ 마사지

마사지는 부종방지를 위해 특히 필요한데, 실시 방법은 자신경(척골신경, ulnar nerve) 마비에서와 같으나 손가락과 손등에 대해서는 특별한 주위가 필요하다. 만일 마사지 부위에서 작열통이 유발되면 마사지를 피하고 한냉이나 습열을 가볍게 적용하여 치료한다.

마사지를 실시할 때는 부드러운 패드(soft pad)나 손가락을 사용하여 먼쪽부위에서 몸쪽 부분으로 약간의 압력을 가하여 끌어당기는데(pulling) 처음에는 노쪽손목굽힘근(요측수근굴근, flexor carpi radialis)의 아래 1/3 부위에서 그리고 두 번째는 긴손바닥근(장장근, palmaris longus) 위에서, 세 번째는 자쪽손목굽힘근(척측수근굴근, flexor carpi ulnaris) 위에서 pulling한다(그림 15-15, 15-16).

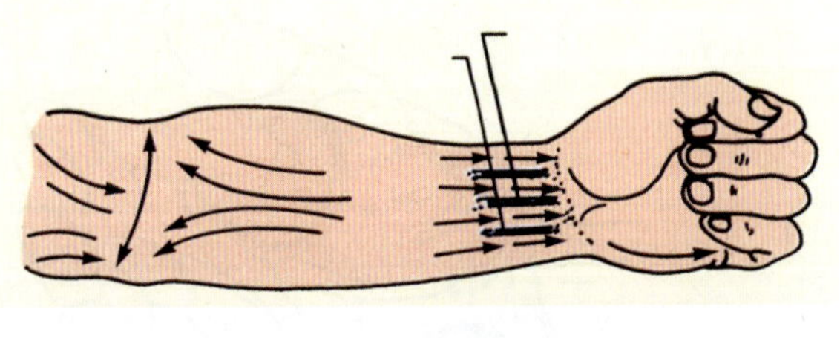

〈그림 15-15〉 팔꿉관절과 아래팔근막에 대한 마사지의 적용

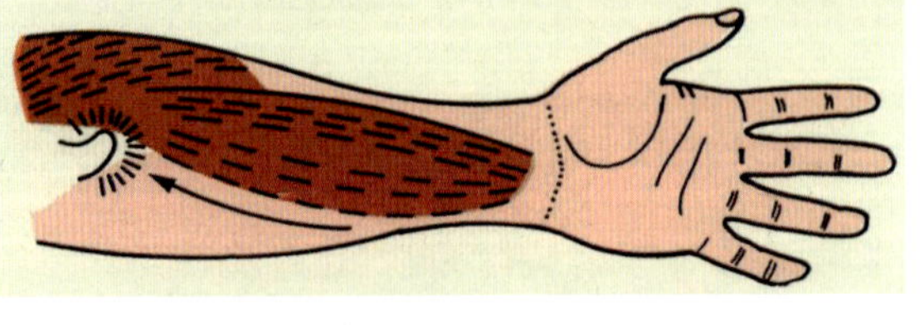

〈그림 15-16〉 긴손바닥근에 대한 stroking

④ 운동치료

수동운동으로부터 능동운동까지 근육의 상태에 따라 처방되는데 운동에는 손가락, 손목, 팔꿉관절 운동이 포함되어야 한다. 만일 손목굴증후군이 있을 때는 아주 심한 손목관절 굽힘이나 폄은 피하고 역시 원엎침근 증후군(원회내근 증후군, pronator teres syndrome)이 있을 때는 팔꿉관절 폄 상태에서 실시하는 과도한 아래팔 바깥돌림(전완회외, forearm supination)은 피해야 한다.

근력강화운동은 수의적 근활동이 있으면 곧바로 시작하는데 기능적으로 강조되어야 할 동작들에는 아래팔 엎침, 노쪽손목굽힘, 손가락굽힘(손가락 1-3), 엄지반전과 벌림 등이다. 운동시 약화근의 과도한 신장이나 피로는 피해야 한다. 다음 운동들은 일반적인 운동들의 예를 든 것이다.

▶ 정중신경 마비시의 운동 예

- 테니스공보다 약간 작은 고무공을 꽉 쥐거나(squeezing)나 집는(grasping) 운동을 시킨다.
- 여러 가지 크기의 공을 집는 운동을 시킨다.
- 주먹을 쥐었다 폈다 하기, 주먹을 펼 때는 손가락 혹은 손목관절이 완전폄 되지 않도록 주의한다.
- 엄지의 끝(tip)과 각 손가락의 끝을 접촉시키는 'O'형 만들기(making 'O') 운동을 시킨다(그림 15-17).

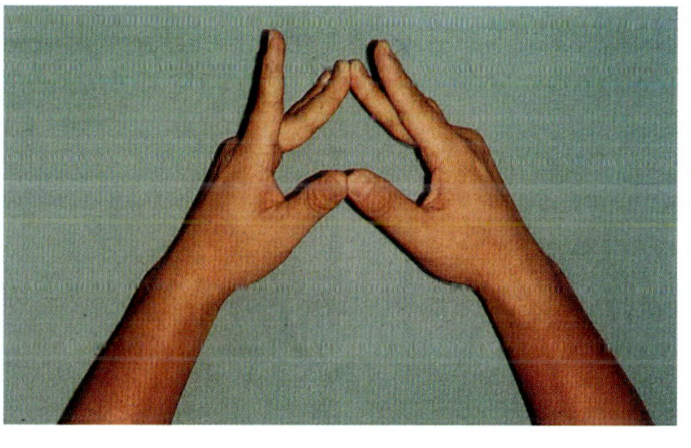

〈그림 15-17〉 엄지와 집게 손가락을 이용하여 'O'형을 만들 수가 없다.

- 엄지의 끝과 각 손가락의 두 번째 지절을 접촉시키는 운동(즉 모든 손가락관절의 굽힘 운동)을 시킨다.
- 아래팔 뒤침과 엎침 중간상태에서 손가락의 피아노 연주운동을 시킨다.
- 손목관절의 벌림운동을 여러 가지 방법으로 적용한다.
- 손목관절 운동기를 이용하여 굽힘과 엎침 운동을 시킨다.
- 작은 공이나 동전을 집어 올리는 운동을 시킨다.

7 자신경 마비(척골신경 마비, Ulnar Nerve Paralysis)

1) 원인

팔꿉관절 혹은 손목관절 부근의 열창(lacerated wound)이나 위팔뼈 또는 위팔뼈 안쪽 관절융기(내측과, medial condyle) 골절 및 팔꿉관절 탈구 등에 의하여 손상을 받는다. 한편 자신경(척골신경, ulnar nerve)은 손목관절 부근에서 Guyon's canal(ulnar tunnel)이란 협소한 관을 지나는데 여기서 결절종(ganglion) 등에 의하여 압박을 받아 자신경 마비증세인 자뼈굴증후군(척골관증후군, ulnar tunnel syndrome)을 나타낼 수 있다(그림 15-18).

2) 임상 증상

(1) 위팔(상완, upper arm) 수준에서 손상이 있을 때

① 운동결함이 자신경이 지배하는 근육들에서 나타난다.

② 2번째부터 5번째 손가락 벌림과 모음, 4번째와 5번째 손가락 먼쪽뼈사이 관절(원위지절간 관절, distal interphalangeal joint)의 굽힘, 손목관절 자뼈쪽 굽힘기능의 상실이 나타난다(그림 15-19).

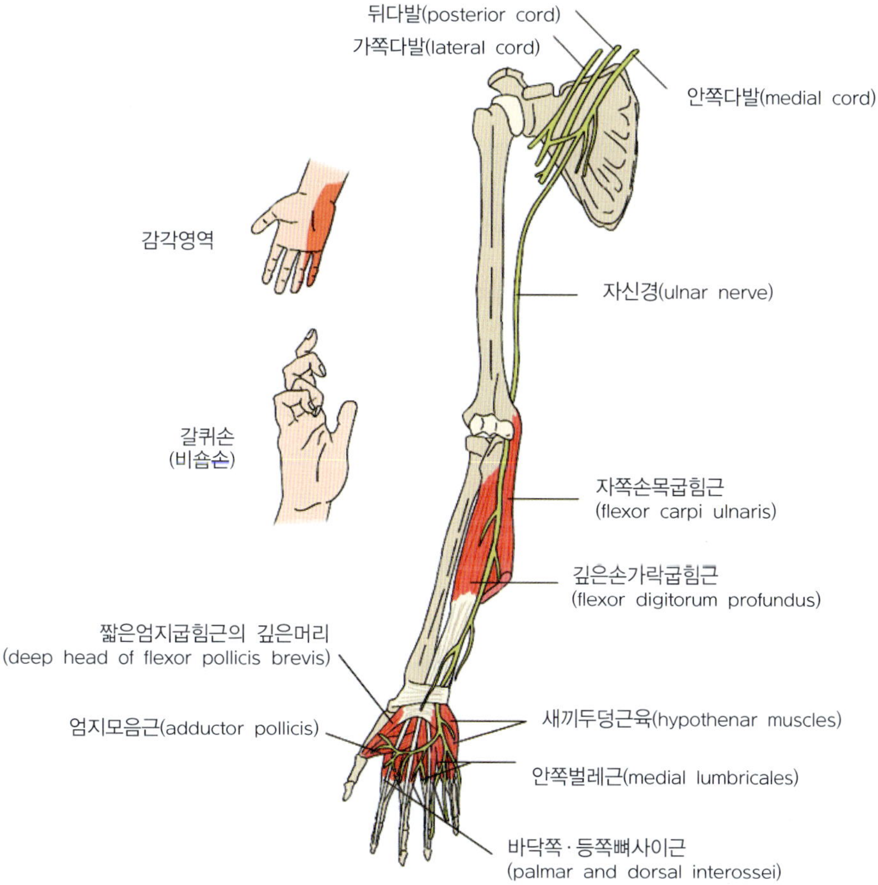

〈그림 15-18〉 자신경병증

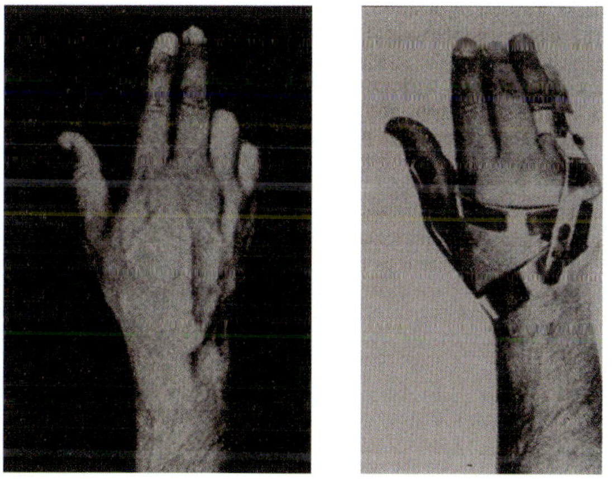

〈그림 15-19〉 자신경과 마비시의 손과 knuckle 착용모습

③ 자신경이 지배하는 부위 전체에 감각상실이 있다.

④ 손이 가벼운 갈퀴손(mild claw) 형태로 변한다(그림 15-20).

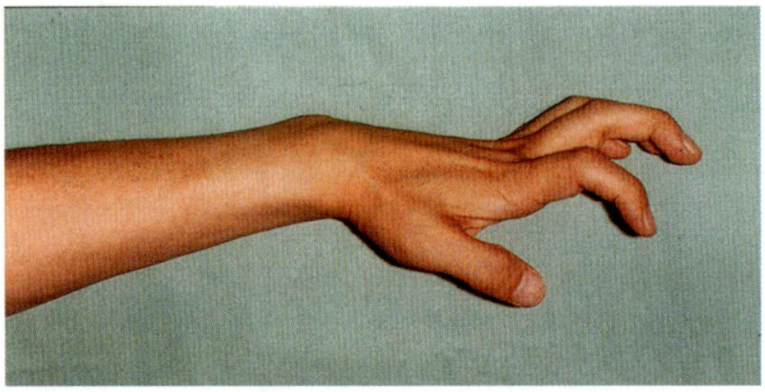

〈그림 15-20〉 자신경과 정중신경 동시 마비시 나타나는 구수

⑤ 자신경이 지배하는 손의 내재근과 아래팔근에 위축이 있다.

⑥ 위팔두갈래근(상완이두근, biceps brachii), 위팔노근(상완요골근, brachioradialis), 위팔세갈래근(상완삼두근, triceps brachii)의 깊은힘줄반사는 정상이다.

⑦ Froment's sign이 양성으로 나타난다.

⑧ Tinel's sign이 팔의 자신경 주행부에서 나타날 수 있다.

⑨ 근전도검사시 자신경이 지배하는 모든 근육에서

a. 양성극파와 세동전위가 나타난다.

b. 수의적 운동단위 간섭패턴의 감소나 상실이 나타난다.

⑩ 운동신경 전도속도 검사에서

a. 자신경이 지배하는 근육으로부터의 반응이 없거나 진폭이 감소된다.

b. 자뼈 감각신경 반응이 결핍되거나 감소된다.

c. 운동반응이 있다면 병변부위에서 운동신경 전도속도의 구간지연(segmental delay)이 있거나 완전 차단된다.

▶ Froment's Sign

엄지와 집게손가락 사이에 종이를 끼우고 잡아당길 때 엄지모음근(무지모음근, adductor pollicis)이 손상되었으면 환자는 종이를 빠뜨리지 않기 위해 긴엄지굽힘근(장무지굴근, flexor pollicis longus)과 엄지반전근을 이용하여 대상작용을 하면서 엄지를 굽힘시키는데 이것을 보고 자신경의 손상을 평가할 수 있다(그림 15-21).

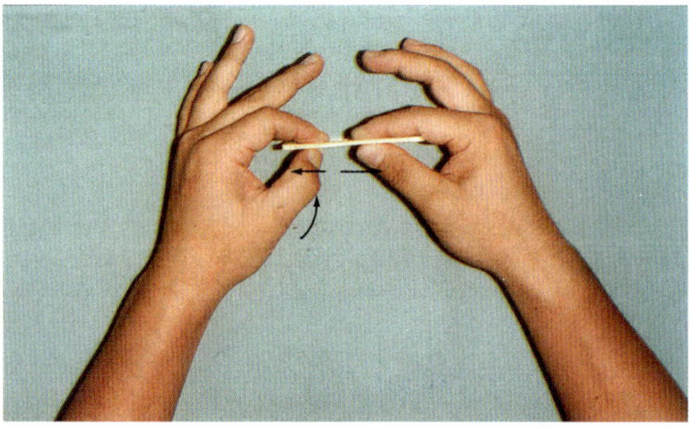

〈그림 15-21〉 Froment 징후검사

(2) 팔꿉관절 부위에서 손상을 당했을 때

① 자신경이 분포하는 부위에서 지속적인 혹은 간헐적인 감각상실이나 감각이상(paresthesia)을 호소한다.

② 4번째, 5번째 손가락의 깊은손가락굽힘근(심지굴근, flexor digitorum profundus)과 앞측 및 동쪽 내재근(anterior and dorsal interossei), 새끼두덩근(소지구근, hypothenar muscle) 그리고 4번째, 5번째 벌레모양근(충양근, lumbricales)의 기능상실이나 약화가 있다.

③ 손가락 벌림과 모음, 그리고 4번째, 5번째 손가락의 먼쪽뼈사이관절의 굽힘기능상실이 있다.

④ 자쪽손목굽힘근(척측수근굴근, flexor carpi ulnaris)의 약화가 있다.

⑤ 자신경이 분포하는 부위에 감각상실이 있다.

⑥ 위팔두갈래근(상완이두근, biceps brachii), 위팔노근(상완요골근, brachioradialis), 위팔 세갈래근(상완삼두근, triceps brachii)의 깊은힘줄반사는 정상이다.

⑦ Froment's sign이 양성이다.

⑧ 팔꿉관절에서 Tinel's sign이 나타날 수 있다.

⑨ 손에서 가벼운 갈퀴손(mild claw hand)이 나타난다.

⑩ 근전도검사시 자신경에 의해 지배되는 모든 근육으로부터

a. 양성극파와 세동전위가 나타난다.

b. 수의적 운동단위 간섭패턴이 감소하거나 상실된다.

⑪ 운동신경 전도속도 검사에서

a. 자신경이 지배하는 근육으로부터의 먼쪽 자뼈측손목굽힘근까지 상실되거나 진폭이 감소된다.

b. 자뼈 감각신경의 반응이 감소되거나 상실된다.

c. 운동반응이 있다면 팔꿉관절 압박부위에서 운동신경 전도속도의 구간지연이 있거나 완전 차단된다.

(3) 손목관절 부위에 손상이 있을 때

① 감각상실이 있다면 자뼈쪽 손바닥(ulnar palm)과 5번째 손가락의 손바닥면(volar surface), 4번째 손가락의 자뼈쪽 1/2, 5번째 손가락 등쪽과 손등(dorsal hand)에 나타난다.

② 운동결함은 자신경이 지배하는 손의 내재근에 국한된다.

③ 심한 갈퀴손(claw hand)이 나타난다.

④ 손목관절 부위에서 Tinel's sign이 나타난다.

⑤ Froment's sign이 양성으로 나타난다.

⑥ 엄지모음, 손가락벌림과 모음의 기능상실이 있다.

⑦ 자신경이 지배하는 손의 내재근에 위축이 나타난다.

⑧ 자신경이 지배하는 깊은손가락굽힘근(심지굴근, flexor digitorum profundus)과 자쪽손 목굽힘근(척측수근굴근, flexor carpi ulnaris)의 기능은 정상이다.

⑨ 근전도검사시 자신경이 지배하는 손의 내재근에서

a. 양성극파와 세동전위가 나타난다.

b. 수의적 운동단위 간섭패턴의 감소나 상실이 일어난다.

⑩ 운동신경 전도속도 검사에서

a. 자신경이 지배하는 손의 내재근으로부터의 반응이 상실되거나 진폭이 감소된다.

b. 자뼈 감각신경이 지배하는 손가락으로부터의 반응이 감소되거나 상실된다.

c. 운동반응이 있다면 원위 잠복시의 지연이 일어난다.

3) 치료

(1) 외과적 치료

신경절단시 일차 봉합술을 해야 한다. 신경봉합시 신경간의 길이가 짧아 봉합부 긴장이 심하면 내상과 전방으로 신경을 이동시켜 봉합할 수도 있다. 수술적 치료로 운동 및 감각신경의 완전한 재생은 어려운 경우가 많아 대개 고유근의 마비증세는 잔존할 때가 많다. 외상성 신경손상에 의한 신경증상의 출현시는 부목고정 및 물리치료로 일시적인 호전은 볼 수 있으나 근본적인 치료는 자신경을 팔꿉관절 부위에서 전방 이동시켜야 좋은 결과를 얻을 수 있다.

(2) 물리치료

① 지지

손상이 손목관절 바로 위에서 있었다면 손가락을 펌시킨 상태에서 가운데손가락관절을 굽힘시키고 엄지를 손으로 향하여 모음시켜 보조기를 이용하여 고정하고, 손상이 팔꿉관절 위에서 있었다면 손목관절을 약간 굽힘시키고 손을 모음시킨 상태에서 고정한다.

② 마사지

수부 마사지(hand massage)는 손바닥 근막(수장근막, palmar fascia)에서 발생할 수 있는 섬유성 변화를 예방하기 위하여 특히 중요하다. 가볍게 쓰다듬기(effleurage)을 손 전체에 실시하고 손가락 주무르기(finger kneading)을 손바닥, 새끼손가락굽힘근, 사이근(골간근, interosseous) 등의 전체 침범근육에 실시한다. 나중에는 손가락(특히 4번째와 5번째)들에 마찰법(friction)을 매우 신중하게 실시한다

③ 전기치료

전기자극은 초기단계에서의 근력강화의 근섬유의 수축성 유지, 변성의 지연효과 등이 있기 때문에 매우 유익하다. 전기자극을 위한 변수는 변성의 정도와 신경의 지배 상태에 따라 매우 다양하다.

병변이 자신경 상부에 있을 경우에는 비활성전극은 등뼈 상부(upper thoracic spine)나 목뼈(경추, cervical spine) 위에 배치한다. 그러나 팔꿉관절 부위에 병변이 있을 경우에는 팔꿉관절 바로 위 신경줄기(신경간, nerve trunk)에 전극을 배치하는 것이 가장 좋다. 또 손목관절 부위의 병변일 경우에는 손목관절에 있는 신경줄기나 손등에 적용하는데 가끔은

팔꿉관절 바로 위 신경줄기에 적용하는 것이 더 효과적일 때도 있다. 왜냐하면 내재근들은 너무 작아서 거기에 적당한 활성전극(active pad)을 사용하지 않으면 안되기 때문이다.

④ 운동치료

관절가동운동은 손가락과 손목관절, 팔꿉관절의 운동성을 확보하기 위하여 곧바로 실시하고 일반적인 수동운동이나 능동운동을 처방한다. 신경의 완전 손상일 경우에는 손가락과 손목관절을 분리하여 운동시키는 것이 더 유익하다. 운동의 진전은 환자의 근력과 골절이나 힘줄손상 같은 다른 병리적 문제들에 따라 달라진다.

근력증강을 위한 운동은 수의적 근활동이 있으면 바로 실시한다. 특별히 기능적으로 강조해야 할 운동들에는 다음과 같은 것들이 있다(그림 15-22, 15-23, 15-24).

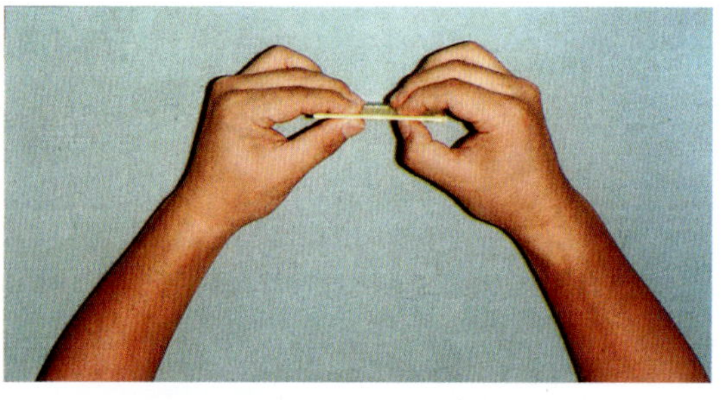

〈그림 15-22〉 종이집기 운동

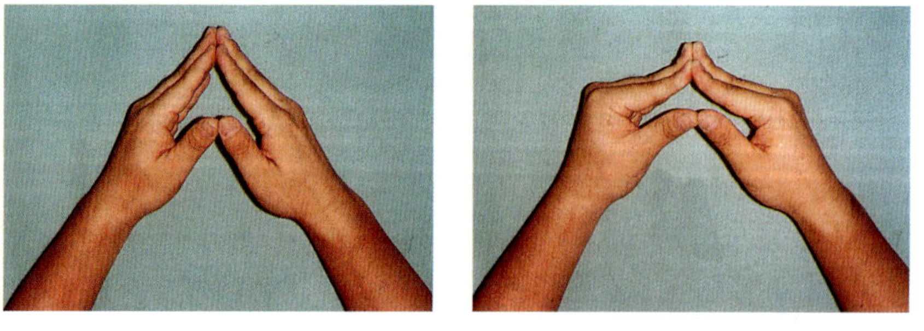

〈그림 15-23〉 노신사(old gentleman) 운동

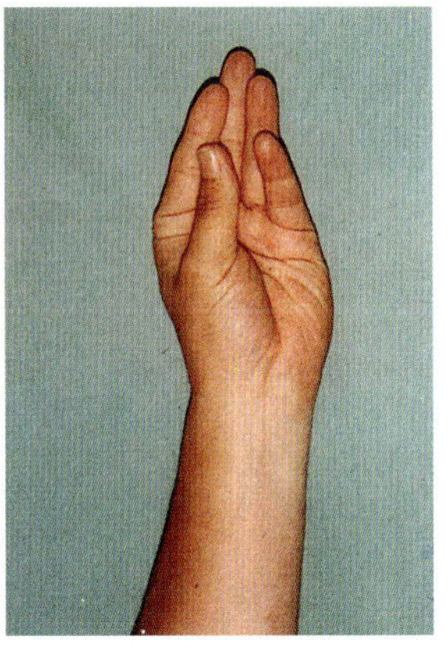

〈그림 15-24〉 집게손가락과 새끼손가락 운동

▶ 자신경(척골신경, ulnar nerve) 마비시 기능적으로 강화해야 할 운동

- 자뼈측 손목굽힘
- 손가락벌림
- 손가락모음
- 4번째, 5번째 손가락의 굽힘

chapter 16

다리 말초신경질환

1 허리엉치신경뿌리병증(요천추신경근병, Lumbosacral Radiculopathy)

1) 개요

허리엉치신경뿌리(Lumbosacral nerve root)의 손상은 척추 골절, 척추원반탈출증(추간판의 탈출, herniation of intervertebral disc), 퇴행성 관절질환, 전이성 질병(metastatic disease), 골반 혹은 엉치뼈(천추, sacral vertebra)골절, 당뇨성 신경병(diabetic neuropathic) 등과 같은 매우 다양한 원인들에 의하여 발생한다. 신경뿌리(신경근, nerve root)에 대한 전형적인 손상은 잘 알려진 바와 같이 피판과 근판 분포부위(dermatomal and myotomal distribution)에 감각과 운동결함을 나타내는 원인이 된다. 신경뿌리수준 병리학(root level pathology)의 관점에서 볼 때, 감각양상(sensory pattern)은 보다 제한적이다. 왜냐하면 다리 근육들은 흔히 여러 수준의 신경뿌리들로부터 중복 지배를 받는 경우가 많기 때문이다.

2) 구조

허리엉치신경얼기(요천추신경총, lumbosacral plexus)는 허리신경얼기(요신경총, lumbar plexus)와 엉치신경얼기(천수신경총, sacral plexus)로 구분된다. 허리신경얼기(요신경총, lumbar plexus)는 비교적 단순한 신경얼기(신경총, plexus)로 허리근(장요근,

psoas muscle)내에서 L1 ~ L4 앞가지(전지, anterior rami)들의 결합으로 이루어지며, L2 ~ L4 앞가지는 앞갈래(전분열, anterior division)와 뒤갈래(후분열, posterior division)로 나눠진다. 앞갈래는 폐쇄신경(obturator nerve L2 ~ L4), 음부넙다리신경(성기대퇴신경, genitofemoral nerve L1 ~ L2), 엉덩아랫배신경(장골하복신경, iliohypogastric nerve L1)과 엉딩샅굴신경(장골서혜신경, ilioinguinal nerve L1)을 이루고, 뒤갈래는 넙다리신경(대퇴신경, femoral nerve L2 ~ L4)과 가쪽넙다리피부신경(가쪽대퇴피부신경, lateral femoral cutaneous nerve L2 ~ L3)을 형성하며 허리신경얼기는 L4의 앞갈래를 통해 엉치신경얼기와 연결된다.

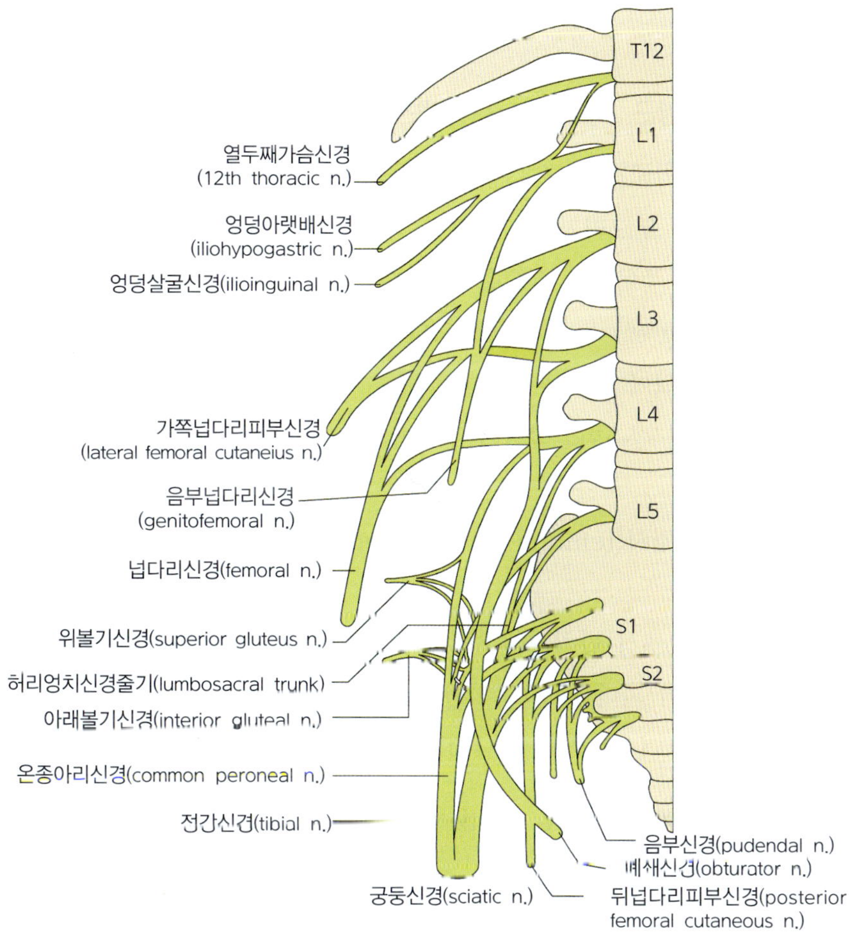

〈그림 16-1〉 허리엉치신경얼기(요천추신경총, lumbosacral plexus)의 구조

엉치신경얼기(천수신경총, sacral plexus)는 L4 ~ S4의 신경뿌리들이 궁둥구멍근(이상근, piriformis) 앞면에서 결합하여 형성된다. 앞갈래(전분열, anterior division)는 궁둥신경(좌골신경, sciatic nerve)의 정강신경(경골신경, tibial nerve L4 ~ S3)과 음부신경(pudendal nerve S2 ~ S4) 및 뒤넙다리피부신경(후대퇴피부신경, posterior femoral cutaneous nerve S1 ~ S3)을 구성하고, 뒤갈래(후분열, posterior division)는 엉덩신경의 온종아리신경(총비골신경, common peroneal nerve L4 ~ S2)과 위볼기신경(상둔신경, superior gluteal nerve L4 ~ S1) 및 아래볼기신경(하둔신경, inferior gluteal nerve L5 ~ S2)을 형성한다(그림 16-1).

3) 임상 증상

(1) L4 신경뿌리(신경근, nerve root) 병변

① 운동결함은 넙다리네갈래근(대퇴사두근, quadriceps femoris)과 앞정강근(전경골근, tibialis anterior)에서 두드러진다.

② 감각결함은 안쪽 종아리부위(내측하퇴, medial lower leg)를 따라 안쪽 엄지발가락(내측족무지, medial great toe)까지에서 나타난다.

③ 통증은 엄지발가락에까지 방사된다.

④ 넙다리네갈래근의 깊은힘줄반사(심부건반사, deep tendon reflex)가 감소하거나 상실된다.

⑤ 넙다리신경 신장검사(femoral nerve stretching test)에서 양성으로 나타날 수 있다.

⑥ 보행시 침범된 측에서 발처짐(족하수, foot drop)이 나타나거나 혹은 디딤기(stance phase)에서 무릎관절의 과다 젖힘(과신전), hyperextension이 있다.

⑦ 자세가 가쪽으로 기우는(lateral shift) 현상이 나타난다.

(2) L5 신경뿌리(신경근, nerve root) 병변

① 운동결함은 대부분 긴엄지폄근(장무지신근, extensor hallucis longus), 뒤정강근(후경골근, tibialis posterior), 앞정강근(전경골근, tibialis anterior), 중간볼기근(중둔근, gluteus medius) 등에서 현저하게 나타난다.

② 감각상실이 발등(dorsal of the foot)에서 나타난다.

③ 통증이 가쪽 종아리(lateral leg)와 발등으로 방사된다.

④ 뒤정강근(후경골근, tibialis posterior)의 깊은힘줄반사가 상실될 수 있다.

⑤ 앉은자세와 바로 누운 자세에서 뻗은발올림검사(다리거상검사, straight leg raising test) 시 양성으로 나타날 수 있다.

⑥ 보행시 중간볼기근 절룩거림(gluteus medius limp)이나 발처짐이 나타난다.

⑦ 자세가 가쪽으로 기우는 현상이 나타난다.

(3) S1 신경뿌리(신경근, nerve root) 병변

① 운동결함이 장딴지근(비복근, gastrocnemius), 가자미근(soleus), 긴엄지굽힘근(장무지 굴근, flexor hallucis longus) 그리고 큰볼기근(대둔근, gluteus maximus) 등에서 현저하게 나타난다.

② 감각상실이 가쪽 발(latera foot)과 새끼발가락(족소지, little toe)에 나타난다.

③ 통증이 뒤넙다리부(후대퇴부, posterior thigh)로부터 새끼발가락에까지 방사된다.

④ 발꿈치힘줄 반사(아킬레스건 반사)가 감소하거나 상실된다.

⑤ 앉은자세와 바로 누운 자세에서 뻗은발올림검사시 양성으로 나타날 수 있다.

⑥ 보행시 침범된 측에서의 발가락 떼기(toe off)가 감소된다.

⑦ 자세가 가쪽으로 기우는 현상이 나타난다.

⑧ 근전도검사에서

a. 신경학적 병변의 위치와 병변을 확인함에 있어 도움이 되지만 병변의 원인에 대한 정보는 얻을 수 없다.

b. 병의 초기에는 근판 분포에 한정하여 전형적인 수의적 운동단위 간섭패턴의 감소를 보인다.

c. 3주 이상이 경과하면 척추수위 근조직(paraspinal musculature)을 포함한 근판 분포에서 세동전위와 양성극파 그리고 정상이거나 약간 증가된 다상성 운동단위전위(polyphasic motor unit potential)가 나타난다.

d. 신경뿌리병증의 진단기준은 하나의 신경뿌리에 의해 지배받는 근육분절 중에 최소한 2개 이상에서 탈신경 전위가 나타나야 하고 신경뿌리 지배영역의 피부분절의 감각신경 전위가 정상적으로 나타나야 한다.

⑨ 운동신경 전도속도 검사시 일반적으로

a. 정상적인 운동신경 전도속도를 나타낸다.

b. 임상적으로 약화된 근육에서의 운동반응 감소가 있다.

c. 감각반응은 정상적인 감각반응을 보이는데 이들은 신경뿌리 병변과 뒤뿌리절(후근절, dorsal root ganglia) 원위병변 사이의 중요한 차이점이다.

⑩ H반사 잠복시(H reflex latency)는 S1 신경병을 진단하는데 가치가 있다.

4) 치료

원인과 증상에 따라 물리치료사는 다양한 치료기술을 적용할 수 있는데 이들은 크게 나누면 통증감소, 자세교정, 약화근의 근력증강, 약물치료, 수술적 치료, 환자교육 등으로 분류할 수 있다.

(1) 통증감소를 위한 물리치료

① 외상이 원인인 경우 한냉치료(cryotherapy)가 급성기에는 매우 유익하다.

② 급성기가 지난 후에는 적외선이나 단파, 초음파와 같은 기구를 이용한 열치료가 매우 유익한 것으로 증명되어 있다.

③ 다양한 형태와 파형을 가진 통증감소 전기치료가 아주 유익하다.

④ 적절한 형태의 정형물리치료나 근에너지기술(muscle energy technique)이 도움이 된다.

⑤ 지속적 혹은 간헐적 골반견인이 효과가 있을 수 있다.

⑥ 급성기 동안에는 적절한 침상안정이 가장 중요하다.

(2) 자세교정을 위한 물리치료

① 정형물리치료나 근에너지기술을 이용하여 교정한다.

② 몸통이나 골반 그리고 다리근육에 대한 적절한 이완 혹은 신장, 근력증강 운동을 실시한다.

③ 근전도를 이용한 생체되먹임(biofeedback) 치료가 유용하다.

④ 앉거나 서기 그리고 휴식자세와 같은 일상생활 활동에 대한 조언이 필요하다.

(3) 근력증강을 위한 물리치료

① 약화된 사지근의 근력증강 운동은 급성 통증이 소멸될 때까지 기다렸다가 실시한다.

② 초기에는 침범된 근육의 근력증강을 위해 노력하고 환자의 근력이 증가되면 지구력훈련으로 바꾼다.

③ 근피로가 유발되지 않도록 주의한다.

(4) 약물 치료

근이완제, 진통소염제, 신경안정제를 복용해서 다른 치료와 병행하고 발통점 주사치료, 경질막밑신경차단술(subdural nerve block)도 효과가 있다고 한다.

(5) 수술적 치료

신경뿌리의 압박에 의한 신경학적 징후 및 증상이 보존적 치료(비수술적 치료)로 호전되지 않고 증세가 악화되거나 동일하게 나타난다면 수술적 치료를 고려해 볼 수 있다.

2 넙다리신경병증(대퇴신경병증, Femoral Neuropathy)

1) 개요

넙다리신경(대퇴신경, femoral nerve)은 L2 ~ L4 허리신경얼기(요신경총, lumbar plexus)의 뒤가지(후지, posterior rami)에서 시작해서 넙다리 앞쪽에서 근육가지(근시, muscular branch)와 피부가지(피지, cutaneous branch)로 나눠진다. 넙다리신경의 근육가지는 두덩근(치골근, pectineus muscle), 넙다리네갈래근(대퇴사두근, quadriceps femoris), 넙다리빗근(봉공근, sartorius muscle)을 지배하고, 피부가지는 넓적다리앞부위(대퇴전면, anterior thigh), 종아리부위(하퇴, lower leg), 발목안쪽부위(족부내측부위, medial part of ankle)를 지배하는데 종아리부위와 발목안쪽부위를 지배하는 신경을 두렁신경(복재신경, saphenous nerve)이라고 한다.

넙다리신경은 관통자상(penetrating wound)이나 연부조직 외상, 심한 골반외상, 복막

뒤 혈종(retroperitoneal hematoma), 출혈, 넙다리뼈골절, 당뇨성 신경병 등과 같은 외상 혹은 질병, 특히 골반내 수술을 비롯한 수술 후의 합병증에 의해 손상을 받는 경우가 많다. 넙다리신경 병변에 대하여 취급할 때는 넙다리신경이 허리신경얼기의 아주 근위부에 있다는 사실을 인식하고 있어야 한다(그림 16-2).

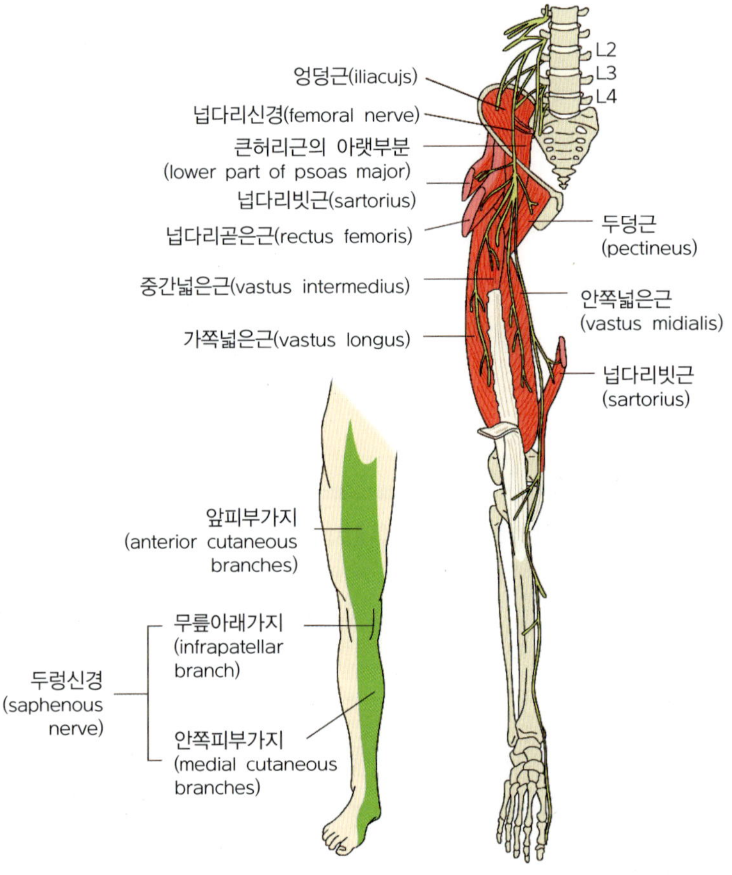

〈그림 16-2〉 넙다리신경(대퇴신경, femoral nerve)의 주행경로와 감각지배 영역

2) 임상 증상

① 디딤기에서의 안정성을 증진시키기 위해 무릎관절을 과다폄(과신전, hyperextension) 시키는 경향이 있다.

② 감각상실이 넙다리(대퇴)나 종아리(하퇴) 그리고 발의 앞안쪽면(전내측면, anteromedial aspect) 위에서 일어난다.

③ 엉덩관절 굽힘근(엉덩관절 굴근, hip flexors)의 약화가 일어나고 넙다리네갈래근의 약화 혹은 상실이 일어난다.

④ 넙다리네갈래근 깊은힘줄반사(심부건반사, deep tendon reflex)가 감소하거나 상실된다.

⑤ 무릎관절 폄(신전, extension)의 기능적 상실이 있다.

⑥ 엉덩관절 굽힘근이 극도로 약화되었다면 허리신경얼기의 병변을 의심해 볼 수 있다.

⑦ 넙다리네갈래근의 위축이 일어난다.

⑧ 근전도검사시 넙다리네갈래근에서

a. 양성극파와 세동전위가 출현한다.

b. 수의적 운동단위 간섭패턴의 감소나 상실이 일어난다.

⑨ 운동신경 전도속도 검사에서

a. 넙다리신경이 지배하는 근육에서 운동반응이 감소하거나 상실된다.

b. 샅고랑인대(서혜인대, inguinal ligament)를 가로지르는 운동신경 전도속도가 지연되거나 완전 차단된다.

c. 두렁신경(복재신경, saphenous nerve) 감각반응(sensory response)이 감소되거나 상실된다.

3) 치료

① 통증감소에 도움을 주는 온열치료, 한냉치료, 마사지, 전기치료 등을 실시한다.

② 저주파를 이용한 전기자극은 변성의 시연이나 그 수축성 유지에 매우 도움이 된다.

③ 유연성을 증가시키기 위해 스트레칭 운동을 할 수 있다(그림 16-3).

④ 보행시 통증을 호소하면 지팡이나 목발을 사용하게 한다.

⑤ 관절가동범위 운동은 손상 후 즉시 실시하고, 특히 엉덩관절과 무릎관절의 운동에 관심을 가져야 한다.

⑥ 근력강화운동은 수의적 근활동이 시작되면 곧 실시한다.

⑦ 근력강화의 초기단계에서는 전기치료가 매우 유용하다.

⑧ 엉덩관절 굽힘(굽힘, flexion), 무릎관절 폄(신전, extension), 그리고 엉덩관절 가쪽돌림(외회전, external rotation) 굴곡과 같은 동작들에 대한 기능적 운동을 실시한다.

⑨ 엉덩관절 굽힘근과 무릎관절 폄근의 운동을 동시에 시키는 데는 고정용 자전거가 매우 효과적이다(그림 16-4).

⑩ 환자에게 감각상실에 대하여 자세히 설명해 주고 침범된 측으로 체중을 지지할 때 무릎관절 안정성에 대하여 확실하게 인식하도록 한다.

⑪ 넙다리신경에 외상, 종양, 출혈 등의 손상과 반흔성 유착을 동반한 손상인 경우는 신경봉합수술과 신경박리수술 등의 수술적 치료를 할 수 있다.

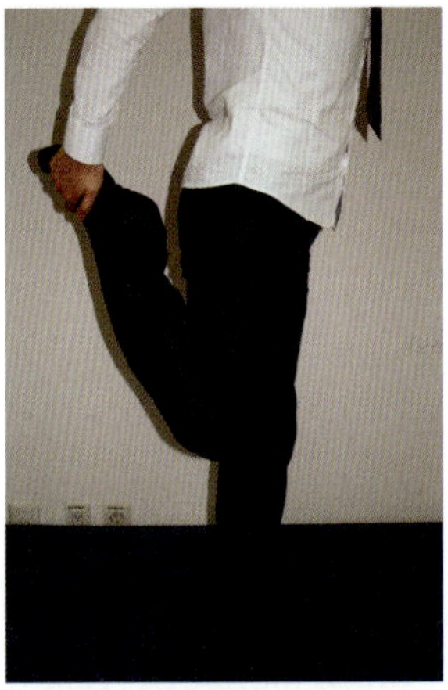

〈그림 16-3〉 standing Quadriceps stretch
(선자세에서 넙다리네갈래근 스트레칭)

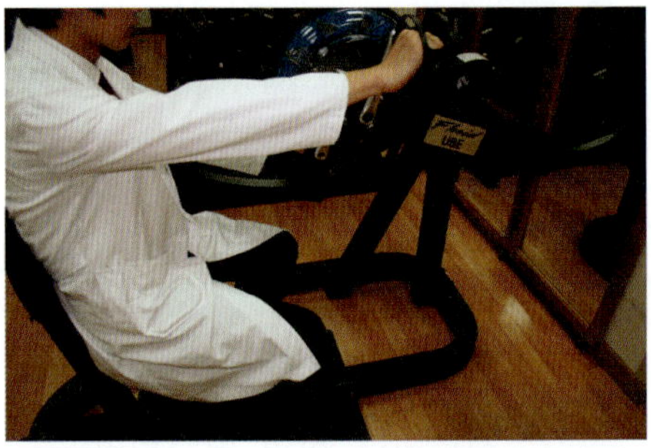

〈그림 16-4〉 stationary bike
(고정식 자전거)

3 폐쇄신경병증(Obturator neuropathy)

1) 개요

폐쇄신경(obturator nerve)은 큰허리근(대요근, psoas major muscle)내에 위치하는 허리신경얼기(요추신경총, lumbar plexus) L2 ~ L4 사이의 척수신경 앞가지(전지, anterior rami)로부터 시작하여 골반의 가벽쪽(가쪽벽, lateral wall)을 가로질러 폐쇄구멍(폐쇄공, obturator foramen)을 통과하여 넙다리부위로 주행한다(그림 16-5).

이 신경의 근육지배는 두덩정강근(박근, gracilis), 긴모음근(장모음근, adductor longus), 짧은모음근(단모음근, adductor brevis)과 엉덩관절 가쪽돌림근(고관절 외회전근, hip external rotator), 바깥폐쇄근(external obturator), 큰모음근(대모음근, adductor magnus), 두덩근(치골근, pectineus muscle)에 분포되고 넓적다리 안쪽부위의 감각을 담당한다(그림 16-6).

폐쇄신경병증의 원인은 넙다리신경병증의 손상원인과 유사하며 그 외에 분만(delivery) 또는 폐쇄구멍을 통과하는 탈장(hernia) 등에 의한 압박, 외상(총상, 넙다리골절), 골반의 종양, 혈종, 엉덩관절 수술, 수술 후의 합병증으로 유발한다.

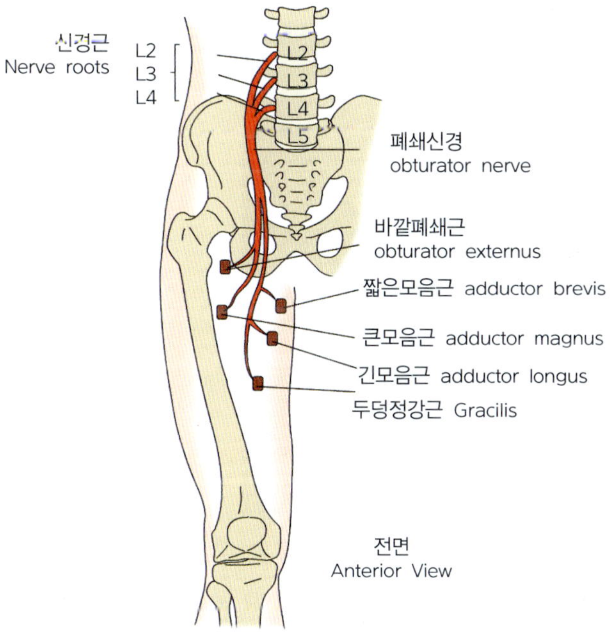

〈그림 16-5〉 폐쇄신경(obturator nerve)

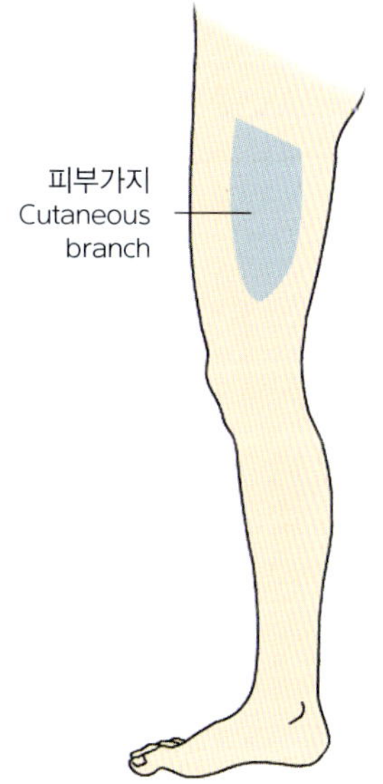

〈그림 16-6〉 폐쇄신경 감각지배영역

2) 임상 증상

엉덩관절의 가쪽돌림(외회전, external rotation)과 모음(모음, adduction)이 악화되어 보행시 벌림(외전, abduction) 되는 경향을 보이고 환자는 손상 받은 다리를 반대측 다리 위에 올릴 수 없다고 호소할 수 있다. 감각손실은 신경분포를 하는 넙다리 가장 안쪽 부위에 나타난다.

3) 치료

손상 초기에는 냉치료를 하고 급성기 이후에는 통증 감소를 위해 전기치료와 근수축력 회복을 위한 전기자극치료(EST)를 적용한다.

초기에는 엉덩관절, 무릎관절, 발목관절의 가동범위 증가를 위해 관절가동운동을 실시하고 엉덩관절 모음근 단축 예방을 위한 스트레칭을 적용할 수 있다. 근력회복을 위해서는 등척성 운동과 능동운동을 실시한다(그림 16-7).

심한 외상과 종양, 출혈성 질환이 있는 경우는 수술적 치료를 적용할 수 있고, 영구적 신경마비를 보일 때는 근이식 및 이전술로 치료할 수 있다.

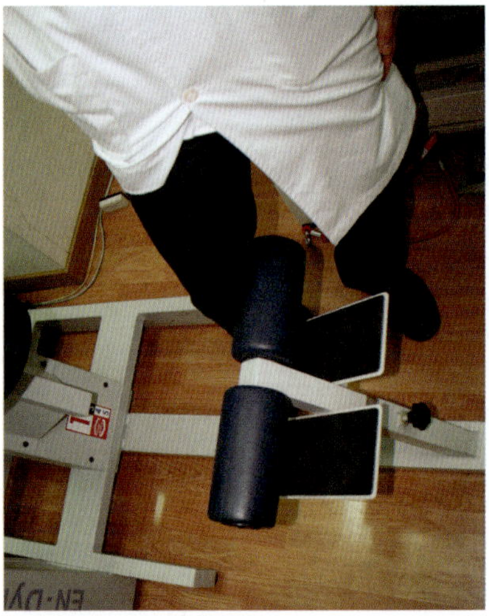

〈그림 16-7〉 엉덩관절 모음근 운동
(Hip adduction Guided Weights, Multi-Hip Machine)

4 궁둥신경병증(좌골신경병증, Sciatic Neuropathy)

1) 개요

궁둥신경(좌골신경, sciatic nerve)은 우리 몸에서 가장 긴 신경으로 엉치 뒤쪽벽(후벽, posterior wall)에 위치하는 엉치신경얼기(천추신경총, sacral plexus)의 주된 가지로써 L4 ~ L5, S1 ~ S3 사이의 척수신경에서 분지하여 큰궁둥패임(대좌골절흔, greater sciatic notch)을 지나가고 궁둥뼈결절(좌골조면, ischial tuberosity)과 넙다리뼈의 큰돌기(대전자, greater trochanter) 사이를 따라 주행하며, 지배하는 근육은 넙다리부위에서 반힘줄근(반건양근, semitendinosus), 반막모양근(반막양근, semimembranosus), 넙다리두갈

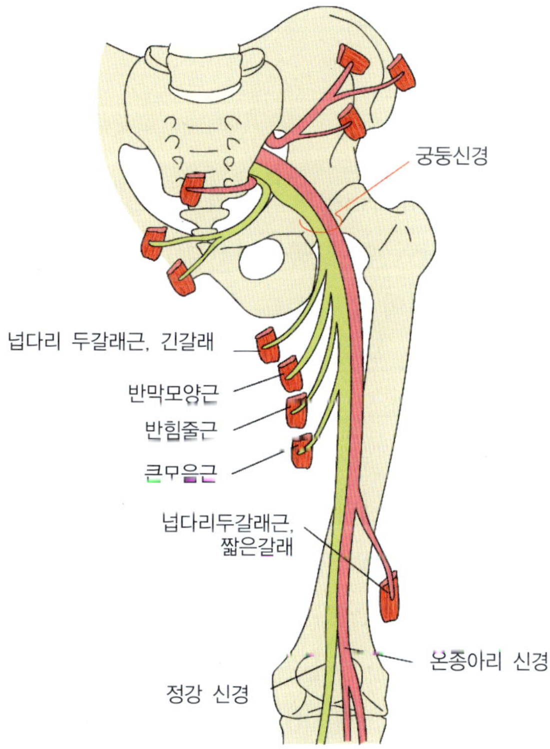

〈그림 16-8〉 궁둥신경(좌골신경, sciatic nerve)이 지배하고 있는 근육들과 신경의 주행경로를 몸쪽(근위, proximal)에서 먼쪽(원위부, distal) 순서로 보여주고 있다.

래근(대퇴이두근, biceps femoris)이다. 궁둥신경은 오금오목(슬와, popliteal fossa)에 이르러 정강신경(경골신경, tibial nerve)과 온종아리신경(총비골신경, common peroneal nerve)으로 나뉜다(그림 16-8).

궁둥신경병증(좌골신경병증, Sciatic Neuropathy)은 궁둥신경이 아래골반문(골반출구, pelvic outlet)에서 궁둥구멍근(이상근, piriformis)의 바로 아래로 주행하기 때문에 궁둥구멍근에 압박되어 궁둥구멍근증후군(이상근증후군, piriformis syndrome)이 흔히 발생한다. 이 증후군은 주로 여성에게 많이 나타나며 다리를 움직일 때와 앉아있을 때 주로 엉덩이 통증과 압통 호소, 통증이 장딴지와 발에까지 뻗치고, 서 있거나 보행을 하면 통증이 감소한다.

원인은 총상이나 전위성 골반탈구, 넙다리뼈 골절 및 엉덩관절 탈구, 허리뼈 추간원판(요추 추간판) 탈출, 골반 종양성 질병(pelvic neoplastic disease), 엉덩관절 수술, 혈관염 그리고 궁둥구멍근증후군(piriformis syndrome)에서와 같은 압박증후군(compression syndrome)에 의하여 흔히 발생되며 신생아의 경우 엉덩관절 탈구 정복시나 신경 주위의 근육주사에 의하여 발생될 수 있다.

2) 임상 증상

① 뒤넙다리근(슬건근, hamstring)의 기능약화나 상실이 나타나고 먼쪽(원위, distal) 정강신경(경골신경, tibial nerve)이나 종아리신경(비골신경, peroneal nerve)이 지배하는 근육들의 기능약화 혹은 상실이 있다.

② 발의 가쪽(외측, lateral), 등쪽(배측, dorsal) 그리고 발바닥쪽(족저, plantar)에 감각상실이 나타나고 작열통을 호소할 수 있다.

③ 발꿈치힘줄(아킬레스건)과 뒤정강근(후경골근, tibialis posterior)의 깊은힘줄반사(심부건반사, deep tendon reflex)가 약화되거나 상실된다.

④ 무릎관절의 굽힘, 발목관절의 등쪽 및 발바닥 굽힘(배측 및 저측 굽힘, dorsal and plantar flextion), 발목관절의 가쪽번짐(외반, eversion)과 안쪽번짐(내반, inversion) 그리고 발가락의 굽힘 및 폄기능 상실이 있다.

⑤ 계단상 보행(high-steppage gait)과 발처짐(족하수, foot drop) 그리고 발가락 떼기(toe off)의 능력 감소로 보행결함이 나타난다.

⑥ 근전도검사시 무릎관절 폄근과 정강신경 및 종아리신경이 지배하는 모든 근육에서

a. 양성극파와 세동전위가 출현한다.

b. 수의적 운동단위 간섭패턴의 감소나 상실이 일어난다.

⑦ 운동신경 전도속도 검사에서

a. 정강신경 및 종아리신경이 지배하는 근육들에서 운동반응의 감소가 있다.

b. 병변부위를 가로지르는 운동신경 전도속도의 완전한 차단이나 지연이 있다.

c. 정강신경 및 종아리신경의 감각반응이 감소하거나 상실된다.

3) 치료

① 통증의 감소를 위해 온열치료나 한냉치료, 전기치료 등을 실시하는데 다른 신경에서와 마찬가지로 감각상실 부위에 대해서는 매우 신중하게 적용하여야 한다.

② 정맥혈의 환류를 위하여 다리를 거상시킨다.

③ 보행시 통증을 호소하면 목발이나 지팡이를 사용하게 한다.

④ 관절가동운동은 다리 전체 관절에 대하여 즉시 실시한다.

⑤ 뒤넙다리근과 발꿈치힘줄에 대한 가벼운 신장운동으로 구축을 방지한다.

⑥ 침상에서 발목관절 보조기를 사용하는 것도 도움이 된다.

⑦ 근력강화운동은 수의적 수축활동이 일어나면 곧 시작한다.

⑧ 근력강화운동의 초기에는 전기치료가 매우 유용하다.

⑨ 손상방지를 위한 교육을 시킨다.

⑩ 수술적 방법으로는 신경박리술, 봉합술을 실시할 수 있다.

5 종아리신경병증(비골신경병증, Peroneal Neuropathy)

1) 개요

온종아리신경(총비골신경, common peroneal nerve)은 궁둥신경의 한 가지(division)로 종아리뼈머리(비골두, fibula head)를 감아서 주행한 후에 깊은종아리신경(심비골신경,

deep peroneal nerve)과 얕은종아리신경(천비골신경, superficial peroneal nerve)으로 나뉜다(그림 16-9).

종아리신경 마비는 임상에서 흔히 접하기 쉬운 다리 신경마비의 하나로 종아리신경이 피부에 가깝게 위치하므로 자상이나 석고 고정에 의한 압박, 부종 혹은 종아리뼈머리(비골두, fibula head) 부위의 골절이나 종아리뼈 상단부위의 골절 등에 의하여 손상을 받기 쉽다. 또한 적절치 않은 자세에 의한 신경압박(nerve compression)에서 가장 흔하게 발생한다. 궁둥신경병증과 온종아리신경 병변과의 임상적 차이는 넙다리두갈래근 짧은갈래(대퇴이두근의 단두, short head of the biceps femoris)의 침범과 정강신경이 지배하는 근육들에서의 위축 발견 여부에 달려 있다.

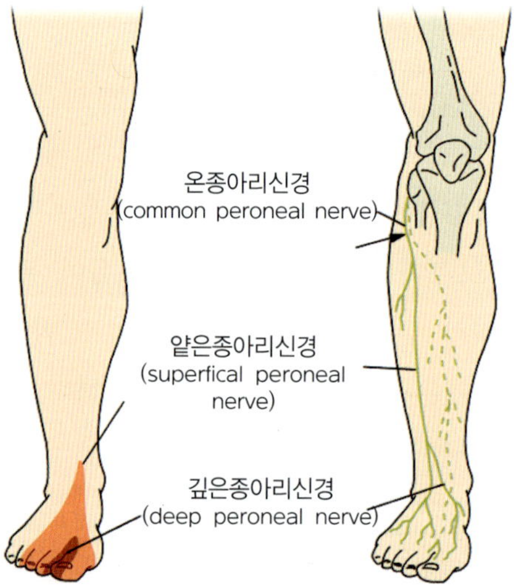

〈그림 16-9〉 종아리신경(비골신경, peroneal nerve)의 흔한 손상부위와 상실 부위

2) 임상 증상

주로 깊은종아리신경 손상시 계단상 보행과 함께 이차적인 발처짐(족하수, foot drop)이 있다(그림 16-10).

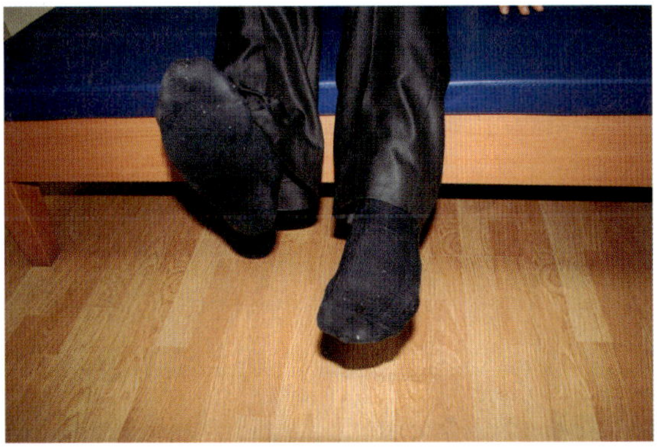

〈그림 16-10〉 Foot drop(발처짐)

발목관절 발등굽힘근(배측굽힘근, dorsiflexor), 발목관절 가쪽번짐근(외반근, evertors), 그리고 발가락 폄근들의 기능약화나 상실이 나타나는데 이것은 깊은종아리신경과 얕은종아리신경 마비에서 서로 다르게 나타나므로 임상적으로 이들 두 신경의 마비를 구별할 수 있다.

▶ 깊은종아리신경 손상시 마비근

- 앞정강근(전경골근, tibialis anterior)
- 긴발가락폄근(장지신근, extensor digitorium longus)
- 셋째종아리근(제3비골근, peroneus tertius)
- 긴엄지발가락폄근(장무지신근, extensor hallucis longus)
- 짧은발가락폄근(단지신근, extensor digitorum brevis)
- 짧은엄지발가락폄근(단무지신근, extensor hallucis brevis)

▶ 얕은종아리신경 손상시 마비근

- 긴종아리근(장비골근, peroneus longus)
- 짧은종아리근(단비골근, peroneus brevis)

① 감각상실이 발등이나 엄지발가락의 갈퀴(web space) 부위에서 일어난다.

② 주로 얕은종아리신경 손상시 발가락 폄, 발목관절 발등굽힘, 발목관절 가쪽번짐의 기능적 상실이 있다.

③ 종아리뼈머리 위에서 Tinel 징후가 나타날 수 있다.

④ 근전도검사시 깊은종아리신경과 얕은종아리신경이 지배하는 근육들에서

a. 양성극파와 세동전위가 출현한다.

b. 수의적 운동단위 간섭패턴의 감소나 상실이 일어난다.

⑤ 운동신경 전도속도 검사시

a. 종아리신경이 지배하는 근육들에서 운동반응의 감소나 결핍이 있다.

b. 종아리뼈머리 주위에서 운동신경 전도속도의 완전 차단이나 지연이 있다.

c. 종아리신경 감각반응의 감소나 상실이 있다.

3) 치료

마비근육이나 신경에 대한 전기자극 치료를 실시하고 동시에 구축을 방지할 수 있는 운동치료를 실시하는데 발처짐이 있을 경우 발목관절 발바닥굽힘(저측굴힘, plantar flexion)을 방지할 수 있는 보조기를 착용한다. 그러나 신경의 완전 절단시는 조기에 수술을 시행하여야 한다. 신경봉합을 할 수 없는 경우에는 관절고정 및 힘줄 이동술을 시행할 수 있고, 종양, 지방종, 결절종 등에 의한 압박도 수술이 필요할 수 있다. 물리치료는 일반 말초신경 병변의 물리치료와 비슷하다.

6 정강신경병증(경골신경병증, Tibial Neuropathy)

1) 개요

정강신경(경골신경, tibial nerve)은 궁둥신경의 한 분지로 오금오목(슬개와, popliteal fossa)에서 나눠져서 정강이뼈 뒤쪽으로 내려와 종아리 뒤쪽 근육들을 지배한 후 가쪽(외측, lateral) 및 안쪽(내측, medial) 발바닥신경(족저신경, plantar nerve)으로 주행한다(그림 16-11).

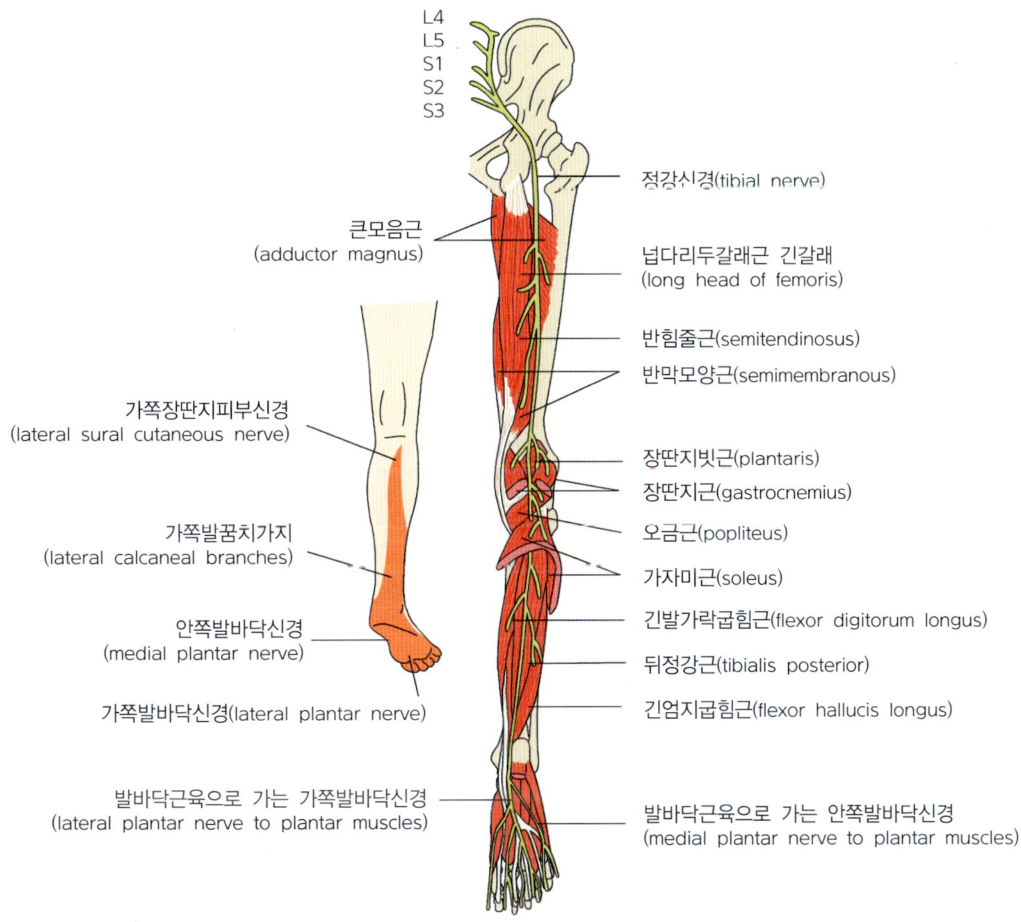

〈그림 16-11〉 정강신경의 주행경로와 감각지배 영역

간가신경 분지는 온종아리신경(총비골신경, common pcroncal ncrvc)의 감각신경 부시와 결합한 후 상딴지신경(비목신경, sural nerve)으로 연결된다.

원인으로는 오금오목과 발목의 외상 및 염좌, 말단비대증, 고지질증, 당뇨병 등으로 유발된다. 뒤정강신경은 흔히 발목굴(족근관, tarsal tunnel)에 의해 손상을 당한다. 좀 더 근위부 병변은 먼쪽 넙다리뼈나 몸쪽 정강뼈의 심한 골절, 그리고 무릎관절 탈구나 뒤넙다리부에 있는 연부조직의 손상에 의하여 무릎뒤부위(posterior knee)에서 일어난다.

2) 임상 증상

(1) 종아리(lower leg)에서 손상이 있을 때

① 보행시 발가락 떼기(toe off)의 약화가 있다.

② 장딴지근(비복근, gastrocnemius)과 가자미근(soleus), 뒤정강근(후경골근, tibialis posterior), 발가락굽힘근(족지굴근, toe flexor)의 기능약화나 상실이 있다.

③ 발꿈치힘줄(아킬레스건)과 뒤정강근의 깊은힘줄반사(심부건반사, deep tendon reflex)가 상실된다.

④ 발의 가쪽모서리(가쪽연, lateral border) 발바닥쪽(족저면, plantar surface)의 감각 상실이 일어난다.

⑤ 발목관절 발바닥굽힘, 발목관절 안쪽번짐, 발가락 폄의 기능적 상실이 있다.

⑥ 짧은발가락폄근(단지신근, extensor digitorum brevis)을 제외한 발의 내재근과 뒤장딴지근(후비복, posterior calf)에 위축이 있다.

⑦ 근전도검사시 뒤정강신경이 지배하는 근육에서

a. 양성극파와 세동전위가 출현한다.

b. 수의적 운동단위 간섭패턴의 감소나 상실이 있다.

⑧ 운동신경 전도속도 검사에서

a. 뒤정강신경이 지배하는 근육들에서 운동반응의 감소나 결핍이 일어난다.

b. 무릎부위를 가로지르는 운동신경 전도속도의 완전 차단이나 지연이 있다.

c. 안쪽 및 가쪽 발바닥신경의 감각반응이 감소되거나 상실된다.

(2) 발목굴증후군(족근관증후군, Tarsal tunnel syndrome)에 의한 손상시

① 짧은발가락폄근을 제외한 발의 내재근들에서 약화가 일어난다.

② 발꿈치건의 깊은힘줄반사는 정상이다.

③ 안쪽 및 가쪽 발바닥신경이 지배하는 부위에서 감각상실이 일어난다.

④ 보행시 발바닥과 발가락의 통증 때문에 보호성 반응을 보인다.

⑤ Tinel 징후가 발목관절의 안쪽 뒤정강신경 위에서 나타날 수 있다.

⑥ 뒤정강신경이 지배하는 발의 내재근들에서 위축이 나타난다.

⑦ 환자는 발바닥에서 작열통(burnning sensation)을 호소하는데 특히 밤에 심하다.

⑧ 근전도 검사시 뒤정강신경이 지배하는 발의 내재근들에서

a. 양성극파와 세동전위의 출현이 있다.

b. 수의적 운동단위 간섭패턴의 감소나 상실이 일어난다.

⑨ 운동신경 전도속도 검사시

a. 뒤정강신경에 의해 지배되는 발의 내재근들에서 운동반응의 감소가 있다.

b. 근위부에서 굽힘근지지띠(굴근지대, flexor retinaculum)까지 운동신경 원위 잠복시의 지연이나 완전한 차단이 있다.

c. 안쪽 및 가쪽 발바닥신경의 감각반응이 감소되거나 상실되는데, 감각반응이 존재한다면 긴 원위 잠복시(prolonged distal latency)를 갖게 된다.

⑩ 발 통증을 일으킬 수 있는 정형외과적 질환과 감별이 필요하며 신경학적 검사로 의심되면 방사선 사진, 뼈스캔(bone scan), 자기공명영상(MRI) 등의 검사가 진단에 도움을 줄 수 있다.

3) 치료

일반 말초신경 손상에 대한 물리치료에서와 거의 비슷하다. 통증완화를 위한 보존적 치료를 실시하고, 구축 예방을 위한 관절가동운동과 근수축력 회복을 위해 전기치료를 시행한다. 또한 호전 정도에 따라 근력강화운동을 실시한다.

수술적 요법으로는 신경박리술이나 봉합술 등을 할 수 있다.

chapter 17

얼굴신경마비 (Facial paralysis)

얼굴마비는 중추성마비와 말초성마비로 크게 나눌 수 있으며 말초성마비는 얼굴신경마비 혹은 제7차 뇌신경마비라고도 한다. 어떤 형태의 얼굴마비이든 물리치료사가 임상에서 자주 접하는 질환이므로 매우 중요하다.

1 해부학

협의의 얼굴신경(안면신경, facial nerve)은 얼굴근육에 분포하는 운동신경을 말하는데 광의적으로 여기에 미각과 타액 분비에 관여하는 중간신경(intermediate nerve)을 합쳐 얼굴신경이라고 한다. 운동성 얼굴신경과 중간신경은 다리뇌(교뇌, pons)와 숨뇌(연수, medulla oblongata) 사이, 갓돌림신경(외전신경, abducent nerve)의 가쪽(외측, lateral)에서 나란히 나와 속귀신경(전정와우신경, vestibulocochlear nerve)과 함께 속귓길(내이도, internal acoustic meatus)로 들어간다(그림 17-1).

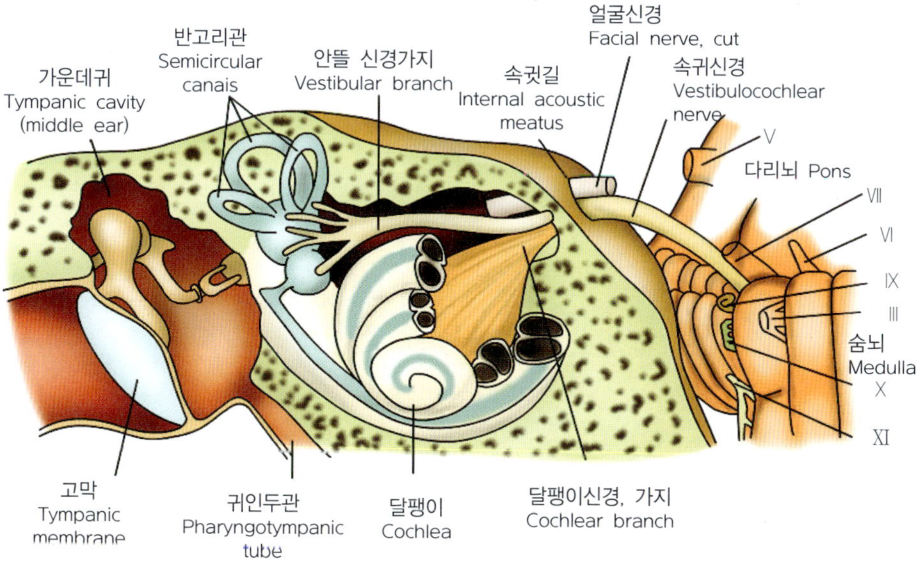

〈그림 17-1〉 속귓길(내이도, internal acoustic canal)로 유입하는 얼굴신경(안면신경, facial nerve) 과 속귀신경(전정와우신경, vestibulocochlear nerve)

속귓길의 바닥부분에서 속귀신경과 분리된 얼굴신경은 얼굴신경관(안면신경관, facial canal)으로 들어가 곧 직각으로 뒤가쪽으로 구부러지는데 이 부위를 얼굴신경무릎(얼굴신경슬, genu of facial nerve)이라 한다. 얼굴신경무릎에는 얼굴신경의 지각신경절인 무릎신경절(슬신경절, geniculate ganglion)이 있다. 무릎신경절은 위단극성(pseu- dounipolar) 지각세포군이며 중심돌기는 중간신경이 되어 뇌줄기의 종말핵(종지핵, terminal nucleus)에서 끝나고, 말초지는 고실끈신경(고삭신경, chorda tympani nerve)으로 혀의 앞 2/3 부위의 미각을 지배하며, 큰비위신경(대추체신경, greater petrosal nerve)은 물렁입천장(연구개, soft palate)의 점막과 미주신경(vagus nerve)의 귓바퀴가지(이개지, auricular branch)와 더불어 바깥귀길(외이도, external acoustic meatus)의 피부 등에 분포한다.

한편, 얼굴신경은 얼굴신경관에 들어가 직각으로 뒤가쪽으로 구부러진 후 고실(tympanic cavity)의 뒤벽속을 활 모양으로 아래 방향으로 주행하여 붓꼭지구멍(경유돌공, stylomastoid foramen)을 지나 머리뼈 밖으로 나와(그림 17-2), 귀밑샘(이하선, parotid gland) 속에서 귀밑샘속신경얼기(이하선내신경총, intraparotid plexus)를 만든 후 많은 근육가지를 낸다. 이들을 크게 얼굴신경관 내에서의 가지와 붓꼭지구멍을 나온 후의 가지로 다음과 같이 나눌 수 있다.

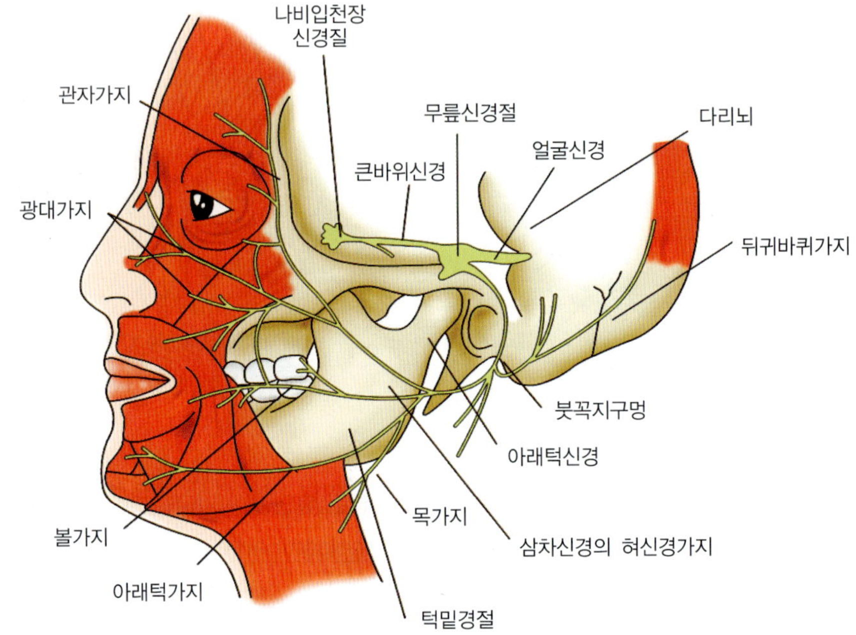

〈그림 17-2〉 얼굴신경의 경로와 분포

1) 얼굴신경관(안면신경관, facial canal) 내에서의 가지

얼굴신경관 내에서 중간신경에 속하는 큰바위신경과 고실끈신경이 나오며 또 등자근신경(등골근신경, stapedial nerve)이 얼굴신경관 아랫부분에서 나온다.

(1) 큰바위신경(대추체신경, greater petrosal nerve)

얼굴신경관 내의 무릎신경절에서 나와 바위(추체, petrous)의 위앞면을 지나 파열구멍(파열공, foramen lacerum)의 연골을 관통하며, 교감신경인 깊은바위신경(심추체신경, deep petrosal nerve)과 합쳐서 날개관신경(익돌관신경, pterygoid canal nerve)이 되어 날개입천장신경절(익구개신경절, pterygopalatine ganglion)로 들어간다.

날개입천장신경절은 날개입천장오목(익구개와, pterygopalatine fossa) 내에서 위턱신경(상악신경, maxillary nerve)의 안쪽에 있는 길이 약 5 mm의 삼각형 또는 심장형의 신경절로, 지각근은 위턱신경의 날개입천장신경(익구개신경, pterygopalatine nerve)이며 운동근은 위침분비핵(상타액핵, superior salivatory nucleus)에서 나온 얼굴신경의 큰바위신경 부교감섬유인데 날개입천장신경절에서 신경세포가 교차된다. 교감근은 위목신경절(상경신경절, superior cervical ganglion)에서 나와 속목동맥신경얼기(내경동맥신경총, internal carotid plexus)를 통해서 나온 신경절이후신경(절후신경, postganglionic nerve)인 깊은바위신경이다. 이 신경절에는 코안(비강, nasal cavity) 인두 및 입천장(구개, palate) 등에 있는 점액선 분비섬유가 있다.

(2) 고실끈신경(고삭신경, chorda tympani nerve)

얼굴신경이 붓꼭지구멍(경유돌공, stylomastoid foramen)을 나오기 직전에 갈라져 위로 역행하며, 고실로 들어가서 고막 안쪽면의 망치뼈(추골, malleus)과 모루뼈(침골, incus) 사이로 지나 바위고 실틈새(추체고실열, petrotympanic fissure)를 거쳐 턱관절(악관절, temporomandibular joint)의 인쪽에서 나온 다음 관자아래오목(측두하와, infratemporal fossa)에서 예각으로 혀신경(설신경, linguel nerve)과 합해진다. 고실끈신경은 혀의 앞 2/3 부위의 맛봉오리(미뢰, taste bud)에 분포하고, 턱밑샘(악하선, submandibular gland) 및 혀밑샘(설하선, sublingual gland)의 분비신경섬유를 턱밑신경절(악하신경절, submandibular ganglion)에 보낸다.

턱밑신경절은 턱밑샘의 바로 위에서 혀신경에 붙어 있는 직경 2 ~ 5 mm의 작은 자율신경절로써 혀신경내에 있는 고실끈신경의 부교감분비섬유가 이 신경절에 연접하고 얼굴동맥의 벽에 있는 교감신경얼기에서 교감근을 받아 턱밑샘 및 혀밑샘에 분포한다.

2) 붓꼭지구멍(경유돌공, stylomastoid foramen)을 나온 후의 가지

협의의 얼굴신경이 붓꼭지구멍을 지나, 머리뼈 바깥면으로 나와 귀밑샘(이하선, parotid gland) 내에서 귀밑샘속신경얼기(이하선내신경총, intraparotid plexus)를 이룬 후 다수의 가지를 내어 넓은목근(광경근, platysma m.)을 비롯하여 거의 모든 표정근을 지배하고, 또 붓목뿔근(경돌설골근, stylohyoid m.), 두힘살근(악이복근, digastric m.)의 뒤힘살(후복, posterior belly) 등에도 분포한다.

얼굴신경의 이러한 해부학적 특성 때문에 얼굴신경이 얼굴의 지각에 관여하는 것으로 착각하여 얼굴신경통이라고 부르기도 하는데 얼굴신경은 미각에 관여할 뿐이다. 따라서 얼굴신경이 붓꼭지구멍을 나온 후에 손상을 받으면 얼굴신경마비(일명 Bell's palsy)가 일어나 그 신경이 지배하는 표정근의 운동상실로 표정운동은 정지하나 얼굴의 지각은 삼차신경의 지배를 받고 있기 때문에 정상이다. 얼굴신경의 손상이 얼굴신경관 내에서 일어나면 그 위치에 따라서 표정근마비 이외에 미각장애와 침(타액, saliva) 분비장애 또는 이와 더불어 청각장애(등자근의 마비)와 눈물(누선, lacrimal) 누선분비장애가 일어나는데 이들 증상은 임상에서 얼굴신경이 침범되는 장소를 진단하는데 중요한 지표가 된다.

2 얼굴신경의 손상부위와 손상원인

국제적으로 통용될 수 있는 얼굴마비를 일으키는 원인들에 대한 정확한 통계는 없다. 하지만 비교적 믿을만한 자료로는 1968년부터 1983년까지 네덜란드의 암스테르담에 있는 한 연구소의 얼굴연구과(Facial Research Department)에서 얼굴마비 환자 4,149명을 대상으로 하여 분류한 통계자료이다(표 17-1). 이 자료에 의하면 우리가 흔히 얼굴신경마비라고 부르는 말초신경성 안면마비(Bell's palsy)가 50 % 이상을 차지하고 있으며, 그 다음은 수술적 외상(operative trauma)이었다.

한편 얼굴신경의 해부학에서 설명한 바와 같이 얼굴의 아랫부분 근육은 반대쪽 대뇌반구에서 지배하고, 윗부분 근육은 양쪽 대뇌반구에서 지배한다. 그러므로 뇌졸중과 같은 위운동신경세포병터(위운동신경음병변, upper motor neuron lesion) 경우에는 병변이 있는 쪽의 반대쪽 아랫부분 얼굴근육에는 마비가 발생되지만 윗부분의 얼굴근육은 얼굴마비가 있는 쪽의 대뇌반구로부터 얼굴신경핵과의 연접을 통해 어느 정도 기능을 유지할 수 있으므로 미소를 지을 때는 입이 편향되나 수의적인 동작으로 미소를 지을 때는 편향이 없다.

〈표 17-1〉 얼굴마비의 원인별 %

병 인	%
Bell's palsy	53.6
Operative trauma	13.0
Diabetes, hypertension, infection, etc.	11.0
Rare etiologies	6.5
Herpes zoster	5.9
Endotemporal and extratemporal trauma	5.8
Otitis media	4.2

위운동신경세포(위운동신경원, upper motor neuron)의 병변에서와는 달리 얼굴신경핵 이하의 부위 즉 아래운동신경세포(하위운동신경원, lower motor neuron)에 병변이 발생하면 병변이 있는 쪽의 모든 얼굴근육이 마비된다. 다음은 병변부위와 병변의 원인에 대한 것을 개괄적으로 살펴본 것이다.

1) 위운동신경세포 병터(upper motor neuran lesion)

위운동신경세포 병터는 뇌출혈(hemorrhage)이나 혈전증(thormbosis), 종양(tumor), 외상(head trauma) 등에 의해 흔히 발생되며 보통 편마비에서 볼 수 있다.

2) 아래운동신경세포 병터(lower motor neuron lesjon)

얼굴신경의 핵(nucleus) 혹은 다리뇌(교뇌, pons) 안에 있는 그것들의 섬유들이 급성 소아마비(acute anterior poliomyelitis)나 출혈, 종양 등에 의해 침범되는 경우가 있다. 이 때 다른 신경의 침범이 있을 수도 있고 없을 수도 있다. 다리뇌를 통과하여 나온 말초섬유(peripheral fibers)들은 골성관(bony canal) 내에서 혹은 얼굴에 나온 후 입빅이나 손상을 당할 수 있는데 이들 손상의 원인으로는 중이염(otitis media), 귀에 대한 수술시 사고, 상처(wounds), 머리뼈 골절, 붓꼭지구멍(경유돌공, stylomastoid foramen)의 협소로 인한 신경압박, 신경염(neuritis) 혹은 어떤 바이러스의 감염 등이 있다.

3 얼굴마비의 평가

얼굴마비의 평가는 상지나 다리마비 장애에서의 평가와 기본적인 방향은 같으며 정확한 평가는 환자의 얼굴 재훈련(facial retraining)의 성공적인 접근을 위하여 치료사에게 아주 중요하다. 환자의 얼굴기능(facial function)을 평가하기 위한 많은 주관적인 방법들이 있지만 현재 객관적인 검사법은 완전히 확립되어 있지는 않다. 다음에 소개하는 내용들은 현재 많이 사용되고 있는 등급(grade) 혹은 척도(scale)들인데 조금씩의 장단점을 가지고 있다.

1) 1984 국제 사정 척도(1984 International Assessment Scale)

1984년 개최된 제5차 얼굴신경 국제심포지엄(The Fifth International Symposium on the Facial Nerve)에서 각 나라에서 사용되고 있는 모든 얼굴신경 등급체계(facial nerve grading systems)를 평가하여 새로운 큰 간격척도(new gross scale) 체계를 결정하였다. 이 새로운 척도는 여러 가지 척도들 중에서 가장 좋다고 생각되는 것들만을 취합하여 〈표 17-2〉에서 보인 바와 같이 6등급으로 단순화하였다. 그리고 이 새로운 척도는 시험적 국제척도(tentative international scale)로 채택되었다.

이 비교적 큰 간격평가체계(gross evaluation system)는 John House Scale에 기초를 둔 것이다. 비정상적인 얼굴기능(facial function)을 정상기능에 대한 %로 평가한 것은 다른 척도와의 비교를 위한 것이며 척도의 일부는 아니다.

이 심포지엄에서는 또 일반적으로 얼굴마비의 사정(assessment)은 치료사를 제외하고 세 사람 정도의 관찰자가 검사한 다음 평가한 내용들을 평균한, 평균적 견해를 가지고 구성하는 것이 좋다고 추천하였다. 그리고 여기에 더하여 심포지엄에 참여한 연구자들은 두 선택적 사정(two optional assessments)을 함께 사용할 것을 추천하였다. 첫째는 환자 자신이 환자 자신의 얼굴기능에 대한 장애정도를 스스로 평가해 보게 하는 주관적 평가이고, 둘째는 검사자에 의한 각 근육군에 대한 정확한 임상적 평가이다.

(1) 환자 자신에 의한 기능의 주관적 평가

환자가 자신의 얼굴장애(facial handicap) 정도를 정상적인 기능적 능력(functional ability)에 대한 %로 표시하게 하는 방법으로 이 %는 치료 후에 환자의 만족도를 평가하는 데 도움이 된다. 치료시 이 점수(score)를 국제척도와 비교해 볼 수 있는데, 예를 들면 환자 자신이 평가한 장애의 정도가 60 %라고 기록했다면 이것은 국제척도로 등급 III에 해당한다고 볼 수 있다.

(2) 검사자에 의한 각 근육군의 상세한 임상적 평가의 일반적 지침

이 평가법은 평가에 관련된 여러 가지 요소들을 검사자가 결정하여 평가하는 방법으로 어떤 척도를 사용하는지 간에 적어도 다음의 여섯 가지 수의적 근활동에 관한 평가는 꼭 포함시켜야 한다고 추천했다.

▶ 검사에 꼭 포함되어야 할 수의적 근활동

- 얼굴 찌푸리기(frowning)
- 눈감기(eye closure)
- 콧구멍 볼록하게 하기(flaring nostrils)
- 미소 짓기(smiling)
- 휘파람불기(whistling)
- 입술 내밀기(pouting of lips)

최종평가 평점(final evaluation score)은 따로 부가된 요소들(weighted components)을 모두 포함한 평균기능 평점(averaged functional score)을 사용하여 나타내는 데 0부터 100 %까지 범위의 퍼센트를 이용하여 설명할 수 있다. 반얼굴연축(hemifacial spasm), 구축(contracture), 연합운동(공동운동, synkinesis), 눈물흘림(tearing) 등과 같은 2차적 결함은 각 근육군과 연관된 수의적 운동들로부터 분리하여 평가한다. 그리고 그 결과를 6개의 국제척도, 등급 I부터 VI까지 중의 하나로 나타낸다.

〈표 17-2〉 1984 국제사정척도(1984 Internation Assessment Scale : Recommended Gross Scale)

	I 등급	II 등급	III 등급	IV 등급	V 등급	VI 등급
일반적 실명	정상 (100 %) 전 영역의 얼굴 기능 정상	경한 기능장애 (99 ~ 75 %) 정밀한 검사에서만 눈에 띄는 약간의 쇠약	중등도의 기능장애 (75 ~ 50 %) 양쪽 얼굴 외형에 차이가 없고 기능적 장애도 없으며 연합운동이 관찰되나 심하지는 않으며 반쪽 얼굴 연축이 있거나 없다.	중등도의 기능장애 (50 ~ 25 %) 분명한 쇠약과 얼굴의 비대칭성이 있다.	심한 기능장애 (25 ~ 1 %) 오직 가까스로 지각할 수 있는 운동	전체마비 (0 %) 긴장도 상실; 비대칭; 움직임 없음; 연합운동 없음, 구축, 또는 반얼굴연축
휴식시		얼굴의 대칭성과 근긴장도가 정상	얼굴의 대칭성과 근긴장도가 정상	얼굴의 대칭성과 근긴장도가 정상	입의 가장자리가 늘어져 불균형이 일어나고 코의 입술 접힘이 감소하거나 결여됨	
운동		이마의 정상적인 움직임이 불완전함 최소한 혹은 최대한의 노력으로 정상적 눈감기 가능	이마의 움직임이 약간 상실되거나 없지만 최대 노력으로 눈감기가 가능하고 명백한 비대칭이 있다.	이마의 움직임이 약간 상실되거나 없고 최대 노력을 해도 완전하게 눈을 감을 수 없으며 입 가장자리의 비대칭성이 명백하다.	이마의 움직임이 없다: 눈이 불완전하게 감기고 최대 노력으로 눈꺼풀이 약간 움직인다. 입의 가장자리에 약간 움직임이 있다.	
2차적 결함		정밀한 검사에서만 눈에 띄는 아주 약간의 연합운동 구축과 반얼굴 연축은 없다.	양쪽 얼굴 외형에 차이가 없고 연합운동도 없다. 반얼굴 경련은 등급 III이지만 수의적 운동은 등급 II이다.	연합운동이 있고 집단 운동이 기능을 방해할 만큼 반얼굴 경련이 심하다.	연합운동, 구축과 반얼굴 연축이 항상 있음	

2) Wisconsin 대학 얼굴마비 임상평가척도

Wisconsin 대학에서는 1984년 국제얼굴마비학회에서 채택된 척도를 충족시키는 Wisconsin 대학 사정척도(University of Wisconsin Assessment Scale)를 만들어 사용하고 있는데 이 사정방법은 얼굴근육의 해부학에 기초를 두고 있다. 다리만 이것은 너무 광범위하고 시간이 많이 소모되는 단점이 있다(그림 17-3). 국제사정등급과 Wisconsin 등급 비교표(표 17-3)는 다음과 같다.

〈표 17-3〉 국제사정등급과 Wisconsin 등급의 비교

International Assessment Grade	Wisconsin Assessment Percentage
Grade	Score(F, F′)
Ⅰ	100
Ⅱ	75~99
Ⅲ	50~75
Ⅳ	25~20
Ⅴ	1~25
Ⅵ	0

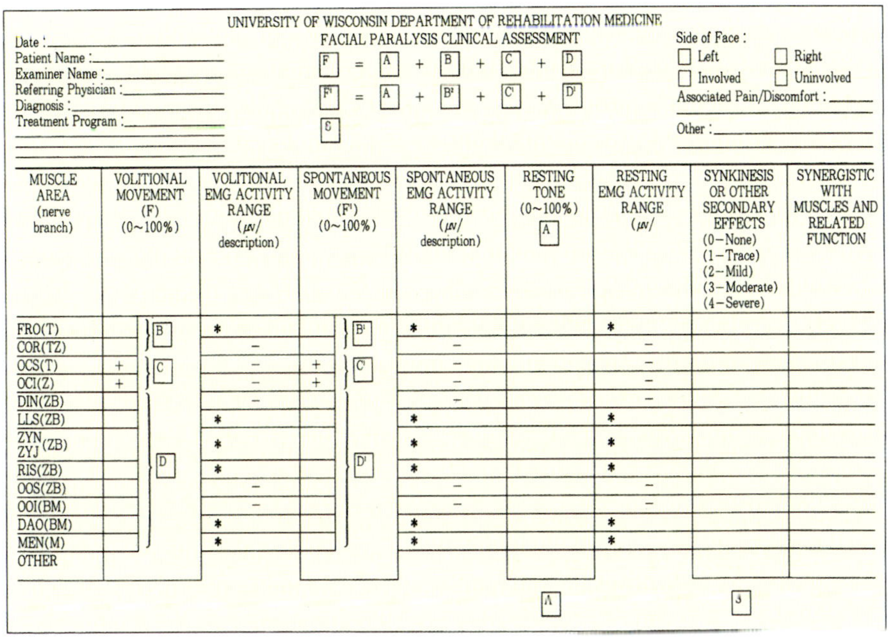
UNIVERSITY OF WISCONSIN DEPARTMENT OF REHABILITATION MEDICINE
FACIAL PARALYSIS CLINICAL ASSESSMENT

Date :
Patient Name :
Examiner Name :
Referring Physician :
Diagnosis :
Treatment Program :

F = A + B + C + D
F′ = A + B′ + C′ + D′
ε

Side of Face :
☐ Left ☐ Right
☐ Involved ☐ Uninvolved
Associated Pain/Discomfort :
Other :

MUSCLE AREA (nerve branch)	VOLITIONAL MOVEMENT (F) (0~100%)	VOLITIONAL EMG ACTIVITY RANGE (μV/description)	SPONTANEOUS MOVEMENT (F′) (0~100%)	SPONTANEOUS EMG ACTIVITY RANGE (μV/description)	RESTING TONE (0~100%) A	RESTING EMG ACTIVITY RANGE (μV/	SYNKINESIS OR OTHER SECONDARY EFFECTS (0-None) (1-Trace) (2-Mild) (3-Moderate) (4-Severe)	SYNERGISTIC WITH MUSCLES AND RELATED FUNCTION
FRO(T)	B	*	B′	*		*		
COR(TZ)		–		–		–		
OCS(T)	+ C	–	+ C′	–		–		
OCI(Z)	+	–	+	–		–		
DIN(ZB)		–		–		–		
LLS(ZB)		*		*		*		
ZYN ZYJ (ZB)		*		*		*		
RIS(ZB)	D	*	D′	*		*		
OOS(ZB)		–		–		–		
OOI(BM)		–		–		–		
DAO(BM)		*		*		*		
MEN(M)		*		*		*		
OTHER					A		ε	

〈그림 17-3〉 Wisconsin 대학의 얼굴마비 임상사정척도

3) 수의적 동작, 자발적 동작, 안정시 긴장의 평가

수의적 동작(volitional movement)의 촉진을 위한 표본적 지시들이 〈표 17-4〉에 주어져 있다. 자발적인 동작(spontaneous movement)이나 혹은 보다 감정적인 얼굴반응(emotional facial response)들은 일상적인 대화를 하는 동안 또는 자발적 동작을 유발할 수 있는 특정한 지시를 통하여 관찰할 수 있는데 이들에 대한 목록도 역시 〈표 17-4〉에

표시되어 있다. 한편, 이들 표에서 지시하는 동작을 유발하고자 할 때 주의해야 할 것은 후술하게 될 얼굴마비 치료시의 일반적인 적응증이나 금기증에서 언급하는 주의점들을 어기지 않는 방법으로 사용해야 한다는 것이다. 즉 선택적 운동조절(selective motor control)의 촉진과 원하지 않는 공동패턴(synergy pattern)의 감소를 가져오는 두 방향이 모두 준수되어야 한다는 것이다.

수의적 동작, 자발적 동작 그리고 안정시 긴장도에 대한 사정은 환자의 정상인쪽을 표준으로 하여 이것과 비교한 장애의 정도를 0부터 100 %까지의 사이에서 퍼센트로 등급을 매긴다(표 17-5). 하지만 이것은 양측성 마비이거나 혹은 건측에 대한 억제성 영향(inhibiting affect)이 의심되는 편측성 환자는 사용할 수 없다.

과다활동(hyperactivity)이나 과다긴장(hypertonicty)의 평가는 양적으로 정확하게 표현하는 것이 어렵기 때문에 단지 큰 간격평가(gross estimate)로만 나타낸다. 예를 들면 가벼운 과다긴장이 있을 경우 70 ~ 90 % 사이에서 등급을 매기는 방법이 그것이다.

〈표 17-4〉 수의적, 자발적 동작 촉진을 위한 지시목록

근 육	수의적 동작	자발적인 동작
FRO	Raise forehead	Act surprised(but not terrified)
COR	Bring eyebrows together	Express doubt
OCS	Gently close eyes	Sleep
OCI	Gently close eyes concentrating on lower lids	Look very perplexed
DIN	Flare nostrils	Inhale deeply while opening nostrils(as if upset)
LLS	Raise upper lip to show upper gums	Show your "buck teeth"
ZYN	Show incisor tooth(or teeth)	Snarl(s)
ZYJ		
RIS	Pull corner of mouth back horizontally	Sneer/Smile
OOS	Protrude lips	Kiss/Whistle
OOI	Protrude lips	Kiss/Pout/Whistle
DAO	Turn corners of mouth downward	Frown/Pout, be unhappy
MEN	Raise and tighten chin	Firm pout, be spoiled

Frontalis(FRO), corrugator(and procerus)(COR), orrbicularis oculi superioris(OCS), orbicularis oculi inferioris(OCI), dilator naris, and alaeque nasi(DIN), levator labii superioris(and levator anguli oris)(LIS), zygomaticus minor(ZYN) and zygomaticus major(ZY), risorius(RIS), orbicularis oris superioris(OOS), orbicularis oris inferioris(OOI), depressor anguli oris(and depressor labii inferioris)(DAO), and mentalis(MEN). Note: *This list should not be given to patients. It is for therapist use only.*

〈표 17-5〉 수의적 혹은 자발적 동작과 긴장도의 % 표시

등 급	%	수의적 혹은 자발적 동작	근긴장도*
Normal	90 ~ 100	Excellent movement with only minor deviations when tired or under stress	Excellent with only minor droop when tired
Good	70 ~ 90	Mild weakness within normal limits under ideal conditions, but may become moderated when tired or under stress	Small droop under ideal conditions; moderate droop when tired
Fair	40 ~ 70	Moderate to severe weakness, which is severe when tired or under stress	Moderate to severe droop that will always be severe when tired
Poor	10 ~ 40	Small amount of movement can be seen upon excitation and ideal conditions.	Small amount of tone; that is only apparent when not tired
Trace	1 ~ 10	Just noticeable movement that can be seen only when excitation is "stopped"	Just noticeable tone
Zero	0	No movement apparent	None

4) 수의적, 자발적 동작 그리고 안정시 긴장도에 대한 근전도 측정

이들 기능에 대한 근전도검사는 선택적이며 전형적으로 단지 6개 근육에 대해서만 검사하는 경우가 많다(그림 17-3의 *한 근육).

5) 연합운동(공동운동, synkinesis)

연합운동은 다른 수의적 운동을 실시할 때 이와 연관되어 나타나는 불수의적 혹은 부적절한 운동기능이라 정의되는데, 협조운동부전(dyscoordination)의 결과로 일어난다. 근육 부위의 연합운동은 일반적으로 다양한 표정 하에서 여러 근육 상호간에 나타나는 동작을 0부터 4까지의 다섯 등급으로 나누어 평가한다.

▶ 연합운동 평가 등급

0 – 없음(none)

1 – 약함(trace)

2 – 경함(mild)

3 – 중등도(moderate)

4 – 중증(severe)

얼굴마비 환자의 표정에 영향을 주는 다른 이차적 요소들에는 얼굴경련(tics), 연축(spasm) 등이 있다.

6) 기능점수의 요약 %(Summary Percentage of Function Score): F, F´, S

안정시 긴장도와 관련된 수의적 동작과 자발적 동작에 대한 평점은 다음의 몇 가지 방법에 의하여 표시할 수 있는데, 이것은 다른 척도들과 비교할 때 매우 유용하다. 이 체계는 Janssen 사정척도(Janssen assessment scale)의 연장이라고 할 수 있는데 다른 척도들과 비교했을 때 아주 높은 신빙성을 가지고 있다.

▶안정시 긴장도 평점과 관련된 수의적 동작 평점 : F

〈그림 17-3〉은 기본 긴장도(basic tone)을 포함한 네 가지 일차 수의적 동작(primary volitional movement)들의 전체 평점(total scores)을 나타낸 것으로, 이들 평점들은 최대 퍼센트 값(maximum percentage value)으로 표시되어 있으며 이들을 모두 합하면 100 %가 된다. 즉 각 항목에 주어진 평점은 최댓값(maximum value)이다. 여기에 사용된 네 가지 기본 요소들은 〈표 17-6〉에 표시하였다.

▶안정시 긴장도와 관련된 자발적 동작 평점 : F′

앞의 계산수치는 표준적 방법이다. 왜냐하면 그것은 환자에게 독립적 동작들을 만들어 보라고 한 결과를 포함하고 있기 때문이다. 그러나 이것보다 더 중요한 것은 환자의 자발적 행위를 어떻게 평가하느냐 일 것이다. 〈그림 17-3〉에 있는 세로열의 자발적 동작(column spontaneous movement)들이 이 평가에 사용될 수 있다.

안정시 긴장도 평점(resting tone score)과 관계된 전체 자발적 동작은 〈표 17-7〉에서와 같이 계산할 수 있다. 한편 동일한 안정시 긴장도 평점이 안정시 긴장도(A)와 관련된 전체 수의적 동작의 계산에도 사용된다.

▶연합운동 및 이차적 효과 평점 : S

연합운동 및 이차적 효과에 관련된 모든 사정은 어떤 표정을 지을 때 독립적으로 그 표정을 지을 수 있는가 하는 환자의 표정 분리성 평가와 관계가 있으며 억제에 대한 평가는 포함되지 않는다. 실제 이들 요소들은 환자의 치료성적 평가와 매우 중요한 관계를 갖는데 앞에서 설명한 바와 같이 각 근육군은 0부터 4까지의 등급에 의해 개별적으로 평가된다. 수의적 혹은 자발적 동작과 관련된 연합운동의 평가는 큰 간격척도와 비슷하며 단지 S값(S value)이 사정조건(assessment condition)을 표현하기 위하여 사용된다.

〈표 17-6〉 안정시 긴장도 평점과 관련된 수의적 동작 평점 : F

요 소	최대 퍼센트 값
A = Resting Tone [(Total of up to 12 Resting tone Scoress/12) × .3]	30
B = Volitional Movement of the Forehead [Total score of(FRO + COR/2) × .1]	10
C = Volitional Movement of Eye Closure [Total score of OCS only × .3]	30
D = Volitional Movement of the Mouth [(Total of DIN, LLS, ZYN, ZYJ, OOS, RIS, OOI, DAO, MEN/8) × .3]	30

* Therefore, the total possible Volitional Movement Score including Resting Tone is equal to:
F = A + B + C + D = 100 Percent

〈표 17-7〉 안정시 긴장도 평점과 관련된 자발적 동작 : F′

요 소	최대 퍼센트 값
A = Resting Tone [(Total of up to 12 Resting tone Scoress/12] × .3]	30
B = Spontaneous Movement of the Forehead [Total score of(FRO + COR/2) × .1]	10
C = Spontaneous Movement of Eye Closure [Total score of OCS only × .3]	30
D = Spontaneous Movement of the Mouth [(Total of DIN, LLS, ZYN, ZYJ, OOS, RIS, OOI, DAO, MEN/8) × .3]	30

* Therefore, the total possible Spontaneous Movement including Resting Tone Score(F′) is equal to:
F′ = A′ + B′ + C′ + D′ = 100 Percent

4 얼굴마비의 치료

1) 전기치료

직류 및 감응전류(galvanic and faradic current)를 이용한 전기치료에는 다양한 형태의 전류와 파형 그리고 전류강도가 적용된다. 전극은 두 전극 모두 큰 것을 사용하거나 혹은 하나는 크고 하나는 작은 전극을 사용하는데 치료하고자 하는 근육의 운동점 위에 작은 전극을 적용한다. 자극횟수나 자극시간, 적용강도 등은 치료사의 경험에 보통 의존한다. 치료는 수 주에서 혹은 수 개월까지 계속될 수도 있다. 전기치료는 말초신경 손상에 대해 아주 오랫동안 사용되어 왔는데 거울운동(mirror exercise)과 함께 전기치료는 얼굴마비 치료를 위한 표준적 방법이 되었다. 전기치료에 대한 이론은 인공적인 전기자극이 수동적으로 근위축을 감소시키거나 전환시켜 신경 재지배가 자연적으로 일어나게 하는데 있다. 여기에 대한 이론적 배경은 신경은 심하게 위축된 근육과 연결되었을 때는 재지배가 일어나지 않는다는 것과 이러한 심한 위축은 수 일 혹은 수 주 내에 일어날 수 있다는 것이다.

그러나 전기치료가 흔히 얼굴마비의 치료에 사용되고 있음에도 불구하고 현재 전기치료의 효과에 대한 결정적인 임상적 연구는 거의 없다. 사실 전기치료의 긍정적인 측면을 강조한 논문도 있지만 또 부정적인 측면을 강조한 임상보고서들도 있기 때문이다.

최근 미국 공중위생국(United States Public Health Service)에서 얼굴마비 치료시 전기치료가 나타내는 효과에 관한 사정에서, 얼굴마비의 치료에 전기적 자극이 임상적 효과를 나타내지 못한다고 보고하였다. 특히 신경전도와 근육수축이 일어난다 할지라도 순환정체(circulatory stasis)의 제거나 근육과 신경에 대한 영양 증가, 위축의 제거에 대한 증거는 발견하지 못하였다고 하였다. 그 보고서에 의하면 단지 몇 경우에 있어서 도움을 주었는데, 그것은 환자에게 근육이 움직이고 있다는 것을 보여줌으로써 치료에 대한 확신을 갖게 하는데 있었다. 비록 전기자극이 신경이 회복되는 동안 환자의 치료에 대한 동기를 유발한다 할지라도 신경의 재지배율(rate of reinnervation)이나 측부 재지배(collateral reinnervation)를 지연시키거나 선택적으로 억제한다는 견해도 있다. 한편 신경회로(neural circuit)에서 전기적 활동이 신경의 성장을 방해하고 기능적 회로의 강화에 부정적 영향을 준다는 견해도 있다. 특히 근육에 대한 직접적인 자극은 부분적으로 변성된 근육에서 기대되는 말단발아(terminal sprouting)에 부정적인 영향을 나타낸다고 하였다.

하지만 정상적으로 지배받고 있는 근섬유들에서는 발아억제는 나타나지 않는 것처럼 보인다. 일부 전기치료 연구에서는 위축의 지연이 발견되기도 하였지만, 형태학적 변화는 상대적으로 빠르고 큰 운동(gross motor activity)에 관여하면서 역시 쉽게 피로해지는 2b형 섬유와 2C형 섬유에 국한되었다. 반대로 보다 바람직한 섬유형태인 제 1 형 섬유들 즉 쉽게 피로하지 않고, 상대적으로 느리고 미세운동조절(fine motor control)을 갖는 근섬유들은 전기치료하에서 정상인 경우보다 더 빠르게 위축되는 것을 보여주었다. 이들 결과는 전기치료의 효과에 대하여 의심을 갖게 하는 것이다. 그러므로 얼굴마비 치료시 전기자극치료에만 의존하는 것보다는 전기자극과 특별한 거울훈련 같은 것을 병행하는 프로그램들이 필요하다. 특별한 훈련에는 환자와 치료사 모두 적극적인 참여가 필요하다. 현재 얼굴마비 환자의 신경근재훈련에 전기치료와 같은 수동적 방법(passive method)의 이점에 대해서는 잘 알려져 있지 않음으로 환자의 능동적 참여를 통한 운동치료는 적절한 회복을 위하여 매우 중요하다.

2) 얼굴 재훈련

얼굴 재훈련시에는 단지 특정 근육들의 조절만 시도해야 한다. 비특정 혹은 대단위 얼굴운동(gross facial exercises)들은 금기이거나 바람직하지 못하다. 예를 들면 다음과 같은 운동들이다.

▶ 얼굴마비 치료시 바람직하지 못한 운동지시의 예

- 입을 크게 벌리시오(open mouth widely).
- 아랫입술을 좌우로 움직이시오(move lower lip side to side).
- 눈을 위아래로 그리고 좌우로 움직이시오(move eyes up, down, right and left).
- 크게 웃으시오(broad laugh).
- 입을 다문채 뺨을 볼록하게 하시오(puff out checks, mouth closed).
- 윗입술로 앞니를 누르시오(upper lip against upper incisors).
- 눈을 꼭 감으시오(close eyes tightly).

위에서 예를 든 것과 같은 지시를 하였을 경우 처음 두 방법은 깨물근(교근, masseter

muscle)에 의한 대상작용 때문에 원하는 근육에서의 운동이 거의 일어나지 못하고, 세 번째는 단지 눈동작(eye movement) 훈련만 일어나며, 4번째부터 5번째까지는 모두 적당한 것처럼 보이나 심한 신경손상을 동반한 환자에서는 부적절한 운동조절(inappropriate motor control)을 촉진시킬 위험성을 내포하고 있다.

불행하게도 심한 신경손상을 동반한 환자에게 이와 같은 지시를 하였을 경우 아마도 집단운동(mass movement)과 연합운동을 촉진하게 될 것이다. 그러므로 이러한 집단운동을 일으키게 하는 지시는 다른 많은 근육들의 운동을 촉진하여 실제로 운동이 필요한 근육에서는 적절한 운동조절이 일어나지 못하게 한다. 이러한 결론은 몇 가지 연구를 기초로 하여 이루어졌는데 대부분 O'Dwyer 등이 보고한 내용들이다. 그들은 hook-wire 전극을 사용하여 정상인 6명의 9개 얼굴근육에 각각 전극을 설치한 후 선택적 근육활동을 촉진한다고 생각되는 9가지 얼굴표정을 시키면서 이들 근육에 대한 근전도 진폭(electromyographic amplitudes)을 동시에 기록하여 분석하였다.

〈그림 17-4〉는 이들 종합적인 자료를 각 동작의 형성에 참여한 각 근육들의 근활동에 따라 상대적 %로 재계산하여 나타낸 것이다. 결과에서 보인 바와 같이 단지 두 동작에서만 선택적인 근조절 촉진이 발견되었을 뿐 나머지 동작들에서는 목적하는 근육의 선택적 활동이나 조절이 관찰되지 않았다. 선택적 활동의 촉진을 나타낸 지시는 위입술올림근(상순거근, levator labii superioris)의 수축을 유발하는 편측 윗입술 올리기(unilateral snarl)와 입꼬리내림근(구각하제근, depressor anguli oris)의 수축을 유발하는 입의 모서리내리기(depress corners of mouth)였다. 즉, 이들 두 동작을 유발하는 근육 외에는 위에서 제시하는 그러한 지시에 의한 동작유발에 의해서는 우리가 원하는 근육의 분리운동 목적을 달성할 수 없다는 것이다. 〈그림 17-4〉에서 청색 막대는 촉진을 목표하는 근육을 나타낸 것이다. 그림에서 보인 바와 같이 많은 다른 근육의 패턴화된 수축(patterned contraction)이 주관적으로 실시하는 집단적인 동작들과 대부분 연관되어 있다. 이러한 결과들로부터 Balliet는 모든 표정지시와 그들이 실제적으로 갖는 효과는 동일하지 않다고 결론을 내렸다. 특히 신경학적으로 손상된 얼굴신경마비 환자는 연합운동과 집단운동을 일으키는 경향이 있기 때문에 상대적으로 분리된 근육운동을 일으킬 수 있는 보다 많은 기회를 제공할 수 있게 된다. 물론 상대적으로 큰 표정(gross gestures)을 포함하는 재훈련은 나이가 들어 처진 근육(sagging facial muscles)의 문제를 가진 정상인 사람에게는 사용해도 무난하다. 왜냐하면 그들의 기본적 운동조절은 비정상적인 패턴이 아니기 때문이다. 그러나 상

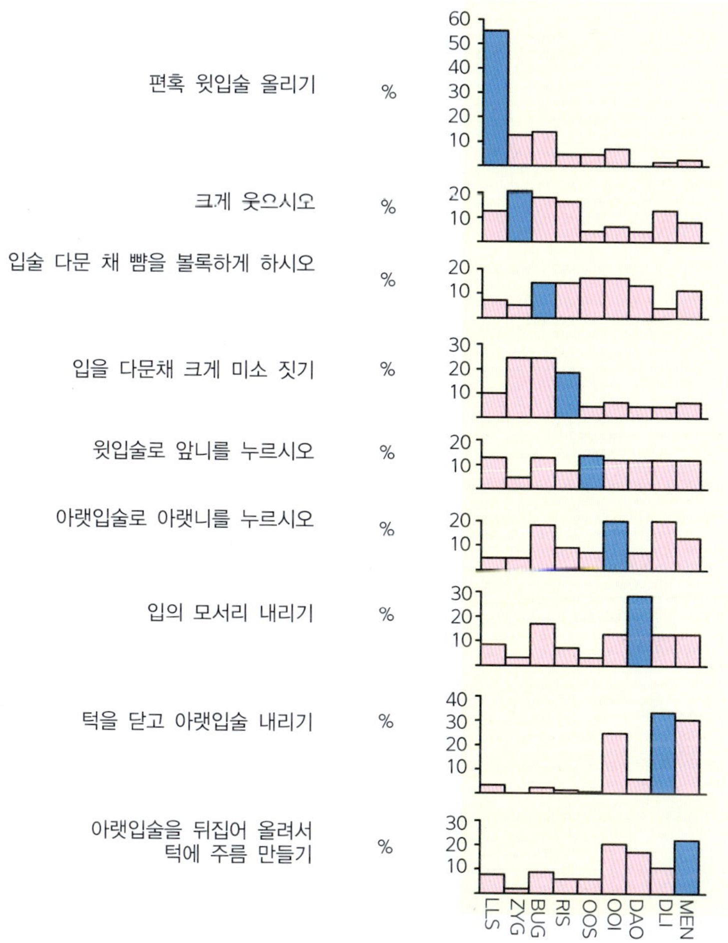

〈그림 17-4〉 다양한 얼굴 표정과 얼굴근육 활동의 관계(%)

Facial muscles : levator lavii superioris(LLS), zygomaticus minor/major(ZYG) buccinator(BUG), risorius(RIS), orbicularis oris superioris(OOS), orbicularis oris Inferioris(OOI), depressor anguli oris(DAO), depressor labii inferioris(DLI), and mentalis(MENO. (From Balliet, [28] with permission.).

대직으로 큰 표성의 지시는 7번째 뇌신경 손상을 갖고 있는 환자에게는 그들이 정상적인 패턴을 갖고 있지 않기 때문에 부적절한 것으로 생각된다. 이것은 적어도 3도 손상(third degree injury), 즉 신경섬유의 신경옥집(신경내초, endoneurial sheath) 손상으로 고통당하고 있는 환자, 심한 Bell's palsy, 압박손상, 신경연경(antomosis) 환자 등도 포함되는데 이들에게 큰 표정운동은 교차지배(cross-wiring)와 부적절한 기능을 유발할 수 있으므로 바람직하지 않다.

특히 이것은 혀밑신경(설하신경, hypoglossal nerve)-얼굴신경연결(얼굴신경문합, facial nerve anastomosis)과 같이 다른 신경과의 연결(문합, anastomosis)후에는 실질적인 문제가 된다. 왜냐하면 각 신경의 고유운동핵(proper motor nucleus)은 더 이상 먼 쪽 말초신경과 연결되지 않기 때문이다. 이런 경우 선택적인 근육 혹은 근육군의 재교육이 없이는 중추신경 그 자신이 스스로 말초의 근육을 인식하지 못하므로 혀밑신경운동핵의 일부는 이전의 제한적인 혀 지배로부터 벗어나 얼굴도 지배하게 된다. 결과적으로 상대적인 큰 표정 지시는 과다긴장이나 집단운동과 같은 큰 운동조절을 일으키게 된다. 심한 신경손상을 가진 환자의 중추신경계에는 선택적인 근육운동의 최적 정보를 제공해야만 하는데, 선택적인 근육군의 재훈련은 선택적인 운동조절을 일으킬 수 있는 최적의 기회를 제공할 수 있으므로 연합운동(synkinesis)과 운동이상(dyskinesis)을 감소시킬 수 있다.

3) 느린 긴장성 근조절(tonic muscle control)을 강조하는 재훈련

신경의 기본적인 구조가 파괴되지 않은 올가미 신경손상(entrapment nerve injuries) 환자나 가벼운 압박이 있었던 환자에서와는 달리 완전 신경절단으로 인해 외과적 재결합 수술을 받은 환자는 정상운동단위 회복에 심한 장애를 보인다. 이들 환자들에서는 정상에서 나타나는 운동단위 전압이나 크기(voltage and size)의 추가적 보강이 나타나지 않는다.

얼굴운동을 시킬 때 빠르고, 자동적인 그리고 반사적인 표정을 강조해서는 안된다. 이와 같은 운동들은 불량한 조절(poor control)과 연결되며 피로에 보다 민감하다. 그러므로 얼굴운동시에는 아주 느리고, 명료하며, 완만한 연축(slow twitch)이나 긴장성 근활동(tonic muscle activity)이 일어날 수 있는 비감정적 동작(unemotional movement)들로 지시가 이루어져야 한다. 이러한 종류의 지시들은 보다 적절한 얼굴동작들을 촉진하고 최소한의 근피로로 완만한 조절을 가능하게 한다. 환자가 근육의 촉진을 위한 연습을 천천히 하지 않고서는 분리된 근육운동을 기대할 수 없다.

빠른 얼굴동작들은 부적절한 보강을 위한 대상성 운동을 일으키게 된다. 전형적으로 이러한 운동들은 협력수축(co-contraction)이나 집단동작(mass action) 그리고 연합운동과 같은 보다 원시적인 운동들을 재구성하게 된다. 그러므로 어떤 근전도나 치료적 운동을 실시할 때는 다음에 설명하는 것과 같은 2~3개 정도의 기본적 수의적 지배요소(basic volitional innervation components)로 치료계획을 구성하는 것이 이상적이다. 다음은 이들 기본적 요소들을 기술한 것이다.

기본적, 수의적 지배요소

▶ A 요소(A component) – 매우 느린 혹은 긴장성 지배요소

정적 근수축(steady muscle contraction)을 일정한 속도 혹은 일정한 가속(constant acceleration)에 의해서 일어나게 하는 방법(그림 17-5, B)으로 상성운동이 아니다(그림 17-5, A). 이 A 요소는 초기 훈련기간이나 어떤 운동에 연이어 다른 운동을 지시할 때 사용한다. 초기 훈련기간 동안에는 단지 작은 동작 혹은 수축만 일어나도록 해야 한다(전형적으로 5-30 μV 정도).

▶ B 요소(B component) – 빠른 상성 그리고 유지지배(hold innervation) 요소

느린 긴장성요소(slow tonic component) 운동을 어떤 운동결함이나 연합운동의 동반 없이 할 수 있게 되면 한 번 이루어진 그 동작을 좀 더 빠른 근수축과 높은 수준의 활동(higher level of activity)을 통하여 일어나게 한 다음 그 동작을 잠시 동안 유지하게 하는 운동을 지시하게 된다(그림 17-5, C). 이 때 만일 이러한 지시에 의하여 연합운동이나 운동이상, 근피로가 나타나면 운동의 크기를 줄이거나 즉시 중단한다. 왜냐하면 이런 상태에서는 새롭고 정확한 운동 프로그램이 훈련되지 못하고 부적절한 운동 프로그램이 훈련될 수 있기 때문이다.

▶ S 요소(S component) – 빠른 이완 혹은 멈춤지배(stop innervation) 요소

A 요소를 사용하거나 B 요소를 사용할 때 혹은 이 양자를 모두 사용하여 운동할 때, 어느 때이건 간에 항상 갑작스럽게 멈출 수 있는 빠른 이완요소(fast release component)가 강조되어야 하다(그림 17-5, C). 이 S 요소는 빠르고 선택적인 운동신경세포(fast and selective motoneuron)의 억제와 조절 촉신에 도움이 된다. 성공적인 운동을 통해 획득된 이 억제단계(inhibitory stage)는 환자의 느낌(feeling) 발달에 매우 중요하다. 왜냐하면 이것은 약화근의 느린 수축을 통한 자연스러운 동작에 동반되어 일어난 것이기 때문이다. 그러므로 치료에 대한 이러한 신경근 진략(neuromuscular strategy)없이는 과다긴장이 항구적으로 계속될 것이다. 즉 운동신경세포 그리고 중추신경계와 관련하여 촉진뿐만 아니라 억제에 관한 훈련도 필요한 것이다.

마지막으로, 각 동작 혹은 근수축들 사이에는 충분한 이완이 매우 중요하다. 그리고 완전범위 수축을 경험시키기 위해서는 환자에게 근수축을 시도하게 하는 동안 완전한 운동조절

발달을 느끼게 해야 한다.

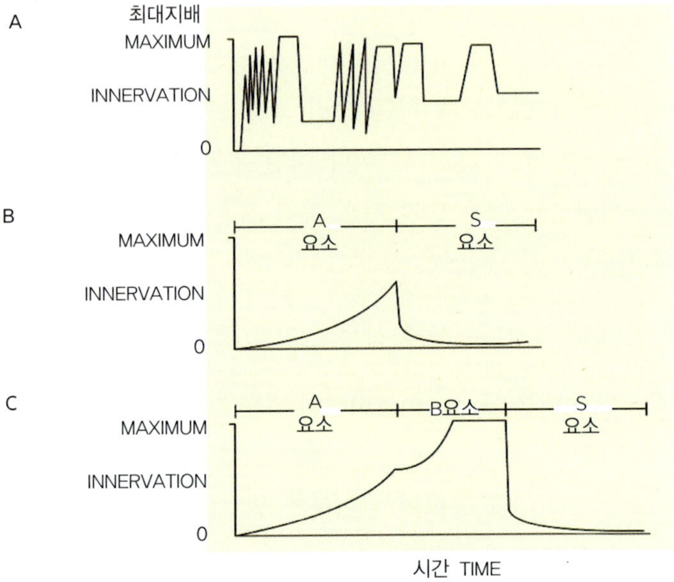

〈그림 17-5〉 이상적인 재훈련 전략

4) 건측의 정상화(normalization): 균형의 문제

임상적으로 볼 때 편측 얼굴마비 환자는 건측에서도 보통 지배의 총량(amount of innervation)과 관련하여 정상이 아닌 경우가 많다. 급성기 후의 환자를 예로 들어보면 건측에서는 과다긴장(hypertonicity)은 아니지만 매우 심각한 과다활동(hyperactivity)이 전형적으로 발견된다. 이것은 실제로 큰광대근(대관골근, zygomaticus major m.)과 작은광대근(소관골근, zygomaticus minor m.), 위입술올림근(상순거근, levator labii superioris m.) 등에서 많이 발견되는데 대부분 지나친 반측 미소(half smile) 때문이다. 이 흔한 문제는 환자가 얼굴장애(disability)를 가지고 있음에도 불구하고 그들의 얼굴동작을 억제하지 않았거나 혹은 양측을 최대한 작용시키는 것에 의해 환측을 움직이려고 열심히 노력한 환자에서 매우 심하다. 이와 같은 방법은 흔히 정상적인 양측 얼굴조절의 증진을 위해서는 금기이다. 〈그림 17-6〉은 이 얼굴 불균형의 문제를 나타낸 것이다.

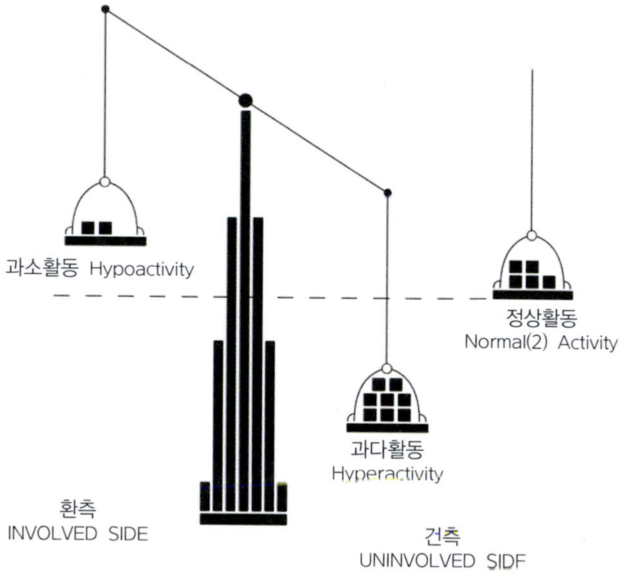

〈그림 17-6〉 균형의 문제

그림에서 보인 바와 같이 건측의 수축을 억제하는 노력 없이 양측을 함께 동작시키면 환측은 신경의 차단이 있는 상태이므로 중추신경계로부터의 불균등한 양의 지배가 이루어져 결국 얼굴의 불균형이 더욱 심화될 수 있다. 즉 양측을 모두 수축시킨다는 마음으로 수축을 시키지만 환측은 마비상태이고 건측은 신경지배가 정상이므로 건측에서만 운동이 일어나고 환측은 무활동 상태로 남게 되어 불균형이 더욱 커지게 되는 것이다. 그러므로 물리치료사는 환측과 건측 모두 똑같이 수축이 일어나도록 촉진하거나 환측의 수축이 일어난 다음 연이어 건측의 수축이 일어나도록 하는 방법으로 환자를 재훈련해야 한다. 실제로 첫 번째 방법은 근전도를 사용하지 않고는 불가능한 방법이다. 하지만 두 번째 방법은 근전도 없이도 훈련을 통해 가능한데 잘 훈련하면 첫 번째 방법과 비슷한 효과를 가져온다.

5) 얼굴마비를 위한 손쉬운 재훈련법

① 치료환경은 환자나 치료사 모두 정신을 집중할 수 있고, 환자의 개인적인 문제도 상의할 수 있는 창문이 있는 밝고 조용한 장소가 좋다.

② 환자에게 얼굴근육이 그려진 해부도를 보여주면서 각 근육의 작용을 설명해 주고 앞으로 어떤 근육을 촉진해야 하고 어떤 근육은 상대적으로 억제해야 하는지를 설명해 준다.

③ 치료단계별로 사진이나 비디오를 찍어 환자에게 좋아지고 있다는 자신감을 심어주고 치료사는 평가자료로 활용한다.

④ 연합운동이 뚜렷하게 나타나는 곳은 이완하도록 하고, 이완성인 경우에는 집단운동(mass movement)이 일어나도록 한다. 하지만 이 운동은 환측에 연합운동이 출현하면 그만둔다.

⑤ 근전도를 이용한 감각피드백 치료가 매우 유용한데, 근전도 신호를 이용하면 환자가 모니터를 보면서 얼굴근육의 움직임을 감시하고 정확하게 촉진 또는 억제할 수 있기 때문에 초기치료에는 매우 도움이 된다. 그러나 환자가 근육의 움직임을 스스로 보고 느낄 수 있게 되면 자각기술(awareness techniques)과 거울운동(mirror exercise)만으로도 재훈련이 가능하게 된다.

⑥ 일반적인 거울운동과 자각훈련은 기능이 약간만 회복되면 바로 실시하는데 만성환자에게도 잘 시행하면 매우 효과가 있고, 얼굴운동은 저긴장이나 과소활동 근육뿐만 아니라 연합운동이나 집단활동과 같은 이차적 효과를 보이는 과다긴장이나 과다활동 근육에도 필요하다.

6) 거울운동과 자각훈련의 시행방법

① 먼저 기능장애 부위를 수의적 동작이나 자연적 동작, 휴식시 긴장도 또는 근전도검사 자료에 기초하여 정확하게 파악한다.

② 어떤 얼굴동작을 지시하기 전에 예비적인 설명을 충분히 해준다.

③ 환자가 동작을 잘못 시행하면 정확하게 지적하여 주고 환자가 가정에서 참고할 수 있도록 메모해 준다.

④ 얼굴 근육운동은 피로가 나타나지 않는 범위에서 하도록 한다.

⑤ 환자 스스로 가정에서도 운동을 하도록 메모해 준 내용을 보면서 정확하게 시행하도록 한다.

⑥ 환자가 훈련에 적극적으로 참여할 수 있도록 동기를 유발한다.

⑦ 운동을 잘못 시행하면 기능장애가 발생한다는 사실을 잘 인식시켜 준다.

⑧ 운동은 몇 회를 실시하는가 보다는 얼마나 정확하게 실시하는가 하는 것이 더 중요하다.

⑨ 눈감기 운동을 실시할 때는 안액이 부족하거나 점성이 없어져 각막의 손상이나 심한 각막염을 일으킬 수 있으므로 윤활제나 연고를 사용하는 것이 좋다.

⑩ 환자는 눈꺼풀이 닫히는 것과 동공만 굴러 올라가는 것을 구별하지 못하는 경우가 많기 때문에 이들을 충분히 구별할 수 있는 훈련을 시킨다.

⑪ 노력과 무관한 자연적인 얼굴운동을 재교육하기 위해서는 환자가 자연스러운 감정을 발생시키는 동안 그것을 수의적인 노력을 통하여 표정으로 연결짓도록 한다. 예를 들면 슬픈 이야기를 들려주고 슬픈 표정을 짓는 연습을, 재미있는 이야기를 들려주고 웃는 연습을 시키는 것 등이 그것이다.

⑫ 말하기 연습을 실시하는데, 이것은 환자가 거울을 보면서 낱말을 천천히 발음하게 한다. 그리고 말의 내용에 따른 표정을 짓도록 연습시킨다.

7) 마사지

① 얼굴마비시 마사지는 매우 중요한 치료 중의 하나로 환자에게 매우 편안한 감을 주며 실시 후 경직이 감소되는 것을 느낄 수 있다.

② 쓰다듬기(stroking)는 턱에서부터 위쪽으로 관자놀이(temple)를 향하게 하고 앞이마의 중앙으로부터 아래쪽으로 귀를 향하여 적용한다.

③ 마사지를 실시할 때 환자는 바로 눕고 물리치료사는 환자의 뒤에 가 앉는다. 마사지를 실시할 때는 부드럽게 하여야 하나 동시에 견고하고 자극적이어야 한다.

④ 작은 원을 그리는 것처럼 실시하는 손가락 유날법(finger kneading)을 모든 침범된 근육에 적용한다. 이 때 근육이 신장될 정도로 하여서는 안된다.

⑤ 가볍게 두드리기(tapotement)는 손가락 끝을 이용하여 tapping의 형태로 적용되는데 주로 앞이마나 표재성 가장자리(superficially ridges) 부분과 같이 뼈가 근육의 얇은 층으로 덮여있는 부위에 신중하게 실시한다.

⑥ 미찰법(friction)은 가끔 신경이 얼굴에 출입하는 즉 귀의 소엽 바로 아래나 앞쪽, 턱뼈쪽(하악과, neck of mandible) 위 등에 적용하는데, 이것은 이들 부위에 염증 침착물이 있는 경우가 있기 때문이다.

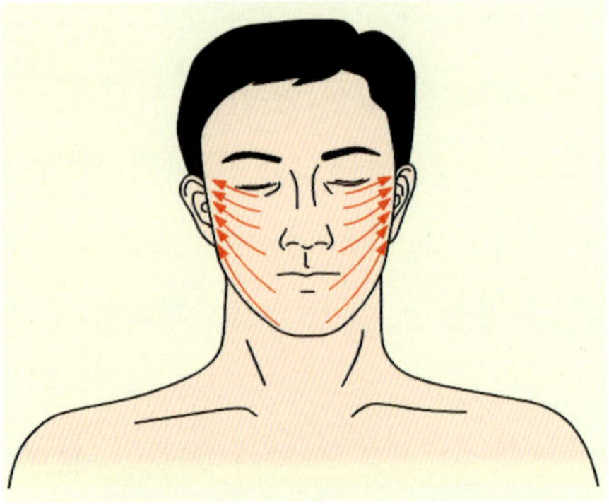

〈그림 17-7〉 광대근 쓰다듬기

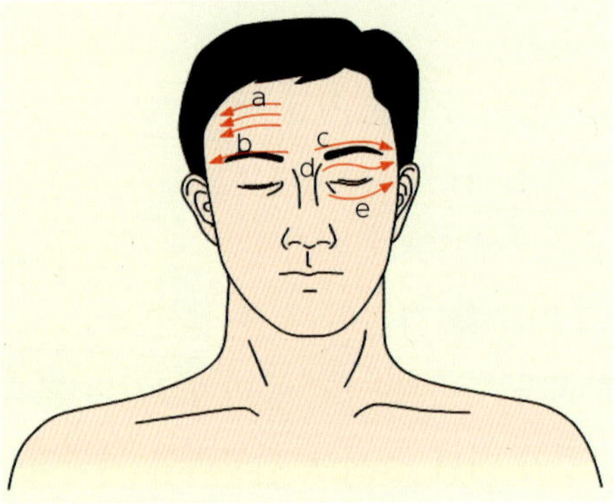

〈그림 17-8〉 얼굴의 마사지

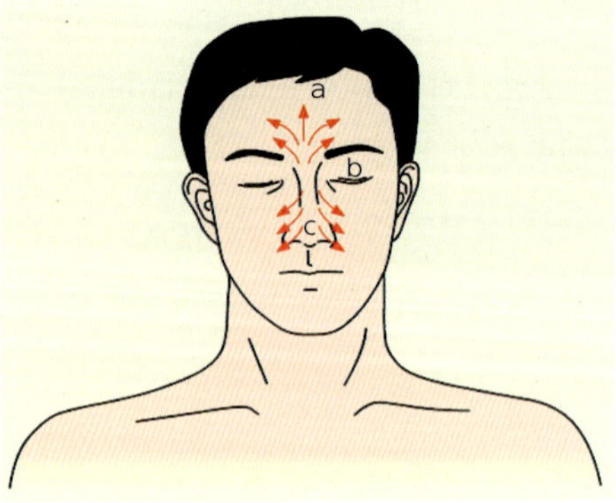

〈그림 17-9〉 눈과 눈 사이의 마사지

⑦ ⑥에서 열거한 부위들의 신경줄기(nerve trunk)에 역시 손가락 하나 혹은 둘을 이용한 (손가락 끝으로 실시) 진동법(vibration)이나 두드리기(tapping)이 적용되기도 한다.

⑧ 양 손을 이용한 쓰다듬기(stroking)를 적용하는데 머리선(hairline)으로부터 눈썹 바로 위 혹은 앞이마의 중앙으로부터 관자놀이를 향하여 마사지를 한 다음(그림 17-8의 a) 눈의 바깥쪽으로부터 관자놀이의 미리선을 향해서(그림 17-8의 b) 또는 눈썹 위에서 안쪽으로부터 관자놀이를 향한 바깥쪽으로(그림 17-8의 c) 마사지를 적용한다(그림 17-8의 d와 e도 같은 방법으로 실시한다).

⑨ 눈과 눈 사이의 마사지를 〈그림 17-9〉에서와 같이 실시한다. 실시하는 기술은 〈그림 17-8〉에서와 같으며 방향만 차이가 있다.

chapter 18

Guillain-Barre 증후군 (Guillian-Barre Syndrome)

Guillain-Barre 증후군을 여기에서 설명하는 것은 적절하지 못한 감이 있지만 기술의 편의를 위하여 이 장에서 설명하고자 한다.

1 원 인

세균 감염 후에 잘 발생하는 것으로 알려져 있지만 아직 확실한 원인은 잘 모른다.

2 병리적 소견

척수신경과 뇌신경의 퇴행성변화를 보이며 척수신경 중 운동신경과 뇌신경세포핵의 먼쪽 부위로부터 시작되는 역행성 변성(retrograde degeneration)을 보인다.

3 임상적 증상

발병 초기에는 이상감각을 보이며 서서히 진행, 차츰 다리(하지, lower limb)에 동통이 생기고 근육과 신경에서 압통이 일어난다. 이러한 증상은 보통 양측에 동시적으로 생긴다. 다리의 먼쪽 부분으로 마비가 시작되어 서서히 몸쪽 부분으로 확산되는데 심하면 호흡근육의 마비까지 초래하게 된다. 이러한 일련의 변화가 대개는 수일 이내에 발생하게 된다. 대개 발병 후 1주 이내에 가장 심해졌다가 차츰 회복되는데 심한 경우 뇌막증세를 나타내기도 한다. 뇌신경마비를 동반하는 경우 제 7 뇌신경의 침범이 가장 많다. 이 때 감각소실은 운동마비보다는 경미한 것이 특징으로 감각저하나 이상감각을 보인다. 깊은힘줄반사(심부건반사, deep tendon reflex)는 감소 또는 소실된다. 뇌척수액에서 단백량은 증가하나 세포수는 정상이거나 감소되는 소위 알부민 세포해리(albuminocytologic dissociation)의 소견을 보인다. 이 질환은 다른 종류의 다발성 신경염이나 소아마비 또는 급성상행척수염(acute ascending myelitis), 뇌막염 등과 감별해야 한다.

4 예 후

증상은 보통 1수일 이내에 가장 심해졌다가 회복은 대개 3~4주간에 걸쳐 돌이오며, 간혹 회복이 수 개월간 지속되거나 또는 근육 약화가 후유증으로 남기도 한다. 약 20~30%에서 호흡부전으로 인한 사망의 가능성이 있다고 한다. 그러나 대개의 경우 예후는 양호하다.

5 치 료

증상에 따른 대증요법이 일반적이며 부신겉질호르몬을 사용하기도 하나 그 효과에 대해서는 불분명하다. 호흡부전의 경우 기관절개수술(tracheotomy)을 시행하기도 한다.

IV 유전 및 기타 질환

chapter. 19 소뇌 조화운동불능

chapter. 20 프리드리히 조화운동불능증

chapter. 21 샤르코 마리에 투스병

chapter. 22 척추갈림증, 이분척추

chapter. 23 물뇌증

chapter. 24 다운증후군

chapter. 25 무도증

chapter. 26 심혈관계 질환

chapter. 27 호흡계 질환

chapter 19 소뇌조화운동불능 (Cerebellar ataxia)

1 개 요

협응능력이 부족한 소뇌 조화운동불능(Cerebellar Ataxia)은 선천적 혹은 후천적 결함이나 질병으로 인하여 소뇌가 손상을 당해 근육의 협동운동 조절에 문제를 야기시키는 것이다.

2 원 인

소뇌조화운동불능증(Cerebellar Ataxia)은 유전성인 경우와 유전되지 않고 간헐적으로 발병하는 경우가 있다. 유전성인 경우는 유전자 결함으로 인한 변형 단백질의 생성과 이로 인한 핵내 침착으로 인한 신경세포의 기능장애 및 세포사멸이다. 이는 염색체 우성 형질이나 열성으로 유전되며, 매우 드물지만 X-연관(X-linked) 형질로 유전되는 경우도 있다. 간헐적으로 발병하는 경우는 유전되는 것이 아니라 후천적으로 심각한 감염이나 약물, 알코올의 부작용으로 발생하는 것이다.

3 임상 증상

소뇌조화운동불능의 증상은 운동, 자세, 균형감각을 조정하는 소뇌의 변성과 관련되어 있으므로 아래와 같이 소뇌의 기능부전과 관련된 많은 것이 나타난다(그림 19-1).

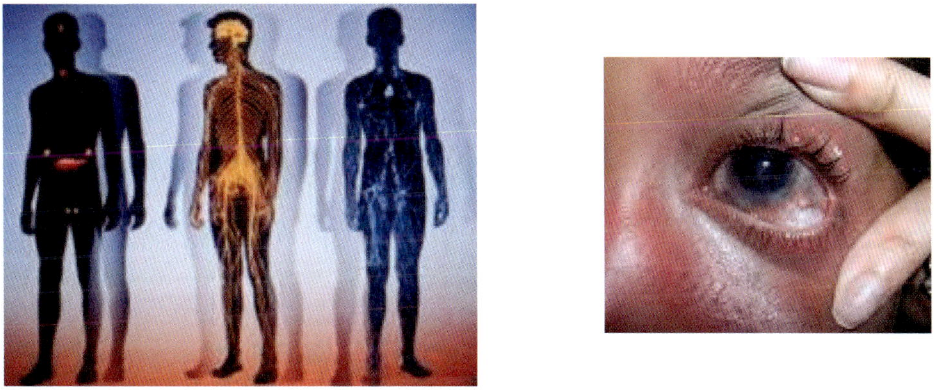

A. 소뇌조화운동불능의 증상은 운동, 자세, 균형감각의 임상 증상

B. 소뇌조화운동불능의 증상 중 눈 떨림 (Nystagmus)

〈그림 19-1〉 소뇌의 임상 증상

1) 근육긴장저하

근육긴장도는 휴식시에 있는 근육의 긴장 정도로 수동적 움직임으로 측정된다. 소뇌 병변으로 인한 소뇌조화운동불능증(Cerebellar Ataxia)은 자세근육의 긴장이 저하되어 중력에 대항하여 자세를 똑바르게 유지할 수 없다.

2) 자세변화와 보행변화

평형이상으로 불규칙하게 넓은 폭으로 걷는 걸음, 흔들거리는 걸음의 소뇌성 보행(cerebellar gait)을 보인다. 또한 앉기와 서기 균형을 유지하는데 어려움을 보이며 이를 보상하기 위해 한 관절이 고정된 위치를 유지하면서 다른 관절을 움직인다.

3) 운동거리조절이상(Dysmetria)

운동거리조절이상(dysmetria)은 의도된 거리를 정확히 움직이지 못해 운동범위와 운동거리측정이 잘못되게 운동을 하는 것이다. 어떤 동작을 수행할 때 작용근육의 시작이 지연되고, 대항근육에 의한 멈춤이 지연되어 표적을 지나가는 원인이 된다. 예를 들면 손가락이 어떤 목표에 도달하려 할 때 손가락이 목표를 지나치는 현상이 나타나게 되는 것이다

4) 협동운동불능(Asynergia)

협동운동은 협응된 근육활동으로 일어나는 운동을 묘사하는 단어이다. 그런데 협응된 근활동운동의 조화가 상실되면 협동운동불능(asynergia)이 나타난다.

5) 상반운동반복수행장애(Dysdiadochokinesia)

빠르고 반복적인 움직임 수행에 장애가 있다. 즉, 하나의 실행하고 있는 운동을 중지하고 그것과 정반대의 운동으로 빠르게 변경하는 것이 어렵다. 예를 들면 손바닥 엎침과 뒤침을 빠르게 할 수 없다.

6) 의도 떨림(Intention Tremor)

떨림(tremor)은 대항근 수축으로 유발되는 사지의 불수의적, 규칙적인 흔들림이다. 소뇌조화운동불능증 환자는 의도한 운동을 하는 동안에 사지의 떨림이 증가한다.

7) 조음장애(Dysarthria)

말하기 근육이 조절이 안되어 발성이 약하고 느리며 정확한 발음을 다리 못하는 말더듬증(dysarthria)이 나타난다. 그러나 말더듬증은 발성에만 문제가 있고 언어를 이해하고 읽으며 쓸 수는 있다.

8) 눈떨림(Nystagmus)

눈떨림(안구진탕, nystagmus)이 나타난다. 눈떨림은 불수의적으로 눈이 앞과 뒤로 움직이는 것으로 안뜰소뇌(타래결절엽, vestibulocerebellum)의 병변으로 발생한다(그림 19-1, B).

4 평 가

소뇌조화운동불능증을 감별하기 위해 점검해야 할 여러 가지 사항 및 필요한 검사방법이 있다. 임상 증상에 대한 자세한 병력 청취 및 가족력, 유전자 검사, 여러 신경학적인 검사가 필요하다. 걸음걸이, 손과 눈 움직임의 조화, 근육의 강직이나 떨림, 감각이상이나 전정기관 기능, 경련과 관련된 검사들이 필요하다. 소뇌조화운동불능증은 시각을 차단다리 않아도 두 발을 모으고 서 있을 수 없다. 소뇌조화운동불능증과 대사성 질환을 감별하기 위해 대사검사를 실시하고 뇌종양 및 뇌혈관성 질환과의 감별을 위해 뇌자기공명촬영(Brain MRI), 자기공명분광(MR spectroscopy), 항체검사 등을 시행한다. 다발성 신경계 위축(multiple systemic atrophy)으로 인한 질환과의 감별을 위해서는 근전도, 자율신경계 검사 등을 시행할 수 있다.

5 물리치료

근육의 강직이나 떨림을 조절하기 위해 물리치료가 추천된다. 물리치료의 목표는 조화운동을 원활하게 조정하는데 있다.

① 조화운동을 원활히 달성하기 위하여 Frenkel 운동을 시킨다. 그러나 이 운동은 소뇌성 조화운동불능증에서는 눈을 떴을 때나 감았을 때 상태가 별로 좋지 않기 때문에 척수로(tabes dorsalis)에서와 같이 시각을 통한 훈련의 가치는 찾을 수 없으며 보소적 가치가 있다. 그러나 같은 운동을 같은 규칙에 의하여 시키는 것만으로도 의의는 있다.

② 고유수용성 신경근 촉진법을 이용하여 근육의 불균형을 바로잡는 저항운동(최대저항)을 시킨다.

③ 등척성 수축시 근력과 지구력 향상을 위한 저항운동을 시킨다.

④ 적당한 패턴을 이용한 보행운동을 시킨다.

⑤ 다양한 도움을 줄 수 있는 기구들이 근육의 움직임을 향상시킬 수 있다.

chapter 20 프리드리히 조화운동불능증 (Friedveich's ataxia)

1 개 요

모든 보통염색체(상염색체, autosomal) 열성 운동실조는 프리드리히 조화운동불능증(Friedreich's ataxia)으로 불려졌다. 가족성 질병(familial disease)으로 한 가족의 남자와 여자에서 모두 침범되며, 원인은 불명이나 많은 경우에 있어서 유전장애(genetic disturbance) 때문에 나타난다. 프리드리히 조화운동불능증은 일반적으로 유년시절에 시작되고 사춘기 초나 후기까지는 잘 나타나지 않는다. 프리드리히 조화운동불능증은 진행성이며 치유가 불가능한 질병으로서 그 진행이 느리며 오랫동안 계속된다. 그러나 경우에 따라서는 비교적 초기에 증상들이 자발적으로 정지되는 경우도 있다. 프리드리히 조화운동불능증 자체가 치명적인 것은 아니나 대개 병발하는 어떤 질병 때문에 사망한다.

2 원 인

척수의 뒷기둥(후주, posterior column)과 가쪽 기둥(측주, lateral column) 모두에 만

성적 변성과 경화(sclerosis)가 일어나고 점차적으로 얇은 다발(박속, gracilis fascicle)과 쐐기다발(설상속, cuneatus fascicle), 앞·뒤 척수소뇌로(anterior and posterior spinocerebellar tract), 척수시상로(spinothalamic tracts), 가쪽 뇌척수로(lateral cerebrospinal tract)에까지 파급된다. 또 가슴핵(흉수핵, thoracic nucleus)과 일부 뇌신경핵(cranial nuclei)이 고통을 당하기도 하며 뒤신경뿌리(dorsal root)가 침범되기도 한다.

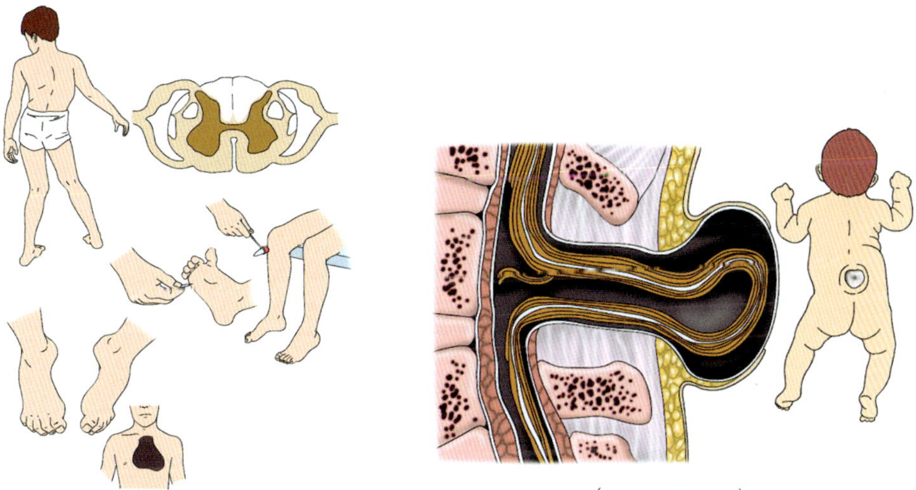

(Spina Bifida)

〈그림 20-1〉 프리드리히 조화운동불능증(Friedreich's ataxia)

3 임상 증상

① 조화운동불능(ataxia)과 근육의 위축이 있다.

② 처음에는 약간의 불안정성만 있는데 한정된 근육 약화가 곧 동반되고 후기단계에서는 팔(상지, upper limb)까지 비협조운동이 확산된다.

③ 진행된 환자에 있어서는 소뇌 조화운동불능에서와 같이 비틀거림(reeling)이나 갈짓자걸음(staggering gait) 혹은 비협조성의 jerky 운동이 나타난다.

④ 팔과 머리, 목 등에 의도 떨림(intension tremor)이 발달되는데 보통 가볍게 나타

난다.

⑤ 초기부터 눈떨림(안구 진탕, nystagmus)이 나타난다.

⑥ 언어는 머뭇거리거나(hesitant), 스타카토(staccato) 형식을 취하는데 이것을 'hot – potato'형이라고도 기술한다.

⑦ 반사는 무릎뼈(슬개골, patella) 힘줄반사가 소실된다. 그러나 Babinski's sign은 때에 따라 발견된다.

⑧ 감각변화는 가벼워 때때로 감각이상(paresthesia)은 있으나 무감각증(anesthesia)은 드물다.

⑨ 특별히 척추옆굽음증(측만증, scoliosis), 척추뒤굽음증(척추후만증, kyphosis), 말발(첨족, talipes equinus) 혹은 안쪽 말발(첨내반족, equinovarus), 오목발(요족, pes cavus) 등의 기형이 발생할 수 있다.

4 치 료

1) 물리치료

물리치료로는 Frenkel 운동이나 능동 혹은 수동 및 저항운동 등이 환자의 상태에 따라 적당하게 적용된다.

2) 의학치료

정서적인 효과와 함께 증상의 억제를 위한 치료가 주가 된다. 프리드리히 조화운동불능증 치료의 주된 목적은 협조운동의 증진에 의한 실조의 감소, 척추와 발의 기형 감소, 환자의 일반적인 건강증진 등과 함께 안락감 증진에 있다.

chapter 21 샤르코 마리에 투스병 (Charcot-marie-Tooth)

1 개 요

일명 장딴지근 위축증(peroneal muscular atrophy)이라고도 하며 발의 작은 근육들과 종아리근육이 쇠약 및 소모되어 황새다리(goose leg) 모양으로 위축되며 신경증상 및 영양성 변화를 동반하는 것이 특징이다. 손의 작은 고유근육들의 위축이 뒤따르고 가족적으로 발생하는 경향이 있으며 대개 보통염색체(상염색체, autosomal) 우성 소질(dominant trait)로 유전한다.

2 원 인

말초신경 특히 온종아리신경 축삭(Axis cylinder)이 단열과 말이집(수초, myelin sheath)의 소실이 특징이며, 척수의 앞복신경세포(전각세포, anterior column) 및 뒤기둥(후주, posterior column)의 변성이 뒤따르고 후기에 가쪽 피라미드로(lateral pyramidal tract)도 침범된다.

3 임상 증상

① 5 ~ 10세에서 많이 발병한다.

② 여자보다 남자에서 더 호발한다.

③ 근육 위축이 종아리근육으로부터 시작하여 긴 발가락 폄근(extensor digitorum longus) 등으로 진행하고 양측성으로 온다.

④ 아킬레스힘줄의 단축과 휜발(만곡족, clubfoot), 요척족 갈퀴발가락 및 계상보행(steppage gait)이 초래되고 보행이 비틀거리거나 일관성이 없어 불규칙하다.

⑤ 종아리는 가늘고 길어진 것처럼 보인다(goose leg, fat bottle).

⑥ 근육위축은 팔다리의 근위부로 점차 진행하나 팔꿉관절과 넙다리 중간부 이상으로는 결코 진행되지 않는다.

⑦ 병이 진행하면 지각증상으로 촉각, 통각 및 온각이 종아리근육 부위에서 소실되거나 감소하고 발뒤축에 궤양을 일으킬 수 있다.

⑧ 뒤기둥의 병변으로 진동감과 2점 식별감이 종아리부위 및 발등에서 소실되며 때로 경한 보행실조가 나타난다.

⑨ 손과 아래팔(전단, foreanm)이 침범되기도 하고 갈퀴발 혹은 갈퀴손을 볼 수 있다(그림 21-1).

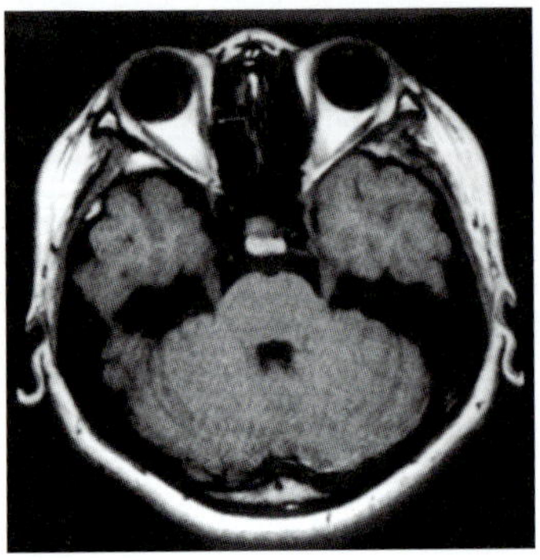

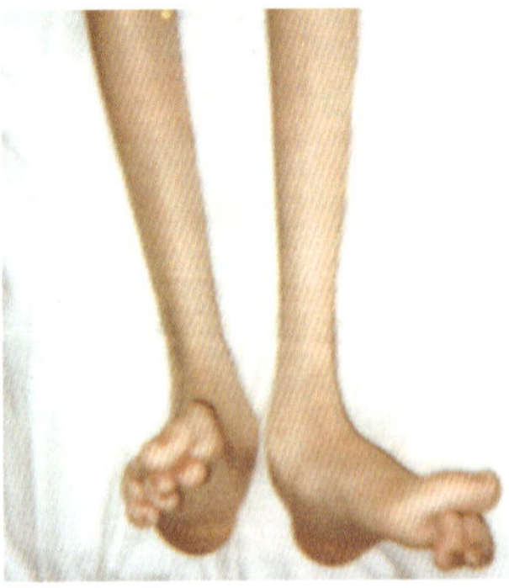

〈그림 21-1〉 Charcot-marie-Tooth 병의 임상 증상

4 치 료

특별한 치료는 없으나 보행기능을 향상시키기 위하여 발 및 발목관절의 기형을 교정하는 수술을 시행하는 경우도 있다.

chapter 22

척추갈림증, 이분척추 (Spina bifida)

1 원 인

척추갈림증은 배아기 발달(embryonic development)에서 신경관과 척주의 폐쇄에 대한 결손으로 설명하는 중추신경계의 기형이다. 척추 등뼈, 허리뼈, 엉치뼈 부근에서 발생하며 인접한 척추의 가시돌기와 척추뼈고리가 결손된다. 척추갈림증은 결손 부위에 따라 신체적 장애가 결정되며 병변이하에서 이차적인 척수 기능장애에 대한 다양한 합병증이 발생한다(그림 22-1).

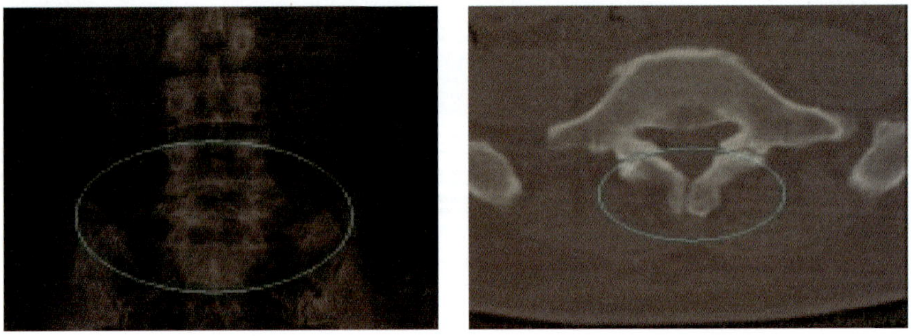

〈그림 22-1〉 척추갈림증의 X선 촬영

2 분 류

척추갈림증은 동반되는 수막과 척수의 이상에 따라 낭상 낭종성 돌출이 있는 척추갈림증과 그렇지 않은 잠재 척추갈림증으로 분류한다.

1) 낭상 척추갈림증(spina bifida cystica)

(1) 수막탈출증(meningocele)

낭종성 돌출이 수막에 단독으로 존재하는 경우이다. 양측 척추뼈고리에 융합다리 못하는 결손을 보이는데 결손부위를 통하여 수막이 돌출되어 주머니 모양의 종창이 피부 아래에서 형성된다.

(2) 수막척수탈출증(meningomyelocele)

수막척수탈출증은 더욱 심한 형태로 척추갈림증의 90 %에 해당한다. 낭종성 돌출이 수막과 더불어 척수 구조물과 함께 존재하는데 수막으로 둘러싸인 정상 척수와 마미가 척추뼈고리의 결손된 곳을 통해 돌출한다.

2) 잠재 척추갈림증(spina bifida occulta)

방사선학적으로 발견할 수 있으며 일반적으로 허리뼈 부위에서 발생한다. 척추뼈고리의 연속성이 결손을 가지는 것이 특징이며, 척주관은 등쪽으로 열려 있는데, 척수와 척수신경뿌리는 대개가 정상이다.

chapter 23 물뇌증(hydrocephalus)

1 개 요

1) 정의

물뇌증(hydrocephalus)은 뇌실(ventricle) 속 뇌척수액(cerebrospinal fluid)의 부피가 증가한 것으로 뇌척수액의 생산과 흡수의 불균형, 뇌척수액의 순환경로가 폐쇄되어 뇌척수액이 과도하게 증가된 상태를 말한다. 물뇌증은 폐쇄성 물뇌증(obstructive hydro-cephalus)과 교통성 물뇌증(communicating hydrocephalus)으로 나눌 수 있다. 아직 머리뼈(skull)가 단단하게 결합되지 않은 어린아이에게서 물뇌증이 생기면 머리가 커진다(그림 23-1. A, B). 물뇌증에 걸린 아이들은 정신적, 신체적 발달이 지연된다. 머리뼈가 단단하게 결합된 어린이나 성인에게서는 머리는 커지지 않고 머리속압력(두개내압, intracranial pressure)이 상승한다. 이런 경우 졸음증(기면, lethargy), 두통(headache), 구토(vomiting), 불안정한 걸음걸이가 생긴다.

2) 뇌척수액의 순환기전

뇌척수액은 맥락얼기(맥락총, choroid plexus)에서 분비되며 특히 가쪽뇌실(측뇌실, lateral ventricle)의 맥락얼기에서 나온다. 분비된 뇌척수액은 Luschka공과 Magendie공을 통해 거미막밑공간(거미막밑강, subarachnoid space)으로 나온 후 뇌와 척수 주위를 순환한다(그림 23-2). 뇌척수액은 물과 같이 맑은 데 아주 적은 세포(약 2 mm^3)와 약간의 단백(25 ~ 40 mg/100 ml)이 있다. 맥락얼기의 모세혈관은 혈액뇌척수액장면(blood-DSF-barrier)에 의해 뇌실의 뇌척수액과 분리되는데, 이 장벽은 모세혈관의 내피, 바닥막(기저막, basilar membrane)과 맥락얼기의 내피로 구성된다. 수분과 산소, 이산화탄소와 약간의 전해질은 이 장벽을 통하나 혈액의 미립자 성분은 통과다리 못한다. 성인에서의 뇌실과 거미막밑공간의 뇌척수액은 약 130 ~ 150 ml이며, 매 24시간마다 약 400 ~ 500 ml의 뇌척수액이 생성된다. 누운상태에서 뇌척수압은 70 mmH_2O ~ 120 mmH_2O이다.

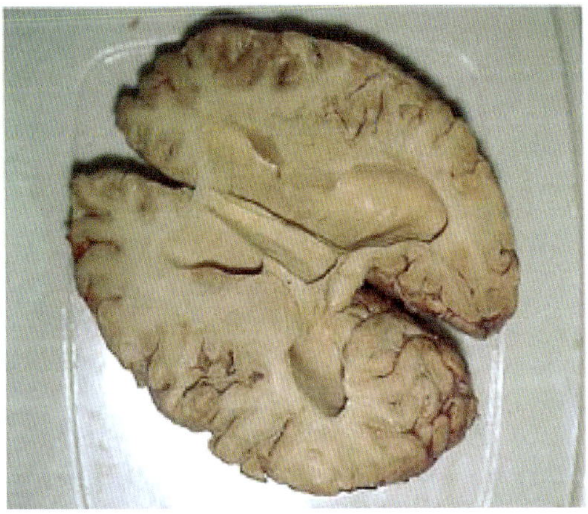

A. 물뇌증이 발생한 뇌의 수평절단면으로 뇌실이 확대되어 있다. 뇌척수액의 과도한 압력으로 백색질의 위치가 이동되어 있다.

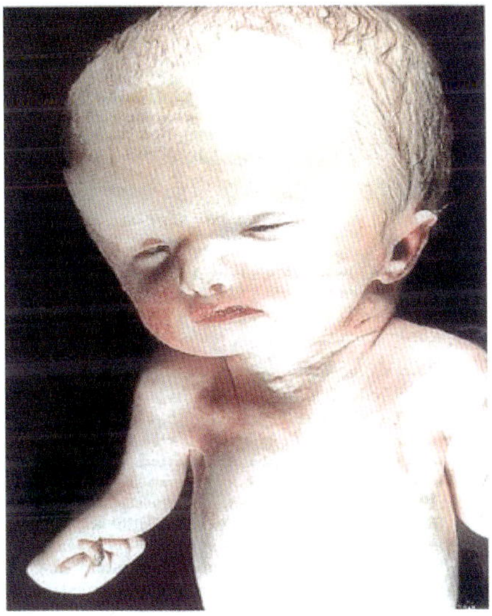

B. 물뇌증. 뇌척수액이 비정상적으로 많아지면 뇌실을 확대시킨다. 뇌발달시 물뇌증이 발생하면 압력은 머리뼈와 숫구멍(대천문, fontanel)을 크게 한다.

〈그림 23-1〉 물뇌증 증상

┌ 정중구 → 거미막밑공간
가쪽뇌실 → 실간공 → 제3뇌실 → 중간뇌수도관 → 제4뇌실 → 척수중심관 → 종실
└ 외측구 → 거미막밑공간

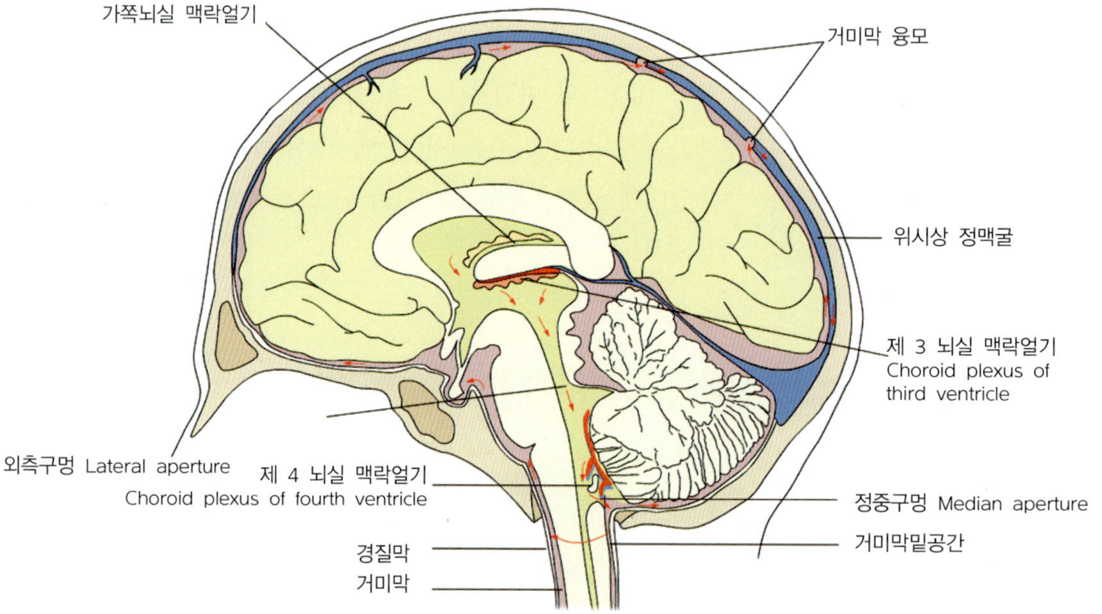

〈그림 23-2〉 뇌척수액의 순환

2 원 인

1) 원인

물뇌증은 대뇌기형(cerebral malformation), 뇌척수액의 과다생성, 뇌척수액의 순환폐쇄, 뇌척수액의 흡수장애, 대뇌위축에 대한 보상(compensation)에 의해 발생할 수 있다. 특히 중간뇌수도관(중뇌수도, mesencephalic aqueduct)의 폐쇄가 약 70 %를 차지한다.

2) 분류

(1) 고압성 속물뇌증(hypertensive internal hydrocephalus)

뇌줄기(뇌간, brainstem), 소뇌(cerebellum), 사이뇌(간뇌, diencephalon) 등에 질환이 있을 때, 일차적 병소에 의해 뇌척수액의 흐름이 차단되어 뇌실이 확장된다. 기형 또는 위축에 의해 생긴 뇌조직의 소실에 의한 뇌실확장을 속물뇌증(internal hydrocephalus ex vacuo)이라 하고, Pick's disease 같은 퇴행성 질환의 뇌량(cerebral convolution)의 위축을 겉물뇌증 공동증(external hydrocephalus ex vacuo)이라고 한다.

(2) 폐쇄성 또는 비교통성 물뇌증

폐쇄성 물뇌증은 뇌실로부터 나온 뇌척수액의 정상적 흐름이 차단되어 일어난 것이고, Monro 구멍, 중간뇌수도관, 제 4뇌실의 출구에서 차단되는 경우가 많다. 원인은 발생학적 이상, 뇌종양, 염증성 반응 때문에 생길 수 있다.

(3) 교통성 물뇌증

교통성 물뇌증은 뇌실과 거미막밑(지주막하, subarachnoid) 공간 사이에서 뇌척수액 이동은 자유롭게 잘 되지만 거미막밑공간을 통한 뇌척수액 순환이나 거미막융모(arachnoid villi)에서 뇌척수액의 재흡수에 장애가 생겨 발생한다.

(4) 정상압 물뇌증

정상압 물뇌증(normal-pressure hydrocephalus)은 어른에서 나타나는 치매, 불안정한 걸음, 요실금이라는 3가지 특징적 증상을 보인다. 이것은 교통성 물뇌증의 한 형태이다.

3 임상 증상

물뇌증의 증상은 발병 나이, 폐쇄된 부위, 내압의 정도 등 요인이 다양하다. 투명사이막(투명중격, septum pellucidum)의 신경아교종(교종, glioma) 또는 뇌실막세포종(상의세포종, ependymoma)에 의한 경우는 갑자기 뇌실내압(intraventricular pressure)을 증가시켜 급성의 심한 두통, 오심, 구토, 자율신경계 증상이 나타난다. 뇌척수액의 순환에 장애를 받으면 머리속압력(intracranial pressure)이 증가하여 두통, 현기증, 오심과 구토의 증상이 나타난다. 급성 두개내압상승(intracrarial hypertension)에서는 출혈성 유두부종(hemorrhageic papilledema)의 징후를 관찰할 수 있고 유두부종이 오래 지속되면 시신경유두(optic nerve head)가 2차적 위축을 나타내어 유두가 특징적으로 창백한 색을 띄게 되고 시력저하도 가져오게 된다. 고압성 물뇌증이 발생하면 가쪽뇌실 가쪽 모서리 주위에 압력을 가하게 되어 겉질척수로(피질척수로, corticospinal tract) 섬유 중에서 다리에 분포하는 신경섬유가 압박을 받게 된다. 그 결과로 몸통 아래부위의 운동력이 약화되어 서 있거나 걷기가 힘들어 진다.

4 평 가

1) 초음파 영상

초음파 영상(ultrasonography)을 통해 태아의 뇌실크기와 모양을 알 수 있다. 물뇌증은 빠르면 약 13주경에 진단할 수 있으나, 약 20주 ~ 24주경에 태아 뇌실상태를 분명하게 볼 수 있다.

2) 머리뼈 X-선

머리뼈의 크기와 봉합선의 너비를 측정하여 큰머리증(대두증, macrocephalou), 숫구멍(대천문, frontanel) 확대, 봉합선 분리 등을 검진한다.

3) 전산화단층촬영 & 자기공명영상

근래에는 전산화단층촬영(computed tomography), 핵자기공명(nuclear magnetic resonance), 양전자방출단층촬영(positron emission tomography = PET) 등의 검사방

법이 소개되어, 거미막밑공간, 위축된 부위, 낭종, 종양 등 기타 병리학적 변화를 보다 정확하게 알 수 있을 뿐 아니라, 검사할 때 통증이 없고 위험성도 적으며 걷지 못하는 환자에게도 시행할 수 있다는 장점이 있다.

4) 방사선동위원소 뇌수조조영술

방사선동위원소 뇌수조조영술(radionuclide cisternography)은 허리뼈천자(spinal puncture)를 통해 뇌척수액 속으로 의약품을 주사하여 거미막밑공간을 영상화하는 기법이다.

5) 머릿속 압력 측정

작은 압력 모니터를 뇌나 뇌실에 삽입하여 내압을 측정한다. 24 ~ 48시간을 지속적으로 모니터하여 압력 분포의 비정상적인 패턴이 보이는지 관찰한다.

6) 신경심리검사

신경심리검사(neuropsychological test)는 뇌와 행동 간의 관계를 검사하는 것이고 인지기능을 평가한다.

5 치 료

1) 물리치료

물뇌증 아동의 경우는 외과적 수술 이후에 아동이 상태에 따라 다르고, 가능한 24 ~ 48시간 이후에 시작하는 것이 치료에 도움이 된다. 머리가 무겁고 스스로 자세변경을 못하는 상태라면, 욕창이나 관절변형 등의 이차적 문제를 예방하기 위하여 자세 변경을 실시해야 한다. 자세를 변경할 때 머리는 천천히 돌리면서 신체의 돌림을 유도하고, 베개나 쿠션을 이용하고 엎드린 자세는 피한다.

물리치료사는 아동의 자세, 근긴장도, 관절가동범위, 반사, 감각, 근력, 운동발달, 인지기능, 기능적 동작을 평가하고 치료적 중재를 결정한다. 치료는 테이핑(taping), 자세교육, 관절가동운동, 보조기 등으로 치료한다.

2) 의학적 치료

뇌척수액이 과잉 생산 되는 부위를 제거하거나, 폐쇄된 뇌척수액의 통로를 우회해서 개통하는 방법, 뇌척수액의 흡수를 촉진하는 방법이 있다.

chapter 24 다운증후군 (Down's Syndrome)

1 개 요

다운증후군은 1866년 영국의 존 랭던 다운(Jon Langdon Down)에 의해 정확히 밝혀졌고, 염색체 이상으로 일어나는 가장 흔한 질환이다. 이 병은 반드시 21번 염색체가 3개가 되는 경우 이외에도 21번 염색체의 일부분이 다른 염색체의 일부분과 교환이 되는 translocation(전위)형 등의 다른 염색체 이상에서도 볼 수 있다.

2 원 인

사람의 46개 염색체 중 제 21번 염색체의 수가 1개 더 많아짐으로써 나타나는 병이고, 다운증후군의 95 %는 세염색체(삼염색체, trisomy)라는 21번 염색체가 하나 더 있다. 세포분열(제2감수분열)의 과정에서 비분리(nondisjunction) 현상이 나타나고, 원인은 아직 밝혀지지 않았으며, 발생률은 영아 10,000명당 10.3명으로 보고되고 있다(Bell 등, 2003). 이 병의 발생빈도는 산모의 출산연령과 밀접한 관계가 있다. 35세 이후가 되면 기하급수적으로 이 질환자의 출산수가 증가한다. 일반적으로 약 3분의 1은 모친의 출산연령에 의존하지 않고, 나머지 3분의 2는 모친의 연령과 직접 관련이 있는 것으로 보고 있다.

3 분 류

1) 비분리형 다운증후군(21 trisomy type)

다운증후군의 95 %를 차지하고 있다. 어머니 나이와 상관이 있고 21염색체가 하나 더 있다. 정상적인 부부에서 생식세포의 분열시 비분리 현상이 일어나면 하나는 24X 또는 24Y가 되고, 이 세포가 정상인 23X 또는 23Y와 결합하면 세염색체, 47, XX, +21 혹은 47, XY, +21이 된다. 이 경우에는 부모가 정상 핵형이다.

2) 전좌형 다운증후군(translocation type)

다운증후군의 5 %를 차지한다. 균형전위된(balanced translocation) 염색체의 유전으로 일어나며 전좌는 대개 14, 21 염색체 또는 드물게 21, 22 상호간에 발생한다. 한 부모가 비정상적인 염색체를 갖고 있다. 그러나 전좌된 염색체를 갖고 있으므로 실제로 2개가 있는 셈이다. 따라서 이 세포가 다음 세대에서 정상인 23X 또는 23Y와 결합하면 46XX 또는 46XY이지만 21염색체가 하나 더 있는 셈이 되어 21세 염색증이 된다. 따라서 이러한 염색체를 갖고 있는 부모는 부모의 나이와 상관없이 다음 세대로 유전된다.

3) 모자이크형 다운증후군(mosaicism type)

대단히 드물다. 47개의 염색체를 가지고 있고 또 다른 세포는 정상적인 46개의 염색체를 가져서 마치 정상과 이상세포를 모자이크 해놓은 것 같은 세포분열 형태를 보이는 경우가 있다.

4 임상 증상

생김새가 마치 몽고 사람과 닮았다 하여 일명 몽고증(mongolism)이라고 하였으나 잘못된 이름이다. 옆모습의 얼굴이 납작해 보이고 머리가 둥글며, 염색체 21번의 초과 복제로 인한 유전 장애이다. 세염색체 21번을 가진 사람들은 머리가 둥글며, 눈꼬리가 치켜 올라가 있으며, 코에서 눈썹의 중앙 끝 부위까지 피부가 접혀있거나, 손바닥에 원숭이와 같은 주름이 있다. 또한 지능의 발달이 나쁘고 선청성 심장질환이 30 %에서 동반된다. 정상적인 뇌와 비교하였을 때 뇌의 무게가 감소되어 있으며, 이마엽(전두엽)은 다른 엽에 비해 크기가 작다(그림 24-1, 24-2).

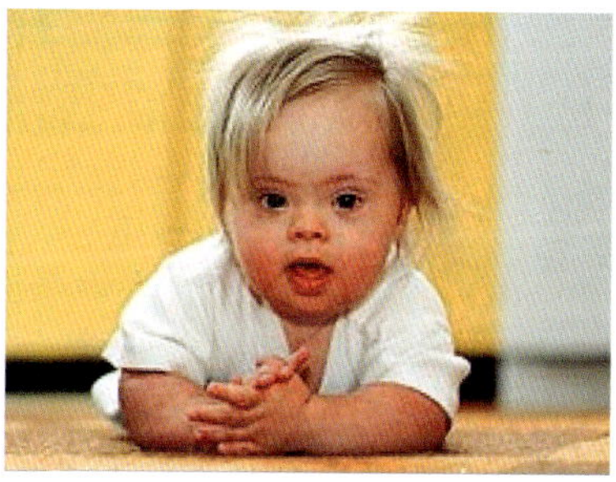

〈그림 24-1〉 다운증후군

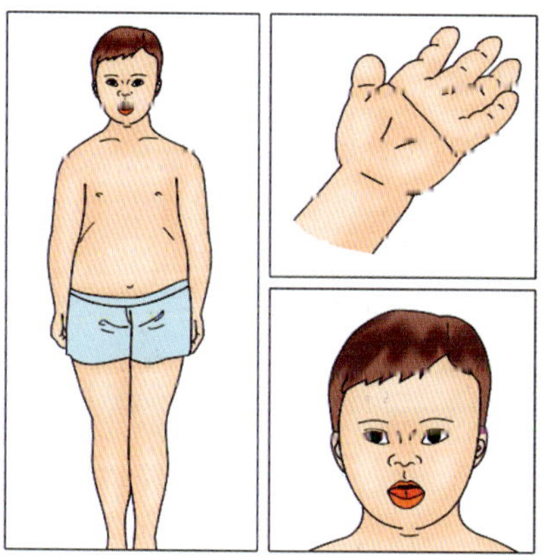

특징

얼굴모양(납작한 옆모습, 낮은 콧등,
비스듬한 눈꺼풀틈새(안검열, lid fissure))

- 작은키(팔다리 긴뼈가 짧다)
- 제5지 중지골이 짧다.
- 관절의 과굴신성
- 근육이 약함
- 골반이상
- 선청성 심장기형
- 뇌의 지능저하
- 40대 후 알쯔하이머병

〈그림 24-2〉 다운증후군의 임상양상

5 진 단

진단은 특징적인 생김새, 즉 몽고 사람같이 눈꼬리가 위로 치켜져 있고 눈꺼풀이 두꺼우며 콧등이 낮은 특징적인 얼굴모습을 보이고 있다. 또한 근육의 긴장도가 저하되고 젖을 빠는 힘과 울음소리가 약하며 손바닥의 좌우를 가르는 한 줄의 손금(원숭이와 같은 형태) 등의 특징적인 소견에 의해 보조진단을 하고, 최종적으로 염색체 분석에 의해 확진을 한다. 이 다운증후군의 환자는 대개 지능이 저하되어 있고, 여러 가지 종류의 선천성 심장기형을 많이 동반하고 있다(그림 24-3).

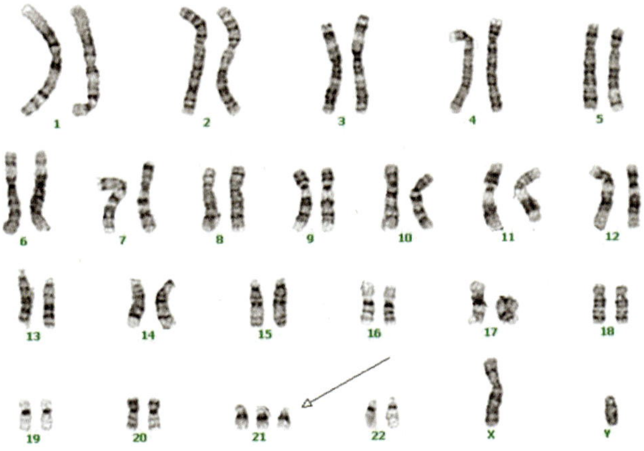

〈그림 24-3〉 다운증후군 염색체 사진

6 치 료

다운증후군을 치료할 수 있는 근본적인 방법은 없다. 일반적으로 잔존기능을 개발하고, 신체발달장애에 따라 운동치료를 한다. 임상에서는 감각과 운동장애로 인한 문제들을 평가하고 치료하기 위하여 물리치료, 작업치료, 언어치료 등을 시행한다. 다음의 다운증후군 시기별 양육법을 참고한다(표 24-1).

〈표 24-1〉 다운증후군 시기별 양육법

다운증후군 시기별 양육법			
시기(연령)	교육목표	내용	생활
영아기	시각/청각의 안정	시각/청각/촉각 등 감각자극, 아기체조, 엄마의 충분한 애정 표현	부모의 스킨쉽 깨고 자는 생활 반복
유아기 I (1 ~ 2세)	보행연습. 눈과 손의 움직임 맞추기 간단한 단어의 이해 부모에게 애정 표현	아기체조, 근육훈련 감각운동 연습 말, 걷기, 동작모방 씹기, 빨대로 먹기 등 입술을 움직이는 연습	부모의 스킨쉽 아빠의 육아 참가 주변 아이들과의 교류
유아기 II (3 ~ 5세)	보행, 언어습득 생활습관 자립 주위집중과 의욕촉진 자기억제력 기르기 사회성 확립	신체를 움직이는 놀이 언어자극 청각변별 연습 집단 놀이	집단 참가(어린이집) 풍부한 경험 비만에 대한 대책 과보호 않기 규칙 지키기
학령기 I (6 ~ 12세)	언어에 의한 의사소통 문자 습득, 수 개념 사회성 높이기 신체 단련 책임감, 예의 등 사회 적응	초등학교교육 일상생활에 필요한 가정 활동과 가정교육 신체적 순발력, 인내력 적절한 행동과 태도	일반 초등학교, 특수학교 입학 수영, 피아노, 서예 가사의 분담 취미와 운동으로 규칙적인 생활 생활범위의 확대
학령기 II (13 ~ 15세)	의사소통 등 사회적응 자립준비 풍부한 정서 생활 교과 학습	중학교육, 성교육 사회적응력 높이는 가정 교육	일반중학, 특수학교 입학 스포츠, 취미, 학업 등 생활내용 다양화

출처: 다운증후군을 가진 사람을 위한 가이드북, 2008 다운 복지관.

chapter 25 무도증(chorea)

1 개 요

무도병(chorea)은 짧고, 빠른 불수의적 경련이 한 근육에 나타나 때로는 수의적 운동처럼 보이는 여러 형태의 움직임을 보여준다. 또한 얼굴을 찡그리고 머리를 흔들며 한쪽 팔다리에서 다른쪽 팔다리로 퍼지는 듯이 움직이고 손을 피아노 치는 것처럼 빠르게 움직이는 불수의 운동이다(그림 25-1).

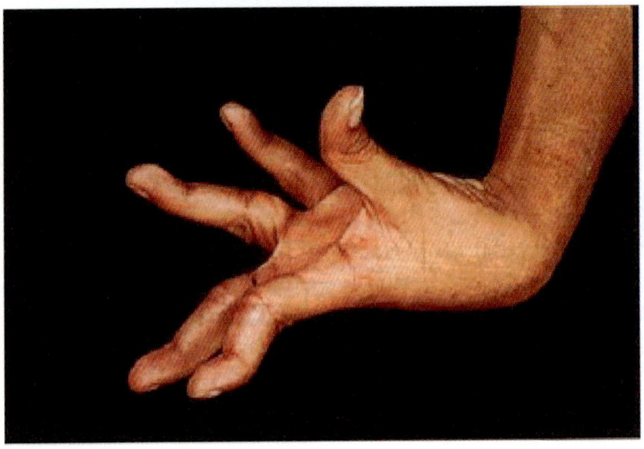

〈그림 25-1〉 손의 지속적인 불수의적 근육수축

2 원 인

류머티스열(rheumatic fever)의 합병증으로 올 수 있는 시덴함무도병(Sydenham's chorea)이나 유전적 질환인 헌팅톤무도병(Huntington's chorea)이 대표적 증상으로 주된 병변은 줄무늬(선조, striatum)와 대뇌겉질(cerebral cortex)에 있다고 보고하고 있다(그림 25-2).

헌팅톤무도병은 청년기에 시작하는 경우도 있는데 이때는 증상이 파킨슨증후군의 운동과다증(Parkinsonian hyperkinesia)과 유사하며, 때로는 정신장애가 동반되기도 하여 정신분열증(schizophrenia)으로 잘못 진단되기도 한다.

병리학적 소견으로는 줄무늬체(선조체, corpus striatum)의 작은 신경세포가 소실되며 위축되는 소견을 보여준다. 이때 대뇌겉질의 신경세포도 함께 퇴행성 변화를 나타내어 결국은 치매(dementia)증상이 나타나게 된다. 다른 뇌질환(뇌염, 일산화탄소 중독, 혈관성 질환)에 의해 2차적으로 비교적 느린 무도증상이 나타나는 경우도 있다.

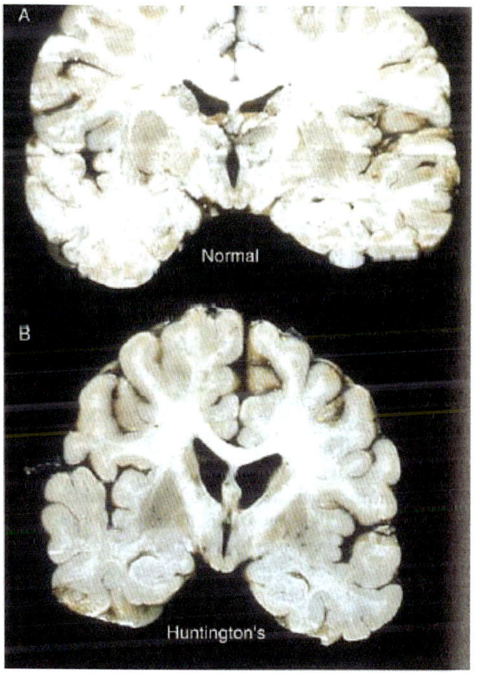

A. 정상대뇌의 관상면. 전반적인 대뇌크기와 꼬리핵의 크기를 B와 비교한다.
B 헌팅톤 질병을 가진 환자의 대뇌. 꼬리핵의 위축은 가쪽 뇌실(lateral ventricle)의 확대를 유발한다.

〈그림 25-2〉 뇌실의 확장된 모습

3 분 류

1) 헌팅톤 무도병(Huntington's chorea)

보통염색체 우성 유전(autosomal dominant inheritance)의 퇴행성 질환으로 비정상적인 안면과 팔다리 운동, 행동장애와 진행되는 치매가 특징이다. 주로 40세 이후에 발생하고 서서히 진행하여 12 ~ 15년 후에 사망한다.

2) 시덴함무도병(Sydenham's chorea)

성 비투스(St Vitus Cathedral)의 춤이라고 불렸는데, 질병을 치유할 수 있다고 믿은 성 비투스 예배의 참배에 참석한 데서 유래했다. 류머티스열, 사슬알균(streptococcus) 감염과 관계가 있으며, 특히 5 ~ 15세 여자아이에게서 가장 많다.

중추신경계(CNS) 소견은 류머티스양혈관염(rheumatoid vasculitis)이나 바닥핵(기저핵, basal ganglia)의 면역원성(immunogenic) 손상과 관련이 있다.

3) 헌팅톤 무도병(Huntington's Chorea)과 시덴함 무도병(Sydenham's Chorea)의 차이점

	헌팅톤 무도병	시덴함 무도병
호발시기	30 ~ 40세	20세 이하
원인	유전	류머티스열(감염후)
증상 진행속도	서서히	급성
증상	정신장애, 불수의적 경련(얼굴, 손, 발), 전신마비	불수의적 경련(손, 발, 얼굴, 등, 말하고 씹는 근육)
특징	발병 후 10 ~ 15년 이내 사망	발병 수주 후 호전
발생부위	꼬리핵, 바닥핵, 조가비핵	대뇌겉질

4 특징 무도병

1) 양성 유전성 무도병(benign hereditary chorea, BHC)
2) 임신무도병(chorea gravidarum)
3) 약물유도성 무도병(drug-induced chorea)

5 증 상

어린이의 무도병 증상으로는 St. Vitus's dance라고 하는 증상이 있는데 이는 급성으로 발생하며 대개 자연 치유되고 류머티스열과 밀접한 관계가 있어서 chorea infectiosa라고도 한다. 급성 무도병증이 임신 초기에 나타나는 경우도 있는데 이를 임신무도병(chorea gravidarum)이라고 한다. 대부분의 무도증은 근긴장감소(hypotonia)가 동반되며, 주로 팔다리의 먼쪽부분(원위부, distal)과 얼굴표정근, 혀, 삼킴작용(deglutition)에 작용하는 근육에 잘 나타난다.

헌팅톤무도병에서 나타나는 운동장애는 시덴함 무도병에서와 같은 경련성 운동장애가 아니라 보다 복합적이며 때로는 곰지락운동(무정위운동, athetosis)처럼 느린 경우도 있다. 그리고 비틀림근육긴장이상(염전이긴장증, torsion dystonia)처럼 비틀거리며 회전하는 듯한 운동장애를 나타내기도 한다. 특히 팔다리의 몸쪽(근위부, proximal), 몸통, 얼굴근육 등을 잘 침범하며 얼굴을 찡그리거나 혀를 내밀었다 당겼다 하는 불수의운동을 잘 보이므로 말하고 음식을 삼키는데 지장을 초래한다. 질환의 초기에는 과다근육긴장(hypertonia)을 나타내다가 점차 경직(rigor)으로 변하게 된다.

6 치 료

환자는 정서적으로 불안하기 때문에 정신적 육체적 안정이 필요하다. 현재 치료법은 없고 증상을 줄이고 호전시켜 일상생활 능력을 향상시키는 것이 최선의 방법이다. 전문가의 도움을 받으며 식이요법과 운동을 병행하고 신체적, 정신적 건강상태를 유지하는 것이 매우 중요하다.

심혈관계 질환 (Cardiovascular disease)

chapter 26

1 심혈관의 구조와 기능

1) 심혈관계의 구조와 기능

(1) 심장의 구조

혈액순환의 원동력인 심장은 가슴막공간(흉강, pleural cavity) 내에서 두 겹의 심장막(심막, pericardium)으로 싸여 있는 근육으로 된 속빈장기(중공기관, hollow organ) 기관(hollow organ)이다. 심장의 위치는 그 2/3가 정중선보다 왼쪽에 치우쳐 있다. 중량이 성인은 보통 250 ~ 300 g이고, 그 크기는 길이가 약 14 cm, 폭이 10 cm, 두께가 8 cm로서, 자신의 주먹보다 약간 크다. 심장은 심장근육(cardiac muscle)으로 된 원추상의 기관인데, 조직학적으로 볼 때 심장의 벽은 심장바깥막(심외막, pericardium), 심장근육층(심근층, myocardium) 및 심장속막(심내막, endocardium)의 3층으로 구성된다(그림 26-1).

심장은 위쪽의 뒤부분이 넓어 심장바닥(base)이라 하고, 아래쪽의 앞면은 뾰족해 심장꼭대기(apex)라 한다. 심장의 내부에는 4개의 빈 공간이 있다. 위쪽에 있는 2개의 빈 공간을 각각 오른심방(right atrium)과 왼심방(left atrium)이라 하며, 아래쪽에 있는 2개의 빈 공간을 각각 오른심실(right ventricle)과 왼심실(left ventricle)이라 한다. 또한, 심방과 심실 사이에는 판막이 형성되어 있을 뿐만 아니라, 각 심실과 폐동맥줄기 및 대동맥줄기 사이에도 판막이 형성되어 있다.

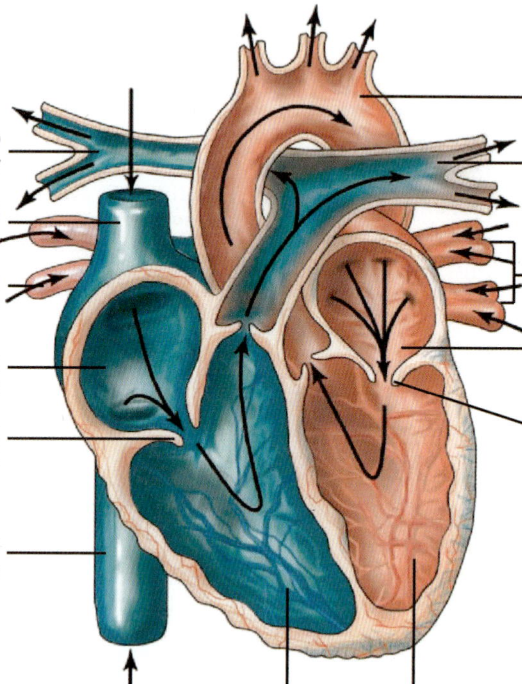

〈그림 26-1〉 심장 구조

① 심흉곽지수(cardio-thoracic index)

임상에서 심장의 크기를 표현하는 방법으로서 이용되고 있다. 즉 X-ray 필름에서 흉곽의 최대가로지름에 대한 심장 음영의 최대가로지름의 비로 표현한다. 일반적으로 50 % 이하는 정상, 50 % 이상은 심장비대로 간주한다.

(2) 심장의 기능

심장은 신체의 각 부위로 혈액을 수송하고, 혈액량을 조절하며 각 기관으로 작용(수축기능)을 한다. 하루에 약 10만 번 이상을 1초도 쉬지 않고 수축과 이완을 반복하는 심장은 근육으로 만들어진 반영구적 생체펌프라고 할 수 있다.

(3) 심장근육의 구조와 기능적 특성

심장근육은 본질적으로 세 종류의 조직으로 되어 있다. 결절조직, 푸르킨예(purkinje) 조직 및 가로무늬가 있는 근육조직으로 각각 자동성·전도성 및 수축성을 가진다. 기능학적으로는 민무늬근육(평활근, smooth muscle)과 같이 세포결체(syncytium)를 이루며, 형테학적으로는 가로무늬근이나 생리학적으로는 불수의근이어서 사람의 의지대로 움직일 수 없다. 수축 및 흥분과정은 골격근의 중간에 위치한다.

심장근육은 기능적 세포결체를 이루므로 어떤 한 점에 흥분이 발생하면 모든 심장근육섬유로 흥분이 전도되어 마치 한 개의 세포와 같이 행동한다. 그러므로 심장은 왼·오른 심방을 합하여 하나의 세포, 왼·오른 심실을 합쳐서 하나의 세포, 즉 2개의 세포가 기능적으로 통일되어 수축한다고 볼 수 있다. 심장은 자동전도능력이라고 불리는 자기 스스로 전기적 신호를 발생시키는 독특한 능력을 가지고 있다. 이것이 신경적 자극 없이도 리드미컬하게 수축할 수 있게 한다.

(4) 심장근육의 기능적 특성

심장근육은 율동성, 전도성, 흥분성, 수축성이라는 4가지의 기능적 특성을 가지고 있다.

(5) 심장의 자극전도시스템

심장은 심장근육의 수축능력과 자동능력 외에 수축을 일으키기 위한 일정한 흥분을 전달하는 전도능력을 가지고 있다. 자극을 심장 전체에 전달하는 특수한 기능은 심장의 일부 정해진 부위에 특수심장근육이 일정하게 배열되어 있어 전도능력을 수행하고 있는데, 이와 같은 흥분전도기능 전체를 자극전도계(conducting system)라고 한다.

심장의 자극전도시스템은 4가지 구성요소로 되어 있다.

① 굴심방결절(sinoatrail[SA] node)

② 방실결절(atrioventicular[AV] node)

③ 방실다발(AV bundle)

④ 푸르킨예심유(Purkinje fibers)

(6) 심장에 분포하는 혈관

심장은 지속적인 수축운동을 필요로 하는 장기이므로 많은 혈액공급을 요구하게 된다. 그러나, 심장의 내강에 있는 혈액으로부터 직접 산소나 영양분을 공급받지 못하기 때문에 심장 자체에 분포하는 특수한 혈관인 관상동맥(coronary artery)과 심장정맥(cardiac vein)이 필요하다.

심장근육으로 혈액을 공급하는 왕관 모양의 동맥혈관이 세 개가 있는데, 이를 관상동맥(coronary artery)이라 한다. 관상동맥은 주로 근육으로 구성된 심장(심장근육)에 혈액과 산소를 공급해 준다. 이 관상동맥에 협착이 오면 심장의 혈액순환이 부족해서 허혈현상이 일어나 결과적으로 가슴조임증이나 심근경색증이 발생할 수 있다.

(7) 심장활동의 외인성 조절

비록 심장이 스스로의 전기적 자극을 발생시킨다고 해도(고유조절) 그 빈도나 효과는 변화될 수 있다. 정상조건 하에서 그 변화는 주로 부교감신경 시스템, 교감신경 시스템, 내분비 시스템(호르몬)의 3가지 외인성 시스템에 의하여 이루어진다.

(8) 심장주기

심장주기(cardiac cycle)란 심장이 수축을 할 때부터 다음에 오는 심방수축이 시작될 때까지를 말하는데, 심장의 수축과 이완에 의해서 이루어지게 된다. 성인 남자는 안정시 1분에 70번의 심장박동이 있으므로 심장의 주기는 60/70 = 0.8초이다. 즉, 심장주기는 대별해서 심방(왼·오른)의 수축기(atrial systolic period), 심실(왼·오른)의 수축기(ventricular systolic period)와 심방과 심실의 이완기(diastolic period)의 세 과정으로 구별되어 이루어지며, 안정상태에서 심방수축기는 0.11초, 심실수축기는 0.27초, 심실이완기는 0.42초가 된다.

심장이 한번 운동하는 기간(보통 0.8초)에 심방은 0.7초를 쉬고, 심실은 0.5초를 쉬고 있다. 수축하는 시간보다 쉬는 시간이 더 길기 때문에 심장은 영원히 피로하지 않은 것이며, 심실보다는 심방이 더 오랫동안 쉬고 있으므로 심장병은 심방쪽보다는 심실쪽으로 더 많이 발생한다.

(9) 심전도

심전도(electrocardiogram, ECG)란 심박동과 관련하여 나타나는 전위변화를 신체표면의 일정부위에 부착한 전극을 심전계에 연결하여 그림으로 기록한 것이다. 심전도에 관한 여러 가지 약속이나 용어는 이것을 처음으로 고안하여 실험한 네덜란드의 아인토벤(W. Einthoven, 1903년)이 제시한 것을 그대로 현재에도 사용하고 있다. 심전도에서 공통된

약속은 그래프의 가로축을 1초 동안 25 mm가 이동하도록 조정하고, 그래프의 세로축은 1mV의 전압발생에 대하여 10 mm가 올라가게 조정하였다. 기록된 심전도에는 P파(P-wave), QRS파(QRS-complex) 및 T파(T-wave) 등으로 차례대로 이름을 붙였다.

심전도를 측정할 때에는 팔·다리와 가슴에 9개의 기록전극을 부착시키고, 그 중 하나 또는 두 개의 전극에서 전압의 변동을 선별하여 기록하는데, 그 방법은 표준사지유도법 또는 쌍극유도법(standard limb lead or bipolar lead)과 심장 앞단극유도법(precardial unipolar lead) 및 증폭단극유도법(augumented unipolar lead)의 세 가지가 있다.

2) 운동시 심혈관계의 반응

심혈관계는 심장, 혈관, 혈액으로 구성되어 있으며, 운송기능, 제거기능, 운반기능, 유지기능, 방어기능 등 다섯 가지 기능을 수행한다. 운동 중에 요구되는 기체운반량을 충족시키기 위해서는 심박출량의 증가, 비활동적인 기관에서 활동적인 골격근으로의 혈류 재분배 등 주요한 혈류 변화가 필요하다.

3) 운동 트레이닝에 대한 심혈관기능의 적응

장기간 운동트레이닝을 지속적으로 실시하면 심혈관기능에서 긍정적 적응현상이 나타나는 것으로 알려져 있다.

2 말초혈관질환

1) 정의

① 말초혈관질환은 주로 팔다리동맥 및 정맥 등에서 발생하는 혈관질환을 밀한나. 심장 및 말초혈관은 동맥경화증으로 혈관이 좁아지거나 막혀서 혈류가 제대로 가지 않게 되면 통증을 호소하게 되고 결국에는 괴사가 일어나게 된다.

② 동맥경화증은 전신질환이어서 동맥경화증에 의한 혈관질환은 동시에 발생하는 경우가

많다. 예를 들어 가슴조임증 환자의 30 ~ 50 %에서 말초혈관질환이 발생하는 것으로 되어 있고, 반대의 경우도 마찬가지이다. 따라서 고혈압, 고지혈증, 당뇨, 흡연 등이 말초혈관질환의 위험인자가 되고 있다.

③ 일반적으로 말초혈관질환이라고 하면 샅고랑부위(서혜부, groin) 및 무릎, 간의 동맥이 좁아지는 말초동맥 폐색증(다리 및 팔동맥 폐색증)을 말하는데, 이외에도 혈액투석 환자에서 동정맥류(AV fistula) 협착, 신동맥 협착증(Renal artery stenosis), 깊은정맥 혈전증(Deep vein thrombosis) 등의 질환이 있다.

2) 동맥성 질환

(1) 말초동맥질환(Peripheral Artery Disease)

말초혈관질환(Peripheral vascular disease)은 넓은 의미로 심장 외부의 모든 혈관 및 가슴대동맥(thoracic aorta)의 질환과 림프관의 질환을 뜻한다. 동맥의 말초혈관질환은 일반적으로 폐쇄성 질환(obstructive)과 혈관 경축성 질환(vasospastic)으로 분류할 수 있는데 폐쇄성 질환에는 폐쇄성 동맥경화증(artericslerosis obliterans)과 폐쇄성 혈전혈관염(thromboangitis obliterans)인 버거병(Buerger's disease) 등이 있고, 혈관 경축성 질환으로는 레이노병(Raynaud's disease)이 가장 흔하다(그림 26-2).

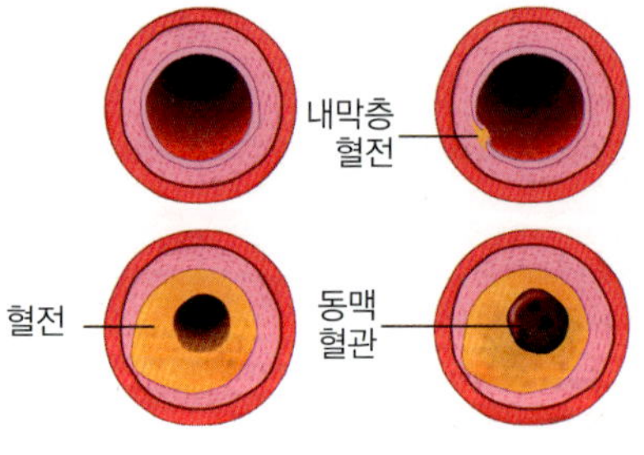

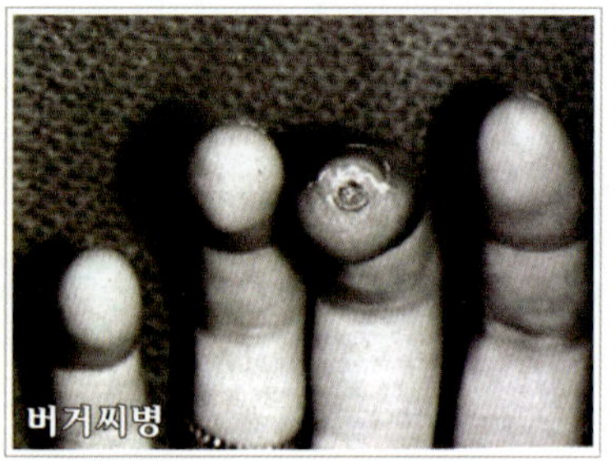

〈그림 26-2〉 여러가지 말초동맥질환

주로 심장 혈관인 관상동맥이나 다리로 가는 엉덩동맥(장골동맥, iliac artery)과 넙다리동맥(대퇴동맥, femoral artery), 뇌로 가는 목동맥(경동맥, arotid artery)이 동맥경화증에 잘 걸린다. 다리만 동맥경화증은 오랜 시간에 걸쳐 서서히 진행하기 때문에 사람들이 느끼는 증상은 동맥이 정상보다 50 % 이상 좁아지게 되면서 나타나기 시작한다.

(2) 말초혈관질환의 증상

팔다리에 혈액 공급이 점차 충분치 않게 되면 제일 먼저 환자는 보행시나 심한 운동시 팔과 다리 근육의 저림이나 당기는 증상을 호소하게 된다. 이러한 증상을 '파행'이라고 하는데 이러한 증상은 처음에는 운동시에만 나타나지만 병이 진행할수록 휴식시에도 나타나게 되며 병이 더욱 진행될 경우 통증을 느끼기도 한다. 또한 조그마한 외부의 충격에 의하여서도 상처가 생기게 되는데 상처가 회복하기 위한 충분한 혈액이 공급되지 못하므로 상처는 아물지 않고 점차 커지게 되며 세균에 의해 감염이 되는 경우 궤양이 생기거나 괴저에 빠지기도 한다. 다리의 장딴지, 발등, 뒤꿈치 등에 생기기도 하지만 주로 혈관이 작고 혈류의 공급이 상대적으로 부족하기 쉬운 발가락의 끝부분에서 발생하게 된다.

(3) 말초혈관질환이 진단방법

임상적으로 의심이 가는 병력이 있으면 병변이 있는 팔다리의 동맥의 박동을 위치별로 촉지하여 동맥의 막힌 부위가 어디쯤인지 추측할 수 있다. 병변이 있는 팔다리와 정상인 팔다리간의 혈압을 측정한 비율을 측정하거나 도플러 초음파로 혈류를 측정하여 혈관 막힘의 정도가 얼마나 심한지 기능적으로 평가할 수 있다. 보다 정밀한 검사를 위해서는 자기공명혈관조영술(MR angiogram) 혹은 사지혈관조영술(angiography)을 시행할 수 있는데 이러한 방법을 통해서 동맥의 막힌 부위와 개수, 막힘의 정도 등을 평가하여 정확한 진단을 내릴 수 있다. 또한 이러한 진단을 토대로 치료 방침을 정하게 된다.

(4) 말초혈관질환의 치료방법

말초동맥질환의 치료는 크게 보존적 치료, 약물적 치료, 수술적 치료로 나눌 수 있다. 보존적 치료는 환자 자신이 스스로 노력해야 하는 부분으로 다른 치료와 반드시 병행해야 한다. 보존적 치료를 위해서 환자는 당뇨, 고혈압, 고콜레스테롤혈증 등이 동반되어 있는 경우 이의 철저한 조절이 필요하며 반드시 금연을 해야 한다. 특히 콜레스테롤이 높은 경우에는 병이 더욱 진행하므로 콜레스테롤이 적게 함유된 식사를 해야 한다. 환자는 보통 병변 부위의 불편감과 통증으로 운동하는 것을 꺼리게 되는데, 이는 치료에 좋지 않으며 의사와 상의하에 적당한 운동을 꾸준히 시행하는 경우 환자의 증상이 호전되고 병의 진행을 억제할 수 있다. 특히 말초동맥질환은 환자의 발에 문제를 일으키는 경우가 많으므로 환자는 발에 상처가 생기지 않도록 유의하여야 하며, 항상 발을 정기적으로 점검하고 청결히 유지하여 세균의 감염을 막아야 한다.

3) 말초정맥질환

말초혈관질환들은 정맥계의 기능 이상과 관련이 있고 동맥의 기시점보다 더 우세하다. 그것은 2천4백만인들이 비정상적으로 팽창된 정맥으로 괴로워하고 대략 7백만인들이 정맥 불충분을 경험하는 것으로 집계되었다. 이러한 정맥침범의 높은 발병률은 잘 알려져 있지 않다. 발달함에 따라 주요한 몇 가지 위험요소들을 가지고 있는 동맥질환들과는 달리 정맥 질환의 주요한 위험 요소가 가족력에만 있기에 다르다.

(1) 급성 정맥성 질환

정맥질환으로 혈전증이나 혈전색전증으로 진단받은 경우 물리치료는 늦춘다. 물리치료는 침상안정을 하고 덩어리진 것을 진정시키기 위해 약물을 사용하는 환자들의 위험요소를 증가시킨다.

정맥 혈전은 혈액이 응결해서 퇴적되는 부차적인 정맥 혈류의 폐색으로 정의된다. 혈전증과 동반되는 통증은 정맥류(정맥주위의 염증)와 관련이 있고 움직이지 않을 때 증상이 경감된다. 통증은 일반적으로 근육에서 '쥐'라고 하듯이 깊은 통증처럼 설명된다. 표재성 정맥혈전증(SVT)이나 정맥류는 임상적으로 깊은 정맥혈전증(DVT)과 어느 정도 차이가 있다. 표재성정맥혈전증(SVT)의 주요한 형태는 침범된 정맥을 따라 작은 마디가 촉진되어 질 수 있는 특징이 있다. 깊은정맥혈전증(DVT)의 임상적인 형태는 침범된 팔다리를 둘러싸고 있는 부종이 증가하고 촉지시 통증이 발생하며 정맥의 수동적인 신장시 통증이 있고(Homan's 징후), 침범되지 않은 팔다리를 비교할 때 더 따듯하게 느껴지는 중요한 차이가 있다. 혈전색전증은 혈전이 분리되어 파편이 발생하고 더 작은 혈관들이 그것을 수용하여 혈류를 방해할 때 발생한다. 다리의 색전을 수용하는 일반적인 부위는 폐와 뇌이다. 두 가지의 경우 모두 사망에 이를 수 있다(그림 26-3).

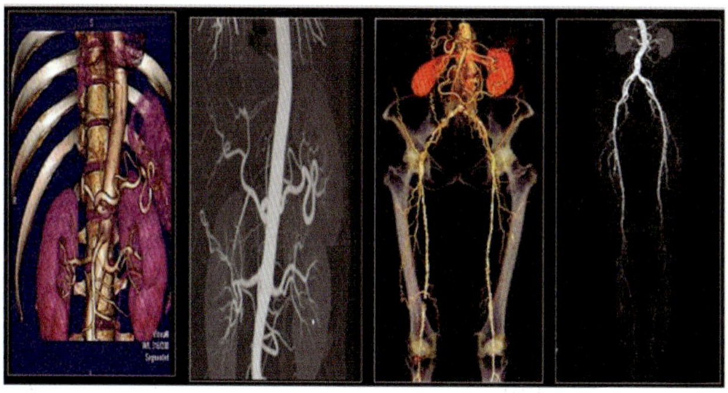

컴퓨터 단층 정맥 조형술

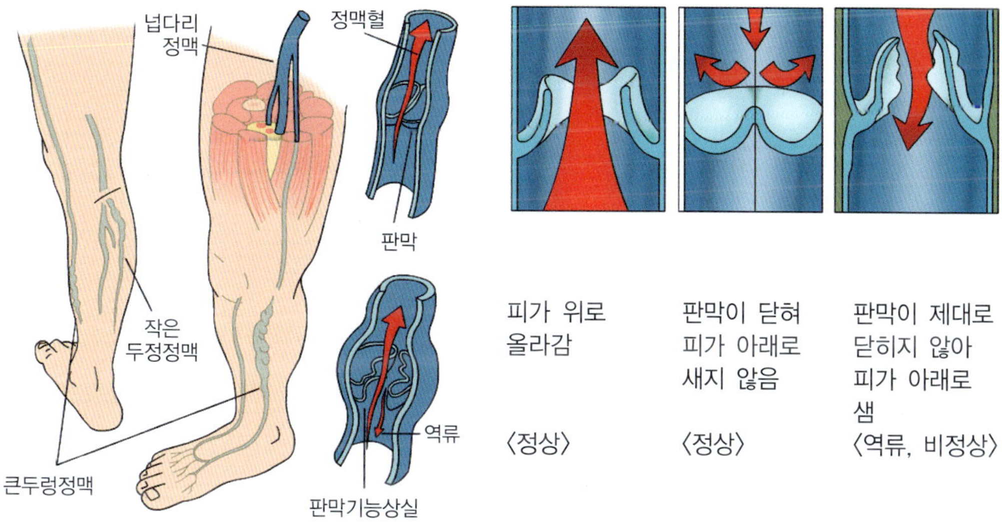

〈그림 26-3〉 말초정맥질환

(2) 정맥류

침범된 모든 성인의 15 %에 이르는 사람들이 정맥류성 정맥의 상태를 가진다. 정맥류성 정맥 또는 정맥류의 원인은 가족력과 한 자세로 오랫동안 서 있는 것을 필요로 하는 직업을 가진 경우와 연관되어 있다. 비만이나 임신은 문제를 더 악화시킬 수 있다.

물리치료 과정을 거치는 동안 상태가 더 진행될 수 있다면 치료는 중단된다.

정맥류의 병리는 일반적으로 부적절한 판막이 우세한 경우이고 정맥압을 증가시키는 경우와 정맥을 과신장시키는 경우 발생한다. 정맥류는 크고, 볼록하게 피부밑의 정맥이 확장되고 늘어난 상태로 특징지어진다. 특히 다리에서 일반적이다.

① 정맥류 진단법

안보이던 혈관이 어느날부터인가 비춰 보이고 튀어나와 보인다면 가장 먼저 다리정맥류를 의심해 볼 수 있다. 하지만 선천적으로 하얀 피부인 사람의 경우나 피부와 혈관이 가까이 위치해 있어서 혈관이 나타나 보이는 경우 모두를 다리정맥류라고 단정지어 말할 수는 없다. 따라서 그것이 정맥류인지를 정확하게 판단하기 위해서는 정확한 진단이 필수이다.

CEAP분류법: 임상적(Clinical), 병인(Etiology), 해부학(Anatomy), 병태생리학(Pathophysiology)에 따른 분류

0. 시진, 촉진으로 정맥성 질환 불인정
1. 모세혈관 확장 및 망상정맥류
2. 판막부전으로 인한 정맥류
3. class2 + 부종동반
4. 정맥질환에 의한 피부변화(색소침착, 정맥성 습진, 지방피부 경화증)
5. class4의 피부질환 + 치유성 궤양
6. class4의 피부질환 + 활동성 궤양

② 시진

다리 혈관의 색조 및 돌출 정도를 살피는 것을 말한다. 색소침착이나 습진으로 혈전성 정맥염이나 울혈성 피부염이 동반되었는지 확인하고, 반흔, 울혈성 궤양의 병력 및 과거 정맥류 수술 여부 등을 확인한다.

3 림프 질환

1) 림프선병증

림프절이 커지는 것(종창)은 흔히 볼 수 있는 증상이다. 하나의 림프절, 한 그룹의 림프절 또는 모든 림프절이 손상되기도 한다. 림프절이 세균이나 바이러스에 감염되면 부종이 나타나는데 목이나 사타구니, 겨드랑이에서 흔히 발견된다.

림프절 종창은 대개 부분적으로 세균에 감염되었을 때 발생한다. 감염으로 인해 생긴 종창은 감염 증상이 없어짐에 따라 가라앉는다. 감염에 의한 림프절 종창은 대부분 통증을 수반한다. 유방암, 림프종 또는 백혈병 같은 특정 암에 걸렸을 때에도 림프절 종창이 지속적으로 나타날 수 있다. 그런데 암세포 때문에 생긴 림프절 종창은 보통 통증이 없다. 드문 경우이지만 결핵과 인간면역결핍 바이러스 감염(HIV 감염) 등의 만성 감염이 림프절 종창을 지속적으로 유발하기도 한다. 종창이 너무 오래 계속되거나 종창과 함께 동반되는 질환이 걱정될 경우엔 병원에 가야 한다.

2) 림프관염

상처로 인한 감염이 주위에 있는 림프관으로 퍼지면서 염증을 일으키는 것이다. 일반적으로 팔이나 다리의 림프관에서 발생하는데 발열과 두통, 전반적인 불쾌감이 나타날 수 있다. 압통이 생기고 뜨거워지면서 염증이 생긴 림프관 위의 피부에 붉은 선들이 나타나기도 한다. 또 염증 부위 근처에 있는 림프절들이 부어오르는 경우도 있다. 이런 증상들 중에 어느 하나라도 나타나면 즉시 의사를 찾아야 한다.

때로는 감염된 림프관 위의 피부에 궤양이 생긴다. 적절히 치료하지 않으면 혈액까지 감염되어(패혈증) 목숨을 잃을 수도 있다. 환자의 증상과 진찰을 통해 림프관염이 의심될 경우엔 혈액검사를 해서 감염이 혈액으로 퍼졌는지를 살펴본다. 림프관염을 치료하기 위해 항생제를 처방한다. 일반적으로 항생제 치료를 시작한 지 24시간 이내에 증상이 없어지기 시작한다.

3) 림프종

림프종이란 면역세포들이 종양으로 변하면서 체내 조절작용과 상관없이 증식하는 일군의 질환을 말한다. 림프종은 두 가지 주요한 범주, 즉 호지킨 림프종과 비호지킨 림프종으로 나눌 수 있다. 호지킨 림프종에서는 특정 유형의 암세포가 존재한다. 그 나머지 유형을 모두 비호지킨 림프종으로 분류한다. 비호지킨 림프종은 호지킨 림프종보다 3배 정도 발생빈도가 높으며, 일반적으로 50세가 넘은 사람들에게 나타난다. 호지킨 림프종은 15 ~ 30세

사이와 55 ~ 70세 사이에서 가장 많이 발생한다. 림프종의 원인은 아직 알려져 있지 않지만, 유전적 요인이 일부 관여할 것으로 생각된다. 림프종은 AIDS 환자들이나 면역억제제 치료를 받는 환자들처럼 면역 기능이 떨어진 환자들에게 많이 나타난다.

4) 림프부종

(1) 정의

림프부종은 림프액의 이동능력과 여과능력이 감소되고 신체의 보상장치로도 림프순환이 이루어지지 않아 팔 또는 다리 등에 생기는 부종을 말한다. 특히 근육과 피부 사이의 진피층에서 발생되며 단백질이 많은 림프액이 신체의 어느 부위에서 비정상적으로 축적되어 발생하게 된다. 이러한 림프부종의 발생원인은 상당히 다양한데 암 수술이나 방사선치료 또는 감염에 인한 림프계의 손상으로 발생되는 경우가 있고, 선천성인 경우 유전자 형성 과정에서 생긴 손상에 의해 생길 수도 있다.

팔, 다리에 부종이 생기게 되면 둔통, 피부 이상감각, 무게감과 같은 증상과 미관상 문제가 발생하게 되고 이와 관련된 정신적 스트레스가 매우 큰 문제가 된다. 일반적으로 림프부종으로 인한 통증의 정도는 뻐근한 둔통 정도로 미약한데, 만일 환자가 중등도 이상의 통증을 호소한다면 이는 이차적 염증(림프관염/림프절염, 봉와직염, 또는 단독 등의 이름으로 진단됨)이 발생되지는 않았는지 또는 악성종양과 연관된 것은 아닌지 반드시 확인하여야 한다. 림프부종의 팔다리에는 다양한 힘줄병변, 관절병증 및 신경뿌리병변이 발생되기 쉬우므로 이로 인한 통증이 발생되는 경우에는 전문의에게 문의하여 이차적 진행을 방지하여야 한다(그림 26-4).

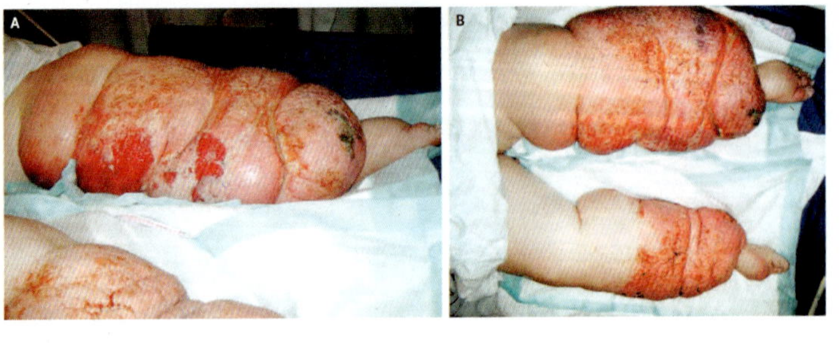

〈그림 26-4〉 림프부종

(2) 진단

림프부종의 가장 좋은 진단법은 숙련된 림프부종 전문의가 행한 이학적 검사에 의한 진단이다. 주관적 평가법으로 림프부종 환자들이 흔히 호소하는 '무겁다', '조인다', '아프다' 등의 증상을 이용할 수 있으나 증상들의 특성 또는 객관성에 대해서는 생가해 볼 문제이나.

객관적 평가법들은 주로 부피의 변화나 조직의 변화를 기본으로 한다. 부피의 증감은 물을 이용하거나 줄자를 이용한 둘레 측정 및 특수 부피측정기를 이용하여 측정할 수 있다. 이중 팔다리의 둘레를 측정하는 방법이 가장 간편하므로 널리 사용되고 있는데 아직까지 그 측정법이 표준화되지 못하여 줄자를 조이는 정도에 따라 그 측정치가 변할 수 있음을 고려해야 한다. 일반적으로 양팔다리의 둘레 차이가 2 cm일 경우를 중등도 림프부종으로 진단하고 있다.

(3) 진행 정도에 따른 분류

① 1기: 부종이 있으며, 피부를 누르면 들어가며 부종 부위를 높게 유지시키면 부종이 감소하는 경우. 보통 낮에 일을 하거나 활동을 한 후 나타나지만 잠을 자고 아침에 일어나면 사라지는 형태의 가벼운 형태.

② 2기: 섬유 경화증이 생겨 조직이 단단하며 피부를 눌러도 들어가지 않고 감염될 위험이 높은 경우. 병이 있는 부위가 점점 커져서 무거워지고 딱딱해지기 시작하는 상태. 습진 혹은 피부가 빨갛게 염증성 변화를 보이기도 함. 그러나 적절한 치료를 하면 정상으로 돌아올 수 있는 시기.

③ 3기: 부종이 굉장히 심하며 피부 변화가 오고 기능이 상실된 시기로 다른 합병증이 잘 동반됨. 치료를 하여도 증식된 조직이 그대로 남아 완전하게 치유가 되기 어려운 상태. 심해지면 코끼리 다리처럼 보인다고 이름 지어진 '엘레판티아시스'라고 하는 상태에 이르기도 함.

(4) 치료

림프부종클리닉은 재발 방지에 중점을 둔 치료와 교육을 제공한다. 유방암 진단 후 수술 혹은 방사선 치료 이후에 퇴원하는 환자들에 대한 집단 교육과 개별적인 상담을 제공하며 팔다리 부종으로 방문하는 환자들의 정확한 부종 원인을 체계적인 방법으로 진단한 후 치료 방법을 제시한다.

림프부종클리닉은 만성적인 림프부종 및 급성 악화된 림프부종에 대해 림프부종 치료에 있어 가장 근간이 되는 복합적인 림프부종 치료 즉 마사지, 붕대 혹은 의료용 스타킹에 의한 압박, 피부관리, 운동을 제공하며 환자들에 대한 교육은 붕대 감는 방법, 자가 마사지와 피부관리 그리고 치료적인 운동에 초점이 맞추어 지게 된다. 또한 치료와 재발방지에 있어 필수적인 비만 치료를 병행한다.

① 1차 치료(축적된 수분 이동 및 피부 경화증 감소)
피부관리 → 림프마사지 → 붕대압박치료 → 운동 → 자가 치료 훈련

② 2차 치료(호전된 상태의 유지)
스타킹 착용(낮) → 붕대(밤) → 피부관리 → 운동 → 림프마사지(필요시)

(5) 치료적 운동

① 림프흡수 촉진운동

운동성 증가와 함께 림프액이 흡수되는 경로를 따라서 림프액이 기능을 잘 할 수 있도록 고안된 운동이다. 이 운동은 부종이 있는 지역의 림프액을 흡수가 잘되게 만들어진 인접 지역으로 흡수를 할 수 있도록 도와준다.

② 유연성과 신장운동

이 운동은 관절이 원활하게 움직여질 수 있도록 해서 운동성을 증가시켜 준다. 유연성은 관절에서 정상 각도로 움직일 수 있다는 것을 말하고, 반면에 신장은 근육과 다른 연부조직을 늘리는 것을 말한다. 유방암 수술 후, 여성들은 가슴 위의 흉부 지역에 수술로 인해 단축이 생기거나 어깨 움직임에 제한이 생길 수 있다. 이것은 팔에서의 정상 림프 또는 정맥 흡수를 차단할 수 있다. 그러므로 수술 후에는 수술 부위가 아물면서 생길 수 있는 상처 등이 최소화 될 수 있도록 해야 하며 어깨의 움직임 증가를 위한 운동도 수술 후 바로 시작해야 한다. 그 외 다리의 경우도 신장과 유연성이 어느 정도 획득이 될 수 있도록 해야지 그렇지 않으면 부종의 증가로 인해 무릎 관절, 허리 등에 통증이 생길 수 있다.

③ 근력강화운동

이것은 근육의 수행 능력과 지구력을 증가시키기 위해 근력을 기르는 것을 말한다. 근육이 강하면 강할수록 근육 소모나 피로 없이 더 잘 움직일 수 있다. 점진적인 저항운동이 림프 흐름을 증가시킬 수 있다고 보고되고 있다.

④ 압박법

부종이 있는 조직에 압박을 가하는 것은 다양한 림프부종 치료의 한 면이다. 붕대는 부종이 있는 팔 또는 다리 주위를 감싸게 되는데 탄력이 적은 저탄력 붕대를 사용하게 된다. 그것은 스포츠 붕대(일반적으로 탄력붕대라고 칭함)와 비슷하지만 신축성이 거의 없다. 이 붕대를 사용해야 하는 경우 스포츠 붕대로 대치해서는 절대 안된다.

압박 붕대법은 부종이 있는 부위에 외부적 압력을 가하는 것이다. 부종이 어떤 부위에 지속적으로 있을 때, 조직은 점차적으로 탄력성을 잃게 된다. 설사, 부종액이 감소될지라도 조직은 원래의 위치와 형태로 돌아가지는 않는다. 이런 상태가 되기 때문에 붕대는 피부 위에서 피부와 그 아래 있는 혈관을 받쳐주게 된다.

붕대는 일반적으로 손가락과 발가락에서 하얀 거즈 형태의 붕대를 감는 것으로 시작하며 붕대가 직접적으로 피부에 닿지 않도록 솜 붕대 등과 패딩을 하고 각기 다른 형태의 붕대를 부위별로 감게 되는데 가능한 부종이 있는 모든 부위가 감겨질 수 있도록 해야 한다. 사용되는 붕대의 갯수는 부종의 크기와 얼마만큼의 압박으로 효과적으로 감느냐에 따라 다르다. 그러나 적어도 팔에서는 4개 다리에서는 6개 정도가 필요하다.

4 심장질환

1) 심장질환의 정의

우리나라에서 심장질환은 통계적으로 구미 사회보다 20년 내지 30년 정도 시간적 차이를 두고 뒤쫓는 양상을 보여주고 있다. 그 중에서도 가장 특기해야 할 사항은 근래 들어 눈에 띄게 많아지고 있는 관상동맥 심장병인 가슴조임증과 심근경색이다. 우리 주변에서 흔히 "어제까지도 멀쩡하고, 감기 한번 안 걸리던 사람이 갑자기 급사병으로 죽었다"라고 하는 말을 종종 듣는다. 이것이 바로 심장마비로 죽음을 당하는 것이다. 우리나라의 의료수준과 국민의 의식수준에 차이가 있기 때문에 정확한 통계치는 아니지만, 70년대와 비교할 때 현재 관상동맥 심장병 환자는 10배 정도, 80년대 초와 비교할 때는 7배 가량 급증하고 있다. 통계청 조사에 따르면 90년 초부터 우리나라 사망원인 가운데 첫째가 순환기계 질환으로

암질환을 능가하고 있다. 그러므로 늦기 전에 심장병을 발견하고 바르게 치료받는 것이 중요하다. 왜냐하면 이러한 병들은 조기발견과 치료가 병의 진전을 막고 사망률을 낮추는데 큰 역할을 하기 때문이다.

심장질환은 지방을 많이 섭취함으로써 오는 경우가 많은데, 예를 들어 심장 자체에 혈액을 공급하는 혈관(관상동맥)에 콜레스테롤이 쌓여 관상동맥경화가 생기면 심장 자체에 대한 혈액의 공급이 줄어들어 허혈증(ischemia)을 일으키며, 산소 공급이 부족하게 되면 가슴조임증이나 심근경색증 등이 발생하게 된다. 운동량이 평소보다 많아지면 심장은 각 부위에 보다 많은 양의 혈액을 보내주어야 하므로 심장 수축작용도 빨라지며, 이에 따라 심장근육 자체도 더 많은 에너지와 산소를 공급받아야 한다. 이때 산소 공급이 불충분하게 되면 가슴조임증이 되며, 가슴조임증을 치료하지 않고 방치해두면 관상동맥의 동맥혈 부족현상이 심해져 심근이 괴사하는 심근경색증을 일으킨다.

2) 심장질환의 종류

심장질환은 크게 선천성 심장질환과 후천성 심장질환으로 분류된다. 그 중 후천성 심장질환에는 울혈성 심질환(심부전), 허혈성 심질환(가슴조임증, 심근경색증), 판막질환, 심장근육병 및 심장속막 질환, 부정맥, 심장신경증 등이 해당된다.

(1) 선천성 심장질환

선천성 심장질환이란 말 그대로 태생기에 여러 가지 요인에 의해 심혈관 질환이 생겨 출생 당시 이미 병을 갖고 태어나는 상태를 말한다. 이는 전체 심장질환 중 약 2 ~ 5 % 정도로 비교적 적은 편이나 다른 선천성 기형에 비하면 압도적으로 많은 편이라 할 수 있다.

태아의 심장 형성은 임신 첫 3개월에 완료되며, 여러 가지 이유에 의해서 혈액의 순환에 적합하지 않은 형태를 가진 경우에 발생하게 된다. 즉 발생 과정 중 만들어져야 하는 것이 덜 만들어지거나 아예 형성되지 않거나 잘못 연결되는 해부학적 문제가 생긴 것으로, 약물치료는 근본적인 치료가 아니며 대부분 수술적 치료를 요하게 된다.

선천성 심장질환은 환자가 외견상 청색증(cyanosis)을 보이느냐 그렇지 않느냐에 따라서 비청색증형 심장질환과 청색증형 심장질환의 두 가지로 크게 나뉜다.

(2) 심부전

심장을 통과하는 혈관에 장해가 생겨 혈액통과가 잘 안될 때, 혹은 혈액이 역류되는 상태가 오래 지속되어 심장근육이 약해졌을 때 일어나는 심장질환이다.

(3) 심근경색증

우리 심장에는 심장에 직접적으로 혈액을 공급하는 관상동맥이 있다. 이 관상동맥에 협착(혈관 양 벽이 좁게 밀착된 상태)이나 폐쇄가 일어나면 아무리 혈압을 올려서 피를 밀어도 심장쪽으로 피가 흘러들지 않게 되어 혈액이 모자라게 된다. 이때 가슴에 참을 수 없을 정도의 통증이 일어나는데 이를 가슴조임증이라 하고 가슴조임증의 발작은 짧게는 수초 동안 계속되며 길게는 15분에 이르는 것도 있다.

(4) 판막 질환

심장은 구소상 그 안의 혈액을 심방에서 심실로, 다시 대혈관으로 이렇게 일정 방향으로 통과시켜 몸 전체에 원활한 혈액 공급과 순환을 담당하고 있다. 이 때 피를 심장 구조상에서 순환시킬 때 혈액의 역류를 막기 위한 장치가 바로 판막이다. 이 판막에는 승모판, 삼첨판, 대동맥판, 폐동맥판 등이 있다. 이런 판막은 말하자면 혈류의 교통정리를 맡아하는 교통경찰과 같은 기능을 한다. 그런데 이 판막에 고장이 생기면 심장판막증을 일으키게 되는 것이다.

심장판막증은 선천적으로 심장구조-판막 자체에 문제가 있는 선천성 심장판막증도 있지만, 대개는 염증성 심내막염의 후유증으로 인하여 장애가 생기는 경우가 많다. 이런 판막 질환의 증세에는 판막이 폐쇄되어야 할 시기에 판이 완전히 폐쇄되지 못해 혈액의 일부가 판구를 통해 역류하는 판구폐쇄부전과 판막이 서로 유착되어 판구가 협소해진 판구협착이 있다.

(5) 부정맥

부정맥이란 맥박이 갑자기 빨라졌다 느려지기를 반복하는 증상이다.

근육이 수축하기 위해서는 전기가 발생되어야 한다. 그래서 심장 내에는 자발적으로 규칙적인 전기를 발생시키고 심장 전체로 전기신호를 전달하는 전기전달체계가 있다. 이런 체계를 가리켜 심장 전도계라고 하는데, 이 심장 전도계에 어떤 이상이 있어(체계의 변화, 혹은 기능부전 등) 심장박동이 불규칙하거나 가슴이 가만히 있어도 심장이 빨리 뛰거나 또는 너무 천천히 뛰는 상태가 된다. 한마디로 매우 비정상적인 심장의 활동을 가리켜 부정맥이라 하는 것이다. 이런 부정맥의 원인은 동맥경화증, 바이러스, 약물, 전해질이상, 알코올, 선천성 또는 각종 심장병으로 보고 있다. 부정맥의 자각증상은 두근거림, 현기증, 실신 등이 있다.

(6) 심장신경증

인체의 내적 불안상태에 의해 심장의 박동이 흐트러지고 두근거리며 압박감을 느끼는 증상이다. 즉, 심장에는 아무런 기질적 변화도 없는데 여러 가지 심장병 증상들이 나타나는 것이다. 주로 심한 정신적 변동, 지속적인 정신적 긴장, 내분비선의 기능장애 등을 원인으로 들고 있으나, 이 외에도 내적, 외적 요인이 많다고 생각된다. 특히, 신경이 예민하고 식물신경조절장애가 있는 사람, 여성들의 성 성숙기, 폐경기에 잘 나타난다.

3) 예방 수칙

▶ 심장질환 예방 7가지 수칙

1. 다양한 채소와 과일, 잡곡류를 많이 먹자.
2. 모든 술은 2 ~ 3잔 이내로 마시자.
3. 싱겁게 먹고 기름진 음식을 삼가자.
4. 매일 30분 이상 달리기, 걷기, 수영 등 유산소 운동을 즐기자.
5. 평소 자신의 혈압, 혈당, 콜레스테롤 수치를 주기적으로 체크하자.
6. 증상이 의심되면 빨리 병원을 찾자.
7. 스트레스를 줄이고 즐거운 마음으로 생활하자.

chapter 27

호흡계 질환 (Pulmonary disease)

1 호흡의 구조와 기능

1) 호흡의 정의

산소를 들이마시고 이산화탄소를 내보내는 가스교환을 통하여 생물들이 유기물을 분해하여 생활에 필요한 에너지를 만드는 작용을 말하며, 외부로부터 산소를 체내로 흡입하여 세포로 운반하고 세포가 그 산소를 소비하여 대사를 시행한 후 발생한 이산화탄소를 체외로 배출하는 전 과정을 말한다.

(1) 호흡의 목적

호흡의 주된 목적은 산소를 얻기 위함이 아니라 이산화탄소를 우리 몸에서 빨리 제거하기 위해서이다. 특히 격렬한 운동이나 스트레스를 받으면 호흡이 빨라지는데 왜 그럴까? 이는 호흡의 조절중추인 숨뇌(연수, medulla)가 자극을 받아 교감신경이 촉진되어 숨을 할딱할딱 쉬는 호흡항진이 일어나서 호흡속도가 빨라지기 때문이다. 여기에는 신속하게 이산화탄소를 혈액 내에서 제거하려는 목적이 있다.

(2) 호흡의 2단계 과정

① 바깥호흡(external respiration)은 폐(허파꽈리)와 그를 둘러싼 모세혈관 사이에서

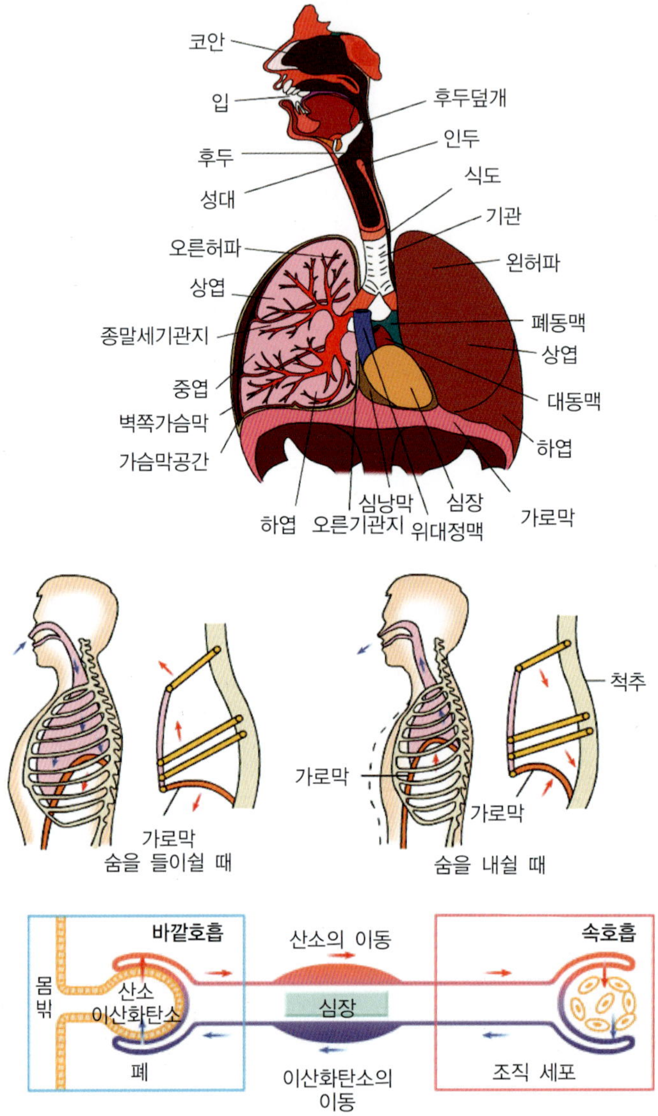

〈그림 27-1〉 호흡의 과정

산소와 이산화탄소의 분압차에 의한 기체교환으로 공기 중으로 이산화탄소를 내보내고 산소를 받아들이는 작용을 말한다. 즉 우리가 일반적으로 코나 입으로 숨쉬는 것을 호흡으로 보는 경우이다. 그리고 이때 기체교환은 분압이 높은 곳에서 낮은 곳으로 이동하는 확산에 의해 이루어진다(그림 27-1).

바깥호흡의 분류

a. 대기가 허파꽈리(폐포, pulmonary alveoli) 내로 들어가는 과정(환기, ventilation)

b. 허파꽈리 내 공기가 허파꽈리에 분포된 혈관내로 이동되는 과정.

c. 혈액 내에서 일반 조직으로 이동하는 과정.

② 속호흡(internal respiration)은 세포호흡이라고 하는데 폐(허파꽈리)에서 받아들인 산소를 혈액속의 헤모글로빈이 세포내 미토콘드리아로 운반해주면 미토콘드리아에서 산소를 이용하여 포도당과 같은 영양분을 분해시켜서 에너지를 얻는 작용을 말한다. 이때 포도당은 물과 이산화탄소로 분해되고 세포내 모든 활동에 필요한 에너지가 생성되어 생물체의 기능이 유지된다. 즉 우리가 음식물을 먹는 이유는 에너지를 얻기 위함인데 이러한 에너지들은 탄수화물, 지방, 단백질과 같은 영양소들이 미토콘드리아에서 산소를 이용한 산화과정에 의해 생기게 된다. 따라서 이 속호흡은 진정한 의미의 호흡이라 할 수 있다. 그리고 여기에서 생성된 이산화탄소는 혈액을 통해 이동하다가 허파꽈리의 모세혈관에서 기체의 분압차에 의한 확산에 의해 허파꽈리 내보내지게 된다.

③ 산소를 필요로 하는 호흡을 유기호흡이라고 하고 산소없이 일어나는 호흡을 무기호흡이라 한다.

2 호흡기의 구조

호흡기는 일반적으로 상기도 – 코, 코곁굴(부비동, paranasal cavity), 인두, 후두, 기관의 상부, 하기도 기관의 하부와 기관지, 세기관지, 폐조직 – 허파꽈리관(폐포관, alveolar duct), 허파꽈리 주머니(폐포낭, alveolar saccule) 허파꽈리로 구성되어 있다. 그 외 호흡기계의 부속구조는 가슴막(흉막, pleura), 가로막(횡격막, diaphragm), 가슴벽(흉벽, thoracic wall) 및 호흡기계를 움직이게 하는 근육이다(그림 27-2).

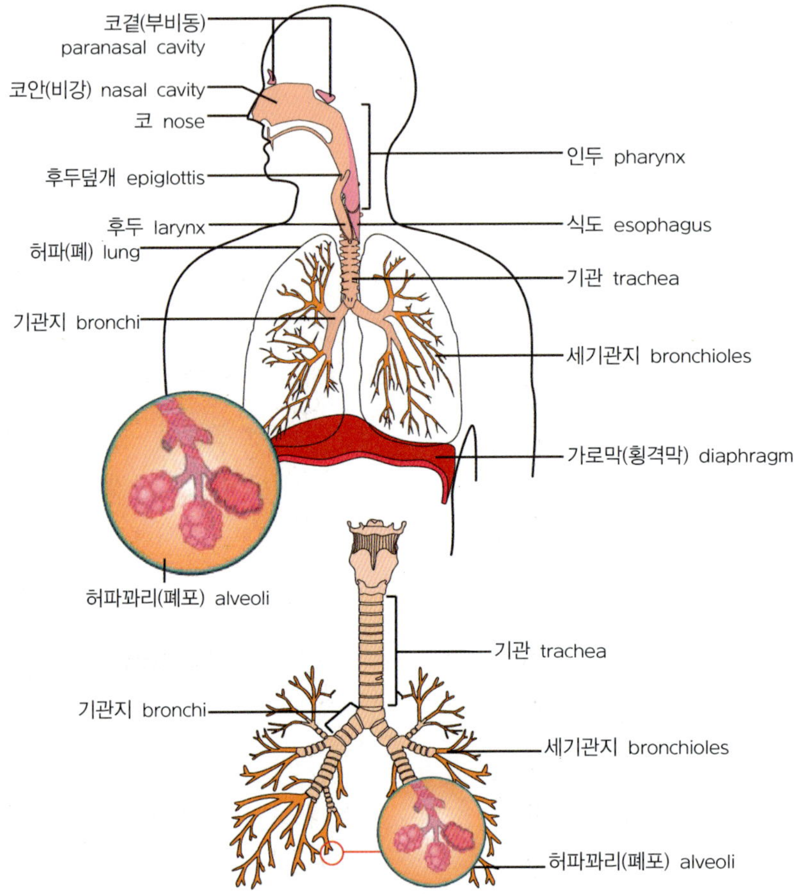

〈그림 27-2〉 호흡기의 구조

1) 호흡기의 기능에 따른 분류

(1) 전도영역: 가스교환이 일어나지 않는 부분(도관부, conductiong zone)

코안(비강, nasal cavity) → 인두(pharynx) → 후두(larynx) → 기관(trachea) → 기관지(bronchi) → 세기관지(bronchioles) → 종말세기관지(terminal bronchioles)

(2) 호흡영역: 실제로 가스 교환이 일어나는 부분

호흡세기관지(respiratory bronchioles) → 허파꽈리관 → 허파꽈리주머니 및 허파꽈리

(3) 기관(trachea)

연골고리로 지지되는 길이 약 10 cm의 탄력성 관으로 후두아래에서 시작하여 식도 앞으로 수직으로 내려가 가슴막 공간(충강, pleural cavity) 속으로 들어가서 제 5등뼈(흉추, thoracic spine) 위치에서 왼·오른 기관지로 갈라진다.

기관벽은 점막, 점박밑층(점막하층, submucosa), 바깥막(외막, adventitia)의 3층으로 되어 있으며, 기관점막은 거짓중층섬모원주상피와 탄력섬유를 많이 포함한 얇은 치밀결합조직으로 구성된다.

2) 기관지

사람의 호흡기를 이루고 있는 부분으로 기관에서 양쪽 폐로 갈라져서 폐의 입구까지 이르는 관을 말한다. 호흡된 공기를 폐로 보내는 통로의 역할을 한다.

(1) 1차 기관지(주기관지)

기관(trachea)이 제 5등뼈 높이에서 좌우 가지로 2분되는 것을 말하며, 이곳은 폐의 바깥부분이다.

기관에서 좌우로 갈라져 폐로 연결된 1쌍의 관으로 오른기관지와 왼기관지로 나뉜다. 기관이 좌우로 갈라지는 곳은 기관용골(carina of thrachea)이라 한다. 오른쪽 폐로 들어가는 오른기관지는 왼기관지보다 직경이 더 굵지만 길이는 약 3 cm 정도로 왼기관지(4 ~ 5 cm)보다 짧다. 그러므로 기관지 내로 이물질이 들어왔을 때 오른기관지 내로 들어갈 가능성이 크다.

(2) 2차 기관지(엽기관지)

1차 기관지가 폐 속으로 들어와 2차 기관지로 분지하며 오른쪽 1차 기관지는 3가지로, 왼쪽 1차 기관지는 2가지로 2차 기관지를 분지한다.

2차 기관지는 같은쪽의 폐엽수 만큼 분지된다.

(3) 3차 기관지(구역기관지)

폐 속에서 2차 기관지가 3차 기관지로 분리되며 좌우 모두 10개의 3차 기관지가 되며 폐구역수만큼 분리된다.

(4) 세기관지, 허파꽈리관, 허파꽈리주머니

3차 기관지가 거듭해서 다시 갈라지는 것으로, 나중에 종말세기관지를 형성하며 다시 여러 개의 호흡세기관지가 된다. 각각의 호흡세기관지는 여러 개의 허파꽈리관으로 되고 그 끝은 작고 얇은 벽으로 된 공기주머니인 허파꽈리가 모여 있다. 여러 개의 허파꽈리가 허파꽈리 주머니 속에 들어 있다.

3 폐의 구조와 기능

1) 폐

① 가슴막공간에 존재한다.

② 호흡기의 실질기관으로 가스교환(바깥호흡)이 이루어지는 기관이다.

③ 오른쪽 폐(600 g, 1,200 cc)가 왼쪽 폐(500 g, 1,000 cc)보다 더 크다.

2) 구조

① 허파꼭대기, 허파바닥, 갈비면(갈비뼈[rib])와, 가로막면(가로막과 접함), 세로칸(폐의 안쪽면)

② 오른허파: 3엽(위엽, 중간엽, 아래엽)

③ 왼허파: 2엽(위엽, 아래엽)

④ 왼, 오른허파는 각각 10개의 폐구역이 있다.

3) 호흡운동

① 들숨(흡식, inspiration): 외부의 공기를 허파꽈리로 들여 마시는 것이다.

② 날숨(호식, expiration): 가스교환이 끝난 허파꽈리내 공기를 밖으로 내보낸다.

③ 들숨은 바깥갈비사이근(외측간근, external intercostal M.) 등의 수축으로 주도되기 때문에 능동적 운동이다.

④ 날숨은 들숨을 위하여 수축되었던 근육들이 이완되는 과정으로 진행되기 때문에 수동적 운동이다.

4) 폐용적(volume)과 폐용량(capacity)

폐용적(Pulmonary volume)		*ml*
1회 환기량 (Tidal Volume)	1회 호흡주기 동안 폐로 들이 마시거나 내쉬는 공기의 양	500
예비흡기량 (Expiratory Reserve Volume)	정상 흡기 후 강제적으로 흡기한 공기의 양	3,000
예비날숨량 (Inspiratory Reserve Volume)	정상 날숨 후 강제적으로 날숨한 공기의 양	1,100
잔기량(Residual Volume)	강제 날숨 후에 폐에 남아 있는 공기의 양	1,200

폐용량(Pulmonary capacity)		*ml*
폐활량(Vital Capacity)	최대한 흡기한 다음에 최대한 날숨할 수 있는 공기의 양	4,600
기능적 잔기량 (Functional reserve capacity)	안정적인 호흡 동안 날숨한 다음에 폐에 남아 있는 공기의 양 (잔기량 + 날숨예비량)	2,300
총 폐활량 (Total Lung Capacity)	최대한 흡기한 다음에 폐에 있는 전체 공기의 양	5,800

4 폐기능 검사(Pulmonary Function Test)

호흡기계에 증상이 나타나기 전에 비정상적인 폐질환 소견이나 폐기능 이상의 정도와 양상을 알 수 있으며 폐합병증을 예방할 수 있는 진단 검사이며, 다음과 같은 목적으로도 시행되고 있다. 폐기능 검사중 간이적 폐기능 검사는 장소에 구애됨이 없이 비교적 가볍고 크기가 큰 호흡계(respimeter)를 이용하여 호흡수, 일회 호흡량, 분시 환기량을 간편하게 측정할 수 있는 비침습적인 검사법이다.

① 폐질환의 유무를 선별

② 수술 전 평가

③ 인공호흡기 적용 중단을 위한 대상자 상태 평가

④ 폐의 생리적 연구

⑤ 폐질환이나 치료효과의 진전을 증명

⑥ 운동이 폐의 생리에 미치는 효과 연구

1) 폐활량 측정(Spirometry)

폐활량 측정법: 최대 들숨으로부터 노력성 날숨법으로 유량과 폐용적을 측정하는 것이다. 모든 폐기능 검사법 중 가장 단순하고 기본적인 방법이다. 기도질환의 진단과 평가에 꼭 필요한 검사이다.

(1) 폐활량 측정법의 세 가지 기본 측정값

① FEV1(**후노력날숨폐활량**, Forced Expiratory Volume at [in] 1sec.)

최대 노력성 날숨을 시작한 후 1초간에 내쉰 기량을 지칭하며, 여기에는 노력에 영향을 받는 곡선의 초반부와 노력에 관계없이 중간부분도 이에 속하기 때문에 임상진단을 위하여 충분한 재현성이 있으며 예민한 지표이다. 폐쇄성 폐질환시 FEV1이 감소하여 실제로 이 수치가 여러 호흡기 질환의 장애 정도 및 장단기 예후에 상관관계가 있음이 연구 보고되었다.

② FVC(**강제폐활량**, Forced Viral Capacity)

③ FEV1 / FVC **총 용량 수준까지 숨을 들이마신 후에 강하고 신속하게 내쉬는 날숨량**

- 폐쇄를 표시하는 지표로 이용되며 정상인에서는 75 % 이상이다.
- 폐쇄성 폐질환: 감소
- 제한성 폐질환: 증가 혹은 정상
- 제한성 및 폐쇄성 폐질환 혼합형: 감소

a. 최대 노력성 날숨곡선(maximal-effort expiratory spirogram)

- 시간에 따른 날숨한 전체용적을 나타낸 곡선이다.
- 3 ~ 4초 후 편평해지는 것은 날숨할 수 있는 전체 공기의 용적(FVC)이 시간 내에 모두 배출된 뒤이기 때문이다.

- 이 용적의 약 80 %가 1초 내에 날숨되므로 FEV1/FVC비는 정상에서 70 ~ 80 % 이다.
- 6초간의 날숨 또는 고평부가 있어야 한다.
- extrapolated volume이 FVC의 5 % 또는 0.15리터 미만이거나 혹은 최대 날숨 유량 도달 시간이 120 ms 미만이다.

곡선의 설명

−곡선의 초반부: 노력의존부위(effort dependent)

중심성 대기도(central large airway) 폐쇄시 이상소견 보임.

기관(trachea)의 종양

대기도 협착

−곡선의 중간부: 노력과 관계없음(effort independent).

말초 소기도(peripheral small airway)질환 시 이상소견 보임.

폐활량 측정법에 의해서 폐 기능 이상은 폐쇄성패턴과 제한성 패턴의 두 가지 기본 패턴으로 구분된다.

b. 폐쇄성 패턴

- 기도협착으로 인한 유량과 FEV1 감소.
- 폐를 비우는데 오래 걸리기 때문에 폐활량 측정곡선이 6초 이상까지도 계속될 수 있다.
- FVC감소(폐쇄된 기도 내에 공기가 갇혀 있기 때문)
  - ※FEV1/FVC비의 감소(폐쇄성질환의 대표적인 참고치)
  - FEV1을 통해 중증도를 알 수 있다.

FEV1 예측치에 따른 중증도 분류	
예측치의 60 ~ 80 %	경증(mild)
40 ~ 60 %	중등증(moderate)
40 % 미만	중증(severe)
1 L 미만	호흡곤란에 의해 생활의 제한을 받음
0.5 L 미만	안정상태에서도 숨이 차고 호흡부전에 빠질 것이다.
2 L 이상	격렬한 활동을 제외하고는 기도질환에 의해서 호흡곤란을 느끼지 않는다.

c. 제한성 패턴

- VC 또는 FVC가 감소(폐의 완전한 팽창을 막기 때문에)
- 유량은 정상 또는 증가(섬유화된 폐가 날숨 압력의 증가를 일으키기 때문)
- FEV1의 절댓값은 감소하지만 FEV1/FVC비는 정상이거나 증가
- 이상적으로 제한성 질환을 확진하기 위해서는 TLC(Total lung capacity)를 측정해야 한다.

5 만성폐쇄성폐질환(COPD : chronic obstructive pulmonary disease)

1) 정의

만성폐쇄성폐질환이란 유해한 입자나 가스의 흡입에 의해 폐에 비정상적인 염증 반응이 일어나면서 이로 인해 점차 기류 제한이 진행되어 폐기능이 저하되고 호흡곤란을 유발하게 되는 호흡기 질환이다. 만성폐쇄성폐질환은 만성기관지염과 폐공기증(폐기종, emphysema)을 가리키며 보통 이 둘이 허파에 공존하여 숨길(airway)이 좁아지는 현상을 가리킨다. COPD(chronic obstructive pulmonary disease), COLD(chronic obstructive lung disease), COAD(chronic obstructive airway disease), CAL(chronic airflow limitation), CORD(chronic obstructive respiratory disease)로 부른다(그림 27-3).

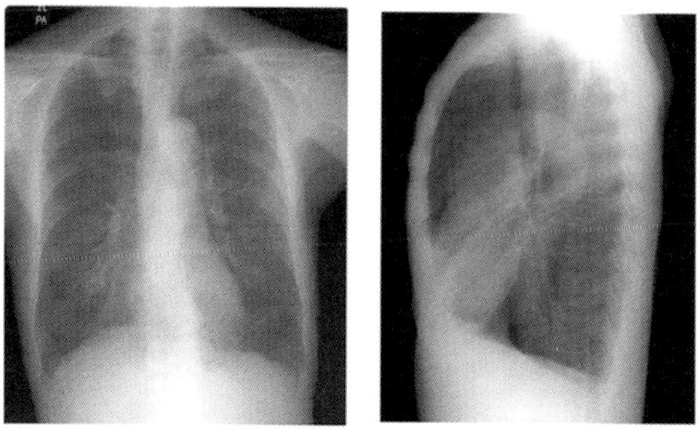

〈그림 27-3〉 만성폐쇄성폐질환

2) 만성폐쇄성폐질환의 종류

(1) 만성기관지염(simple chronic bronchitis)

만성적으로 가래(객담, sputum)를 동반하는 기침을 한다. 임상적으로는 기도점액의 분비가 증가하고 가래를 동반하는 기침이 1년에 3개월 이상 2년 연속적으로 나타난다.

(2) 만성폐쇄성기관지염(chronic obstructive bronchitis)

만성기관지염이 진행되어 단순한 가래 및 기침의 증상 외에 기도폐쇄증상이 동반되어 기도저항이 증가하고 심하면 저산소증, 고탄산가스결증 등을 동반할 수 있는 질환으로 폐기능검사상 폐쇄성 환기장애를 보인다. 초기에는 기관지 확장제 등에 의하여 기도폐쇄가 쉽게 호전되는 경우가 많다. 그러나 병이 계속 진행되면 비가역적 요소가 많아져 숨쉬기가 곤란하고(호흡부전), 심장에 무리가 오는 상태 등을 동반하게 된다.

(3) 천식성 기관지염(chronic asthmatic bronchitis)

천식성 발작을 만성 폐쇄성 기도질환에서 흔히 동반되는 증상이다. 천식이나 엄밀한 의미에서 가역성 기도폐쇄질환으로 비가역성 기도폐쇄질환인 만성폐쇄성 기관지염인 경우도 가역성 요소가 강한 심한 기도폐쇄가 발병할 때는 천식 발작과 감별하기 힘든 경우가 많다. 천식성 발작이 가라앉으면 만성기관지염의 증상만 보이는 가역성 요소가 상당히 많은 질환군이다.

(4) 폐공기종(emphysema)

병리적 검사로만 확진이 가능한 질환으로 종말세기관지(terminal bronchiole) 이하의 허파꽈리들이 비정상적으로 늘어나고 허파꽈리벽이 파괴되어 폐탄력성(elastic recoil pressure)이 감소하고 날숨성 기도폐쇄를 일으킨다.

(5) 만성폐쇄성폐질환(chronic obstructive pulmonary disease)

임상적으로는 만성기관지염과 폐공기종이 혼합되어 양자 간의 구분이 힘든 경우가 대부분으로 이들을 총칭하여 만성폐쇄성폐질환이라고 한다. 그러나 임상 증상 및 검사소견상 폐공기종이 우세한 경우와 만성기관지염이 우세한 경우로 나누어진다.

3) 약물 치료

COPD에서 약물요법은 주로 증상 혹은 합병증을 감소시키는 목적으로 사용되며, 약물요법 추천시에는 아래와 같은 일반원칙을 고려하여야 한다.

① 질환의 중증도에 따라 단계적으로 치료를 증가시킨다(기관지천식의 만성치료에서 적용되는 단계적 치료감소 접근법은 COPD에서는 적용되지 않는다).

② 현저한 부작용이 나타나거나 질환이 악화되지 않는 한 규칙적인 치료를 같은 단계에서 장기간 유지시키는 것이 필요하다.

③ 각 환자의 치료반응은 개인별로 매우 다양하므로 면밀히 감시하면서 자주 조절을 해주어야 한다.

(1) 기관지 확장제

① 흡입 기관지 확장제

a. 속효성 기관지 확장제 - 모든 COPD 환자에게 추천되며 호흡곤란이 있을 때마다 흡입한다.

b. 지속성 기관지 확장제 - 정규 치료제로 1초간 노력성 날숨폐활량(FEV1)이 80 % 미만인 중등증, 중증, 고도중증 환자에게 추천된다.

(2) 스테로이드 제제

① 흡입 스테로이드 제제 - 흡입 스테로이드제는 건강상태를 향상시키고 악화빈도를 감소시켜 주는 것으로 알려져 있으며 일부 환자에서는 흡입 스테로이드제를 중지하면 다시

악화되기도 한다.

② 혼합 스테로이드 제제(스테로이드 + 지속성 베타 항진제) – 흡입 스테로이드제와 지속성 베타 항진제(기관지 확장제)를 병용하면 각 약제의 단독 사용시보다 효과적이다.

③ 경구 스테로이드 제제 – 급성 악화시에 추천되며, 장기간 사용시 뼈엉성증(골다공증, ostcoporosis), 기회감염 등이 발생할 수 있으므로 반드시 의사의 지시대로 복용하도록 한다.

(3) 항생제

COPD가 감염에 의한 급성악화를 보일 경우, 가래의 양이 증가하고 화농성으로 악화되는 등 세균성 감염의 증거가 있는 경우에만 추천된다.

(4) 백신

① 인플루엔자 백신

COPD 환자에서 심각한 병증과 사망을 약 50 %까지 감소시킬 수 있는 것으로 알려져 있으며, 특히 고령의 COPD 환자들에게 효과적이다. 모든 COPD 환자들은 매년 가을에 한번씩 반드시 접종하도록 한다.

② 폐렴구균 백신

COPD 환자에서 폐렴구균 백신의 효과는 2/3정도 있는 것으로 알려져 있다. 65세 이전에 접종 받았다면 65세 이후에 한번 더 접종받으며(3년 이내 재접종은 금기이다), 65세 이후에 접종 받았다면 재접종할 필요는 없다.

(5) 점액용 제제

가래를 동반한 만성기침이 있는 경우 COPD 환자에게 고려할 수 있으며, 점액용해제 사용 후에 증상의 호전이 있다면 지속적으로 사용한다.

(6) 진해제

기침은 COPD의 성가신 증상이기는 하지만 중요한 방어역할을 하기 때문에 신중을 기하여 투여하며, 코데인은 호흡중추를 억제할 수 있으므로 반드시 의사의 처방을 받도록 한다.

4) 물리치료

(1) 호흡재활 치료

COPD의 호흡곤란은 운동능력저하, 상대적인 사회적 고립, 우울증, 근육약화, 체중감소 등을 유발하며 이런 문제들은 서로 복합적으로 연계되어 악순환의 고리를 연결한다. COPD에서의 호흡재활의 효과로는 운동능력의 향상, 건강과 관련된 삶의 질의 향상, COPD와 관련된 불안과 우울증의 감소, 재활치료의 효과가 치료 후에도 지속, 호흡곤란의 감소, 병원 입원횟수의 감소, 팔 근력과 기능의 향상을 볼 수 있으며, 궁극적으로는 생존율 증가를 도모하게 되며 호흡재활운동으로는 호흡운동, 걷기, 자전거 타기, 팔운동, 다리운동, 몸통운동 등이 있다.

① <u>호흡운동</u>

a. 휘파람 호흡법

휘파람 호흡법이란 날숨시 입술모양을 지갑과 같이 반쯤 닫힌 상태를 유지하며 천천히 숨을 내쉬는 방법으로 날숨시간을 연장하고 기도내 압력을 증가시켜 세기관지가 폐쇄되는 현상을 방지하고 더 많은 공기를 내쉬게 되어 호흡곤란의 증상을 감소시킨다.

b. 복식 호흡

ⓐ 충분히 편안하고 이완된 상태에 바닥이나 침대에 눕는다.

ⓑ 한 손은 배에, 다른 한 손은 가슴 윗부분에 놓는다.

ⓒ 코를 통하여 천천히 깊게 숨을 들이 마신다. 마치 뱃속에 공기를 채워 넣는 듯한 느낌으로 배근육에 있는 손은 앞으로 나와야 하고, 가슴에 있는 손은 움직이지 않아야 한다.

ⓓ 배에 힘을 주면서 천천히 숨을 내쉰다. 동시에 배에 있는 손은 부드럽게 안쪽, 위쪽으로 누른다.

ⓔ 한번에 3 ~ 4분씩 하루에 5 ~ 6회 연습한다. 누운 자세에서 익숙해지면 앉은자세, 서있는 자세에서도 연습한다.

c. 자세

호흡곤란을 감소시킬 수 있는 자세로는 가슴을 앞쪽으로 살짝 기대는 것이다. 이는 가로막에 가해지는 압력을 감소시켜 더 편안하게 느낄 수 있다.

6 만성 제한성 폐질환

1) 정의

폐 자체나 폐 밖의 외폐성 제한으로 폐를 충분히 팽창시킬 수 없는 폐의 무능 상태로, 1회 호흡량(TV), 흡기 용적, 폐활량, 총폐활량이 감소하고, 호흡수가 증가(빈호흡)하며, 깊은 들숨이 극도로 어려워진다.

2) 제한성 폐질환의 원인

(1) 외폐성 제한

① 가슴막 질환

② 가슴벽 손상이나 경직

a. 외상, 갈비뼈골절, 폐 수술, 심장수술에 의한 이차적 가슴통증

b. 구조적 기형(경피증, 오목가슴)

c. 자세 기형[척주옆굽음증(척주측만증, scoliosis), 척주뒤굽음증(척주후만증, kyphosis), 강직성 척추염]

③ 호흡근의 약화

a. 신경근의 질환이나 기능 장애(근이영양증, 앞뿔세포 병변, 파킨슨씨 병)

b. 중추신경계의 억제(CNS depression), 외상

④ 비만이나 복수로 인한 가로막의 활동 제약

(2) 폐 자체의 제한

① 폐 실질 조직과 가슴막의 질환

a. 종양

b. 사이질 조직(간질조직, interstitial tissue)의 섬유화 : 규산증, 석면증, 폐렴, 사르코이드증, 폐결핵

c. 수기폐(폐확장무전, atelectasis) 부전증

d. 가슴막삼출증

② 심혈관계 질환

a. 폐부종

b. 폐색전증

c. 심장질환

③ 폐의 비정상적인 발육 : 유리체막(초자체막, vitreous membrane) 질환 등

④ 노화

3) 만성제한성폐질환

(1) 가슴절개술 후

폐와 심장질환으로 외과적 수술을 요하는 환자들은 제한성 폐합병증이 발생할 위험이 높고(예: 무기폐, 폐렴), 폐 합병증 외에 자세 변형이 일어날 소지도 있으므로 수술 전후 가슴물리치료 프로그램을 세밀히 세워 수술 이후 합병증을 최소화시키고 환자의 정상기능 회복을 도와야 한다.

① 폐 수술

a. 수술 대상

악성과 양성 종양, 폐농양, 기관지 확장증, 결핵, 가슴막 질환

b. 수술 종류

폐엽 절제술, 폐 절제술, 폐구역 절제술, 가슴막 절제술

② 심장 수술

a. 수술 대상

관상동맥질환, 심장판막 결손 및 판막협착증, 동맥류, 선천성 심장기형, 심장박동기가 필요한 부정맥

b. 수술 종류

- 대동맥: 관상동맥의 우회로 수술은 심장절개술의 50 %를 차지한다.
- 승모판, 대동맥판, 삼첨판의 대처술

- 심방 및 심실사이막 결손 및 동맥관 열림증의 재건술
- 연결부 전개술
- 동맥류 절제술
- 심장박동기 이식술

③ 치료목표와 치료계획

a. 수술전 치료 목표 및 치료 계획

- 치료 전 환자 상태 확인
- 심박동수, 호흡수, 호흡음, 가래, 가슴림프관의 배액상태, 가래색깔, 지남력 평가

b. 수술 후 치료 목표 및 치료 계획

- 수술에 따른 동통감소와 이완 증진
- 반쯤 기댄 자세로 절개부 자극 완화

(2) 폐렴

① 폐렴의 분류

a. 해부학적 위치에 따른 분류

- 기관지 폐렴
- 급성 염증 폐렴
- 폐분절 폐렴

b. 원인균에 따른 분류

- 바이러스 폐렴
- 박테리아성 폐렴

② 치료목표와 치료계획

a. 치료목표

- 감염을 통제한다.
- 환기를 유지 또는 향상시킨다.
- 폐병변과 통증 감소, 그리고 가래를 동반한 기침 발생시 분비물을 이동, 제거시킨다.

b. 치료계획

- 적정한 약물요법: 항생제의 사용
- 침범부위에 국한된 심호흡 운동
- 침범부위에 타진과 진동을 사용한 체위배담법을 적용한다.

(3) 수기폐(atelectasis)

① 임상적 양상의 요약

a. 붕괴된 폐 영역에서는 호흡음이 없다.

b. 빈호흡, 청색증이 나타난다.

c. 침범된 부위의 가슴 가동성이 저하된다.

d. 수기폐는 가슴수술에 삽관이나 빈약한 기침으로 분비물이 자주 축적되는 환자에게서 발생하기 쉽다.

7 급성 폐질환

1) 정의

일차적으로 가스교환을 제한하는 흔한 급성 폐질환들은 무기폐, 폐렴, 그리고 폐부종을 포함한다. 이러한 질환들이 3가지 다른 형태로 나타나지만 결과적으로는 똑같은 생리적 결과로 나타난다.

무기폐는 폐내에서 허파꽈리의 함몰을 유발하는 부피의 상실로 정의된다.

폐렴은 허파꽈리성 폐렴, 기관지 폐렴, 사이질성 폐렴으로 분류되고 3가지 모두 염증 반응을 나타내며, 부종, 삼출액의 존재 그리고 궁극적으로 경화로써 특징지어진다. 몇몇 사례에서는 혈액에 세균이 감염되어 혈관을 통해 폐에 전달되어 감염됨으로써 호흡곤란 증후군이 나타나기도 한다.

폐부종은 혈장 삼투압과 모세 혈관압 사이의 균형이 유지되지 못함으로 생기는 장애로서 모세혈관으로부터 폐의 공기공간(air space)으로의 삼출액을 형성하게 된다. 이런 모세혈관

삼출액은 흔히 표면활성물질로 규정될 수 있는 허파꽈리의 표면장력보다 높은 장력을 유발함으로써, 허파꽈리 함몰과 폐의 용적감소를 유발한다.

이러한 급성 폐질환의 질병 과정들은 각각 허파꽈리 공간을 채우거나 함몰시킴으로써 호흡시 환기요소를 저하시킨다. 비록 폐순환이 혈관 수축과 환기가 되지 않는 공기공간들로부터 혈액순환을 통하여 부조화를 보상하고자 시도다리만 관계된 공기공간의 양에 비례하여 동맥 혈액의 산소가 부족하여 부과적으로 호흡수가 함께 증가하게 된다(그림 27-4).

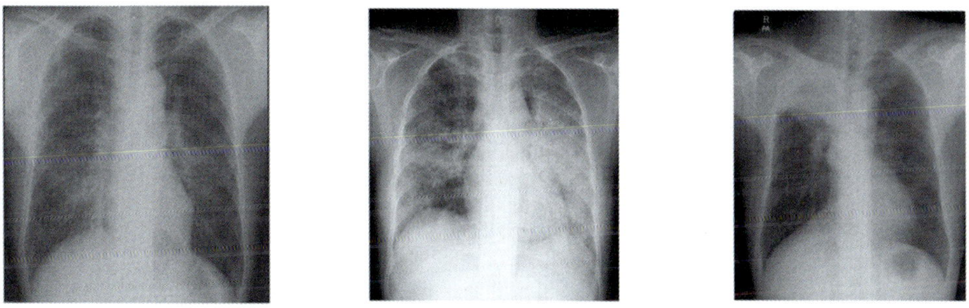

〈그림 27-4〉 급성 폐질환

2) 급성 폐질환의 분류

(1) 세균성 폐렴

① 대엽성 폐렴

평소에 호흡기질환이 없었던 청장년에게 발병하는 수가 많고 증세가 급격하게 나타나는 것이 특징이다.

먼저 호흡기에 가벼운 증세가 나타나는데 이어서 갑작스런 한기와 고열을 보이고 다시 가슴의 동통과 심한 기침이 난다. 이에 따라 호흡이 얕고 가빠지면서 때로는 호흡이 곤란해 신음소리를 내기도 한다. 열은 38 ~ 40 ℃에 이르고 심한 경우에는 혼동상태도 온다. 기침이 진정되면 고름같이 진득한 가래가 나오기 시작한다. 이 가래는 차츰 피와 같은 빛깔에서 대엽성 폐렴 특유의 금속이 녹빛깔로 변화한다. 발열은 발병 후 5 ~ 7일 안에 급속도로 떨어지고 이어서 한 이틀 사이에 평열로 되돌아간다. 이 무렵이면 전신상태도 회복되고 병은 회복세로 돌아선다. 단 체온이 급속하게 떨어질 때 심장이 약해져 있으면 생명에 위험이 올 가능성이 있으므로 충분한 주위가 필요하다.

② 소엽성 폐렴

발열, 숨참, 기침, 끈적끈적한 가래 등의 증세는 대엽성 폐렴과 공통되지만, 발병 과정이 느긋해서 기관지염이나 인플루엔자, 홍역 등에서 어느 사이엔가 폐렴이 되어버리는 사례가 많다. 예를 들면 열은 38 ℃ 정도가 일반적이고 가래의 색깔도 녹색보다 밝은 성홍색이다. 고령이나 어린이의 경우에는 호전과 악화를 거듭하는 동안에 몸이 쇠약해져서 병세가 급작스럽게 악화되는 수가 있으므로 주의할 필요가 있다.

(2) 원발성 비전형적 폐렴

① 바이러스성 폐렴(Viral pneumonia)

두통, 발열, 근육통, 권태감 등이 주된 증세로 기침, 가래 등의 호흡기 증세는 드물고 있다 해도 세균성 폐렴만큼 중증이 되지도 않는다. 단 인플루엔자 바이러스에 의한 폐렴은 경증인 경우에는 1 ~ 2주일에 치유되나, 중증인 경우에는 높은 열, 청색증, 호흡곤란 등을 일으켜 2 ~ 3주나 앓는 일도 있고, 나아가 전격성 폐렴으로 이행하면 사망률이 10 ~ 15 %에 이르는 수도 있으므로 조심해야 한다.

형태와 중증도는 연령, 성별, 계절, 밀집현상(crowding) 등의 여러 요인에 의해 결정된다. 남자아이에서 조금 더 흔하며, 2 ~ 3세 사이에 절정을 이룬다. 주로 RSV, parainfluenza virus, adenovirus, enterovirus 등에 의하며 드물게 rhinovirua inflrenza virus, herpes simplex virus도 관여한다.

② 폐렴구균성 폐렴(pneumococcal pneumonia)

소아의 세균성 폐렴의 90 %를 차지한다. 치료를 안하면 7일경 임상적 위기가 있고 이후 1 ~ 3주에 걸쳐 분해기(resolution)와 재팽창(reexpansion)을 한다. 항생제를 처음 며칠 안에 시작하면 진행을 막을 수 있다. 일반적으로 대엽성 폐렴(lobar pneumonia)으로 나타나나 영아나 유아의 경우 기관지를 따라 광범위 반점침입(patchy infiltration)으로 나타날 수 있다.

③ 연쇄상구균성 폐렴(streptococcal pneumonia)

피질(exanthem)이나 유행 인플루엔자 같은 바이러스성 질환이 있을 때 잘 생기며, 3 ~ 5세의 소아에서 더 자주 발생하고 영아에서는 아주 드물다.

④ 포도상구균성 폐렴(staphylococcal pneumonia)

영아에 많으며, 심하고 빨리 진행하므로 조기에 진단하고 적절히 치료하지 못하면 높은 사망률을 나타낸다.

⑤ 인플루엔자성 폐렴(H. influenzae pneumonia)

거의 대부분에서 비인두염이 선행하며, 겨울과 봄에 호발하고 남자에게서 호발한다.

⑥ Klebsiella 폐렴(Klebsiella pneumoniae pneumonia)

대개 전신쇠약 또는 면역 결핍환자에서 폐렴을 일으키며, 만성 기관지 확장증, 인플루엔자 결핵에 이차감염을 일으키는 경우가 많다. 또한 낭성섬유증(cystic fibrosis), 호흡기의 열손상시 감염을 일으키는 주 원인균이다. 1차 감염은 드물고 보육원에서 유행성 감염을 일으키거나 신생아에서 산발적 간염을 일으킨다. 병원성 감염(pathogenicity infection)은 보육 기기나 가습기가 오염됨으로써 발생하다.

⑦ 녹농균 폐렴(pseudomonas aeruginosa pneumonia)

1차 감염보다는 주로 낭성 섬유증(cystic fibrosis)나 악성질환 등 만성 전신쇠약질환을 가진 환자, 면역기능이상이 있는 환자, 오랫동안 항생제를 쓰고 있는 환자, 열손상후 오염된 병원기기에 노출된 미숙아 같은 경우에 2차 감염을 일으키며 심한 진행성의 괴사성 기관지폐렴으로 발현한다. 세프타지딤(ceftazidime)과 아미노글리코시드(aminoglycoside)의 병합요법이 가장 효과적이다.

⑧ 미코플라즈마 폐렴(mycoplasma pneumonia)

학동기와 청소년에 흔하며, 10 ~ 15세에 가장 많이 발생한다.

⑨ 폐포사충 폐렴(pneumocystis carinii pneumonia)

면역결핍(immunosuppressed), 만성쇠약상태, 미숙아(prematurity), 중증 신생아질환과 관련이 있으며, 주로 기도의 주변부를 침범한다. 악성 질환에 대한 치료가 발달하고 환자의 생존기간이 연장됨에 따라 이 질환의 발생빈도가 증가하고 있다.

⑩ 흡인성 폐렴(aspiration pneumonia): 음식 및 구도물의 흡입

기관식도누공(tracheoesophageal fistula), 십이지장 폐색증(duodenal obstruction), 허약한 전신쇠약 신생아나 어린이, 가족성 자율신경 조화운동불능증(familial dysautonomia)이 있는 환자, 의식장애가 있는 환자에게서 주로 흡입이 일어난다. 염산은 폐손상의

중요한 인자이다. 증상은 짧은 잠복기후 나타나는데 90 % 이상이 1시간 이내에, 대부분은 2시간 이내에 열, 빈호흡, 기침이 나타나고, 무호흡이나 쇼크(shock)가 나타날 수도 있다.

8 폐쇄성 폐질환과 제한성 폐질환 비교

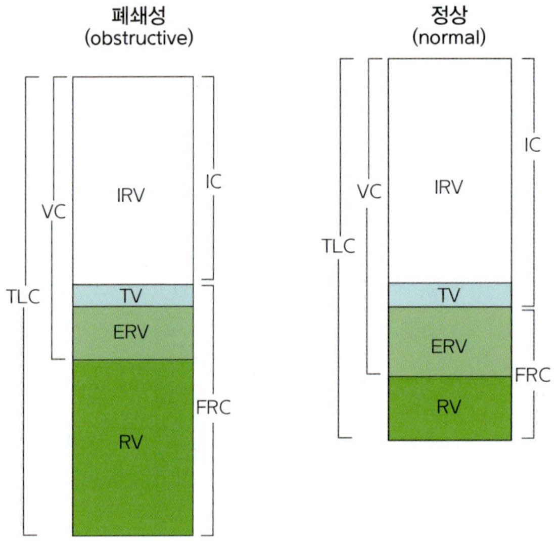

ERV: 날숨예비용적(expiratory reserve volume)
FRC: 기능잔기용량(functional residual capacity)
IC: 들숨용량(inspiratory capacity)
IRV: 들숨예비용적(inspiratory reserve volume)
RV: 남은공기용적(residual volume)
TLC: 총폐활량(total lung capacity)
TV: 1회흡용적(tidal volume)

9 체위 배담법(postural drainage)

1) 정의

체위배담은 환자의 자세를 다양하게 변경시켜서 폐엽에 형성된 분비물을 중력으로 신체 중심부 기도로 점액의 흐름을 이동시킴으로써 분비물을 효율적으로 제거시키는 기법으로 환자의 자세는 기관지가지의 해부학적 위치에 기초한 폐의 특정 부위로부터 더 큰 기도로 가래를 유도한 후에 기침이나 흡인술로 배출한다. 체위배담법에서는 점액을 침범된 세기관지에서 보다 큰 기관지와 기관으로 일단 이동시킨 후 진동이나 압박, 수의적 기침으로 분비물을 제거하는 기법들이 포함한다.

2) 목적

폐합병증의 위험이 있는 환자에게 분비물의 축적을 예방하기 위함이다.

- 만성기관지염과 낭포성 섬유증과 같이 점액의 과도한 증가와 관련된 폐질환 환자
- 장기간의 침상생활 환자
- 전신 마취하에 수술 후 심호흡과 기침을 제한하는 절개부위의 통증을 갖고 있는 환자
- 어느 정도 안정되었지만 아직 인공호흡기를 사용하고 있는 환자

3) 체위 배담의 금기증

① 심한 객혈(severe hemoptysis)

- 가래에 다량의 피가 섞여 있을 때 가볍게 피기 섞인 가래와는 다르다.

② 치료되지 않은 폐질환

- 중증의 폐부종(severe pulmonary edema)
- 울혈성 심부전증(congestive heart failure)
- 광범위한 가슴막삼출증(pleural effusion)
- 폐색전증(pulmonary embolism)
- 공기가슴증(기흉, pneumothorax)

③ 심혈관계의 불안정성

- 심부정맥(cardiac arrhythmia)
- 중증의 고혈압, 저혈압
- 최근의 심근경색증(resent myocardial infarction)

④ 최근의 신경외과 수술 경력자

환자의 머리를 아래로 낮추는 자세는 뇌압(ICP)을 증가시킬 수 있다.

4) 체위 배담 기법

분비물의 흐름에 대한 중력의 효과를 극대화시키기 위해 요구되는 환자의 자세변경, 심호흡법, 기침하기 이외에도 부수적인 도수기법들의 결합이 요구되며, 타진법, 진동법, 흔들기, 갈비뼈 반동법 등의 도수기법들은 폐의 분비물을 효과적으로 제거한다.

(1) 타진법(Percution)

타진은 폐에서 점액성과 부착성 점액을 역학적으로 분리 및 이동시키는데 이용하며, 배출하려는 폐분절 위에 손을 컵모양으로 올려놓고 두드리는 것이다. 치료사의 손으로 환자의 가슴벽을 율동적으로 번갈아가며 두드린다. 이때 치료사는 어깨와 팔, 손목에 힘을 뺀 채 두드리도록 한다. 이러한 도수타진법 대신 기계적 타진방법도 선택할 수 있다.

(2) 진동법(Vibration)

이 기법은 체위배담시 타진과 함께 사용하며 보다 큰 기도로 분비물을 이동시키기 위해 환자의 심호흡시 날숨 중에서만 적용하고 진동은 양손을 가슴벽에 올려놓고 환자가 숨을 내쉴 때에 가슴을 부드럽게 누르면서 빠르게 압박하고 압박은 흉곽이 움직이는 방향과 같은 방향으로 적용시킨다.

(3) 흔들기(Shaking)

흔들기는 환자의 날숨시 가슴벽에 치료사의 손으로 폭넓게 적용하는 간헐적 진동의 강한 형태로 치료사의 양손바닥으로 환자의 가슴 피부를 감싸 쥔 뒤에 압박과 이완을 동시에 가한다. 가슴벽에 보다 큰 압력으로 강한 진동을 줄 수 있는 갈비뼈 반동법(rib springing)도 여기에 속한다.

[참고문헌]

구봉오 외. 고유수용성 신경근 촉진법. 도서출판 대학서림. 2009.

강순희 외. 오설리반 & 슈미츠의 질환별 물리치료. 개정 3판. 영문출판사. 2001.

강순희 등 오설리반 & 슈미츠 질환별 물리치료 개정 4판. 영문출판사. 2007.

강세윤 외. 근력 및 감각검사. 영문출판사. 2001.

강용규. 케어 개론. 창지사. 2006.

김근조 외. 오설리반 & 슈미츠의 질환별 물리치료 개정4판, 영문 출판사. 2007.

김상범, 곽 현, 손성근 등. 아급성 척수손상 환자에서 risedronate가 골 대사에 미치는 영향. 대한골대사학회지. 12(1); 2005.

김순희 등 신경계 및 심폐계 질환별 물리치료(Ⅱ). 도서출판 하늘뜨락. 2007.

김옥숙 외. 응급환자관리. 정담미디어. 2009.

김종만 역. 신경과학. 정담미디어. 2009.

김진수 외. 신경 국소 진단학. 과학서적센타. 1990

김종만 역. 신경과학. 정담미디어. 2009.

김진호 외. 재활의학. 군자출판사. 1999.

김진호, 한태륜. 재활의학. 군자출판사. 2002.

김종만. 임상신경학. 정담미디어. 2003.

김인숙. 질환별 물리치료(평가, 치료, 기록). 현문사. 1994.

김순희 등. 신경계 및 심폐계 질환별 물리치료(Ⅱ). 도서출판 하늘뜨락. 2007.

나승용, 서정환, 고명환 등. 척수손상 환자의 기능 평가: 척수 독립성 지수. 대한재활의학회지. 24(5), 2000.

노민희 외. 해부학. 정담미디어. 2009.

대한신경외과학 외 신경외과학 개정3판. 2005.

대한신경과학회. 신경학. 군자출판사. 2007.

대한정형외과학회. 정형외과학 제3판. 1990.

민경옥 외. 질환별물리치료(Ⅰ, Ⅱ). 대학서림. 1997

민경옥 외. 신경계 및 심폐계 질환별 물리치료. 2007

민현숙. 치매노인을 위한 그룹 홈 활성화 방안에 관한 연구. 박사학위논문. 단국대학교 행정법무대학원. 2005.

박기영, 박창일, 윤태식. 척수손상 환자에서 이소성 골화증의 진단 및 발생위험인자. 대한재활의학지. 17(3);375, 1993.

박지환 외. 질환별물리치료. 현문사. 2009.
박지환 외. 신경계질환별물리치료. 현문사. 2009
박지환 외. (신용어)물리치료 의학용어. 도서출판 대학서림. 1997.
박경아 등. 의학신경해부학. 도서출판 고려의학. 1996.
박창일 외. 재활의학. 도서출판 한미의학. 2008.
박창일, 문재호. 재활의학. 한미출판사, 2007.
변창제. 2004년 장애인 등록 현황. 보건복지부 장애인 정책과. 2004.
손현주 역. 보이타 원리. 도서출판 대학서림. 2000.
송계용 외. 핵심 병리학. 고려의학. 1998.
신경계통의 질환 - 희귀난치성질환헬프라인. 국립보건연구원. 질병관리본부.
안소윤 역. 뇌성마비의 평가와 물리치료. 도서출판 대학서림. 1993.
오설리반과 슈미츠. 질환별 물리치료. 영문출판사, 2007.
오정희. 재활의학. 대학서림. 2002.
용준환 등. 해부생리학. 도서출판 정담. 1998.
윤범철 외 8인. 신경계질환별물리치료. 현문사. 2003.
이문환 외 옮김. LIPPERT의 임상운동학 개정4판. 영문출판사. 2008.
이재학 외. 측정 및 평가. 대학서림. 1998.
이충휘. 물리치료학. 도서출판 정담. 1999.
이한기 외. 기초 병리학. 수문사. 2008.
이한기 등. 임상신경해부학. 현문사. 2009.
임길병, 박창일, 박은숙. 척수손상 환자에서 자율신경 반사부전의 일반적 특징. 대한재활의학지. 19(3), 1995.
전세일. 재활치료학. 계축문화사. 1998.
정호중, 김기한, 심영주. 허혈성 뇌졸중에서 기립성 저혈압 회복의 저해인자. 대한재활의학지. 32(3), 2008.
조명제 외. 치매노인 유병률 조사. 보건복지가족부. 2008.
조유향. 치매노인케어론. 집문당. 2006.
통계청. 장애인구추계. 2006.
한국재활간호학회. 뇌졸중 환자의 재활과 건강관리. 2003.
Bell R, Rankin J, et al.. Down syndrome: occurrence and outcome in the morth of England, 1985-1999.

Denis F. The three column spine and its significance in the classification of acute spinal injuries. 8;817-831, 1983.

Donald A. Neumann. 근골격계의 기능해부 및 운동학. 정담미디어. 2004.

Elaine N. Marieb. 핵심 인체 구조와 기능. 계축문화사. 2005.

Frank H. Netter. The CIBA Collection of Medical Illustrations. CIBA-GEIGY Corporation. 2000.

Goh S, Bottrell CL, Aiken AH, Dillon WP, Wu YW. Presyrinx in children with Chiarimalformations. Neurology, 71(5), 351-6. 2008.

Gunnar Wiedenbauer, Petra Jansen-Osmann. Spatial Knowledge of children with spina bifida in a virtual large-scale space. Brain and Cognition, 2006;(62): 120-127.

Laurie LK. Neuroscience Fundamentals for Rehabilitation 3rd ed. Elsevier, 2008.

Manter, Gatz. Essentials of Clinical Neuroanatomy and Neurophysiology 9th ed. F.A. Davis, 2000.

McGrath MC, Tayles N. Anatomical observations related to radiological findings in spina bifida occulta of the lumbosacral spine. Journal of Osteopathic Medicine, 2004;7(2):70-78.

Michelle HC, Linda GM. Physical rehabilitation. Elsevier Saunders, 2007.

Paediatric and Perinatal Epidemiology, 2003; 17(1), 33-39.

Park YS, Kim DS, Shim KW, Kim JH, Choi JU. Factors contributing improvement of syringomyelia and surgical outcome in type I Chiari malformation. Childs Nerv Syst, 25(4), 453-9, 2009.

Peter Duus. Topical Diagnosis in NEUROLOGY. Thieme, 1987.

Sports Medicine Essentials. THOMSON delmar learning. 2001.

Suzanne "Tink" Martin, Mary Kessler. Neurologic interventions for physical therapy. second edition. Elsevier Saunders, 2007.

찾아보기

ㄱ

가벼운 촉각검사 240
가슴신경 27
가역성 허혈성 신경증상 48
가역적 치매 183
가지돌기 22
간대성 경련 66
간이정신상태검사 73
간질발작 119
갈베스톤 지남력 및 기억상실증 검사 148
갈퀴손 374
감각검사 31
감각성 언어상실증 55
감각장애 53
감정변화 53
강직 65, 158, 162
객혈 499
거대다상운동전위 278
거미막 24
거미막밑공간 24
거울운동 414
거짓곰지락운동 294
겉질밑 치매 187, 190
겉질성 치매 190
겨드랑신경 355
겨드랑이 걸치기 반응 118
겹모임 292
경막하 출혈 49
경직 65, 220
경직성 방광 223
경직형 양하지 마비 91
경직형 팔다리마비 91
경직형 편마비 91
경직형 91
경질막 23
계단상 보행 392
고실끈신경 403
고유수용성 신경근 촉진법 80, 84
고유신경성 신경근촉진치료법 83
고환올림근 반사 243
곰지락형 93
공동운동패턴 66
과운동형 107
관념운동행위상실증 57
관념행위상실증 57
관상동맥 462
관자엽 38
관절가동범위 29
교감신경 28
교수형 골절 211
교차성 폄반사 1 111
교차성 폄반사 2 111
교통성 물뇌증 442
구성행위상실증 57
구축 233
국소 뇌손상 143
국소감각불인지 61
국소감각소실 61
굴심방결절 461
굽힘근 도피반사 111
궁둥신경 391
균형 30
극성 뇌손상 143
근긴장도 30
근력 30
근섬유다발수축 283
근위축성 가쪽 경화증 271
근육긴장저하증 293
근전도 검사 340
근전도 34
근전도검사법 309
글래스고우 결과척도 149
글래스고우 혼수척도 29, 74, 142, 147
기관 481
기관지 481
기능적 독립지수 246
기능적 독립측정 71
기능적 잔기량 483
기능적자기공명영상 34
기립성 저혈압 52, 237
기억력 28
Guillain-Barre 증후군 426
긴가슴신경 353
긴장성 목반사 112
긴장성 미로반사 112
긴장없음증 293
깊은정맥혈전증 238
깊은종아리신경 393
깊은힘줄반사 65, 67, 242
꼬리신경 27
끝뇌 21

ㄴ

날개어깨뼈 354
날숨 482
날숨중추 154
낭상 척추갈림증 441
넙다리신경 385
노신경 357
뇌 21
뇌거미막밑 출혈 49, 52
뇌경색 46
뇌내출혈 49
뇌바닥동맥 25, 41
뇌부종 144
뇌성마비 88
뇌신경 25
뇌실막세포 22
뇌좌상 143
뇌줄기 38
뇌줄기정맥 25
뇌척수막 23
뇌출혈 46
뇌파검사 34
뇌혈관 장애 42
뇌혈종 144
눈깜빡 반사 164
눈꺼풀처짐증 292
눈떨림 432
눈모음반사 291
눌어증 55

ㄷ

다리뇌 24, 36, 38, 154
다리뇌출혈 51
다발성 경화증 312
다발성 뇌경색성 치매 187
다우증후군 449
단지마비 93
딩김반응 115
내뇌 24, 36, 37
대뇌동맥고리 42
대뇌정맥 25
도파민 159
Doppler원리 34
동공반사 291
동맥경화증 46
동정맥 기형 52
두점분별각 31
둔한온도감각 61
둔한진동각 62
둔한촉각 61
뒤교통동맥 40, 41
뒤뇌 21
뒤대뇌동맥 41
뒤척수증후군 217
뒤통수엽 38
들숨 482
들숨중추 154
딴곳 뼈되기 238

ㄹ

라쿠나 47
라파포트 장애등급척도 149
란다우 반응 117
란초로스 아미고스 인지수 150
레이노병 464
롬베르그징후 293
루드의 치료법 83, 84
루이체 치내 188
림프관염 469
림프부종 470
림프선병증 468
림프종 469

ㅁ

마루엽 38
마름뇌 21
마리-포아반사 68
만성기관지염 487
만성폐쇄성기관지염 487
만성폐쇄성폐질환 486, 488
말이집 329
말이집탈락 312
말총증후군 218
망울해면체 반사 243
메이어 징후 68
목신경 27
목징위반사 113
목정위반응 97
무긴장성 방광 222
무도병 454
무동증 162
무력아 268
무시 53
무정위형 100
물뇌증 307, 442
물척수증 302

미로정위반사 113
미막밑 출혈 44
미세동맥류 49
미세아교세포 22
밀기반사 97

ㅂ
바깥목동맥 41
바깥호흡 477
바닥핵 24, 159
바빈스키 반사 68, 242
바빈스키 반응 91
반맹증 75
반복신경자극검사 34
반사 30
반사항진 65
발목굴증후군 398
발바닥근반사 68
발살바 기법 224
발작 53
발처짐 392, 394
발한 검사 341
방광기능장애 220
방사성동위원소뇌수조조영술 35
방실결절 461
방실다발 461
백색질 24, 27
버거병 464
버그균형척도 75
베르드니히-호프만병 268
별아교세포 22
병적반사 65, 67
보이타 측방전위반응 114
보이타치료법 83, 84
복합부위 통증 증후군 54
부교감신경 28
부정맥 475
Brown-Sequard 증후군 211
브라운-시쿼드 증후군 216
브룬스트롬 64
브룬스트롬의 치료법 85
비가역적 치매 183
뼈엉성증 235

ㅅ
사시 292
사이뇌 21, 24, 36, 38
사지마비 215
산소결핍증 89
삼지마비 94
상반운동반복수행장애 432
색전 47
색전성 뇌졸중 46
색전증 46
샤르코 마리에 투스병 437
섬유자발전위 278
세균성 폐렴 495
세기관지 482
소뇌 36, 38
소뇌숨뇌수조 304
소뇌정맥 25
소뇌조화운동불능증 430
소뇌출혈 52
속목동맥 25, 39
속호 479
손목굴증후군 368
수기폐 494
수리력 28
수막척수탈출증 441
수막탈출증 441
수면다원검사 34
수정된 바델지수 71, 246
수정된 프렝켈 척도 244
순수실독 56
숨뇌 21, 36, 38, 154
숨뇌구멍증 302
Schwann 세포 329
시각상실 292
시각적 관찰 29
시각정위반사 114
시덴함무도병 455, 456
시상 24, 38
시상밑부 24
시상상부 24
시상출혈 50
시상하부 24, 38
시야결손 57, 74
신경발달학적 치료(NDT) 79, 123
신경발달학적 치료법 83, 85
신경병관절병증 297
신경뿌리 이탈 218
신경세포 22
신경세포체 22
신경아교세포 22
신경자극 검사 341
신경전도속도 검사 340
신경절단 333

신경집 329
신경집세포 22
신경차단 331
신경판 20
신장반사 91
실조형 104
심근경색증 475
심부 통각 32
심부전 475
심장신경증 476
심장주기 462
심전도 462
심흉곽지수 460

ㅇ

아가일로버트슨동공 291
아르놀드-키아리 기형 307
ASIA 장애 척도(ASIS impairment scale) 245
안면마비 63
안정 진전 158
안정진전 161
알쯔하이머병 183
앞교통동맥 40, 41
앞뇌 21
앞대뇌동맥 40
앞척수증후군 217
야뇨증 307
양서류반응 114
양성 지지반응 112
양성극파 278
양성자방사단층촬영술 35
양측마비 94
얕은종아리신경 394
opponens 부목 352, 369
언어 28
언어상실증 55
얼굴신경 400
엉지삼각 보존 217
엉지신경 27
air-plane 부목 349
역행변성 338
연관형 강직 65
연접횡단 변성 338
연질막 24
연하장애 53
연합반응 112
연합운동 67, 411
열공성 뇌졸중 47
예비날숨량 483
예비흡기량 483
오펜하임 반사 242
온도 감각 32
온도감각과민 61
온도감각소실 61
온종아리신경 393
왈러 변성 337
외배엽 20
외상 후 기억상실증 147
외상성 뇌손상 141
요로돌증 236
욕창 232
운동 완서 158, 162
운동감각 32
운동거리조절이상 432
운동불능증 52
운동불능 행위상실증 57
운동성 언어상실증 55
운동실조 52
운동장애 52
운동조화운동불능 290
운동평가척도 68
웨이터 팁 자세 348
웬텐버그반사 67
위성세포 22
위운동신경세포 반사 242
위팔신경얼기 346
유발전위검사 34
음성 지지반응 113
의도 떨림 432
의식 28
이마관자엽 치매 188
이마엽 치매 188
이마엽 37
Erb 마비 346
이완성 방광 223
이완성마비 65
이완형 105
2점 식별 62
2점동시자극식별 63
인식불능증 192
인지불능증 56
인지장애 73
일과성 뇌허혈발작증 47
일상생활동작 71
1회 환기량 483
입돌출반사 67
입체감각장애 62
입체인지 31, 62

입체인지불능 62

ㅈ

자기공명분광경검사 34
자기공명영상 33, 308
자기공명혈관조영술 34
자동성 방광 223
자세 32
자신경 372
자율성 반사부전 235
자율성 방광 223
자율신경계 28
잔기량 483
잠재 척추갈림증 441
전략적 뇌경색성 치매 187
전방전위증 211
전산화단층촬영 309
전실어 55
접는칼반응 65
정강신경 396
정위반응 97
정중신경 363
제퍼슨 골절 211
제한성 폐질환 491
조가비핵 출혈 49
조음장애 432
조화운동불능보행 293
조화운동불등형 93
주름 검사 342
중간뇌 21, 24, 36, 38
중간대뇌동맥 40, 41
중심척수증후군 217
지각과민 283
지남력 28
지속흡입중추 154
지식 28
진동 감각 32
진동각소실 62
진동법 500
진행성 근위축증 266
진행성 척수근위축증 269
진행성운동조화운동불능 290
집단운동패턴 65

ㅊ

착의행위상실증 57
창백핵 159
척수 독립성 지수 246
척수 쇼크 219
척수 21, 207
척수구멍증 302
척수매독 290
척수손상 208
척수조영술 309
척주뒤옆굽음증 307
척추갈림증 307, 440
척추동맥 25, 39, 41
천식성 기관지염 487
청색증 474
체성신경계 28
체위 배담법 499
체정위반사 113
촉각 31, 61
촉각과민 61
촉각소실 61
총 폐활량 483
최대 노력성 날숨곡선 484
추리력 28
축동 292
축삭 22
축삭절단 332
출혈성 뇌혈관 장애 49
치매 181

ㅋ

cock-up 부목 361
컴퓨터단층촬영 33
콜리스의 수평현수반응 117
콜리스의 역수직위 반응 116
쿠겔베르그-웰란더 증후군 268
크레데 기법 224
큰바위신경 402
Klumpke 마비 351
클리펠-파일증후군 307

ㅌ

타진법 500
톱니바퀴 강직 65
티넬 징후 341

ㅍ

파악반사, 강제파악반사 67
파이퍼-이스베르트 역수직반응 115
파킨슨 마스크 164
파킨슨병 158, 189
파킨슨증 158

판막 475
팔다리마비 94
Phalen의 검사 368
편마비 52, 94
편척수 증후군 216
폄근 밀기반사 111
평형반응 97
폐공기종 488
폐공기증 486
폐렴 493
폐쇄성 물뇌증 442
폐쇄신경 388
폐용량 483
폐용적 483
폐활량 483
폴리오 팩 285
표재감각 61
표재성 통각 32
푸르킨예섬유 461
Frenkel 운동 296
Frenkel의 운농 297
프렌켈운동 80
프리드리히 조화운동불능증 434
피부서자 62
피부저항 검사 341
픽병 188
핀 찌르기 검사 240

ㅎ

하반신마비 95, 215
하버드 탱크 286
해리감각소실 305
해리마취 305
해리성 무감각증 302
행위상실증 56, 192
허리신경 27
허리엉치신경얼기 380
허파꽈리관 482
허파꽈리주머니 482
허혈성 저산소증 144
헌팅톤 무도병 455, 456
헤인-메딘병 281
혀인두호흡운동 251
혈관성 치매 186
혈전성 뇌졸중 46
혈전증 46
혈종 49
협동운동불능 432
협응 30
호프만 징후 검사 242
호프만반사(징후) 67
호흡조정중추 154
확산 뇌손상 143
활동떨림 316
회색질 24, 27
회색질척수염 281
회색질척수염후근위축 275
회색질척수염후증후군 275
휜발 307, 438
흑색질 159
흔들기 500
흡인반사 67
희소돌기아교세포 22

A

abducens nerve 32
activities of daily living, A.D.L 71
agnosia 56, 192
akinesia 162
akinetic apraxia 57
alexia 56
Alzheimer's disease, AD 183
American Spinal Injury Association Impairment scale 245
Amphibian Reaction 114
Amyotroptric lateral Sclerosis 271
anesthesia 61
Anoxia 89
Anterior cerebral artery 40
Anterior communicating artery 40, 41
Anterior cord syndrome 217
aphasia 55, 189
apneustic center 154
apraxia 56, 192
arachnoid mater 24
Aran Duchenne syndrome 269
arefexive bladder 222
Argyll-Robertson pupil 291
Arnold-Chiari malformation 307
Arterial circle of Willis 42
arteriovenous malformation 52
Associated Reaction 67, 112
astereognosis 62
astrocyte cell 22
Asynergia 432
Ataxia type 104

ataxia 52
Ataxic Gait 293
Ataxic type 93
atelectasis 494
atherosclerosis 46
Athetoid type 93, 100
atonia 293
atrioventicular[AV] node 461
Automatic bladder 223
Autonomic dysreflexia 235
autonomic nervous system 28
Autonomous bladder 223
AV bundle 461
Axillary Nerve 355
axon 22
Axonotmesis 332
ayillary hanger reaction 118

B

Babinski reflex 68
Babinski response 91
Babinski's reflex 242
balance 30
basal nucleus 24
basial ganglia 159
basilar artery 25, 41
Bell's palsy 403
Berg balance scale 75
Bladder dysfunction 220
blindness 292
blinking reflex 164
Bobath 85
Body Righting Action 113
brachial plexus 346
Bradykinesia 158, 162
Brain stem 38
brain 21
Broca aphasia 55
Brown–Sequard's syndrome 216
Brunnstrom treatment 85
Brunnstrom 64, 69
Buerger's disease 464
Bulbocavernosus reflex 243

C

calculation 28
capacity 483
cardiac cycle 462
cardio–thoracic index 460
carpal tunnel syndrome 368
Cauda equina syndrome 218
cell body 22
Central cord syndrome 217
Cerebellar Ataxia 430
Cerebellar hemorrhage 52
cerebellar vein 25
cerebellum 36, 38
cerebral hematoma 144
Cerebral Infarction 46
cerebral swelling 144
cerebral vein 25
cerebral 36
Cerebrovascular disease, C.V.D 42
cerebrum 24
cervical nerve 27
Charcot joint 297
Charcot–marie–Tooth 437
chorda tympani nerve 403
chorea 454
chronic asthmatic bronchitis 487
chronic obstructive bronchitis 487
chronic obstructive pulmonary disease 488
cisterna magna 304
clasp–knife 65
clonus 66
clubfoot 438
coccygeal nerve 27
cog wheel rigidity 65
cognitive disorder 73
collis vertical reaction 116
collis–horizontal reaction 117
common peroneal nerve 393
communicating hydrocephalus 442
complex regional pain syndrome, C.R.P.S 54
Computed Tomography, CT 33, 309
consciousness 28
construction apraxia 57
contracture 233
contusion 143
convergence reflex 291
coordination 30
COPD : chronic obstructive pulmonary disease 486
coronary artery 462
cortical dementia 190

cranial nerve 25
Crede maneuver 224
Cremasteric reflex 243
Cross extension reflex 1 111
Cross extension reflex 2 111
CT 33
cyanosis 474

D

Decubitus ulcer 232
deep pain 32
deep peroneal nerve 394
deep tendon reflex, D.T.R 65, 67, 242
Deep venous thrombosis 238
Dementia 181
demyelination 312
dendrite 22
diencephalon 21, 24, 36, 38
diffuse brain damage 143
Diffuse Lewy body dementia 188
Diplegia 94, 292
dissociated anesthesia 302, 305
dissociated sensory loss 305
dopamine 159
double simultaneous 63
Down's Syndrome 449
dressing apraxia 57
dura mater 23
Dysarthria 55, 432
Dysdiadochokinesia 432
Dysmetria 432
dysphagia 53
dysstereognosis 62

E

ectoderm 20
EDSS(expanded disability status scale) 318
EEG 34
electrocardiogram, ECG 462
electroencephalography 34
Electromyography Test 340
Electromyography, EMG 309, 34
Embolism stroke 46
embolism 46
EMG 34
emotional change 53
emphysema 486, 488
enuresis 307
EP 34
ependymal cell 22
epithalamus 24
equilibrium reaction 97
Erb's Paralysis 346
evoked potentials 34
expiration 482
expiratory center 154
Expiratory Reserve Volume 483
extensor thrust reflex 111
External carotid artery 41
external respiration 477

F

facial nerve 32, 400
facial palsy 63
fasciculation 283
femoral nerve 385
FEV1 484
fibrillation potential 278
Flaccid bladder 223
flaccid paralysis 65
Flaccid type 105
Flexor withdrawal reflex 111
floppy child 268
fMRI 34
focal brain damage 143
foot drop 392, 394
Forced Expiratory Volume at 484
Forced Viral Capacity 484
Fraenkel exercise 80
Friedreich's ataxia 434
Froment's Sign 374
Frontal lobe 37
Fugl-Meyer 69
Functional Independence Measure, FIM 246
functional independence measurement, F.I.M 71
functional MRI 34
Functional reserve capacity 483
FVC 484

G

galveston orientation and amnesia test, GOAT 148

George deaver 134
giant polyphasic motor unit potential 278
Glasgow coma scale test 74
glasgow coma scale 29, 142
glasgow outcome scale 149
globus pallidus 159
glossopharyngeal breathing 251
glossopharyngeal 33
graphanesthesia 62
grasp reflex, Forced grasping reflex 67
gray matter 24, 27
greater petrosal nerve 402
Guyon's canal 372

H

hangman's fracture 211
Heine–Medin disease 281
hematoma 49
hemianopsia 75
hemi–cord syndrome 216
hemiplegia 52, 94
hemoptysis 499
Hemorrhagic stroke 49
hemorrhagic 46
Herman Kabat 131
Heterotopic ossification 238
high–steppage gait 392
Hoffmann's reflex(sign) 67
Hoffmann's test 242
Huntington's chorea 455, 456
hydrocephalus 307, 442
hydromyelia 302
hyperaesthesia 61
hyperesthesia 283
Hyperkinetic type 107
hyperreflexia 65
hypoaesthesia 61
hypoglossal nerve 33
hypothalamus 24, 38
hypotonia 293

I

ideational apraxia 57
ideomotor apraxia 57
infarction 46
inspiration 482
inspiratory center 154
Inspiratory Reserve Volume 483
Intension Tremor 316, 432
Internal carotid artery 25, 39, 40
internal respiration 479
intracerebral hemorrhage 49
ischemic hypoxia 144

J

Jefferson fracture 211

K

Klippel–Feil syndrome 307
Klumpke's Paralysis 351
knowledge 28
knuckle bender 352
Kugelberg Welander syndrome 268
kyphoscoliosis 307

L

Labyrinthine Righting Action 113
Lacunar Infarction 47
Lacunar 47
Landau reaction 117
language 28
lead pipe rigidity 65
light touch test 240
locomotor ataxia 290
long thoracic nerve 353
lumbar nerve 27
lumbosacral plexus 380

M

magnetic resonance angiography 34
Magnetic Resonance Imaging, MRI 33, 308
magnetic resonance spectroscopy 34
Mari–Foix reflex 68
maximal–effort expiratory spirogram 484
Mayer sign 68
MBI, Modified Barthel Index 246
Median Nerve 363
medulla 21, 36, 38, 154
memory 28
meninges 23
meningocele 441
meningomyelocele 441

mesencephalon 21
metencephalon 21
microaneurysm 49
microembolism 47
microglia 22
midbrain 24, 36, 38
Middle cerebral artery 40, 41
mild claw 374
Mini-Mental State Examination (MMSE) 73, 196
miosis 292
mirror exercise 414
Modified Ashworth scale 65
Modified Barthel index, M.B.I 71
Modified Frankel's classification scale 244
Monoplegia 95
motion sensation 32
motor disorder 52
motor paralysis 52
MRA 34
MRI 33
MRS 34
Multi-infarct dementia 187
multiple sclerosis 312
muscle strength 30
muscle tone 30
myelin sheath 329
Myelography 309

N

Neck Righting Reaction 97, 113
Negative Supporting Reaction 113
neglect 53
Nerve Conduction Velocity Test 340
Nerve Stimulation Test 341
neural plate 20
Neurapraxia 331
neurodevelopmental treatment, NDT, Bobath 83, 85
neuroglia 22
neuron 22
Neurotmesis 333
Nystagmus 432

O

obstructive hydrocephalus 442
obturator nerve 388
Occipital lobe 38
oculomotor 32
olfactory nerve 32
oligodendrocyte 22
Oppenheim's reflex 242
optic nerve 32
Optic Righting Reflex 114
orientation 28
Orthostatic hypotension 52, 237
osteoporosis 235

P

pallanesthesia 62
pallhypoaesthesia 62
paraplegia 95, 215
parasympathetic nerve 28
Parietal lobe 38
Parkinsonian mask 164
parkinsonism 158
Parkinson's disease 189
pathologic reflex 65, 67
pattern of mass movement 65
Peiper-Isbert reaction 115
Percution 500
pes cavus 307
PET 35
pia mater 24
Pick disease 188
pin-prick test 240
plantar muscle reflex 68
pneumotaxic center 154
Pohl 134
polar brain damage 143
polio pack 285
Poliomyelitis 281
polysomnography 34
pons 24, 36, 38, 154
Pontine hemorrhage 51
position 32
positive sharp wave 278
Positive Supporting Reaction 112
positron emission tomography 35
Posterior cerebral artery 41
Posterior communicating artery 40, 41
Posterior cord syndrome 217
post-polio progressive muscle atrophy, PPMA 275

post-polio syndrome, PPS 275
posttraumatic amnesia, PTA 147
postural drainage 499
postural hypotension 52
progressive locomotor ataxia 290
progressive spinal muscular atrophy 269
proprioceptive neuromuscular facilitation, PNF 80, 83, 84
prosencephalon 21
pseudoatheotosis 294
PSG 34
ptosis 292
PULSES profile 70
Purkinje fibers 461
putamen hemorrhage 49

Q

QIF(Quadriplegia Index of Function) 246
quadriplegia 94, 215

R

Radial Nerve 357
radioiotope cisternography 35
Rancho Los Amigo Scale 150
range of motion 29
rappaport disability rating scale 149
Raynaud's disease 464
reasoning 28
reflex 30
repetitive nerve stimulation 34
Residual Volume 483
Resting tremor 158, 161
Retrograde Degeneration 338
Reversible ischemic neurologic deficit, RIND 48
rhombencephalon 21
righting reaction 97
Rigidity 65, 158, 162
RNS 34
Romberg's Sign 293
Rood treatment menthods 84
Rood treatment methods 83
Rood 130
Root escape 218

S

sacral nerve 27
Sacral sparing 217
satellite cell 22
schwann cell 22
Schwann's sheath 329
sciatic nerve 391
SCIM Ⅱ 246
Seddon 331
seizures 53
sensory disorder 53
Shaking 500
simple chronic bronchitis 487
Single strategic infarct dementia 187
sinoatrail[SA] node 461
Skin Resistance Test 341
snout reflex 67
soma 22
somatic nerve system 28
Spastic bladder 223
Spastic type 91
Spasticity 65, 220
SPECT 35
spina bifida cystica 441
spina bifida occulta 441
spina bifida 307, 440
spinal accessory nerve 33
Spinal Cord Independence Measure Ⅱ 246
spinal cord injury 208
spinal cord 21, 207
Spinal shock 219
Spirometry 484
spondylolisthesis 211
squint 292
stereognosis 31, 62
stimulation D.S.S 63
stretch reflex 91
Subarachnoid hemorrhage, S.A.H 44, 52
subarachnoid space 24
Subcortical dementia 187, 190
subdural hemorrhage 49
substania nigra 159
subthalamus 24
sucking reflex 67
Sunderland 334
superficial pain 32

superficial peroneal nerve 394
superficial sensation 61
Sweat Test 341
Sydenham's chorea 455, 456
sympathetic nerve 28
synergy movement pattern 66
synkinesis 411
syringobulbia 302
syringomyelia 302

T

tabes dorsalis 290
Tactile 61
Tarsal tunnel syndrome 398
telencephalon 21
temperature sensation 32
Temple Fay 132
Temporal lobe 38
tetraplegia 215
Thalamic hemorrhage 50
thalamus 24, 38
thermoanesthesia 61
thermohyperesthesia 61
thermohypoaesthesia 61
thoracic nerve 27
Thrombosis stroke 46
thrombosis 46
thrust reflex 97
tibial nerve 396
Tidal Volume 483
Tinel's Sign 341
Tonic Labyrinthine Reflex 112
Tonic Neck Reflex 112
topagnosia 61
topoanesthesia 61
Total Lung Capacity 483
touch sensation 31
trachea 481
Traction reaction 115
Transient ischemic attack, TIA 47
Transynaptic Degeneration 338
traumatic brain injury 141
trigeminal nerve 32
Triplegia 94
trochlear 32
two-point discrimination 31, 62

U

Ulnar Nerve 372
Upper motor neuron reflex 242
urolithiasis 236

V

vagus nerve 33
Valsalva maneuver 224
Vascular dementia 186
vein of the brain stem 25
Vertebral artery 25, 39, 41
vestibulocochlear nerve 33
vibration sensation 32
Vibration 500
Visual field defect 57, 74
visual observation 29
Vital Capacity 483
Vojta reaction 114
Vojta treatment 84
Vojta 83, 125
volume 483

W

W. M. Phelps 127
waiter tip position 348
Wallerian Degeneration 337
Wartenberg's finger flexor reflex 67
Werdnig-Hoffmann disease 268
Wernicke's aphasia 55
white matter 24, 27
winging scapular 354
Wrinkle Test 342
writing of skin test 62

신경계질환별물리치료

발 행	2012년 2월 10일 1판 발행 2021년 3월 12일 2판 발행
편저자	강정일 · 고태성 · 김경윤 · 김경환 · 김동대 · 김명철 권미지 · 김원호 · 김재현 · 김태호 · 김현호 · 남형천 박재영 · 박찬호 · 박형기 · 손호희 · 심제명 · 유영대 윤나미 · 이건철 · 이병희 · 이수연 · 이연섭 · 이우형 이은주 · 이주상 · 이태식 · 장준혁 · 정경심 · 정성관 정태경 · 정한신 · 조남정 · 진유신
발행인	윤 진 영
발행소	도서출판 대학서림
주 소	03076 서울특별시 종로구 혜화로2길 8
전 화	(02) 763 – 1220, 745 – 1220
FAX	(02) 744 – 1210
등록번호	제1 – 88호

값 38,000원

ISBN 978–89 – 6940 – 260 – 8 93510

www.daihaks.com